高职高专"十二五"规划教材

医 用 化 学

邱承晓　谢美红　主编

化学工业出版社
·北京·

内容简介

本教材依据护理、临床医学、医学检验技术等专业的教学大纲和指导性教学计划的基本要求编写而成。全书共分为四部分，第一部分：中学化学知识回顾；第二部分：无机化学；第三部分：有机化学；第四部分：化学实验。教材既兼顾了化学课的系统性、完整性，又考虑了为专业课打基础和为学生继续学习深造创立条件，因此增加了部分的选学内容。在形式上做到图文并茂，版面新颖；内容上由浅入深，循序渐进。在课后练习题方面，难易有梯度，做到既能考查和加深学生对基本知识的理解和掌握，又能开发学生的智力。

本教材在内容上有一定的广度和深度。适应不同层次（高职高专、中职）的学生使用，也可供从事护理、临床医学类等专业相关人员学习参考。

图书在版编目（CIP）数据

医用化学/邱承晓，谢美红主编．—北京：化学工业出版社，2013.7（2022.11重印）
高职高专"十二五"规划教材
ISBN 978-7-122-17518-2

Ⅰ.①医⋯ Ⅱ.①邱⋯②谢⋯ Ⅲ.①医用化学-高等职业教育-教材 Ⅳ.①R313

中国版本图书馆CIP数据核字（2013）第115987号

责任编辑：旷英姿　陈有华　　　　　　文字编辑：陈　雨
责任校对：陈　静　　　　　　　　　　装帧设计：史利平

出版发行：化学工业出版社（北京市东城区青年湖南街13号　邮政编码100011）
印　　装：北京科印技术咨询服务有限公司数码印刷分部
787mm×1092mm　1/16　印张22　字数538千字　2022年11月北京第1版第2次印刷

购书咨询：010-64518888　　　　　　　　售后服务：010-64518899
网　　址：http://www.cip.com.cn
凡购买本书，如有缺损质量问题，本社销售中心负责调换。

定　　价：48.00元　　　　　　　　　　　　　　　　　　　　版权所有　违者必究

前言

本教材根据教育部《关于全面提高高等职业教育教学质量的若干意见》教高〔2006〕16号的有关精神，全面落实《国家中长期教育改革和发展规划纲要（2010—2020年）》、《国家中长期人才发展规划纲要（2010—2020年）》文件精神，以"面向21世纪职业教育课程改革和教材建设规划"为指导，以职业教育培养目标为依据，以全面提高学生素质为基础，着眼于学生多方向发展的要求。在教材内容上，始终体现"以能力为本位，以发展技能为核心"的职业教育理念。理论知识既强调"必需、够用、实用"，又遵循化学课本身的系统性、完整性，更注重为后继专业课打好基础，还考虑了为学生继续学习创造条件。因此，本教材有如下特点：

1. 编写伊始，征求了若干省、市的医学类中职、高职老师的意见和建议。教材有一定量的选学内容，以适应不同地区、不同学校和不同专业的学生使用（章节前有"*"为选学内容，各学校、各专业可根据自己实际情况自行处理）。

2. 为了便于学生平稳过渡到高职学校新的学习环境中学习，本教材增加了"中学化学知识回顾"，对中学化学知识进行了归纳总结，以利于学生复习和日后查阅。

3. 每章前设置一段"引言"，使用与医学相关案例、事件、发展史、相关人物、知识，或与日常生活、社会相关的现象等以引导学生对本章内容有大体的了解。

4. 本教材设置了课堂活动、知识链接、拓展提高、化学与医学、化学与生活等栏目，以激发学生的学习兴趣。

5. 每章课后有一定量课后练习题，以便学生加深、巩固所学知识和教师检查学生的学习效果及教师的教学效果。

6. 教材后有十四个化学实验，既有性质实验，又有技能操作，全面培养学生的动脑、动手能力。

本教材共十八章，由山东省莱阳卫生学校邱承晓、谢美红担任主编；山东省莱阳卫生学校接明军、孙秀明，常德市职业技术学院华美玲，湖南省永州职业技术学院韩淑云担任副主编。全书由邱承晓、谢美红、接明军统稿。本教材编写人员是：山东省莱阳市文峰学校（中学）宋淑品（中学化学知识回顾）；山东省莱阳卫生学校邱承晓（第四章、第八章、实验三、实验四、实验五、实验七、实验八）；谢美红（第三章、第六章）；接明军（第九章、实六);孙秀明(第一章、第十四章、实验一);王宙清(第五章、实验十二);王海燕(第七章、第十五章);刘积斌(第二章、实验二);揭阳职业技术学院向亚林(第十一章、第十三章);常德职业技术学院华美玲(第十八章、实验十、实验十四);常德职业技术学院张茂美(第十七章、实验十三);郑州市卫生学校高欢(第十章、实验九);永州职业技术学院韩淑云(第十二章、第十六章、实验十一)。本书在编写过程中,得到了化学工业出版社、各位编者所在单位的大力支持和帮助,在此表示衷心的感谢。对本书所引用文献资料的作者深表谢意。

由于编者水平所限,书中的疏漏和不足之处在所难免,敬请各位同行、学生提出宝贵意见和建议,以便我们进一步完善。

编　者
2013 年 1 月

目录

Contents

第一部分　中学化学知识回顾

一、元素及元素符号 ……………………………………………………………… 1
二、化学式与化合价 ……………………………………………………………… 1
三、化学反应的类型 ……………………………………………………………… 3
四、常见的化合物 ………………………………………………………………… 4
五、常见酸、碱、盐的溶解性 …………………………………………………… 8

第二部分　无机化学

第一章　绪论　9

一、化学研究的对象 ……………………………………………………………… 9
二、化学与医学的关系 …………………………………………………………… 10
三、学习化学的方法 ……………………………………………………………… 10

第二章　化学基本量及其计算　12

第一节　物质的量 ………………………………………………………………… 12
　一、物质的量及其单位 ………………………………………………………… 12
　二、摩尔质量 …………………………………………………………………… 13
　三、物质的量及有关计算 ……………………………………………………… 15
*第二节　气体摩尔体积 …………………………………………………………… 16
　一、摩尔体积 …………………………………………………………………… 16
　二、气体摩尔体积及其计算 …………………………………………………… 16
【本章小结】 ……………………………………………………………………… 18
【练习题】 ………………………………………………………………………… 19

第三章　溶液　21

第一节　分散系 …………………………………………………………………… 21
　一、分散系的概念 ……………………………………………………………… 21
　二、分散系的分类 ……………………………………………………………… 21
　三、分散系的特点 ……………………………………………………………… 22
第二节　溶液的浓度 ……………………………………………………………… 22
　一、溶液浓度的表示方法 ……………………………………………………… 23

二、溶液浓度的换算 ·· 25
　第三节　溶液的配制和稀释 ·· 26
　　一、溶液的配制 ·· 26
　　二、溶液的稀释 ·· 28
　第四节　溶胶 ·· 28
　　一、溶胶的性质 ·· 28
　　二、溶胶的稳定性和聚沉 ··· 31
　　三、高分子化合物溶液 ··· 33
　第五节　溶液的渗透压 ·· 34
　　一、渗透现象和渗透压 ··· 34
　　二、渗透压与溶液浓度、温度的关系 ·························· 35
　　三、等渗、低渗、高渗溶液 ······································· 36
　　四、渗透压在医学上的应用 ······································· 37
　【本章小结】 ·· 38
　【练习题】 ··· 38

第四章　物质结构和元素周期律　　41

　第一节　原子结构 ·· 41
　　一、原子的组成 ·· 41
　　二、同位素 ·· 42
　*第二节　原子核外电子的运动状态和排布 ······················ 44
　　一、原子核外电子的运动状态 ···································· 44
　　二、原子核外电子的排布规律 ···································· 46
　第三节　元素周期律和元素周期表 ································· 48
　　一、元素周期律 ·· 48
　　二、元素周期表 ·· 49
　第四节　化学键 ·· 53
　　一、离子键 ·· 53
　　二、共价键 ·· 55
　　三、配位键和配位化合物 ·· 55
　*第五节　分子间的作用力和氢键 ·································· 59
　　一、非极性键和极性键 ··· 59
　　二、非极性分子和极性分子 ······································· 59
　　三、分子间作用力 ··· 60
　　四、氢键 ··· 61
　【本章小结】 ·· 63
　【练习题】 ··· 63

第五章　氧化还原反应和原电池　　66

　第一节　氧化还原反应 ·· 66

一、氧化还原反应的概念 …………………………………… 66
　　二、常见的氧化剂和还原剂 ………………………………… 68
　*第二节　氧化还原反应方程式的配平 ………………………… 70
　　一、配平原则 ………………………………………………… 70
　　二、配平步骤 ………………………………………………… 70
　*第三节　原电池 ………………………………………………… 71
　　一、原电池的工作原理 ……………………………………… 71
　　二、化学电源 ………………………………………………… 72
【本章小结】 ……………………………………………………… 74
【练习题】 ………………………………………………………… 74

第六章　常见的非金属元素及重要的化合物　　77

第一节　卤素 ……………………………………………………… 77
　　一、氯气及其化合物 ………………………………………… 77
　　二、卤族元素 ………………………………………………… 80
第二节　氧族元素 ………………………………………………… 82
　　一、氧族元素的通性 ………………………………………… 82
　　二、氧元素的单质和化合物 ………………………………… 82
　　三、硫和硫的化合物 ………………………………………… 84
第三节　氮族、碳族元素 ………………………………………… 86
　　一、氮气和氮的化合物 ……………………………………… 86
　　二、碳及其化合物 …………………………………………… 88
　*三、硅及其化合物 …………………………………………… 89
【本章小结】 ……………………………………………………… 91
【练习题】 ………………………………………………………… 92

第七章　常见的金属元素及其化合物　　94

*第一节　金属通论 ……………………………………………… 94
　　一、金属概述 ………………………………………………… 94
　　二、金属的主要物理性质和化学性质 ……………………… 95
第二节　碱金属和碱土金属 ……………………………………… 95
　　一、常见的碱金属及其化合物 ……………………………… 96
　　二、常见碱土金属及其化合物 ……………………………… 99
　*三、硬水及其软化 …………………………………………… 101
*第三节　其他重要金属及其化合物 …………………………… 102
　　一、铝及其化合物 …………………………………………… 102
　　二、铁及其化合物 …………………………………………… 104
　　三、铬及其化合物 …………………………………………… 106
　　四、锰及其化合物 …………………………………………… 106
　　五、银及其化合物 …………………………………………… 106

  六、铜及其化合物 ······ 107
 【本章小结】 ······ 108
 【练习题】 ······ 109

第八章　化学反应速率和化学平衡　111

 第一节　化学反应速率 ······ 111
  一、化学反应速率及其表示法 ······ 111
  二、影响化学反应速率的因素 ······ 112
 第二节　化学平衡 ······ 114
  一、可逆反应与化学平衡 ······ 115
  二、化学平衡常数 ······ 116
  三、化学平衡的移动 ······ 116
 【本章小结】 ······ 119
 【练习题】 ······ 119

第九章　电解质溶液　122

 第一节　电解质的解离及离子平衡 ······ 122
  一、强电解质和弱电解质 ······ 122
  二、弱电解质的解离平衡 ······ 125
  三、同离子效应 ······ 127
 第二节　水的解离和溶液的酸碱性 ······ 128
  一、水的解离 ······ 128
  二、溶液的酸碱性和溶液的 pH ······ 128
  三、溶液 pH 的计算 ······ 130
  四、酸碱指示剂 ······ 131
 *第三节　离子反应 ······ 132
  一、离子反应和离子方程式 ······ 132
  二、离子反应发生的条件 ······ 133
 第四节　盐类的水解 ······ 134
  一、盐类的水解 ······ 134
  二、不同类型盐的水解 ······ 135
  三、盐类水解在医学上的意义 ······ 138
 第五节　缓冲溶液 ······ 138
  一、缓冲溶液的概念 ······ 138
  二、缓冲溶液的组成 ······ 139
  三、缓冲溶液的作用原理 ······ 140
  四、血液中的缓冲对 ······ 140
 *第六节　难溶强电解质的沉淀-溶解平衡 ······ 141
  一、沉淀-溶解平衡和溶度积 ······ 141
  二、沉淀的生成 ······ 143

三、沉淀的溶解 ··· 144
*第七节 酸碱质子理论 ··· 146
一、酸和碱的定义 ··· 146
二、酸碱反应的实质 ··· 147
三、共轭酸碱对中 K_a 和 K_b 的关系 ································· 147
【本章小结】 ··· 148
【练习题】 ··· 148

第三部分 有机化学

第十章 烃和卤代烃　153

第一节 有机化合物概述 ··· 154
一、有机化合物和有机化学 ·· 154
二、有机化合物的特性 ·· 154
三、有机化合物的结构 ·· 155
四、有机化合物的分类 ·· 158
第二节 饱和链烃 ··· 161
一、甲烷 ··· 162
二、烷烃 ··· 162
第三节 不饱和链烃 ·· 169
一、烯烃 ··· 169
二、炔烃 ··· 171
三、不饱和链烃的性质 ·· 173
*第四节 脂环烃 ··· 177
一、脂环烃的分类和命名 ·· 177
二、脂环烃的性质 ··· 178
第五节 芳香烃 ·· 179
一、苯 ·· 179
二、苯的同系物 ··· 180
三、稠环芳香烃 ··· 183
第六节 卤代烃 ·· 184
一、卤代烃的分类、命名和性质 ··· 184
二、重要的卤代烃 ··· 185
【本章小结】 ··· 187
【练习题】 ·· 188

第十一章 醇、酚、醚　191

第一节 醇 ··· 191
一、醇的结构和命名 ··· 191
二、醇的性质 ··· 193

三、重要的醇 ··· 195
第二节 酚 ··· 196
一、酚的结构和命名 ·· 196
二、酚的性质 ··· 197
三、重要的酚 ··· 199
*第三节 醚 ··· 201
一、醚的结构和命名 ·· 201
二、重要的醚 ··· 201
【本章小结】 ··· 202
【练习题】 ·· 202

第十二章 醛、酮 — 206

第一节 醛、酮的结构和命名 ·· 206
一、醛、酮的结构 ··· 206
二、醛、酮的命名 ··· 207
第二节 醛、酮的性质 ··· 208
一、醛、酮相似的性质 ··· 209
二、醛的特性 ··· 212
三、重要的醛、酮 ··· 213
【本章小结】 ··· 214
【练习题】 ·· 214

第十三章 羧酸、羟基酸、酮酸 — 217

第一节 羧酸 ··· 217
一、羧酸的结构 ·· 217
二、羧酸的命名 ·· 217
三、羧酸的性质 ·· 218
四、重要的羧酸 ·· 222
第二节 羟基酸、酮酸 ··· 223
一、羟基酸和酮酸的结构 ·· 223
二、酮体的概念 ·· 224
三、重要的羟基酸和酮酸 ·· 224
*第三节 对映异构体简介 ··· 226
一、偏振光和旋光性 ·· 226
二、手性碳原子和对映异构现象 ··· 228
三、对映异构体的构型表示法 ·· 229
【本章小结】 ··· 231
【练习题】 ·· 232

第十四章 含氮有机化合物 — 235

第一节 胺 ··· 235
一、胺的结构、分类、命名和主要性质 ··· 235
二、苯胺（C$_6$H$_5$—NH$_2$） ··· 238
三、季铵盐和季铵碱 ··· 238
第二节 酰胺 ·· 240
一、酰胺 ··· 240
二、尿素 ··· 241
【本章小结】 ·· 242
【练习题】 ··· 242

*第十五章 杂环化合物和生物碱 244

第一节 杂环化合物 ·· 244
一、杂环化合物的分类、结构和命名 ·· 244
二、常见的杂环化合物 ·· 246
第二节 生物碱 ·· 248
一、生物碱的一般性质 ·· 248
二、常见的生物碱 ·· 249
三、珍爱生命，远离毒品 ··· 250
【本章小结】 ·· 251
【练习题】 ··· 251

第十六章 酯和脂类 253

一、酯 ·· 253
二、油脂的组成和结构 ·· 254
三、油脂的性质和用途 ·· 256
*四、表面活性剂 ·· 257
*五、磷脂 ·· 257
【本章小结】 ·· 258
【练习题】 ··· 258

第十七章 糖类化合物 260

第一节 单糖 ·· 260
一、单糖的分类和结构 ·· 260
二、单糖的性质 ·· 263
三、重要的单糖 ·· 265
第二节 双糖 ·· 266
一、麦芽糖 ··· 266
二、蔗糖 ··· 267
三、乳糖 ··· 268

第三节　多糖 ··· 269
　　　　一、淀粉 ··· 269
　　　　二、糖原 ··· 271
　　　　三、右旋糖酐 ·· 271
　　　　四、纤维素 ·· 271
　　【本章小结】 ··· 272
　　【练习题】 ·· 273

◎ **第十八章　氨基酸和蛋白质**　　　　　　　　　　　　　　　　　　275

　　第一节　氨基酸 ··· 275
　　　　一、氨基酸的结构、分类和命名 ··· 275
　　　　二、氨基酸的性质 ··· 277
　　第二节　蛋白质 ··· 281
　　　　一、蛋白质的组成元素 ·· 281
　　　　二、蛋白质的结构 ··· 281
　　　　三、蛋白质的性质 ··· 282
　　第三节　核酸 ·· 286
　　　　一、核酸的水解 ·· 286
　　　　二、核苷 ··· 286
　　　　三、核苷酸 ·· 286
　　　　四、核酸 ··· 287
　　【本章小结】 ··· 287
　　【练习题】 ·· 288

第四部分　化学实验

◎ **实验室规则**　　　　　　　　　　　　　　　　　　　　　　　　290

　　实验一　化学实验的基本操作 ··· 294
　　实验二　溶液的配制和稀释 ·· 296
　　实验三　常见的非金属及其重要的化合物 ·· 298
　　实验四　常见的金属及其重要的化合物 ··· 300
　　实验五　化学反应速率和化学平衡 ··· 302
　　实验六　电解质溶液 ··· 304
　　实验七　熔点的测定 ··· 306
　　实验八　常压蒸馏和沸点的测定 ·· 308
　　实验九　烃和卤代烃的性质 ·· 311
　　实验十　醇和酚的性质 ·· 313
　　实验十一　醛和酮的性质 ··· 315
　　实验十二　羧酸和取代羧酸的性质 ··· 317
　　实验十三　糖的性质 ··· 318

实验十四 氨基酸和蛋白质的性质 …………………………………………………… 320

○ **练习题答案** 323

○ **附录** 334

一、国际单位制（SI）的 7 个基本单位 ………………………………………… 334
二、化学上常用法定计量单位 …………………………………………………… 334

○ **参考文献** 336

○ **元素周期表**

第一部分

中学化学知识回顾

一、元素及元素符号

(一) 元素

元素就是具有相同质子数（或核电荷数）的一类原子的总称。

(二) 常见元素及符号

金属元素：钠 Na、镁 Mg、铝 Al、钾 K、钙 Ca、锰 Mn、铁 Fe、铜 Cu、锌 Zn、银 Ag、锡 Sn、钡 Ba、钨 W、铂 Pt、金 Au、汞 Hg、铅 Pb。

非金属元素：氢 H、氦 He、碳 C、氮 N、氧 O、氟 F、氖 Ne、硅 Si、磷 P、硫 S、氯 Cl、氩 Ar、溴 Br、碘 I。

(三) 元素符号表示的意义

元素符号表示一种元素，还表示这种元素的一个原子（对于由原子构成的物质，元素符号还表示这种物质）。如 H：既表示氢元素，又表示氢元素的一个原子。Fe：既表示铁元素，一个铁原子，还表示铁这种物质。

(四) 元素在地壳中的分布

元素在自然界中的分布并不均匀，按质量计算，地壳里含量最多的是氧元素，其他元素的含量由高到低依次是硅、铝、铁、钙等。

二、化学式与化合价

(一) 化学式

1. 化学式的定义

用元素符号表示物质组成的式子叫化学式。如 H_2O、H_2、O_2、CO_2 分别是水、氢气、氧气、二氧化碳的化学式。

注：(1) 只有纯净物才能用化学式表示其组成。

(2) 一种物质只能用一个化学式来表示。

（3）化学式的书写必须依据实验的结果。

2. 化学式表示的意义

（1）宏观方面　①表示一种物质；②表示一种物质的组成元素。

（2）微观方面　①表示物质的一个分子；②表示物质一个分子的构成情况。

（3）化学式前的数字是表示有几个某种分子。

例如，CO_2 表示：①物质二氧化碳；②二氧化碳是由氧元素和碳元素组成的；③一个二氧化碳分子；④一个二氧化碳分子是由两个氧原子和一个碳原子构成的。

再例如，$3CO_2$，表示三个二氧化碳分子。

注：（1）元素符号之前加数字不再表示某元素，不再有宏观意义，只表示原子的个数。

（2）化学式前加数字也不再表示该物质，不具有宏观意义，只表示分子的个数。

3. 化学式的写法与读法

单质
- 由原子构成
  - 金属单质：Cu　Fe　Hg　Mg
  - 非金属固态单质：C　Si
  - 稀有气体单质：He　Ne　Ar

  直接用元素符号表示化学式，读元素符号的名称

- 由分子构成　H_2　O_2　N_2　F_2　Cl_2　用元素符号及其右下角的数字表示，读"某气"

化合物
- 氧化物的化学式
  如：CO_2　P_2O_5　Fe_3O_4　MnO_2
  氧元素在后，另一种元素在前
- 金属元素和非金属元素组成的化合物
  如：NaCl　KCl　HgO　MgO
  金属元素在前，非金属元素在后

一般从右到左读作"某化某"，有时还要读出原子的个数。如：MgO 读作氧化镁，Fe_3O_4 读作四氧化三铁

（二）化合价

表示原子之间相互化合的数目。

1. 化合价的表示方法

化合价表示为 $\overset{+n}{R}$ 或 $\overset{-n}{R}$

例如，用化学用语表示 -2 价的氧元素：$\overset{-2}{O}$

2. 化合价与离子的比较

化合价与离子的比较见表 0-1。

表 0-1　化合价与离子的比较

项目	化合价	离子
表示方法	(1)标在元素符号的正上方 (2)左符号右数目(1要写)	(1)标在元素符号的右上角 (2)左数目右符号(1不写)
符号	$\overset{+3}{Al}$、$\overset{-2}{O}$、$\overset{+2}{Mg}$	Al^{3+}、O^{2-}、Mg^{2+}
联系	同种元素的化合价与离子的电荷,通常数值相等,正负相同,位置不同,写法相反	

3. 元素化合价

（1）常见元素化合价口诀

一价氢氯钾钠银　二价氧钙钡镁锌
三铝四硅五价磷　二三铁，二四碳
二四六硫都齐全　铜汞二价最常见
条件不同价不同　单质为零永不变

(2) 常见原子团的化合价

负一硝酸氢氧根　负二硫酸碳酸根
负三记住磷酸根　正一价的是铵根

4. 化合价规律

(1) 化合价有正价和负价。

(2) 在化合物里正负化合价的代数和为0。

> 一排顺序二标价
> 价数交叉写右下
> 约简价数作角码
> 总价为零去检查

一些元素在不同种物质中可显不同的化合价（如 S 在 SO_2 和 SO_3 中表现出来的化合价分别是 $+4$ 和 $+6$ 价），在同种物质中也可显不同的化合价（如 N 在 NH_4NO_3 中表现出 -3 和 $+5$ 两种化合价）。

(3) 在单质里，元素的化合价为0。

(4) 在原子团中，元素化合价的代数和为原子团的化合价。

5. 化合价的应用

(1) 已知化合价，求化学式（十字交叉法）。

① 写符号：P　O

② 标化合价：$\overset{+5}{P}\ \overset{-2}{O}$

③ 化合价绝对值交叉放置元素符号右下角：

④ 约简

⑤ 检查

注：原子团作为一个整体，当个数不为1时要用括号括起来。

(2) 根据化学式，求化合价。

【例 0-1】　求 H_2SO_4 中硫元素的化合价。

> 化合物中可变元素的化合价，
> 是根据"死"的来求"活"的

解　已知：H 为 $+1$ 价，O 为 -2 价。设 H_2SO_4 中硫元素的化合价为 x

$$2\times(+1)+x+(-2)\times 4=0 \quad x=+6$$

依据：化合物中正负化合价代数和为0。

三、化学反应的类型

（一）基本反应类型

1. 化合反应

由两种或两种以上物质反应生成另一种新物质的反应。

特点：多变一。公式：$A+B \longrightarrow AB$。化合反应中，不一定有元素化合价的改变。

例如：　　　　　　　　$CaO+H_2O \longrightarrow Ca(OH)_2$

2. 分解反应

由一种反应物生成两种或两种以上其他物质的反应。

特点：一变多。公式：$AB \longrightarrow A+B$。分解反应中，不一定有元素化合价的改变。

例如：$NH_4HCO_3 \longrightarrow NH_3\uparrow + CO_2\uparrow + H_2O$

3. 置换反应

由一种单质和一种化合物反应生成另一种新单质和另一种新化合物。

特点：一（种单质）换一（种单质）。公式：$A+BC \longrightarrow B+AC$。置换反应中，一定有元素化合价改变。

4. 复分解反应

由两种化合物相互交换成分生成另外两种新化合物的反应。

特点：双交换，价（化合价）不变。公式：$AB+CD \longrightarrow AD+CB$

（1）复分解反应发生的条件　有气体、沉淀或水生成。

（2）常见的类型

$$金属氧化物 + 酸 \longrightarrow 盐 + 水$$
$$酸 + 碱 \longrightarrow 盐 + 水$$
$$酸 + 某些盐 \longrightarrow 新酸 + 新盐$$
$$碱 + 盐 \longrightarrow 新碱 + 新盐$$
$$盐 + 盐 \longrightarrow 新盐 + 新盐$$

（二）其他反应类型（不属于基本反应类型）

1. 有机物与氧气的反应

例如：甲烷燃烧　　$CH_4 + 2O_2 \xrightarrow{点燃} CO_2 + 2H_2O$

2. 一氧化碳 + 金属氧化物 $\longrightarrow$ 金属 + 二氧化碳（不属于置换反应）

例如：一氧化碳还原氧化铜　$CO + CuO \xrightarrow{\triangle} Cu + CO_2$

3. 非金属氧化物 + 碱 $\longrightarrow$ 盐 + 水

例如：检验二氧化碳　$Ca(OH)_2 + CO_2 \longrightarrow CaCO_3\downarrow + H_2O$

4. 光合作用

$$6CO_2 + 6H_2O \longrightarrow C_6H_{12}O_6 + 6O_2$$

四、常见的化合物

物质的分类

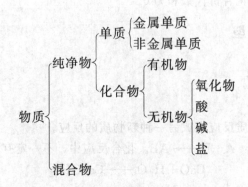

（一）氧化物

1. 定义

由两种元素组成，其中一种是氧元素的化合物。

2. 特征

两种元素组成，必定含氧的化合物。

3. 分类及其关系

$$氧化物 \xrightarrow{按组成不同} \begin{cases} 金属氧化物（大多是碱性氧化物） \\ \quad 如：CaO \quad Fe_2O_3 \quad Na_2O \text{ 等} \\ 非金属氧化物（大多是酸性氧化物） \\ \quad 如：CO \quad CO_2 \quad SO_2 \text{ 等} \end{cases}$$

4. 性质

(1) 碱性氧化物的性质

① 碱性氧化物＋酸 $\longrightarrow$ 盐＋水

例如： $Fe_2O_3 + 6HCl \longrightarrow 2FeCl_3 + 3H_2O$

② 少数碱性氧化物＋水 $\longrightarrow$ 可溶性碱

例如： $Na_2O + H_2O \longrightarrow 2NaOH$

（大部分金属氧化物不溶于水，如氧化铜、氧化铁等）

(2) 酸性氧化物的性质

① 酸性氧化物＋碱 $\longrightarrow$ 盐和水

例如： $SiO_2 + 2NaOH \longrightarrow Na_2SiO_3 + H_2O$

② 酸性氧化物（除 SiO_2）＋水 $\longrightarrow$ 酸

例如： $CO_2 + H_2O \longrightarrow H_2CO_3$

（二）酸

1. 定义

解离时生成的阳离子全部是氢离子的化合物。如盐酸、硫酸、硝酸、碳酸等。

2. 组成

酸 $\longrightarrow H^+ +$ 酸根离子

3. 酸的分类和命名

(1) 按有、无氧元素　可分为无氧酸和含氧酸：

① 无氧酸　不含氧元素，命名称为"氢某酸"，例如：HCl——氢氯酸。

② 含氧酸　含氧元素，命名时除去氢、氧外，用第三种元素的名称命名为"某酸"（HNO_3 例外）。例如：H_2SO_4——硫酸；H_2CO_3——碳酸；H_3PO_4——磷酸。

(2) 按酸分子解离时产生氢离子的数目　可分为：

① 一元酸　一个酸分子解离出一个 H^+，例如：HCl、HNO_3。

② 二元酸　一个酸分子解离出两个 H^+，例如：H_2SO_4、H_2CO_3。

③ 三元酸　一个酸分子解离出三个 H^+，例如：H_3PO_4。

(3) 按酸性的强弱　可分为：

① 强酸 如 HCl、HNO_3、H_2SO_4。
② 弱酸 如 H_2CO_3 等（除强酸以外的其他酸）。

4. 酸的化学性质

酸溶液中都有 H^+，所以酸有相似的化学性质

（1）能与指示剂作用 使紫色石蕊试液变红，无色酚酞试液不变色。

（2）酸＋某些活泼金属 —→ 盐＋H_2（置换反应）

例如： $Zn + 2HCl \longrightarrow ZnCl_2 + H_2 \uparrow$

$Fe + H_2SO_4 \longrightarrow FeSO_4 + H_2 \uparrow$

金属活动性顺序：K Ca Na Mg Al Zn Fe Sn Pb (H) Cu Hg Ag Pt Au

在金属活动性顺序中，位于氢前面的金属能与酸反应产生氢气，且位置越靠前，金属的活动性越强，与酸反应越剧烈。

（3）酸＋某些金属氧化物 —→ 盐＋水

例如： $Fe_2O_3 + 6HCl \longrightarrow 2FeCl_3 + 3H_2O$（除铁锈）

$CuO + H_2SO_4 \longrightarrow CuSO_4 + H_2O$

（4）酸＋碱 —→ 盐＋水（中和反应）

例如： $NaOH + HCl \longrightarrow NaCl + H_2O$

$2NaOH + H_2SO_4 \longrightarrow Na_2SO_4 + 2H_2O$

（酸和碱作用生成盐和水的反应，叫做中和反应。中和反应的实质是：H^+ 和 OH^- 结合生成水。中和反应不是基本反应类型，属于复分解反应）

（5）酸＋某些盐 —→ 新酸＋新盐（复分解反应）

$CaCO_3 + 2HCl \longrightarrow CaCl_2 + H_2O + CO_2 \uparrow$

$AgNO_3 + HCl \longrightarrow AgCl \downarrow + HNO_3$（用于检验 Cl^-）

$Na_2CO_3 + H_2SO_4 \longrightarrow Na_2SO_4 + H_2O + CO_2 \uparrow$

$Ba(NO_3)_2 + H_2SO_4 \longrightarrow BaSO_4 \downarrow + 2HNO_3$（用于检验 SO_4^{2-}）

（三）碱

1. 定义

解离时生成的阴离子全部都是氢氧根离子的化合物。如 $NaOH$、$Ca(OH)_2$、$NH_3 \cdot H_2O$ 等。

2. 组成

碱 —→ OH^- ＋金属离子（或铵根离子）

3. 碱的分类和命名

（1）碱的命名规律 一般读作氢氧化某、氢氧化亚某。

（2）分类

① 按碱性强弱可分为强碱（氢氧化钠、氢氧化钾等）；弱碱（氨水等）。

② 按溶解性可分为可溶性碱（氢氧化钠、氢氧化钾、氢氧化钡等）；难溶性碱（氢氧化铜、氢氧化铁等）；微溶性碱（氢氧化钙）。

4. 碱的化学性质

碱溶液中都有 OH^-，所以碱有相似的化学性质。

(1) 能与指示剂作用 使紫色石蕊试液变蓝，无色酚酞试液变红。
(2) 碱溶液＋某些非金属氧化物 ⟶ 盐＋水（不属于复分解反应）

例如：$2NaOH + CO_2 \longrightarrow Na_2CO_3 + H_2O$（氢氧化钠密封保存的原因之一，另一原因易吸收空气中的水蒸气而潮解）

$2NaOH + SiO_2 \longrightarrow Na_2SiO_3 + H_2O$（盛氢氧化钠的试剂瓶不能用玻璃瓶塞的原因）

$Ca(OH)_2 + CO_2 \longrightarrow CaCO_3\downarrow + H_2O$（检验二氧化碳的原理）

(3) 碱＋酸 ⟶ 盐＋水（中和反应）

$$NaOH + HNO_3 \longrightarrow NaNO_3 + H_2O$$

$$Ca(OH)_2 + 2HNO_3 \longrightarrow Ca(NO_3)_2 + 2H_2O$$

(4) 碱溶液＋盐溶液 ⟶ 新碱＋新盐（复分解反应）

$$CuSO_4 + 2NaOH \longrightarrow Cu(OH)_2\downarrow + Na_2SO_4$$

$$FeCl_3 + 3NaOH \longrightarrow Fe(OH)_3\downarrow + 3NaCl$$

$$Na_2CO_3 + Ca(OH)_2 \longrightarrow 2NaOH + CaCO_3\downarrow$$

$Cu(OH)_2$ 蓝色沉淀
$Fe(OH)_3$ 红褐色沉淀

注意：(1) 只有可溶性碱才能满足以上所有性质，难溶性碱只能满足与酸的反应。
(2) 最后一项参加反应的盐和碱必须都是可溶性的。

（四）盐

1. 定义

由金属离子和酸根离子组成的化合物。如氯化钠、碳酸钙、碳酸钠等。像 NH_4NO_3、$(NH_4)_2SO_4$ 等也属于盐，是铵盐。

2. 组成

$$盐 \longrightarrow 金属离子（或 NH_4^+）＋酸根离子$$

3. 盐的分类和命名

根据酸根中是否含氧元素
- 含氧酸盐命名：称为某酸某，如 KNO_3（硝酸钾）、$CaCO_3$（碳酸钙）、Na_2SO_4（硫酸钠）
- 无氧酸盐命名：某化某，如 $NaCl$（氯化钠）、Na_2S（硫化钠）、KCl（氯化钾）

根据解离产物不同
- 正盐命名：某化某、某酸某，如 $NaCl$（氯化钠）、Na_2SO_4（硫酸钠）、$CuSO_4$（硫酸铜）
- 酸式盐命名：某酸（化）氢某，酸式某酸（化）某，如 $NaHCO_3$（碳酸氢钠或酸式碳酸钠）、$Ca(HCO_3)_2$（碳酸氢钙或酸式碳酸钙）
- 碱式盐命名：碱式某酸（化）某，如 $Cu_2(OH)_2CO_3$（碱式碳酸铜）、$Mg(OH)Cl$（碱式氯化镁）

根据酸根不同
- 盐酸盐（读作氯化某）$NaCl$、$CaCl_2$
- 硫酸盐（读作硫酸某）Na_2SO_4、$MgSO_4$
- 碳酸盐（读作碳酸某）Na_2CO_3、$CaCO_3$
- 硝酸盐（读作硝酸某）$NaNO_3$、KNO_3
- ……

根据阳离子不同 $\begin{cases} 钠盐：NaCl、Na_2SO_4、NaNO_3、Na_2CO_3 \\ 钾盐：KCl、K_2SO_4、KNO_3、K_2CO_3 \\ 铵盐：NH_4NO_3、NH_4Cl、(NH_4)_2SO_4 \\ \cdots\cdots \end{cases}$

4. 盐的化学性质

(1) 盐＋酸 $\longrightarrow$ 新盐＋新酸（复分解反应）

(2) 盐溶液＋碱溶液 $\longrightarrow$ 新盐＋新碱（复分解反应）

(3) 盐溶液＋盐溶液 $\longrightarrow$ 新盐＋新盐（复分解反应）

$$NaCl + AgNO_3 \longrightarrow AgCl\downarrow + NaNO_3$$
$$CuSO_4 + BaCl_2 \longrightarrow BaSO_4\downarrow + CuCl_2$$

(4) 盐溶液＋金属 $\longrightarrow$ 新金属＋新盐（置换反应）

$$Fe + CuSO_4 \longrightarrow Cu + FeSO_4$$
$$Cu + 2AgNO_3 \longrightarrow 2Ag + Cu(NO_3)_2$$

反应条件：

① 金属活动性顺序中，位置在前的金属可以把位于其后的金属从它们的盐溶液中置换出来。

② 盐必须可溶。

③ K、Ca、Na 三种金属的活动性强，与金属的盐溶液不发生置换反应，而是先与溶液中的水反应生成对应的碱，再与盐发生反应。

五、常见酸、碱、盐的溶解性

钾钠铵盐硝酸盐，都能溶在水中间。

碳酸磷酸两种盐，溶者只有钾钠铵。

盐酸难溶银亚汞，硫酸难溶是钡铅。

碱溶钾钠铵和钡，常见酸溶钙是微。

第二部分

无机化学

第一章 绪 论

一、化学研究的对象

自然界是由物质组成的。化学研究的对象是各种各样的物质。人类用肉眼能见到的和不能直接观察到的以原子或分子形态存在的物质，都是我们要了解和研究的对象。化学是在原子、分子层次上研究物质的组成、结构、性质、变化规律及其应用的自然科学。物质是人类赖以生存的基础，人类进步的物质基础是天然的和人造的各种化学物质。因此，化学是人类认识、利用和改造物质世界的主要方法和手段。

化学研究的内容非常丰富和广泛。根据所研究的对象、方法、手段、目的和任务的不同，化学建立了以下基础学科：

(1) 无机化学 研究所有元素的单质及其化合物（有机化合物除外）；
(2) 有机化学 研究碳氢化合物及其衍生物；
(3) 分析化学 研究物质成分和含量的测定方法和原理；
(4) 物理化学 运用物理学和数学的原理和方法研究物质及其化学变化的基本规律；
(5) 生物化学 研究有机体的生命过程。

化学是一门历史悠久而又充满活力的学科。化学学科的飞速发展，不仅推动了其他学科的发展，也与之产生相互交叉、相互渗透、相互融合形成许多新的边缘学科和应用学科，如医用化学、生物化学、环境化学、药物化学、农业化学、地球化学、结构化学、量子化学、材料化学、生物无机化学、大分子化学、计算化学、分子生物学、基因工程学等。今天，人类正在进行新的科学技术革命，以从未有过的广度和深度改变着世界，化学也已进入一个新的飞速发展阶段。化学的发展必将对诸如生命科学、环境保护、能源开发、新材料的合成利用等世人瞩目的重大课题的研究起到重要作用。21 世纪，化学已被公认为是一门中心科学。

二、化学与医学的关系

化学不仅与国民经济、国防和科学技术的发展密切相关，也与人类的衣食住行、生老病死有着密切关系。在中国，古代的炼丹术士和巫医就是化学和医学的共同祖先；在欧洲，早在 16 世纪，化学家就提出要为医治疾病制造药物。1800 年，英国化学家 H. Davy 发现了一氧化二氮的麻醉作用，他认为可用于外科手术。不久，美国医生 Wells 就将其用于拔牙。后来乙醚、普鲁卡因等更加有效的麻醉药物被发现，使无痛外科手术成为可能。1932 年，德国科学家 Domagk 发现一种偶氮磺胺染料可治愈细菌性败血症，受此启发，化学家制备了许多新型的磺胺药物，并开创了今天的抗生素药物领域。所以，医学的发展与化学密切相关。

现代医学与化学的关系更加密切，医学是研究人体正常的生理现象和病理现象、寻求防病治病的方法、保障人类健康的科学。人体的生命过程，包括许多生理现象和病理现象，如消化、吸收、呼吸、排泄等都是体内复杂的化学变化的反映。组成人体的五大化学物质是糖、脂肪、蛋白质、水和无机盐，这些物质在体内的代谢也同样遵循化学的基本原理和规律。与人类健康有关的环境保护、卫生监测、预防保健、疾病的诊断和治疗、药物制剂和药理作用、中草药有效成分的提取、鉴定和新药的研制等，无一不涉及丰富的化学知识。因此，作为医学生，必须掌握一定的化学知识，才能更好地研究生命活动的规律，从而深入了解生命现象的实质。

随着科学技术的进步，现代医学及社会的发展需要更多更深的化学知识。如：如何改进某种药物的疗效而同时降低它的毒副作用，如何研制开发一种材料用于人造器官，哪种药物能更有效地消除异体移植的排异反应，人类吃的、喝的和呼吸的这些物质与发生癌症之间有无关联，哪些物质可以有效地杀死癌细胞，如何改进肥料的作用以提高农作物的产量，如何经济有效地从海水中提取淡水用于灌溉和饮用，如何减少污染以保护人类生存的环境，如何获取更多更好的能源、减少温室效应、防止气候改变，如何降低不良反应（如金属腐蚀）并提高有利反应（如合成氨）的速率等。化学研究涉及了人类生活的方方面面，所以对于医学生来讲，化学既是一门文化课，又是重要的基础课。

三、学习化学的方法

由于医学和化学的密切关系，世界各国在医学教育中都把化学作为重要的基础课。学习化学的任务是使学生获得学习医学所必需的化学基本理论、基本知识和基本技能。

医用化学的内容分为无机化学和有机化学两部分。无机化学部分主要包括物质结构、元素周期律、溶液、化学反应速率和化学平衡、电解质溶液和元素及其化合物等内容，论述化学的基本概念和原理；有机化学部分主要介绍与临床医学密切相关的有机化合物结构和性质等基本知识。学习这些内容，一方面有利于学生学习后续课程，如生物化学、生理学、药理学等；另一方面帮助学生提高独立思考的能力，启发学生的创新思维，培养学生的创新精神，为学生将来从事专业工作提供更多的思路和方法。

化学的特点是理论性和实践性强、涉及的概念多，因此难度较大。希望同学们学习化学时，要做到课前预习，先提出问题，带着问题听课；并能从教师的讲解中领悟提出问题、解决问题、得出结论的方法和途径；课后及时复习巩固、归纳总结并认真完成作业。学习中首先要着重理解、掌握化学基本概念、基本知识、基本技能和有关计算。其次，要注意对有关内容进行分析、比较、归纳和综合，从中找出共性和差异，在理解的基础上加强记忆，在记忆的基础上加深理解，并力求融会贯通，灵活运用，切忌死记硬背。再次，学会利用各种参考书籍和资料，提倡同学们进行自主学习，培养自学能力，运用所掌握的理论和知识去分析和解决实际问题。最后，应重视实验，珍惜和利用学校的实验条件，训练有关的实验基本操作和技能，培养自己的动手能力及观察、分析、解决问题的能力，培养独立工作的能力，养成严谨的科学态度和科学的思维方法。

第二章
化学基本量及其计算

在实验室和日常生活中，经常接触到水、铁、氧气、盐酸等物质，一般用 g、kg 等质量单位或 m^3、dm^3、cm^3、L、mL 等体积单位对物质进行量取和计算。在以前的化学学习中，我们了解到物质是由分子、原子或离子等微观粒子构成的，单个微观粒子肉眼是既无法看到，又无法称量的。在实际化学反应中，是由成千上万个分子、原子或离子按照一定的数量关系进行有关反应，而不是几个、几十个分子、原子或离子参加反应。那么，如何将肉眼看不见的微观粒子与可称量的宏观物质联系起来呢？科学上引入了一个新的物理量——"物质的量"。

学习目标

1. 能够说出物质的量、摩尔质量、气体摩尔体积的概念。
2. 学会物质的量、摩尔质量、基本单元数、气体摩尔体积的有关计算。
3. 知道阿伏加德罗常数与阿伏加德罗定律。

第一节　物质的量

一、物质的量及其单位

物质的量与长度、质量、温度、时间等一样，是国际单位制（SI）七个基本物理量中的一种。物质的量是一个整体，它是一个专用名词，不可拆分，是一个基本物理量。

物质的量是表示以特定数目的基本单元粒子为集体的、与基本单元的粒子数成正比的物理量。用符号 n 表示。

长度的单位为米（m），时间的单位为秒（s），质量的单位为千克（kg），而物质的量的单位为摩尔（mol），所以，摩尔是物质的量的单位。

在表述物质的量时，应指明其基本单元。基本单元可以是分子、原子、离子等微粒，也可以是这些微粒的特定组合，一般用化学式来表示。书写物质的量 n 时，应在 n 的右下角或用括号的形式标明其基本单元。例如：

氢原子的物质的量，记为 n_H 或 $n(H)$；

水分子的物质的量，记为 n_{H_2O} 或 $n(H_2O)$；

钠离子的物质的量，记为 n_{Na^+} 或 $n(Na^+)$；

微粒 B 的物质的量，记为 n_B 或 $n(B)$。

那么，含有多少个基本单元就是 1mol 呢？科学上规定，0.012kg ^{12}C（原子核内有 6 个质子和 6 个中子的碳原子）所含的碳原子数就是 1mol。那么 0.012kg ^{12}C 中含有多少个碳原子呢？意大利科学家阿伏加德罗经过实验测定约为 6.02×10^{23} 个，0.012kg ^{12}C 也就是 1mol ^{12}C 所含的碳原子数为 6.02×10^{23} 个，所以，1mol 任何物质都含有 6.02×10^{23} 个基本单元。6.02×10^{23} 这个数值称为阿伏加德罗常数，用 N_A 表示。

> **课后作业**
>
> 查阅资料，试想一下 6.02×10^{23} 是多大的数值。

阿伏加德罗常数，也就是 6.02×10^{23} 是一个很大的数值，但由于微粒很少，即使有 6.02×10^{23} 个微粒，其质量也较小，例如 6.02×10^{23} 个 ^{12}C 原子的质量为 12g。而对于宏观物质则是无法想象的。

1mol 物质含有的基本单元数表示如下：

1mol C 含有 6.02×10^{23} 个 C 原子；

1mol S 含有 6.02×10^{23} 个 S 原子；

1mol CO_2 含有 6.02×10^{23} 个 CO_2 分子；

1mol H_2O 含有 6.02×10^{23} 个 H_2O 分子；

1mol H^+ 含有 6.02×10^{23} 个 H^+；

1mol OH^- 含有 6.02×10^{23} 个 OH^-；

1mol H_2SO_4 含有 6.02×10^{23} 个 H_2SO_4 分子；

1mol 电子含有 6.02×10^{23} 个电子。

摩尔像一座桥梁，把单个肉眼看不见的微粒与一定数目的微粒集体，可称量的物质之间联系起来了，用摩尔来衡量物质的量，在科学技术上带来了极大的方便。因为化学方程式中各物质的分子数之比等于其物质的量之比，这样就把不可计量的微粒与可计量的宏观物质联系起来了。例如：

化学方程式	H_2	+	Cl_2	$\longrightarrow$	2HCl
分子数之比	1		1		2
扩大 6.02×10^{23} 倍	$1 \times 6.02 \times 10^{23}$ 个		$1 \times 6.02 \times 10^{23}$ 个		$2 \times 6.02 \times 10^{23}$ 个
物质的量之比	1mol		1mol		2mol
质量之比	2g		71g		73g

另外，在实际应用中也经常用到千摩尔、毫摩尔、微摩尔等单位：

1kmol＝1000mol

1mol＝1000mmol

1mmol＝1000μmol

二、摩尔质量

（一）含义

摩尔质量就是物质 B 的质量除以物质的量。或者说 1mol 物质 B 的质量，就叫摩尔质量。

$$摩尔质量(g/mol) = \frac{物质的质量(g)}{物质的量(mol)}$$

或用符号表示：

$$M_B = \frac{m_B}{n_B} \tag{2-1}$$

摩尔质量的符号用 M 表示，单位是 g/mol。表明时应在 M 的右下角或用括号的形式标明物质的化学式，例如：M_H，$M(H)$；M_{CO_2}，$M(CO_2)$ 等。

1mol 任何物质所含的微粒数都是相同的，都是 6.02×10^{23} 个。但由于不同微粒的质量不同，因此，不同物质的摩尔质量也是不同的。例如：10个鹌鹑蛋、10个鸡蛋、10个鹅蛋。数量上都是10个，但质量是不同的。

一种元素的相对原子质量是以 ^{12}C 质量的 1/12 作为标准，该元素一个原子的质量与它相比较所得的数值，如氧的相对原子质量是16，氢的相对原子质量是1，铁的相对原子质量是56等，一个碳原子与一个氧原子的质量比是 12∶16，1mol 碳原子与 1mol 氧原子所含的原子数相同，都是 6.02×10^{23} 个。1mol 碳原子的质量是 12g，那么 1mol 氧原子的质量就是 16g。同理可推得其他基本单元的摩尔质量。

（二）原子、分子、离子的摩尔质量

1. 原子的摩尔质量

任何原子的摩尔质量，就是以 g/mol 为单位，数值上都等于该种原子的相对原子质量。例如：H 的相对原子质量是1，1mol H 的质量是 1g，H 的摩尔质量 $M(H) = 1g/mol$。
O 的相对原子质量是16，1mol O 的质量是 16g，O 的摩尔质量 $M(O) = 16g/mol$。
Fe 的相对原子质量是56，1mol Fe 的质量是 56g，Fe 的摩尔质量 $M(Fe) = 56g/mol$。

2. 分子的摩尔质量

由于分子是由原子构成的，因此，分子的摩尔质量，就是以 g/mol 为单位，在数值上等于该种分子的相对分子质量。例如：

CO_2 的相对分子质量是44，1mol CO_2 的质量是 44g，CO_2 的摩尔质量 $M(CO_2) = 44g/mol$。

H_2O 的相对分子质量是18，1mol H_2O 的质量是 18g，H_2O 的摩尔质量 $M(H_2O) = 18g/mol$。

O_2 的相对分子质量是32，1mol O_2 的质量是 32g，O_2 的摩尔质量 $M(O_2) = 32g/mol$。

3. 离子的摩尔质量

原子得到或失去电子成为离子。由于一个电子的质量只有一个质子质量的 1/1836，所以原子得到或失去电子可以认为是原子的相对原子质量不变，所以，离子的摩尔质量，就是以 g/mol 为单位，在数值上等于该种离子的化学式量。例如：

Cl^- 的化学式量是 35.5，1mol Cl^- 的质量是 35.5g，Cl^- 的摩尔质量 $M(Cl^-) = 35.5g/mol$；

OH^- 的化学式量是17，1mol OH^- 的质量是 17g，OH^- 的摩尔质量 $M(OH^-) = 17g/mol$。

三、物质的量及有关计算

（一）已知物质的质量，求其物质的量

【例 2-1】 计算 54g 水的物质的量是多少？

解 已知：水的相对分子质量是 18，水的摩尔质量是 18g/mol，$m(H_2O)=54g$。

根据公式
$$n_B=\frac{m_B}{M_B}$$

所以
$$n(H_2O)=\frac{m(H_2O)}{M(H_2O)}=\frac{54g}{18g/mol}=3mol$$

答：54g 水的物质的量是 3mol。

（二）已知物质的量，求质量

【例 2-2】 2.5mol 硫酸的质量是多少克？

解 已知：H_2SO_4 的相对分子质量是 98，H_2SO_4 的摩尔质量是 98g/mol。

根据公式
$$n_B=\frac{m_B}{M_B}$$

$$m=n(H_2SO_4)M(H_2SO_4)=2.5mol\times98g/mol=245g$$

答：2.5mol 硫酸的质量是 245g。

（三）已知物质的质量，求其物质的量和微粒个数

【例 2-3】 49g 硫酸的物质的量是多少？含有多少个硫酸分子？

解 已知：H_2SO_4 的相对分子质量是 98，硫酸的摩尔质量是 98g/mol，$m(H_2SO_4)=49g$。

根据公式
$$n_B=\frac{m_B}{M_B}$$

$$n(H_2SO_4)=\frac{49g}{98g/mol}=0.5mol$$

$$N(H_2SO_4)=n(H_2SO_4)N_A=0.5mol\times6.02\times10^{23}=3.01\times10^{23}(个)$$

答：49g 硫酸的物质的量是 0.5mol；含有 3.01×10^{23} 个硫酸分子。

【例 2-4】 多少克铁和 3g 碳的原子个数相同？

解 根据阿伏加德罗定律，物质的量相同，物质的基本单元数也相同。

已知：碳的摩尔质量是 12g/mol，质量是 3g。

根据公式
$$n_B=\frac{m_B}{M_B}$$

$$n(C)=\frac{m(C)}{M(C)}=\frac{3g}{12g/mol}=0.25mol$$

则
$$n(Fe)=n(C)=0.25mol$$

铁的摩尔质量是 56g/mol，铁的质量为：

$$m(Fe)=n(Fe)M(Fe)=0.25mol\times56g/mol=14g$$

答：14g 铁和 3g 碳的原子个数相同。

（四）物质的量在化学方程式计算中的应用

【例 2-5】 制备 1.5mol O_2，需要分解多少克 $KClO_3$？

解 已知：$n(O_2) = 1.5$mol。

设需要分解 $KClO_3$ 的物质的量为 x

$$2KClO_3 \longrightarrow 2KCl + 3O_2 \uparrow$$

$$\begin{array}{ll} 2\text{mol} & 3\text{mol} \\ x & 1.5\text{mol} \end{array}$$

$$2\text{mol} : 3\text{mol} = x : 1.5\text{mol}$$

$$x = 1\text{mol}$$

$$m(KClO_3) = n(KClO_3)M(KClO_3) = 1\text{mol} \times 122.5\text{g/mol} = 122.5\text{g}$$

答：制备 1.5mol O_2 需要分解 122.5g $KClO_3$。

*第二节 气体摩尔体积

一、摩尔体积

1mol 物质在一定条件下所占有的体积就叫做摩尔体积。用符号 V_m 表示。20℃（293K）时，几种固态和液态物质的摩尔体积见表 2-1。

表 2-1 几种固态和液态物质的摩尔体积（293K）

物质名称	摩尔体积 V_m/(cm³/mol)	物质名称	摩尔体积 V_m/(cm³/mol)
铁	7.1	水	1.8
铝	10	硫酸	54.1
铅	18.33	蔗糖	215.5

由此看出，固态或液态物质的摩尔体积是不相同的。

二、气体摩尔体积及其计算

（一）含义

上面讨论了固体和液体物质的摩尔体积，那么气体的摩尔体积情况如何呢？我们知道，气体微粒与微粒之间距离较大，各种气体的体积都是随温度和压力的变化而变化的。一定量的气体，在压力一定时，温度越高，体积越大；在温度一定时，压力越大，体积越小。所以要比较气体的体积，就必须在同一温度和同一压力下进行。

表 2-2 是几种气体在标准状况（温度为 273.15K 和压力为 101.325kPa）下的摩尔体积。

表 2-2 几种气体在标准状况下的摩尔体积

物质名称	摩尔质量(M)/(g/mol)	密度(ρ)/(g/L)	摩尔体积(V_m)/(L/mol)	近似值
氧气	32.00	1.429	22.39	
氢气	2.02	0.090	22.42	≈22.4
氮气	28.02	1.251	22.41	
二氧化碳	44.01	1.977	22.26	

大量实验证实，在标准状况下，1mol 任何气体所占的体积都约是 22.4L，这个体积称为气体的摩尔体积。符号 $V_{m,o}$，单位 L/mol，即 $V_{m,o}=22.4$L/mol。

为什么 1mol 的固体或液体物质的体积不相同，而 1mol 气体物质在标准状况下所占的体积几乎都相同呢？

我们知道，物质的体积主要由两个方面决定：一是微粒的大小，二是微粒间的距离。对于固体和液体物质来说，由于微粒间排列紧密，微粒间的距离很小，固态和液态物质的体积主要由微粒的大小决定，物质不同，微粒的大小不同，所以，固态或液态物质的摩尔体积就不同。

对于气体物质，气体分子与分子之间排列非常疏松，分子间的距离很大，而分子的体积很小，可以忽略分子的大小对体积的影响，气体的体积主要取决于分子间的平均距离。在同温同压下，不同气体分子间的平均距离基本相同，因而 1mol 的任何气体分子占据的体积就基本相同，在标准状况下都约为 22.4L。

在同温同压下，相同体积的任何气体都含有相同数目的分子，这一规律称为阿伏加德罗定律。

需要注意的是：阿伏加德罗定律仅适用于气体物质，而不适用于固态和液态物质，因为固态和液态物质微粒间的距离比气体小得多，微粒本身的大小不能忽略不计，它们的体积不仅与分子数有关，而且与微粒本身大小有关。

（二）关于气体摩尔体积的计算

$$n_B = \frac{V}{V_{m,o}} \tag{2-2}$$

注意：气体摩尔体积的计算仅适用于标准状况下的气体。

1. 已知气体的质量，计算在标准状况下气体的体积

【例 2-6】 计算 48g 氧气在标准状况下的体积是多少升？

解 （1）计算 48g 氧气的物质的量

已知：氧气的相对分子质量是 32，氧气的摩尔质量是 32g/mol。

根据公式
$$n_B = \frac{m_B}{M_B}$$

$$n(O_2) = \frac{48g}{32g/mol} = 1.5mol$$

（2）计算 1.5mol 氧气在标准状况下的体积

已知： $V_{m,o} = 22.4$L/mol

根据公式
$$n_B = \frac{V}{V_{m,o}}$$

$$V = nV_{m,o} = 1.5mol \times 22.4L/mol = 33.6L$$

答：48g 氧气在标准状况下的体积是 33.6L。

2. 已知在标准状况下气体的体积，求气体的质量

【例 2-7】 计算在标准状况下 33.6L 氨气的质量是多少克？

解 （1）计算氨气的物质的量

已知：$V = 33.6 \text{L}$，$V_{m,o} = 22.4 \text{L/mol}$。

根据公式
$$n_B = \frac{V}{V_{m,o}}$$

$$n(\text{NH}_3) = \frac{33.6 \text{L}}{22.4 \text{L/mol}} = 1.5 \text{mol}$$

（2）计算氨气的质量

已知：氨气的摩尔质量 $M(\text{NH}_3) = 17 \text{g/mol}$。

$$m(\text{NH}_3) = n(\text{NH}_3) M(\text{NH}_3) = 1.5 \text{mol} \times 17 \text{g/mol} = 25.5 \text{g}$$

答：在标准状况下 33.6L 氨气的质量是 25.5g。

3. 已知标准状况下气体的体积和质量，求相对分子质量

【例 2-8】 已知在标准状况下 11.2L 某气体的质量为 22g，试求其相对分子质量。

解 先求出一定体积的物质的量。

（1）已知：$V = 11.2 \text{L}$，$V_{m,o} = 22.4 \text{L/mol}$。

根据公式
$$n_B = \frac{V}{V_{m,o}}$$

$$n \frac{V}{V_{m,o}} = \frac{11.2 \text{L}}{22.4 \text{L/mol}} = 0.5 \text{mol}$$

（2）根据物质的量和质量求物质的摩尔质量

$$M = \frac{m}{n} = \frac{22 \text{g}}{0.5 \text{mol}} = 44 \text{g/mol}$$

因摩尔质量在数值上等于相对分子质量，所以该气体的相对分子质量为 44。

答：某气体的相对分子质量为 44。

本章小结

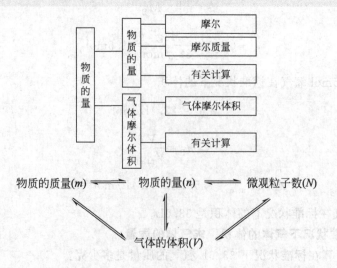

练 习 题

一、基本概念

1. 物质的量 2. 摩尔 3. 摩尔质量 4. 阿伏加德罗定律 5. 气体的摩尔体积

二、选择题

1. 下列物质中，物质的量最多的是（　　）。
   A. 9g 水
   B. 0.8mol 的硫酸
   C. 标准状况下 22.4L 氧气
   D. $3.01×10^{23}$ 个铝原子

2. 与 17g NH_3 所含分子数相同的是（　　）。
   A. 0.4g 氢气
   B. 22g 二氧化碳
   C. 1.8g 水
   D. 27g 铝

3. 2mol $MgCl_2$ 和 1mol $AlCl_3$ 中，Cl^- 的物质的量之比是（　　）。
   A. 3∶2
   B. 2∶3
   C. 4∶3
   D. 3∶4

4. 质量为 m 的氧气中含有 n 个氧原子，则阿伏加德罗常数 N_A 可表示为（　　）。
   A. $16n∶m$
   B. $32n∶m$
   C. $m∶16n$
   D. $m∶32n$

5. 相同质量的锌和铝分别跟足量的盐酸反应，所生成的气体在相同条件下的体积之比是（　　）。
   A. 65∶27
   B. 18∶65
   C. 9∶65
   D. 27∶65

6. 在标准状况下，体积相同的下列气体中，质量最大的是（　　）。
   A. N_2
   B. CO_2
   C. SO_2
   D. CH_4

7. 相同质量的下列气体，含分子数最少的是（　　）。
   A. 氢气
   B. 氧气
   C. 氮气
   D. 氯气

8. 下列说法正确的是（　　）。
   A. 在常温常压下，11.2L O_2 所含有的氧气分子数为 $0.5N_A$
   B. 71g Cl_2 所含的分子数为 $2N_A$
   C. 在常温常压下，1mol He 所含的原子数为 N_A
   D. 常温常压下，相同体积的任何气体单质所含的原子数相同

三、填空题

1. 物质的量的符号是_____，单位是_____；摩尔质量的符号是_____，单位是_____；气体的摩尔体积的符号是_____，单位是_____。

2. 摩尔质量就是以_____为单位，数值上等于_____。

3. 98g 硫酸物质的量_____，含有_____个硫酸分子，含有_____氢原子，_____个硫原子，_____个氧原子。

4. 同温同压下，相同体积的 CO 和 CO_2，物质的量之比为_____，分子数之比为_____，原子数之比为_____，质量之比为_____。

5. 22g 二氧化碳与_____g 氢气所含的分子数相等，18g 水所含的氧原子个数与_____g 硫酸所含的氧原子个数相等。

四、写出下列物质的摩尔质量

铁、镁、氯、磷、硝酸、硫酸铵、氢氧化钙、氯酸钾

五、求下列物质的物质的量

1. 5.85g NaCl 2. 3.4g OH^- 3. 11.2L O_2（标准状况下） 4. 28g Fe

六、判断题

1. 任何物质，只要物质的量相等，所含的基本单元数一定相等。（　　）
2. 1mol 氯化钠含有 6.02×10^{23} 个微粒。（　　）
3. 物质的量相同的 Cl_2 和 NO_2 所含的原子个数相同。（　　）
4. 标准状况下，2mol 水所占的体积是 44.8L。（　　）
5. 物质的量相等，所含的微粒数相等，所占的体积也相等。（　　）

七、计算题

1. 质量为 125g 的 $CuSO_4 \cdot 5H_2O$ 的物质的量是多少？与多少克的无水硫酸铜的物质的量相等？
2. 实验室里，用 0.5mol 锌与足量的稀盐酸反应制取氢气，试计算生成的氢气体积（标准状况）和氯化锌的质量？

第三章 溶 液

溶液在自然界中普遍存在，如江河、湖泊、海洋，人们日常生活中喝的各种饮料、汤汁，人体内的血液、淋巴液、胃液、唾液以及医疗用的注射液等都是溶液。食物的消化吸收、营养物质的转化运输、代谢废物的排泄等都离不开溶液。大部分的化学反应只有在溶液中才能进行得比较快速和完全。在药物制备、使用、保管工作中也需要掌握溶液的相关知识。所以本章主要介绍溶液的性质、溶液浓度的表示方法、溶液的配制和稀释方法、渗透压的概念及其在医学上的意义。

学习目标

1. 说出分散系的分类、特点。
2. 说出几种常用溶液浓度的表示方法，能进行有关的基本计算和换算。
3. 知道溶胶的性质和高分子化合物对溶胶的保护作用。
4. 说出渗透现象和渗透压的概念，知道渗透现象产生的条件。
5. 说出影响渗透压大小的因素，会比较渗透压的大小。
6. 知道渗透压在医学上的意义。

第一节 分散系

一、分散系的概念

一种或几种物质以粒子的形式分散在另一种物质中所组成的体系称为分散系。其中被分散的物质称为分散相（分散质），容纳分散相的物质称为分散介质（分散剂）。例如，氯化钠溶液中的氯化钠是分散相，水为分散介质。消毒用的碘酒，碘为分散相，酒精为分散介质。

二、分散系的分类

分散系中根据分散相颗粒直径大小的不同可分为三种类型。

（一）分子或离子分散系

分散相粒子直径小于1nm（1nm=10^{-9}m）的分散系称为分子或离子分散系，也称为真溶液，简称溶液。通常把溶液中的分散相称为溶质，分散介质称为溶剂。分子或离子分散系中的分散相是以单个分子或离子状态均匀地分散在分散介质中，如氯化钠溶液、葡萄糖溶液。

（二）胶体分散系

分散相粒子直径在 1~100nm 的分散系称为胶体分散系，简称胶体。主要包括溶胶和高分子化合物溶液。分散相粒子是由许多分子聚集而成的。常见的胶体分散系多以水为分散介质。

（三）粗分散系

分散相粒子直径大于 100nm 的分散系称为粗分散系。分散相粒子是由许多分子聚集而成的颗粒、液珠或气泡。根据分散相状态的不同，粗分散系又分为悬浊液和乳浊液。

分散相以不溶性的固态分散在液体分散介质中所形成的粗分散系称为悬浊液，如泥浆水。分散相以小液滴分散在另一种互不相溶的液体分散介质中所形成的粗分散系称为乳浊液，如乳汁。

三、分散系的特点

分子或离子分散系中分散相是以单个分子或离子形式存在的，分散相粒子小，分散相与分散介质之间不存在界面，光线能够通过分散相粒子，所以其是一类均匀、透明、稳定的分散体系，分散相粒子能透过滤纸和半透膜。

胶体分散系中的分散相是由许多分子、原子或离子聚集而成的，并以一定的界面与分散介质分开，因而只能让部分光线通过，所以其是透明度不一、不均匀、相对稳定的体系。分散相粒子只能透过滤纸，不能透过半透膜。

粗分散系中分散相的粒子比胶粒大，分散相与分散介质之间有界面，能阻止光线通过，所以粗分散系是不均匀、不透明、不稳定的体系，不能透过滤纸和半透膜。

▶ 知识拓展

乳化作用在医学上的应用

乳浊液在医药上又叫乳剂。乳剂一般都不稳定，要增强其稳定性须加入能使乳剂稳定的物质，这种物质称为乳化剂。乳化剂分子中含有亲水基和亲油基，可以在分散相的小液滴上形成一层乳化剂薄膜，使小液滴之间不易相互聚集，从而增强了乳剂的稳定性。乳化剂能使乳浊液稳定的作用称为乳化作用。乳化作用在医学上有重要的意义。例如，油脂在体内的消化吸收过程中就是依赖于胆汁中胆汁酸盐的乳化作用，加速油脂的水解，使水解产物易被小肠壁吸收。药用油类物质也需乳化作用后才能作为内服药。如鱼肝油乳剂，服用鱼肝油乳剂的作用是便于吸收并尽量减小扰乱胃肠功能。

第二节 溶液的浓度

溶液的浓度是指一定量的溶液（或溶剂）中所含溶质的量，是溶液中溶质与溶剂相对存在量的数量标记，实践中人们根据不同的需要和使用的方便，规定了不同的标准，因而就有不同的溶液浓度。所以同一种溶液用不同的标准就有不同的表示方法，其数值也不相同。本节主要介绍几种常用的溶液浓度的表示方法和有关的计算。

一、溶液浓度的表示方法

（一）物质的量浓度

溶液中溶质 B 的物质的量除以溶液的体积称为溶质 B 的物质的量浓度。用符号 c_B 或 c(B) 表示。其计算公式为：

$$c_B = \frac{n_B}{V} \tag{3-1}$$

如果已知溶质的质量，则

$$c_B = \frac{m_B}{M_B V} \tag{3-2}$$

物质的量浓度的单位在化学和医药上多用 mol/L、mmol/L、μmol/L 等表示。

【例 3-1】 将 8g 的 NaOH 溶于水配制成 500mL 溶液，求该溶液的物质的量浓度。

解 已知：$m(\text{NaOH}) = 8g$，$M(\text{NaOH}) = 40g/mol$，$V = 500mL = 0.5L$。

根据公式 $c_B = \frac{m_B}{M_B V}$

$$c(\text{NaOH}) = \frac{m(\text{NaOH})}{M(\text{NaOH})V} = \frac{8g}{40g/mol \times 0.5L} = 0.4mol/L$$

答：该溶液的物质的量浓度为 0.4mol/L。

【例 3-2】 临床上纠正酸中毒时常用乳酸钠（$NaC_3H_5O_3$）注射液，所用规格是每支 20mL 注射液中含乳酸钠 2.24g，求该注射液的物质的量浓度。

解 已知：$m(NaC_3H_5O_3) = 2.24g$，$M(NaC_3H_5O_3) = 112g/mol$，$V(NaC_3H_5O_3) = 20mL = 0.02L$。

根据公式 $c_B = \frac{m_B}{M_B V}$

$$c(NaC_3H_5O_3) = \frac{m(NaC_3H_5O_3)}{M(NaC_3H_5O_3)V(NaC_3H_5O_3)} = \frac{2.24g}{112g/mol \times 0.02L} = 1mol/L$$

答：该注射液的物质的量浓度为 1mol/L。

> **课堂互动**
>
> 1. 将 54g 的 NaCl 配制成 0.154mol/L 的生理盐水，问能配制生理盐水多少毫升？
> 2. 将 180g 的葡萄糖（$C_2H_{12}O_6$）溶解在 1L 水中，求该葡萄糖溶液的物质的量浓度。

（二）质量浓度

溶液中溶质 B 的质量除以溶液的体积称为溶质 B 的质量浓度。用符号 ρ_B 或 ρ(B) 表示。其表达式为：

$$\rho_B = \frac{m_B}{V} \tag{3-3}$$

质量浓度的 SI 单位是 kg/m³。在化学和医药上常用单位是 g/L、mg/L、μg/L，使用时要注意质量浓度 ρ_B 与溶液密度 ρ 的区别，它们的符号相同但含义不同。

【例 3-3】 我国药典规定生理盐水的规格是 500mL 生理盐水中含 NaCl 为 4.5g，计算生理盐水的质量浓度。

解 已知：$m(NaCl)=4.5g$，$V=500mL=0.5L$。

根据公式
$$\rho_B=\frac{m_B}{V}$$

$$\rho(NaCl)=\frac{m(NaCl)}{V}=\frac{4.5g}{0.5L}=9g/L$$

答：生理盐水的质量浓度是 9g/L。

【例 3-4】 我国药典规定大量输液用的葡萄糖（$C_6H_{12}O_6$）注射液的规格是 0.5L 溶液中含结晶葡萄糖（$C_6H_{12}O_6 \cdot H_2O$）25g，计算该注射液的质量浓度。

解 已知：$M(C_6H_{12}O_6 \cdot H_2O)=198g/mol$，$M(C_6H_{12}O_6)=180g/mol$，$m(C_6H_{12}O_6 \cdot H_2O)=25g$，$V=0.5L$。

设 25g 结晶葡萄糖（$C_6H_{12}O_6 \cdot H_2O$）里含葡萄糖（$C_6H_{12}O_6$）为 x
$$C_6H_{12}O_6 \cdot H_2O \longrightarrow C_6H_{12}O_6 + H_2O$$
198g   180g
25g x

$$x=\frac{180g \times 25g}{198g}=22.7g$$

根据公式
$$\rho_B=\frac{m_B}{V}$$

$$\rho(C_6H_{12}O_6)=\frac{m(C_6H_{12}O_6)}{V}=\frac{22.7g}{0.5L}=45.4g/L$$

答：该葡萄糖注射液的质量浓度是 45.4g/L。

> **课堂互动**
>
> 正常人血浆蛋白的质量浓度为 70g/L，问 100mL 血浆中含蛋白多少克？

（三）质量分数

溶液中溶质 B 的质量除以溶液的质量称为溶质 B 的质量分数。用符号 w_B 或 $w(B)$ 表示。

$$w_B=\frac{m_B}{m} \tag{3-4}$$

公式中溶质的质量 m_B 和溶液的质量 m 单位必须相同。质量分数常用小数点或百分数表示。

【例 3-5】 现有质量分数为 0.37，溶液的密度为 1180g/L 的盐酸溶液 1000mL，求该溶液中氯化氢的质量为多少？

解 已知：$w(HCl)=0.37$，$V=1000mL=1L$，$\rho=1180g/L$。

根据公式
$$w_B=\frac{m_B}{m}=\frac{m_B}{\rho V}$$

$$m(HCl) = w(HCl)\rho V = 0.37 \times 1180 \text{g/L} \times 1\text{L} = 436.6\text{g}$$

答：该溶液中氯化氢的质量为 436.6g。

> **知识拓展**
>
> **体液的组成及含量**
>
> 　　人体内含有大量的水分，这些水分和溶解在水里的各种物质总称为体液。其质量约占人体总质量的 60%。体液可分为细胞内液和细胞外液两部分。存在于细胞内的液体称为细胞内液，主要有水、无机盐离子、脂类、糖类、氨基酸和核苷酸等，约占人体质量的 40%。存在于细胞外的液体称为细胞外液。细胞外液又可分为两类：一类是存在于组织细胞之间的组织间液（包括淋巴液和脑髓液），约占人体质量的 16%；另一类是血液的血浆，血液由血浆和血细胞两部分组成，约占人体质量的 4%。按容积计算，血液中血浆占 55%，血浆中主要包括水（91%）、蛋白质（7%）、脂质（1%）、糖类（0.1%）、无机盐类（0.9%）及代谢产物（尿素、肌酐、尿酸等）。

（四）体积分数

溶质 B 的体积除以溶液的体积称为溶质 B 的体积分数。用符号 φ_B 或 $\varphi(B)$ 表示。

$$\varphi_B = \frac{V_B}{V} \tag{3-5}$$

公式中溶质 B 的体积 V_B 与溶液的体积 V 单位必须相同。体积分数常用小数点或百分数表示。

【例 3-6】 将 750mL 的酒精加水配制成 1000mL 的消毒酒精，求该酒精溶液中酒精的体积分数。

解 已知：$V(C_2H_5OH) = 750\text{mL}$，$V = 1000\text{mL}$。

根据公式
$$\varphi_B = \frac{V_B}{V}$$

$$\varphi(C_2H_5OH) = \frac{V(C_2H_5OH)}{V} = \frac{750\text{mL}}{1000\text{mL}} = 0.75$$

答：该酒精溶液中酒精的体积分数为 0.75。

> **课堂互动**
>
> 　　药用酒精的体积分数为 0.95，若配制 500mL 的药用酒精则需要纯酒精的体积是多少？

二、溶液浓度的换算

在实际应用中，经常需要将溶液浓度由一种表示方法转变为另一种表示方法，即溶液浓度的换算。换算只是浓度变换，而溶质和溶液的量都未改变。

（一）物质的量浓度与质量浓度之间的换算

根据物质的量浓度表示式 $c_B = \dfrac{n_B}{V} = \dfrac{m_B}{M_B V}$ 和质量浓度表示式 $\rho_B = \dfrac{m_B}{V}$，可以导出：

则 $m_B = c_B M_B V = \rho_B V$

即 $\rho_B = c_B M_B$ 或 $c_B = \dfrac{\rho_B}{M_B}$ (3-6)

【例 3-7】 求 0.05mol/L 的氢氧化钠溶液的质量浓度。

解 已知：$c(\text{NaOH}) = 0.05\text{mol/L}$，$M(\text{NaOH}) = 40\text{g/mol}$。

根据公式 $\rho_B = c_B M_B$

$\rho(\text{NaOH}) = c(\text{NaOH}) M(\text{NaOH}) = 0.05\text{mol/L} \times 40\text{g/mol} = 2\text{g/L}$

答：0.05mol/L 的氢氧化钠溶液的质量浓度为 2g/L。

> **课堂互动**
>
> 1. 求 280mmol/L 的葡萄糖（$C_6H_{12}O_6$）静脉注射液的质量浓度。
> 2. 求质量浓度为 9g/L 的生理盐水的物质的量浓度。

（二）物质的量浓度与质量分数之间的换算

根据物质的量浓度表示式 $c_B = \dfrac{n_B}{V} = \dfrac{m_B}{M_B V}$ 和质量分数表示式 $w_B = \dfrac{m_B}{m} = \dfrac{m_B}{\rho V}$，可以导出：

$$m_B = c_B M_B V = w_B \rho V$$

即 $c_B = \dfrac{w_B \rho}{M_B}$ 或 $w_B = \dfrac{c_B M_B}{\rho}$ (3-7)

【例 3-8】 市售的浓 HCl 的质量分数为 0.365，密度为 1190g/L，求浓盐酸的物质的量浓度。

解 已知：$w(\text{HCl}) = 0.365$，$M(\text{HCl}) = 36.5\text{g/mol}$，$\rho = 1190\text{g/L}$。

根据公式 $c_B = \dfrac{w_B \rho}{M_B}$

$c(\text{HCl}) = \dfrac{w(\text{HCl}) \rho}{M(\text{HCl})} = \dfrac{0.365 \times 1190\text{g/L}}{36.5\text{g/mol}} = 11.9\text{mol/L}$

答：浓盐酸的物质的量浓度为 11.9mol/L。

> **课堂互动**
>
> 1. 已知浓 H_2SO_4 溶液的质量分数为 0.98，密度为 1840g/L，求此 H_2SO_4 溶液的物质的量浓度。
> 2. 现有密度为 1080g/L 的 NaOH 溶液，若其物质的量浓度为 2mol/L，求此溶液的质量分数。

第三节 溶液的配制和稀释

一、溶液的配制

配制一定体积、一定浓度的溶液时，主要用天平、烧杯、量筒（或量杯）、容量瓶等仪器。下面介绍两种常用的方法。

（一）由固体物质配制成溶液

由固体物质配制成溶液的步骤是：

计算 → 称量 → 溶解 → 转移 → 定容 → 混匀 → 保存

在配制溶液时，可用托盘天平称取物质的质量，用量筒或量杯定容溶液的体积。若要求配制的溶液浓度十分精确，则需要用分析天平称量物质的质量，用容量瓶定容溶液的体积。

【例3-9】 如何配制 9g/L 的生理盐水 500mL？

（1）计算　已知：$\rho(NaCl)=9g/L$，$V=500mL=0.5L$。

根据公式
$$\rho_B = \frac{m_B}{V}$$

$$m(NaCl)=\rho(NaCl)V=9g/L \times 0.5L=4.5g$$

（2）称量　在托盘天平上称取 NaCl 固体 4.5g。

（3）溶解　将称取的固体 NaCl 放入 100mL 的小烧杯中，加入适量的纯化水，用玻璃棒搅拌使其完全溶解。

（4）转移　将上述溶液定量转移到 500mL 的量筒（或量杯）中。

（5）定容　向量筒中加入纯化水，距 500mL 刻度线 1～2cm 处，用滴管逐滴加入纯化水至 500mL 刻度。

（6）混匀　用玻璃棒将量筒内的溶液搅拌均匀即可。

（7）保存　将量筒内的溶液倒入干净的试剂瓶中，贴好标签（注明试剂名称、浓度及配制时间）保存备用。

> **课堂互动**
>
> 如何配制 0.154mol/L 的 NaCl 溶液 500mL。

（二）由浓溶液配制成稀溶液

由浓溶液配制成稀溶液的步骤是：

计算 → 量取 → 定容 → 混匀 → 保存

【例3-10】 如何用 1mol/L 的乳酸钠（$NaC_3H_5O_3$）溶液配制 $\frac{1}{6}$mol/L 溶液 150mL？

（1）计算　已知 $c_1=1mol/L$，$c_2=\frac{1}{6}mol/L$，$V_2=150mL$。

根据公式
$$c_1V_1=c_2V_2$$

$$V_1=\frac{c_2V_2}{c_1}=\frac{\frac{1}{6}mol/L \times 150mL}{1mol/L}=25mL$$

（2）量取　用 25mL 的量筒量取 1mol/L 的乳酸钠（$NaC_3H_5O_3$）溶液 25mL 倒入 200mL 的量杯中。

（3）定容　用少量的纯化水洗涤量筒 2～3 次，洗涤液也倒入量杯中，加纯化水距 150mL 刻度线 1～2cm 时，再用滴管逐滴加入纯化水至 150mL 刻度。

（4）混匀　用玻璃棒将量杯内的溶液搅拌均匀即可。

(5) 保存　将量杯内的溶液倒入干净的试剂瓶中，贴好标签（注明试剂名称、浓度及配制时间）保存备用。

二、溶液的稀释

溶液的稀释就是在浓溶液中加入溶剂，使溶液浓度变小的过程。稀释前后溶质的量不变，只是溶液的体积变大而已。

若稀释前溶液的浓度用 c_1、ρ_1、φ_1、w_1 表示，体积用 V_1 表示，稀释后溶液的浓度用 c_2、ρ_2、φ_2、w_2 表示，体积用 V_2 表示，则稀释公式为：

$$c_1 V_1 = c_2 V_2 \tag{3-8}$$

$$\rho_1 V_1 = \rho_2 V_2 \tag{3-9}$$

$$\varphi_1 V_1 = \varphi_2 V_2 \tag{3-10}$$

$$w_1 m_1 = w_2 m_2 \tag{3-11}$$

公式中稀释前后的浓度单位、体积单位必须统一。

【例 3-11】 要配制体积分数为 0.75 的消毒酒精 500mL，问需要体积分数为 0.95 的药用酒精的体积是多少？

解　已知：$\varphi_1 = 0.95$，$\varphi_2 = 0.75$，$V_2 = 500\text{mL}$。

根据公式　　　　　　　　　　$\varphi_1 V_1 = \varphi_2 V_2$

$$V_1 = \frac{\varphi_2 V_2}{\varphi_1} = \frac{0.75 \times 500\text{mL}}{0.95} = 395\text{mL}$$

答：需要体积分数为 0.95 的药用酒精 395mL。

【例 3-12】 欲配制质量浓度为 2g/L 的过氧乙酸溶液 500mL，问需要质量浓度 20g/L 的过氧乙酸的体积是多少？

解　已知：$\rho_1 = 20\text{g/L}$，$\rho_2 = 2\text{g/L}$，$V_2 = 500\text{mL}$。

根据公式　　　　　　　　　　$\rho_1 V_1 = \rho_2 V_2$

$$V_1 = \frac{\rho_2 V_2}{\rho_1} = \frac{2\text{g/L} \times 500\text{mL}}{20\text{g/L}} = 50\text{mL}$$

答：需要质量浓度 20g/L 的过氧乙酸 50mL。

【例 3-13】 用市售的 18mol/L 浓硫酸 10mL，可配制成 0.1mol/L 的稀硫酸溶液的体积是多少？

解　已知：$c_1 = 18\text{mol/L}$，$V_1 = 10\text{mL}$，$c_2 = 0.1\text{mol/L}$。

根据公式　　　　　　　　　　$c_1 V_1 = c_2 V_2$

$$V_2 = \frac{c_1 V_1}{c_2} = \frac{18\text{mol/L} \times 10\text{mL}}{0.1\text{mol/L}} = 1800\text{mL}$$

答：可配制成 0.1mol/L 的稀硫酸 1800mL。

第四节　溶　胶

一、溶胶的性质

在胶体分散系中分散相以固态形式分散于液态分散介质中的胶体溶液称为溶胶，分散相粒子称为胶粒。溶胶与溶液、悬浊液相比有以下特性。

(一) 布朗运动

1827年英国植物学家布朗在观察花粉悬浮液时发现，胶体粒子能在分散介质中作不规则的运动。后来人们把这种运动称为布朗运动。实验发现溶胶粒子越小、温度越高、分散介质的黏度越小，布朗运动就越显著。布朗运动产生的原因是分散介质从各个方向以不同的作用力撞击分散相粒子，使分散相粒子在某一瞬间受到的合力方向不断的改变，从而导致胶粒不停的作无规则的运动（图3-1）。

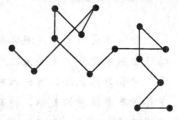

图 3-1 布朗运动

布朗运动是溶胶稳定的因素之一。一方面布朗运动可使分散相粒子在同周围分子的相互碰撞中获得能量，以克服重力作用保持分散状态，使溶胶稳定。另一方面布朗运动也会使分散相粒子相互碰撞的机会增加，致使胶粒聚集而沉降。所以布朗运动对溶胶的稳定性有着相反的两方面作用。

(二) 丁达尔现象

在暗处将一束聚集的光射向溶胶时，在入射光的垂直方向观察，可以看到一束光亮的光柱。这种现象是英国物理学家丁达尔在1869年发现的，故称为丁达尔现象。如图3-2所示。

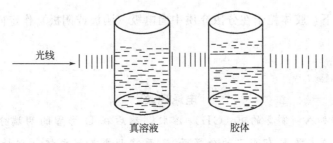

图 3-2 丁达尔现象

丁达尔现象产生的原因是由于光的散射。溶胶中的分散相粒子直径小于可见光的波长（400~700nm），当光通过溶胶时，其可以绕过胶粒向各个方向传播，发生散射现象。每个胶粒本身似乎成了发光体，于是形成了光柱。通常把散射光称为乳光。在真溶液中，由于分散相粒子直径太小，大部分的光线直接透射过去，形成的乳光很弱，几乎看不到。而粗分散系中分散相粒子直径较大，光线照射在分散相粒子上时只能产生反射光，从而使粗分散系浑浊不透明。所以丁达尔现象可用来区分胶体和真溶液。

(三) 吸附作用

气体或溶液里的物质被吸附在固体表面的现象称为吸附作用。固体物质具有吸附能力是由固体物质的结构决定的，在固体内部每个粒子被周围的粒子包围着，各个方向的吸引力是平衡的，但在表面层的每个粒子的状况却不同，它们向内的引力没有平衡，使固体表面具有吸附力，能把周围介质中的某些离子或分子吸附在它的表面上，被吸附的离子或分子由于振动可以脱离固体表面而解吸，同时又有另一些离子或分子被吸附在固体表面，从而形成了吸附与解吸的动态平衡状态。吸附能力与固体物质的表面积有关，表面积越大，吸附能力越大。相同量的固体物质被分散成胶体粒子时，其总表面积会大大增加，因而胶体粒子具有较强的吸附能力。

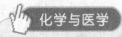 化学与医学

颗粒物的危害

颗粒物是以固体或液体微小颗粒形式存在于气体介质中的分散胶体。大气中的颗粒物除自然来源外，主要来源于煤的燃烧、机动车排放和一些工业生产过程。颗粒物能在大气中长时间飘浮，可进入呼吸道的称为可吸入颗粒物，其吸附性很强，容易成为空气中各种有毒物质的载体，特别是容易吸附多环芳烃、多环苯类和重金属及微量元素等，使得致癌、致畸、致变的发病率明显升高。可吸入颗粒物进入肺部能使局部支气管通气功能下降，换气功能丧失。若吸入的可吸入颗粒物是有害气体，则会发生慢性支气管炎、肺气肿和支气管哮喘等疾病。颗粒物还能引起机体免疫功能下降，在颗粒物污染严重的地区，居民呼吸道疾病的发病率和咳嗽、咳痰等呼吸系统症状的发生率明显高于其他地区。另外，研究调查表明，目前人类肿瘤的发病率升高可能与颗粒物的污染有关，空气中的可吸入颗粒物每增加 $10\mu g/m^3$，肺癌致死的危险就增加 8%，心脏病死亡率则增加 6%，总死亡率增加 4%。

（四）电泳现象

在外电场作用下，胶体粒子在分散介质中向电极（阴极或阳极）作定向移动的现象称为电泳。

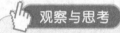 观察与思考

电泳现象

在 U 形管中加入新制备的 $Fe(OH)_3$ 溶胶，然后在 U 形管的两端分别滴加 KNO_3 溶液约 3mL（要求与溶胶有明显的分界面），再将两个石墨电极分别插入 KNO_3 液层（电极不能触及溶胶），接通直流电，观察现象。

提示：$Fe(OH)_3$ 溶胶粒子带正电。

现象：U 形管中与电源正极相连的一端（阳极）液面下降，与电源负极相连的一端（阴极）液面上升。见图 3-3。

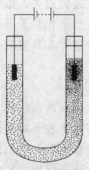

图 3-3　电泳现象

电泳现象说明了胶粒是带电的，带正电荷的溶胶粒子称为正溶胶，如 Fe(OH)$_3$ 溶胶，Al(OH)$_3$ 溶胶及金属氧化物溶胶等。带负电荷的溶胶粒子称为负溶胶，如硅酸溶胶，三硫化二砷溶胶。胶粒带电的主要原因如下。

1. 胶粒选择性的吸附

通过实验证明，胶粒优先吸附与其组成相似的离子。例如，Fe(OH)$_3$ 溶胶中有 FeO$^+$ 和 Cl$^-$ 存在，Fe(OH)$_3$ 胶粒会选择性地吸附 FeO$^+$，而使 Fe(OH)$_3$ 胶粒带正电荷。

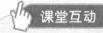

AgCl 溶胶的吸附性

用 AgNO$_3$ 与 NaCl 反应制备 AgCl 溶胶时，反应式如下：

$$AgNO_3 + NaCl \longrightarrow NaNO_3 + AgCl$$

请说出当 NaCl 溶液过量时，AgCl 胶粒优先吸附哪种离子？当 AgNO$_3$ 过量时，AgCl 胶粒优先吸附哪种离子？

提示（图 3-4）：

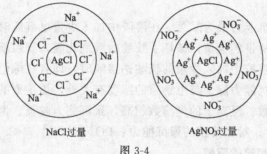

图 3-4

2. 胶粒表面分子的解离

胶体粒子表面的分子能在分散介质中发生解离，解离生成的离子一部分进入溶液中，另一部分留在胶粒的表面使胶体粒子带电。如硅酸胶粒是由许多硅酸分子组成的，表面上的硅酸分子能够解离出 H$^+$ 和 SiO$_3^{2-}$、HSiO$_3^-$，H$^+$ 进入溶液中，而 SiO$_3^{2-}$ 和 HSiO$_3^-$ 留在胶粒的表面上，从而使胶粒带负电。

二、溶胶的稳定性和聚沉

（一）溶胶的稳定性

溶胶具有相对稳定性，除了胶粒的布朗运动克服重力作用外，其主要因素有以下两点。

1. 胶粒带电

同种胶粒带同种电荷（正电或负电），同性电荷的胶粒相互排斥，阻止了胶粒的相互接近和聚集成较大颗粒，从而避免了胶粒的沉降。胶粒所带电荷越多，排斥力越大，溶胶就越稳定。

2. 胶粒的溶剂化作用

吸附在胶粒表面的离子，对溶剂分子具有较强的吸附力，能使溶剂分子吸附到胶粒的表面，形成一层溶剂化膜（水化膜），从而阻止了胶粒的相互聚集。溶剂化膜越厚，胶粒就越

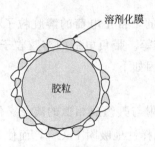

图 3-5　胶粒的溶剂化作用

稳定（图 3-5）。

（二）溶胶的聚沉

溶胶的稳定性是相对的、暂时的、有条件的。如果改变外界条件使胶粒的带电量减少或溶剂化膜变薄，就会使胶粒因布朗运动存在而发生相互碰撞，在碰撞过程中聚集变大，形成较大的颗粒而沉降。使溶胶粒子聚集成大的颗粒而沉降的过程称为聚沉。常用的聚沉方法有以下几种。

1. 加入少量电解质

电解质对溶胶的聚沉能力最为显著。在溶胶中加入少量电解质时，与胶粒带相反电荷的电解质离子中和了胶粒所带的电荷，破坏了胶粒的溶剂化膜，胶粒就会聚集成大的颗粒而沉降。例如，在氢氧化铁溶胶中加入少量的硫酸钠溶液时，即有红棕色的氢氧化铁沉淀。

电解质对溶胶的聚沉能力除了与电解质的浓度有关外，更主要的是与胶粒带相反电荷的离子（反离子）的电荷数。反离子的电荷数越高，聚沉能力越强。例如，对负溶胶的聚沉能力：$Al^{3+} > Ca^{2+} > Na^+$。对正溶胶的聚沉能力：$PO_4^{3-} > SO_4^{2-} > Cl^-$。

2. 加入带相反电荷胶粒的溶胶

将带相反电荷胶粒的两种溶胶按一定比例混合，也能相互中和彼此所带的电荷，使两种溶胶同时聚沉。例如，将 $Fe(OH)_3$ 溶胶与 As_2S_3 溶胶混合时就会看到红棕色的沉淀［红棕色的 $Fe(OH)_3$ 沉淀掩盖了 As_2S_3 的黄色沉淀］。

3. 加热

加热使胶粒的布朗运动加快，碰撞机会增多，同时降低了胶粒对离子的吸附作用，从而降低了胶粒带电量，破坏了溶剂化膜，使胶粒聚集沉降。例如，加热 As_2S_3 溶胶时就会形成黄色的沉淀。

化学与生活

豆腐和酸奶的制作

在日常生活中，电解质使溶胶聚沉的实例很多。例如，豆腐的制作方法是把黄豆浸在水中泡胀，然后磨成豆汁，滤去豆渣后煮沸形成胶体即豆浆，在豆浆中加入盐水或石膏"点卤"，豆浆是带负电的大豆蛋白质溶胶，盐卤中含有氯化镁（石膏是硫酸钙）能使蛋白质胶粒很快聚集到一块形成豆腐脑，挤出水分后豆腐脑就变成了豆腐；酸奶是由鲜牛奶制作而成的，牛奶也是胶体溶液，在新鲜的牛奶里含有酪素，酪素就是蛋白质包裹着的奶油，奶油在水里分散开来，不停的运动，所以牛奶是均匀的乳白色液体，当将牛奶发酵时，奶油（酪素）就会聚集凝结成块变为酸牛奶，即酸奶。

三、高分子化合物溶液

高分子化合物是由几百、几千甚至更多的原子组成的大分子化合物。其相对分子质量通常在一万以上，甚至高达几百万。在自然界中存在大量的高分子化合物，如具有生物活性的蛋白质、核酸、糖原等。随着科学技术的进一步发展，人们又合成了大量高分子化合物，如聚乙烯塑料、合成纤维等。

高分子化合物溶解在适当的溶剂中所形成的溶液称为高分子化合物溶液。其属于胶体分散系，分散相粒子是单个的分子，分子大小介于胶体分散系范围内，分散相与分散介质之间无界面，所以高分子化合物溶液是均匀、透明、稳定的体系，分散相粒子能透过滤纸不能透过半透膜。高分子化合物溶液除了具有胶体的某些性质外，还具有其特殊性。

（一）高分子化合物溶液的特性

1. 稳定性大

高分子化合物溶液的稳定性与真溶液相似，在无菌、溶剂不蒸发的情况下可以长期存放而不沉降。在高分子化合物分子结构中有很多亲水性很强的基团，如羟基（—OH）、羧基（—COOH）、氨基（—NH_2）等，以水作为分散介质时高分子化合物能通过氢键与水形成一层很厚的水化膜，从而阻止了高分子的相互聚集。

2. 黏度大

高分子化合物溶液的黏度比真溶液或溶胶大得多。如蛋白质溶液和淀粉溶液都具有很大的黏度。高分子化合物具有链状或分枝状结构，它们能相互交织牵引介质使其流动困难，又由于其有很强的溶剂化能力，使自由流动的溶剂减少，从而导致其黏度很大。

3. 溶解的可逆性

高分子化合物溶液能自动溶解在适当的溶剂中形成溶液，而且溶解过程是可逆的。当其从溶液中析出后加入原溶剂仍能自动溶解恢复成原来的溶液。胶体则没有这一特性。

（二）高分子化合物对溶胶的保护作用

在溶胶中加入一定量的高分子化合物溶液时，可以明显地增大溶胶的稳定性，这种现象即称为高分子化合物对胶体的保护作用。

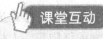

高分子化合物对溶胶的保护作用

取两支试管，分别加入 3~4 滴的硝酸银溶液，向其中的一支试管中加入 10 滴明胶溶液，然后分别向两支试管中滴加氯化钠溶液，观察现象。

提示：明胶属于高分子化合物。

实验结果表明：未加明胶溶液的试管立即生成白色沉淀，加入明胶溶液的试管形成乳白色胶体。

高分子化合物对胶体的保护作用是由于高分子化合物都是链状的且能卷曲的线型分子结构,很容易吸附在胶粒的表面,在胶粒表面形成了一层保护膜,又由于高分子化合物具有很强的水化作用,在高分子化合物表面形成了一层水化膜,从而阻止了胶粒之间的相互聚集,使溶胶的稳定性明显增大。高分子化合物对溶胶的保护作用见图3-6。

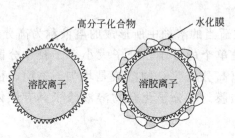

图 3-6 高分子化合物对溶胶的保护

> **知识链接**
>
> **高分子化合物在人体中的作用**
>
> 高分子化合物对溶胶的保护作用在人体的生理过程中起着重要的作用,体液中许多微溶性盐就是在高分子化合物的保护下以溶胶的形式存在的。如血液中的碳酸钙、磷酸钙等就是以溶胶的形式存在的,由于血液中的蛋白质对这些盐类溶胶起保护作用,即使其分散在血液中的浓度比溶解在水中的浓度大却能稳定的存在而不聚沉。如果蛋白质对这些盐类溶胶的保护作用降低,它们就会在某些脏器上沉淀而形成结石。

第五节 溶液的渗透压

一、渗透现象和渗透压

如果我们在一杯纯水中滴入一滴浓的蔗糖水,即使没有任何机械振动,只要时间足够长,整杯水都具有甜味,这是由于分子的热运动,最终使溶液的浓度趋于均匀,我们把这一过程称为扩散。扩散的结果是消除溶液浓度差而达到浓度均衡。在任何纯溶剂和溶液之间,或两种不同浓度的溶液之间都有扩散现象。

有一种性质特殊的薄膜,它只允许较小的溶剂水分子自由通过而较大的溶质分子很难通过。像这种对物质的通过具有选择性的薄膜称为半透膜。例如,鱼鳔、动物的细胞膜、人体内的膀胱膜、毛细血管壁以及人工制造的火棉胶膜、羊皮纸、玻璃纸等都是半透膜。如果用半透膜将蔗糖水和纯水隔开,则水分子会通过半透膜由纯水进入蔗糖溶液(图3-7)。数小时后将会看到玻璃管内蔗糖溶液的液面升高了,当液面上升到一定高度后,玻璃管内的液面高度维持恒定。

像这种溶剂分子由纯溶剂进入溶液或由稀溶液进入浓溶液的现象称为渗透现象,简称为渗透。渗透现象产生必须具备两个条件:一是有半透膜存在;二是半透膜两侧溶液的渗透浓

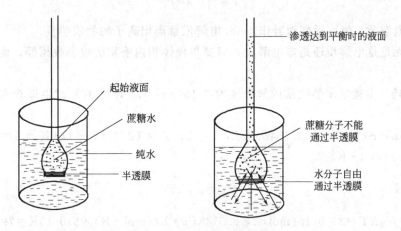

图 3-7　渗透现象和渗透压

度（单位体积内溶质粒子数）不相等。产生渗透现象的原因是由于单位体积内纯溶剂中水分子数比溶液（或稀溶液比浓溶液）中的水分子数多，因此单位时间内由纯溶剂透过半透膜进入溶液（或由稀溶液进入浓溶液）的分子数多于从溶液进入纯溶剂（或从浓溶液进入稀溶液）的分子数，结果使玻璃管内的液面不断上升。但渗透现象不是无止境的，随着玻璃管内液面的上升，由液柱产生的静压也随之增加，导致单位时间内水分子从溶液进入到纯溶剂（或由浓溶液进入稀溶液）中的数目也相应增多。当玻璃管内外液面差达到一定的高度时，水分子向两个方向渗透的速度相等，使渗透达到平衡状态，此时玻璃管内的液面不再上升。像这种恰能使渗透现象达到动态平衡的压力称为渗透压。

二、渗透压与溶液浓度、温度的关系

1886 年荷兰化学家范特荷夫通过实验发现溶液的渗透压与溶液的浓度、温度有关。并提出了渗透压的计算公式为：

$$p_{渗}=\frac{n_B RT}{V}=c_B RT \tag{3-12}$$

式中　$p_{渗}$——溶液的渗透压，kPa；

R——气体常数，8.314kPa·L/(mol·K)；

T——热力学温度（$T=273.15+t℃$），K；

c_B——溶质 B 的物质的量浓度，mol/L；

n_B——溶质 B 的物质的量，mol；

V——溶液的体积，L。

由上式可知，在一定的温度下，稀溶液渗透压的大小与单位体积溶液中溶质的粒子数（分子或离子）成正比，而与粒子的性质和大小无关。对于非电解质来说，当温度一定时，只要溶质的物质的量浓度相等，渗透压就近似相等。而对于电解质溶液，由于电解质在溶液中能发生解离，所以计算电解质溶液的渗透压时，在公式中引进了一个校正系数 i，即：

$$p_{渗} = ic_B RT \tag{3-13}$$

对于强电解质 i 值可近似地看作 1mol 电解质解离出离子的物质的量。

总之，无论是电解质还是非电解质，只要单位体积内溶质的粒子数相等，则其渗透压近似相等。

【例 3-14】 生理盐水的物质的量浓度为 0.154mol/L，计算 37℃时生理盐水的渗透压是多少？

解 已知：$c(NaCl) = 0.154$ mol/L，$i = 2$，$T = (273.15 + 37)$ K $= 310.15$ K，$R = 8.314$ kPa·L/(mol·K)。

根据公式 $p_{渗} = ic_B RT$

$$p_{渗} = ic_B RT = 2 \times 0.154 \text{mol/L} \times 8.314 \text{kPa·L/(mol·K)} \times 310.15 \text{K} = 794 \text{kPa}$$

答：37℃时生理盐水的渗透压是 794kPa。

在医学上除了用"kPa"表示溶液的渗透压外，还常用毫渗量来表示。毫渗量就是指溶液中能够产生渗透效应的各种粒子（分子或离子）的总浓度，用 c_{os} 表示，单位为 mmol/L。

【例 3-15】 计算在 310.15K 时，质量浓度为 $\rho_B = 50$g/L 葡萄糖（$C_6H_{12}O_6$）溶液的毫渗量和渗透压。

解（1）已知：$\rho(C_6H_{12}O_6) = 50$g/L，$M(C_6H_{12}O_6) = 180$g/mol。

根据公式 $c_B = \dfrac{\rho_B}{M_B}$

$$c(C_6H_{12}O_6) = \dfrac{\rho(C_6H_{12}O_6)}{M(C_6H_{12}O_6)} = \dfrac{50 \text{g/L}}{180 \text{g/mol}} = 0.278 \text{mol/L}$$

$$c_{os} = 0.278 \text{mol/L} \times 1000 = 278 \text{mmol/L}$$

（2）已知：$T = 310.15$K，$R = 8.314$ kPa·L/(mol·K)，$c(C_6H_{12}O_6) = 0.278$ mol/L。

根据公式 $p_{渗} = c_B RT$

$$p_{渗} = c(C_6H_{12}O_6)RT = 0.278 \text{mol/L} \times 8.314 \text{kPa·L/(mol·K)} \times 310.15 \text{K} = 716.9 \text{kPa}$$

答：310.15K 时 50g/L 葡萄糖（$C_6H_{12}O_6$）溶液的毫渗量为 278mmol/L，渗透压为 716.9kPa。

三、等渗、低渗、高渗溶液

一定温度下渗透压相等的两种溶液称为等渗溶液。渗透压不等的两种溶液中渗透压相对较高的溶液称为高渗溶液，渗透压相对较低的溶液称为低渗溶液。

医学上等渗、高渗、低渗溶液是以正常人体血浆总渗透压为标准的。渗透压高于正常人体血浆总渗透压的溶液称为高渗溶液，渗透压低于正常人体血浆总渗透压的溶液称为低渗溶液。在 37℃时，正常人体血浆的渗透压为 720~800kPa，相当于血浆中能够产生渗透效应的各种粒子的总浓度（毫渗量）为 280~320mmol/L。所以，医学上规定毫渗量在 280~

320mmol/L 范围内的溶液称为等渗溶液，毫渗量高于 320mmol/L 为高渗溶液，毫渗量低于 280mmol/L 为低渗溶液。临床上常用的等渗溶液见表 3-1。

表 3-1 临床上常用的等渗溶液

名称	物质的量浓度/(mol/L)	质量浓度/(g/L)	毫渗量/(mmol/L)
生理盐水	0.154	9	308
葡萄糖溶液	0.278	50	278
碳酸氢钠溶液	0.149	12.5	298
乳酸钠溶液	$\frac{1}{6}$	18.7	330

四、渗透压在医学上的应用

渗透压与人类的关系十分密切。在人体血浆中，既含有氯化钠、碳酸氢钠、葡萄糖等低分子晶体物质，也含有蛋白质、核酸等高分子物质。这两类物质产生的渗透压构成了人体血浆的总渗透压。正常情况下，人体血浆的总渗透压约为 770kPa，其中低分子晶体物质所产生的渗透压称为晶体渗透压，约为 766kPa。其作用是维持细胞内外的水盐平衡。如果人体缺水，就会使细胞外液渗透压增大，促使水分子从细胞内向细胞外渗透，使细胞皱缩。若人体水分过多，就会使细胞外液渗透压减小，促使水分子从细胞外向细胞内渗透，造成细胞体积膨胀，甚至引起水中毒；高分子胶体物质所产生的渗透压称为胶体渗透压，约为 4kPa。其作用是维持毛细血管内外的水盐平衡。如果因某种原因造成血浆中蛋白质减小，胶体渗透压降低，血浆中的水和小分子溶质就会过多地透过毛细血管壁进入组织间液，导致人体出现水肿。

人体内红细胞与血浆是等渗的。如果将红细胞放入纯水或低渗溶液中，水分子就会通过细胞膜渗入到红细胞内，红细胞便会逐渐膨胀，以致破裂，这种现象称为溶血。若将红细胞放入高渗溶液中，红细胞内的水就会通过细胞膜向外渗出，红细胞逐渐皱缩，这种现象称为胞浆分离。若将红细胞放入等渗溶液中，进、出红细胞的水分子数相等，红细胞保持原状，维持原有的生理活性。因此，临床上给病人大量输液应输入等渗溶液。

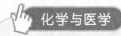
化学与医学

渗透现象在临床中的运用

肾功能障碍患者的血液透析是渗透作用在临床上的一种应用。肾功能障碍患者的血液中有大量的代谢废物，如尿酸、尿素、肌氨酸酐等不能通过肾脏自然排出，致使其在血液中的浓度增高，严重时会由于尿毒症而危及生命。人工透析机进行透析疗法就是利用渗透原理将血液中的代谢废物和多余的水分子通过半透膜清除出去，而血液中的血细胞及蛋白质等有用的物质不能通过半透膜而留在血液中。透析疗法虽然不能治愈尿毒症或肾功能衰竭，但它可以代替已失去正常功能的肾脏维系生命。所以，人工透析机也可称为人工肾。

本章小结

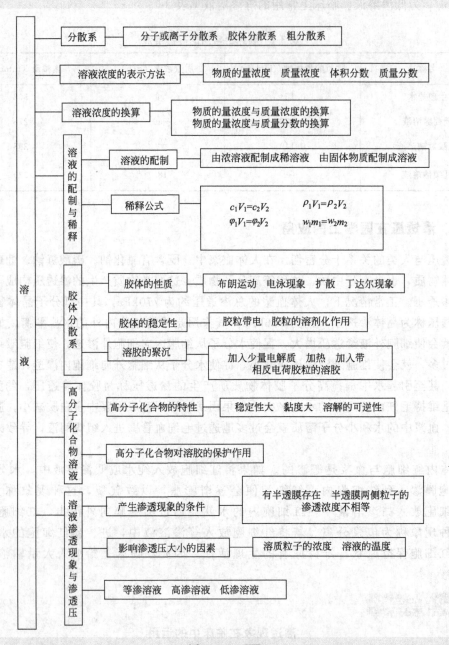

练 习 题

一、名词解释

1. 分散系　　2. 溶液的浓度　　3. 半透膜　　4. 渗透压

二、选择题

1. 分子或离子分散系分散相粒子直径为（　　）。
   A. 大于1nm　　B. 小于1nm　　C. 大于100nm　　D. 1~100nm
2. 胶体分散系分散相粒子直径为（　　）。

A. 大于 1nm　　B. 小于 1nm　　C. 大于 100nm　　D. 1～100nm

3. 粗分散系分散相粒子直径为（　　）。
A. 大于 1nm　　B. 小于 1nm　　C. 大于 100nm　　D. 1～100nm

4. 将 12.5g 葡萄糖溶于水配制成 250mL 溶液，该溶液的质量浓度为（　　）。
A. 25g/L　　B. 5.0g/L　　C. 50g/L　　D. 2.5g/L

5. 静脉滴注射 0.9g/L 的 NaCl 溶液，红细胞会发生（　　）。
A. 正常　　B. 基本正常　　C. 皱缩　　D. 溶血

6. 0.154mol/L 的 NaCl 溶液的渗透浓度（以 mmol/L 表示）为（　　）。
A. 0.308　　B. 308　　C. 154　　D. 0.154

7. 人体血液平均每 100mL 中含 K^+ 19mg，则血液中 K^+ 的渗透浓度(mmol/L)为（　　）。
A. 0.0049　　B. 4.9　　C. 49　　D. 490

8. 欲使半透膜两侧的溶液处于渗透平衡，则两侧的溶液必须是（　　）。
A. 溶液的物质的量浓度相同　　B. 溶液的体积相同
C. 溶液的质量浓度相同　　D. 溶液的渗透浓度相同

9. 配制 0.5mol/L $NaHCO_3$ 溶液 200mL，该溶液中 $NaHCO_3$ 的质量为（　　）。
A. 8.4g　　B. 84g　　C. 100g　　D. 0.84g

10. 与渗透压大小有关的是（　　）。
A. 溶质粒子的大小　　B. 溶质粒子的质量
C. 溶质粒子的性质　　D. 溶质粒子的颗粒数

11. 区别真溶液与胶体溶液的简单方法是（　　）。
A. 加水　　B. 加入溶质　　C. 过滤　　D. 丁达尔实验

12. 下列物质中不属于悬浊液的是（　　）。
A. 泥浆水　　B. 外用硫黄合剂　　C. 氢氧化铝乳胶　　D. 松节油搽剂

13. 生理盐水的质量浓度是（　　）。
A. 19g/L　　B. 9g/L　　C. 0.154mol/L　　D. 154mol/L

14. 生理盐水的物质的量浓度是（　　）。
A. 19g/L　　B. 9g/L　　C. 0.154mol/L　　D. 154mol/L

15. 将 2 mol/L 的盐酸溶液 50mL 稀释成 100mL，稀释后的浓度为（　　）。
A. 0.1mol/L　　B. 0.5mol/L　　C. 2mol/L　　D. 1mol/L

三、填空题

1. 由固体物质配制成溶液的步骤是_____、_____、_____、_____、_____、_____、_____。

2. 由浓溶液配制成稀溶液的步骤是_____、_____、_____、_____。

3. 按照分散相粒子直径的大小不同，可将分散系分类为_____、_____、_____。

4. 表示物质的量浓度的符号是_____，单位是_____；质量浓度的符号是_____，单位是_____；质量分数的符号是_____；体积分数的符号是_____。

5. 溶液浓度换算只是浓度变换，而_____和_____的量都未改变。

6. 溶液的稀释就是在浓溶液中加入溶剂，使溶液浓度变小的过程。但稀释前后_____的量不变。

7. 渗透现象发生的条件是_____、_____。

8. 溶胶稳定的主要因素是_____、_____。使溶胶聚沉的方法有_____、_____、_____。

9. 正常人体血浆的渗透压范围是_____kPa，相当于血浆中能够产生渗透效应的各种粒子的总浓度（毫渗量）为_____mmol/L。

四、计算题

1. 配制 50g/L 的葡萄糖溶液 500mL，问需要 100g/L 的葡萄糖溶液多少毫升？

2. 配制 9g/L 的生理盐水 500mL，问需要称取的 NaCl 质量为多少克？

3. 配制体积分数为 0.75 的消毒酒精 500mL，问需要体积分数为 0.95 的药用酒精多少毫升？

4. 现有 50g/L 的葡萄糖溶液 500mL，求该葡萄糖溶液的物质的量浓度。

5. 现有 9g/L 的生理盐水 500mL，求该生理盐水的物质的量浓度。

6. 计算市售浓氨水 $[w(NH_3)=0.27，\rho=0.90kg/mL]$ 的物质的量浓度。

7. 计算在 37℃时 50g/L 的葡萄糖（$C_6H_{12}O_6$）溶液的渗透浓度和渗透压。

8. 计算在 310.15K 时 9g/L 的生理盐水（NaCl）的渗透浓度和渗透压。

第四章
物质结构和元素周期律

世界上的物质丰富多彩，不同的物质具有不同的化学性质，这些都与它们的内部结构有关。大家知道：物质是由分子组成的，分子是由原子组成的。目前，人类已发现了112种元素，最常见的也就几十种。同种元素的原子或者不同种元素的原子之间的相互结合，组成了各式各样的物质。不同的物质又有不同的应用和用途。为了更好的学习了解物质的性质及其变化规律，需要我们进一步学习原子的组成、结构、元素周期律等有关物质结构的知识，为我们继续学习打下良好的知识基础。

学习目标

1. 能够说出原子的组成、同位素的概念和核外电子的运动状态和排布规律。
2. 能够写出1～20号元素的核外电子排布式。
3. 说出元素周期律的概念及元素性质的递变规律。
4. 知道元素周期表的结构及同周期、同主族元素性质的递变规律。
5. 说出离子键、共价键、配位键的概念及形成。
6. 会判断极性键、非极性键、极性分子、非极性分子。
7. 说出分子间作用力和氢键的概念。

第一节　原子结构

一、原子的组成

原子是由带正电荷的原子核和带负电荷的核外电子组成的。原子核是由质子和中子组成的，位于原子的中心。原子很小，原子核更小，原子核的半径约为原子半径的几万分之一。假设原子像个篮球那么大，则原子核只有针尖大小。电子在核外的一定空间区域内绕原子核高速运动。每个质子带1个单位的正电荷，每个电子带1个单位的负电荷，中子不带电。原子核所带的正电荷数（即核电荷数）等于核内质子数。由于原子核内质子数等于核外电子数，所以，整个原子呈电中性。而核电荷数是原子所带电荷数，由质子数决定的，因此在原子中：

$$核电荷数＝质子数＝核外电子数$$

构成原子的粒子及其性质见表 4-1。

表 4-1 构成原子的粒子及其性质

构成原子的粒子	电性和电量	质量/kg	相对质量①
质子	1 个质子带 1 个单位正电荷	1.673×10^{-27}	1.007
中子	电中性	1.675×10^{-27}	1.008
电子	1 个电子带 1 个单位负电荷	9.11×10^{-31}	1/1836②

① 相对质量是指以 ^{12}C 质量的 1/12 相比较所得的数值。
② 指电子质量与质子质量之比。

从表 4-1 可以看出，电子的质量很小，仅为质子质量的 1/1836，所以原子的质量主要集中在原子核上，电子的质量可以忽略。质子和中子的相对质量都近似为 1。将原子核内所有质子和中子的相对质量取近似值相加，所得的数值叫做质量数（A）。所以：

$$质量数(A) = 质子数(Z) + 中子数(N)$$

从上式可知：质量数、质子数和中子数三者当中知道了任意两个，就可以推算出另一个。例如，知道硫原子的核电荷数是 16，质量数是 32，则：中子数 $N = A - Z = 32 - 16 = 16$。

若以 $^{A}_{Z}X$ 代表一个质量数为 A，质子数为 Z 的原子，那么构成原子的微粒之间的关系可表示如下：

$$原子(^{A}_{Z}X) \begin{cases} 原子核 \begin{cases} 质子\ Z\ 个 \\ 中子\ (A-Z)\ 个 \end{cases} \\ 核外电子\ Z\ 个 \end{cases}$$

课堂互动

分别指出 $^{23}_{11}Na$、$^{208}_{80}Hg$ 和 $^{35}_{17}Cl$ 中的质量数、质子数和中子数。

化学与医学

宇宙中的万物都是由元素的原子组成的。人也是由元素的原子组成的。地球上天然存在的 94 种元素中，人体内约有 60 余种。科学研究证明：地壳、海水中元素的丰度决定了人体元素的丰度。环境元素分布的不平衡是人类患地方病的根本原因。克山病（亦称为心肌病，于 1935 年在我国黑龙江省克山县发现，因而命名为克山病），大骨节病与硒缺乏有关；引起儿童智力低下的地方性甲状腺肿大和克丁病（又名呆小病）是缺碘引起的；流行于我国 28 个省、市的地方性氟中毒，经查是饮用水或食物中的氟含量过高所致。

二、同位素

具有相同质子数（也就是核电荷数）的同一类原子总称为元素。例如，所有的氢原子称为氢元素，因为它们都含有 1 个质子；所有的氧原子称为氧元素，因为它们都含有 8 个质子。也就是说同种元素的原子所含的质子数一定相同，那么同种元素的原子中，中子数是否相同呢？科学研究证明不一定相同。例如氢元素就有三种不同的原子。见表 4-2。

表 4-2 氢元素的三种原子

名称	俗称	符号	质子数	核电荷数	中子数	质量数
氕（音撇）	氢	$_1^1H$ 或 H	1	1	0	1
氘（音刀）	重氢	$_1^2H$ 或 D	1	1	1	2
氚（音川）	超重氢	$_1^3H$ 或 T	1	1	2	3

从表 4-2 可以看出，氢元素的三种原子中，由于质子数都相同，中子数不同导致了质量数不同。我们把这些质子数相同，中子数不同的同一元素的不同原子互称为同位素。大多数元素都有同位素。目前已发现的 112 种元素中，同位素已超过 1900 种。已知的天然元素中，只有 20 种元素未发现稳定同位素，但都有放射性同位素。表 4-2 所述氢元素的三种同位素中 $_1^2H$ 和 $_1^3H$ 是制造氢弹的材料。铀元素有 $_{92}^{234}U$、$_{92}^{235}U$ 和 $_{92}^{238}U$ 等几种同位素，其中 $_{92}^{235}U$ 是制造原子弹的材料和核反应堆的燃料。碳元素有 $_6^{12}C$、$_6^{13}C$ 和 $_6^{14}C$ 等几种同位素，而 $_6^{12}C$ 就是将它的质量的 1/12 作为相对原子质量标准的碳原子。

同一元素的各种同位素之间由于中子数不同，使它们的质量数不同，导致同位素原子间的某些物理性质如质量、涉及原子核的放射性等性质有一定的差异，但由于同位素的质子数相同，所以它们的核电荷数和核外电子数都相同，并具有相同的电子层结构。因此同位素的化学性质几乎完全相同。

按同位素的性质可分为稳定性同位素和放射性同位素两类。能自发放出肉眼看不见的 α、β 和 γ 射线的同位素称为放射性同位素，它的这种性质称为放射性。稳定性同位素没有放射性。

▶ 知识链接

放射线

放射性同位素会从原子核中放射出有穿透力的粒子束（同时转变成新的元素）。这些粒子束，称为放射线。放射线有 α、β 和 γ 三种。α 射线是带正电荷的 α 粒子（氦原子核）流；β 射线是带负电荷的电子流；γ 射线不带电，是光子流。α 射线的穿透力最差，它在空气中最多能走 7cm；β 射线的穿透力比 α 射线强一些，能穿透几毫米的铝片；γ 射线的穿透力极强，1.3cm 厚的铅板也只能使它的强度减弱一半。人体受到放射线的照射，随着射线作用剂量的增大，能出现某些有害反应。例如：它可能诱发白血病、甲状腺癌、骨肿瘤等癌症，也能造成先天性畸形等症状。当然，放射线也能为人类造福，如医院将放射线用于人体某些疾病的治疗和诊断等。由于放射性同位素的原子放出的射线，可以用灵敏的仪器探测到，从而确定它的踪迹。所以放射性同位素的原子又称为"示踪原子"。它们在科学研究和医学领域等方面有重要的用途。如人们常说的"放疗"，就是以放射性同位素 $_{27}^{60}Co$ 为放射源，用高能量的 γ 射线在体外靠近恶性肿瘤的部位照射，杀伤体内的癌细胞以治疗癌症；给病人注射含有放射性的 $_{53}^{131}I$ 的药物，然后定时用探测器探测甲状腺及附近组织的放射强度，有助于诊断甲状腺疾病；用 $_6^{14}C$ 作为示踪原子来研究药物在体内的代谢和吸收过程等。目前，放射性同位素扫描已成为诊断脑、肝、肾等脏器病变的一种简便、安全、可靠的方法。

*第二节 原子核外电子的运动状态和排布

一、原子核外电子的运动状态

原子是参加化学反应的最小微粒。在化学反应中，原子核不发生变化，只有核外电子发生变化（得电子或者失电子），特别是原子核外最外层电子数发生变化，致使原子与原子之间的结合方式发生了变化。因此只有了解原子核外电子的运动状态和排布规律，才能认识物质微观世界和化学变化的本质。

（一）电子云

汽车、火车、飞机等宏观物体根据它们的运动轨道和速度，可以确定其某一时刻所在的位置。但电子不同，电子的质量很小，体积又极小，它在原子核外（直径 10^{-10} m 的范围内）高速运转，没有确定的轨道，无法准确地测定电子在某一时刻的位置和速度。人们采用统计学的方法，对电子在原子核外某个区域出现的机会多少（数学上称为概率）进行统计。为了形象化，常用小黑点表示电子出现过的地方，小黑点疏的地方，表示电子出现的概率小；小黑点密的地方，表示电子出现的概率大。所以小黑点的疏密就表示电子在原子核外出现的概率的大小。电子在原子核外一定区域内频繁地出现，好像一团带负电荷的云雾，笼罩在原子核的周围，人们形象地称之为电子云。

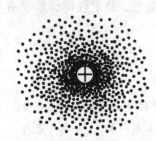

图 4-1 氢原子电子云示意图

电子云离原子核越近，电子云密度越大，表示电子出现的概率越大；离原子核越远，电子云密度越小，表示电子出现的概率越小。所以，电子云是电子在核外空间出现概率密度分布的一种形象化描述。

氢原子的电子云见图 4-1。氢原子只有一个电子，其电子云是球形分布的。图 4-1 是氢电子云的一个剖面示意图。图中离原子核较近的区域，电子云密度较大，表示电子出现的概率较大；离原子核较远的区域，电子云密度较小，表示电子出现的概率较小。我们把电子出现概率相等的地方连接起来，作为电子云的界面，这个界面所包含的空间范围称为原子轨道。

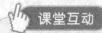 课堂互动

简述原子轨道和宏观物体的运动轨道有什么不同？

（二）核外电子的运动状态

电子在原子核外高速运转，每个电子都具有一定的能量，但电子的能量是不同的。电子离原子核越近其能量越低；离原子核越远其能量越高。根据电子运动区域离原子核的远近不同，可将核外电子分成若干电子层。

1. 电子层

在多电子原子里，由于电子的能量不相同，能量低的电子通常在离原子核较近的区域运

动,能量高的电子在离原子核较远的区域运动。将原子核外电子分成几个不同的运动区域,这些区域就是我们所说的电子层。电子层的大小,不仅表示电子离核的远近,还是决定电子能量高低的主要因素。见表4-3。

表 4-3　电子层的表示符号及能量的大小

电子层序号(n)	1	2	3	4	5	6	7
常用符号	K	L	M	N	O	P	Q
离原子核距离	近	→					远
电子的能量	低	→					高

2. 电子亚层和电子云形状

(1) 电子亚层　科学研究证实,即使是同一电子层内,电子的能量也稍有差别,电子运动的空间区域(电子云)的形状也不完全相同。根据这些差别,又把一个电子层分成一个或几个亚层。同一电子层上的不同亚层,根据其能量由低到高,分别用 s、p、d、f 来表示。叫做:s 亚层、p 亚层、d 亚层和 f 亚层。表4-4 列出了 1~4 电子层上的亚层的种类和数目。

表 4-4　1~4 电子层上的亚层的种类和数目

电子层	1层(K层)	2层(L层)	3层(M层)	4层(N层)
电子亚层种类	s	s、p	s、p、d	s、p、d、f
电子亚层数目	1个	2个	3个	4个

(2) 电子云形状　不同电子亚层的电子云的形状是不同的。如 s 亚层的电子云形状是以原子核为中心的球形对称的;p 亚层的电子云形状为无柄哑铃形;d 亚层和 f 亚层的电子云形状比较复杂,为花瓣形,这里不多介绍。见图4-2。

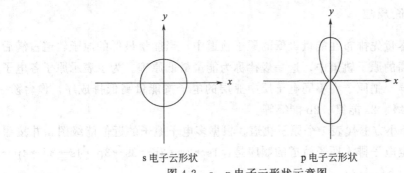

s 电子云形状　　　　p 电子云形状
图 4-2　s、p 电子云形状示意图

3. 电子云的伸展方向

电子云不仅有一定的形状,而且在空间还有一定的伸展方向。s 电子云是球形对称的,在空间各个方向上伸展程度相同,故无方向性,或者说只有一个伸展方向。p 电子云在空间有三种伸展方向,分别对称于三维坐标的 x、y、z 轴。见图4-3 s、p 电子云伸展方向示意图。d 电子云有五种伸展方向,f 电子云有七种伸展方向,较为复杂,这里不多介绍。

4. 电子的自旋

电子在围绕原子核高速旋转的同时,还在作自旋运动。就像地球在绕太阳公转的同时还在自转。电子自旋有两种方式,其方向相反。常用顺时针和逆时针表示两种不同方向的自旋状态。顺时针用"↑"表示;逆时针用"↓"表示。自旋方向相反的2个电子,产生的磁场互相吸引,可以在同一轨道上运动。自旋方向相同的2个电子,产生的磁场互相排斥,不能在同一轨道上运动。

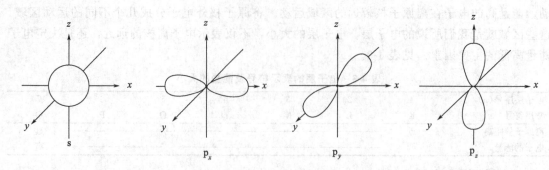

图 4-3 s、p 电子云伸展方向示意图

二、原子核外电子的排布规律

在多电子原子里，由于电子的能量的不同，能量低的电子通常在离原子核较近的区域运动；能量高的电子在离原子核较远的区域运动。即核外电子是分层运动的。根据实验结果和理论推算，核外电子的排布遵循下列规律。

（一）保利（W. Pauli）不相容原理

在同一个原子里，不可能有运动状态四个方面（即电子层、电子亚层、电子云的伸展方向、电子自旋）完全相同的两个电子同时存在，这个原理称为保利不相容原理。也就是说，一个轨道中最多只能容纳自旋方向相反的两个电子。

（二）能量最低原理

核外电子总是尽量先排布在能量最低的原子轨道中，当能量最低的原子轨道占满后，再依次排布在能量较高的原子轨道中，这一规律称为能量最低原理。为了表示原子各电子层中亚层电子的能量差异，把原子在不同电子层中亚层的电子按能量高低排成序，像台阶一样，称为能级。如 1s 能级、2s 能级、2p 能级等。

图 4-4 中每 1 个小方框代表 1 个原子轨道。根据多电子原子的近似能级图，并按照能量最低原理，可以确定电子排入原子轨道的顺序是：1s→2s→2p→3s→3p→4s→3d→4p→5s→4d→5p→6s→4f→5d→6p→7s→5f→6d→7p。

（三）洪德规则

电子在同一亚层的各个轨道（简并轨道）上排布时，总是尽可能分占不同轨道而且自旋方向相同（平行），这一规律称为洪德规则。

（四）核外电子排布表示法

为了既能反映原子的结构，又能适应于不同情况下的应用，化学上常用不同的方法来表示核外电子的排布情况。主要有以下几种。

1. 原子结构示意图

用小圆圈表示原子核，小圆圈内的 +X 表示质子数（核电荷数），小圆圈外的弧线表示电子层，弧线上的数字表示该电子层上的电子数。原子核外电子排布的规律如下：

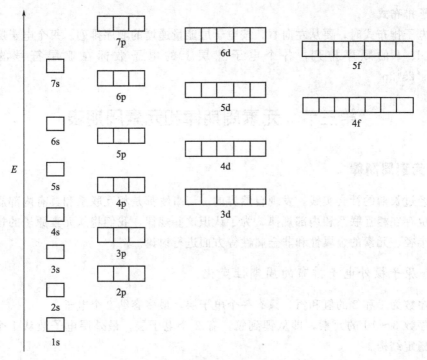

图 4-4 多电子原子轨道的近似能级图

(1) 第 1 层最多容纳 2 个电子；第 2 层最多容纳 8 个电子；第 3 层最多容纳 18 个电子。
(2) 最外层最多容纳 8 个电子。
(3) 次外层的电子数不能超过 18 个。

例如：

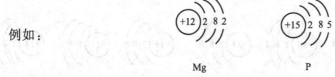

2. 电子式

先写出元素符号，在元素符号周围用小圆点 "·" 或 "×" 表示原子核外最外层的电子数。原子核和除最外层的其他层的电子以元素符号代替，这样的式子叫电子式。如：

写出 3~10 号元素原子的原子结构示意图和电子式。

3. 原子轨道排布式

1 个方框代表 1 个原子轨道，在方框的上方标出轨道的能级，方框内用箭头代表电子的自旋。

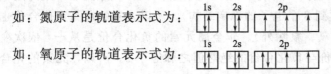

4. 电子排布式

书写电子排布式时，要从左向右，按电子层能量递增的顺序排列。每个电子层中的亚层按 s、p、d、f 的顺序排列，各个电子亚层上的电子数标在亚层符号的右上角。如：$_7N$：$1s^2 2s^2 2p^3$

第三节 元素周期律和元素周期表

一、元素周期律

人们经过长期的社会实践，发现自然界的一切事物都是相互联系和具有内部规律的。各元素之间也存在相互联系和内部规律，为了认识这些规律，我们将从元素原子的核外电子排布、原子半径、元素的金属性和非金属性等方面进行讨论。

（一）原子核外电子排布的周期性变化

原子序数为 1 和 2 的氢和氦，只有一个电子层，最多容纳 2 个电子。

原子序数 3～10 的元素，即从锂到氖，有 2 个电子层，最外层电子数从 1 个递增到 8 个，达到稳定结构。

Li Be B C N O F Ne

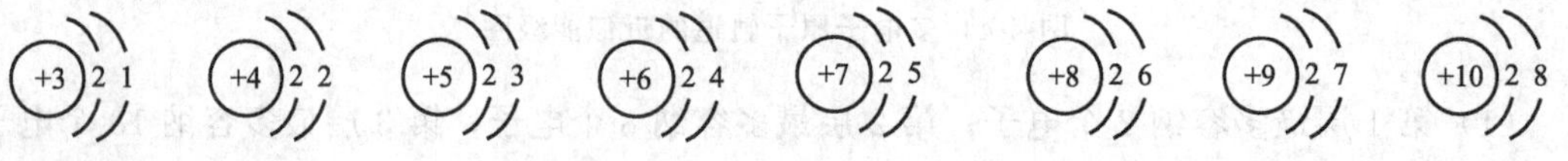

原子序数 11～18 的元素，即从钠到氩，有 3 个电子层，最外层电子数也是从 1 个递增到 8 个，达到稳定结构。

Na Mg Al Si P S Cl Ar

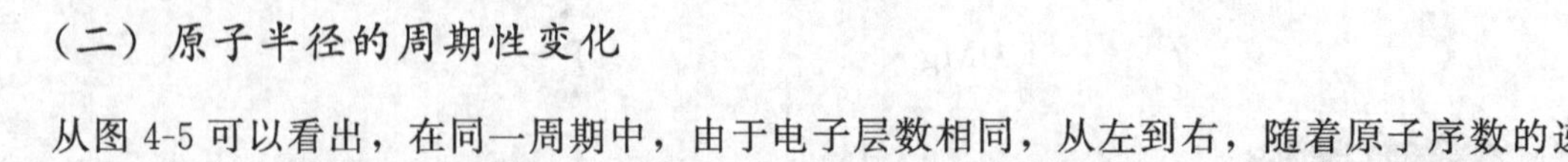

如果对 18 号以后的元素继续研究，也会发现同样的规律：即随着原子序数的递增，元素原子的最外层电子排布呈现周期性变化。

（二）原子半径的周期性变化

从图 4-5 可以看出，在同一周期中，由于电子层数相同，从左到右，随着原子序数的递增，核电荷数也递增，核电荷对外层电子的吸引力也增大，原子半径从左到右逐渐变小。在同一主族，从上到下，随着电子层数的增多，核电荷对外层电子的吸引力减小，原子半径逐渐增大。

（三）元素主要化合价的周期性变化

以第 2 周期和第 3 周期为例，在同一周期里（第 1 周期除外），从左到右，最外层电子数都是从 1 增加到 7（稀有气体达到 8 个电子的稳定结构），所以元素的最高正化合价也是周期性地从＋1 逐渐递变到＋7（氧、氟除外）。非金属元素的负化合价是从－4 依次变到－1，且非金属元素的最高正化合价与负化合价的绝对值之和等于 8。所以，元素的化合价

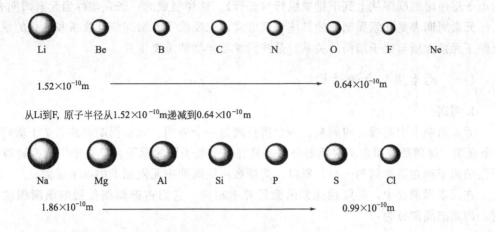

图 4-5 原子半径的周期性变化

也是随着原子序数的递增而呈周期性变化。见表 4-5。

表 4-5 元素主要化合价的周期性变化

元素符号	Li	Be	B	C	N	O	F	Ne
主要化合价	+1	+2	+3	+4 −4	+5 −3	−2	−1	
元素符号	Na	Mg	Al	Si	P	S	Cl	Ar
主要化合价	+1	+2	+3	+4 −4	+5 −3	+6 −2	+7 −1	

（四）元素的金属性和非金属性的周期性变化

元素的金属性是指元素的原子失去电子形成阳离子（正离子）的能力。某元素的原子越容易失去电子，生成的阳离子就越稳定，该元素的金属性就越强；反之，越弱。元素的非金属性是指元素的原子得到电子的能力。某元素的原子越容易得到电子，生成的阴离子（负离子）越稳定，该元素的非金属性就越强；反之，越弱。

第 2 周期从 $_3$Li 到 $_9$F，随着原子序数的递增，核电荷对核外电子的吸引力越来越大，失去电子的能力越来越弱，得到电子的能力越来越强。即元素的金属性逐渐减弱，非金属性逐渐增强。

第 3 周期从 $_{11}$Na 到 $_{17}$Cl，也是随着原子序数的递增，核电荷对核外电子的吸引力越来越大，失去电子的能力越来越弱，得到电子的能力越来越强。即元素的金属性逐渐减弱，非金属性逐渐增强。

综上所述：随着原子序数的递增，由于原子核外电子排布的周期性变化，从而导致了元素性质的周期性变化。元素的性质随着原子序数的递增而呈现出周期性变化的规律，称为元素周期律。

二、元素周期表

科学家将已知的元素，根据元素的周期律，按原子序数递增的顺序，把电子层数相同，最外层电子数不同的元素从左到右排成横行，再将不同横行中，最外层电子数相同的元素，按电子层递增的顺序从上到下排成纵行（竖行）。这样制成的一张表就称为元素周期表。

元素周期表是元素周期律的具体表现形式，它反映了元素间相互联系和变化的规律，也反映了元素性质与原子结构的关系，是我们学习化学的重要工具。

（一）元素周期表的结构

1. 周期

元素周期表中的横行叫周期。一个横行就是一个周期。元素周期表共有 7 个横行，即有 7 个周期。周期是按照电子层数划分的，只有一个电子层的原子，排在第 1 周期；有两个电子层的原子排在第 2 周期……。所以：周期数＝该周期中元素原子的电子层数。

在元素周期表中，各周期元素的数目并不相同，它们占据周期位置的填满程度也不相同。因此把周期分为：

$$\text{周期的分类}\begin{cases}\text{短周期} & \text{第 1~3 周期} \\ \text{长周期} & \text{第 4~6 周期} \\ \text{不完全周期} & \text{第 7 周期}\end{cases}$$

除第 1 周期只包括氢和氦两种非金属，第 7 周期还未排满外。其他每一周期都是从最外层只有 1 个电子的活泼金属开始，逐渐过渡到最外层有 7 个电子的活泼非金属，最后以最外层 8 个电子的稀有气体结束。

第 6 周期中 57 号元素镧（La）到 71 号元素镥（Lu）共 15 种元素，它们的电子层结构和性质都非常相似，总称为镧系元素。为了使周期表的结构整齐紧凑，把镧系元素放在周期表的同一格里，并按原子序数递增的顺序，将它们另列在周期表的下方。实际上它们在周期表中，还是各占一格。

第 7 周期中 89 号元素锕（Ac）到 103 号元素铹（Lr）也是 15 种元素，它们的电子层结构和性质也非常相似。总称为锕系元素。也把它们放在周期表里的同一格里，并按原子序数递增的顺序，将它们排在镧系元素的下方。

2. 族

元素周期表共有 18 个纵行。除从左起第 8~10 三个纵行合称为第Ⅷ B 族外，其他纵行，每一个纵行就叫一族。

$$\text{族的分类}\begin{cases}\text{A 族（即主族）} \\ \text{B 族（即副族）}\end{cases}$$

（1）主族　由短周期和长周期共同组成的族称为主族。共有 8 个主族。分别记为：ⅠA、ⅡA、ⅢA、ⅣA、ⅤA、ⅥA、ⅦA、ⅧA。

主族元素的族序数＝该主族元素的最外层电子数＝最高正化合价数

（2）副族　完全由长周期元素组成的族称为副族。共有 8 个副族。分别记为：ⅠB、ⅡB、ⅢB、ⅣB、ⅤB、ⅥB、ⅦB、ⅧB。

副族元素又称为过渡元素。过渡元素全部是金属。它们的最外层电子数大多为 2，少数为 1，在化学反应中不仅能失去最外层电子，而且还可以失去次外层的电子。所以，这些金属元素的化合价是可变的、多样的。

综上所述，在元素周期表中，共有 7 个周期；16 个族。

简述元素周期表的结构。

（二）元素周期表中元素性质的递变规律

一般情况下，根据元素的单质与水或酸反应置换出氢气的难易或元素的最高氧化物的水化物的碱性强弱，来判断元素的金属性强弱。元素的单质与水或酸反应置换出氢气越容易，最高氧化物的水化物的碱性越强，则元素的金属性就越强。

根据元素的单质与氢气反应生成氢化物的难易或元素最高氧化物的水化物（含氧酸）酸性的强弱，来判断元素的非金属性强弱。某元素的单质与氢气越容易反应生成氢化物或最高氧化物的水化物酸性越强，则该元素的非金属性就越强。

1. 同周期元素性质的递变规律

在同一周期中（第1周期除外），虽然电子层数相同，但从左向右，随着核电荷数的依次增多，原子半径依次减小，核电荷对核外电子的吸引力依次增大，元素的原子失去电子的能力逐渐减弱，得到电子的能力依次增强。

以第3周期的 Na、Mg、Al、Si、P、S、Cl、Ar 为例。

根据科学实验，把第3周期元素的最高氧化物的水化物酸碱性总结如下。见表4-6。

表 4-6　第 3 周期元素最高氧化物及其水化物的酸碱性

元素	最高氧化物	最高氧化物的水化物	最高氧化物的水化物酸碱性
Na	Na_2O	NaOH	强碱性
Mg	MgO	$Mg(OH)_2$	中强碱
Al	Al_2O_3	$Al(OH)_3$	两性(酸碱性)
Si	SiO_2	H_2SiO_3	弱酸性
P	P_2O_5	H_3PO_4	中强酸
S	SO_3	H_2SO_4	强酸
Cl	Cl_2O_7	$HClO_4$	高强酸

Ar(稀有气体，一般不参加化学反应)

观察与思考

1. 在盛有 1/3 水的小烧杯中，滴加酚酞指示剂一滴，再放入 1 小块金属钠，观察现象。

$$2Na + 2H_2O \longrightarrow 2NaOH + H_2 \uparrow \quad (剧烈反应)$$

2. 取两支试管，各加入蒸馏水 5mL、酚酞指示剂一滴。一支试管中加入镁条一段，另一支试管加入铝片一片。观察现象。然后加热，再观察现象。

$$Mg + 2H_2O \xrightarrow{加热至沸} Mg(OH)_2 + H_2 \uparrow \quad (缓慢反应)(溶液变红)$$

$$Al + H_2O \xrightarrow{加热至沸} \quad (不反应)$$

3. 另取两支试管，各加入 1mol/L 的 HCl 2mL，然后一支试管中加入擦去氧化膜的镁条一段，另一支试管中加入擦去氧化膜的铝片一小片，观察现象。

$$Mg + 2HCl \longrightarrow MgCl_2 + H_2 \uparrow \quad (剧烈反应)$$

$$2Al + 6HCl \longrightarrow 2AlCl_3 + 3H_2 \uparrow \quad (不如 Mg 反应剧烈)$$

从以上反应可以看出：Na、Mg、Al 与水或酸反应置换出 H_2 的能力依次减弱，因此它们的金属性也依次减弱。即金属性由强到弱的顺序是：Na>Mg>Al。

第 3 周期的非金属与 H_2 化合的难易程度如下：

$Si+2H_2 \longrightarrow SiH_4$（反应在高温下进行，生成少量的 SiH_4）

$2P+3H_2 \longrightarrow 2PH_3$（磷蒸气能和 H_2 化合生成 PH_3，但相当困难）

$H_2+S \longrightarrow H_2S$（加热 S 能和 H_2 化合生成 H_2S）

$H_2+Cl_2 \longrightarrow 2HCl$（在光照或点燃时，$H_2$ 和 Cl_2 能发生爆炸而化合，生成的 HCl 相当稳定）

综上所述，无论是最高氧化物的水化物的酸碱性、与水或酸反应的反应速率，还是与 H_2 化合的难易程度及氢化物的稳定性，不难看出第 3 周期元素性质的变化有如下规律：

| Na | Mg | Al | Si | P | S | Cl | Ar |

→

金属性逐渐减弱，非金属性逐渐增强　　　　　　　稀有气体

如对其他周期元素的化学性质逐一进行探讨，同样会得出相似的规律：即在同一周期中，从左到右，金属性逐渐减弱，非金属性逐渐增强（稀有气体除外）。

2. 同主族元素性质的递变规律

在同一主族中，虽然各元素原子的最外层电子数相同，但从上到下，随着电子层数的增多，原子半径逐渐增大，核电荷对最外层电子的吸引力越来越小。因此，失去电子的能力逐渐增强，得到电子的能力逐渐减弱。

例如，第一主族（ⅠA）的金属与水反应的反应速率：

$2Li+2H_2O \longrightarrow 2LiOH+H_2\uparrow$　　（缓慢反应）

$2Na+2H_2O \longrightarrow 2NaOH+H_2\uparrow$　　（迅速反应）

$2K+2H_2O \longrightarrow 2KOH+H_2\uparrow$　　（剧烈反应并放出火花）

$2Rb+2H_2O \longrightarrow 2RbOH+H_2\uparrow$　　（反应更剧烈）

$2Cs+2H_2O \longrightarrow 2CsOH+H_2\uparrow$　　（迅速爆炸）

研究其他主族的金属，可以得出与ⅠA 相同的结果。即从上到下，金属性逐渐增强。

再如，卤族元素与 H_2 化合的反应速率：

$H_2+F_2 \xrightarrow{阴暗处} 2HF$　　（剧烈化合并发生爆炸）

$H_2+Cl_2 \xrightarrow{光照或点燃} 2HCl$　　（剧烈化合并发生爆炸）

$H_2+Br_2 \xrightarrow{加热} 2HBr$　　（缓慢化合）

$H_2+I_2 \xrightleftharpoons{长时间加热} 2HI$　　（长时间加热缓慢化合，且生成的 HI 同时分解）

研究其他主族的非金属，可以得出与卤族元素相同的结果。即从上到下，非金属性逐渐减弱。综上所述：在同一主族，从上到下金属性逐渐增强，非金属性逐渐减弱。

> **化学与医学**
>
> **人体健康与微量元素**
>
> 　　元素是构成世界上万物的基本要素，人体也是由元素组成的。根据各种元素在人体中的含量不同，可分为宏量元素（或称为常量元素）和微量元素。凡是超过人体体重万分之一的元素称为宏量元素，凡是低于人体体重万分之一的元素称为微量元素。常见的宏量元素有：碳、氢、氧、氮、磷、硫、钠、钾、氯、钙、镁，它们约占人体体重的99.95%。常见的微量元素有：铁、锌、铜、镍、锰、铬、钴、钼、锡、碘、硒、硼、砷等。尽管微量元素在人体内的含量很低，但它们能通过与蛋白质和其他有机基团结合，形成酶、激素、维生素等生物大分子，对维持人体内的一些正常的生理活动起着非常重要的作用。一旦缺少这些微量元素，人体就会出现疾病，甚至危及生命。
>
> 　　人体所需的各种元素都是从食物中得到的。由于各种食物所含的元素的种类和数量各不相同，所以平时的饮食中要做到粗、细粮结合和荤、素搭配，不偏食，不挑食。这样基本能满足人体对各种元素的需求。反之，可能造成某些元素的缺乏而引起疾病。

第四节　化学键

　　大家知道：钠是活泼的金属，Cl_2 是活泼的非金属，Na 和 Cl_2 反应生成稳定的、白色 NaCl 晶体。H_2 和 O_2 反应生成稳定的 H_2O。由此可见，原子与原子之间既然能结合成分子，那么原子间必然存在着强烈的相互作用力。化学上，把分子或晶体中，直接相邻的原子之间主要的、强烈的相互作用力称为化学键。根据原子间的相互作用力不同，化学键又可分为离子键、共价键和金属键。本节主要介绍离子键和共价键。

一、离子键

（一）离子键的形成

　　以 NaCl 为例来说明离子键的形成。钠是很活泼的金属；氯是很活泼的非金属。它们的核外电子排布是：

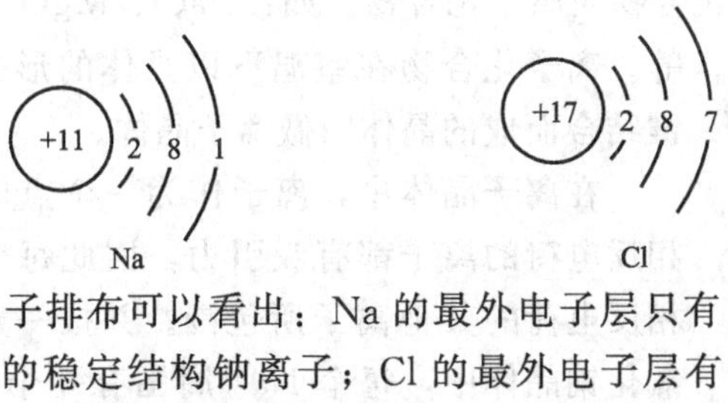

　　从 Na 和 Cl 的核外电子排布可以看出：Na 的最外电子层只有 1 个电子，很容易失去而转变为最外层有 8 个电子的稳定结构钠离子；Cl 的最外电子层有 7 个电子，很容易得到 1 个电子，成为最外层有 8 个电子稳定结构的氯离子。

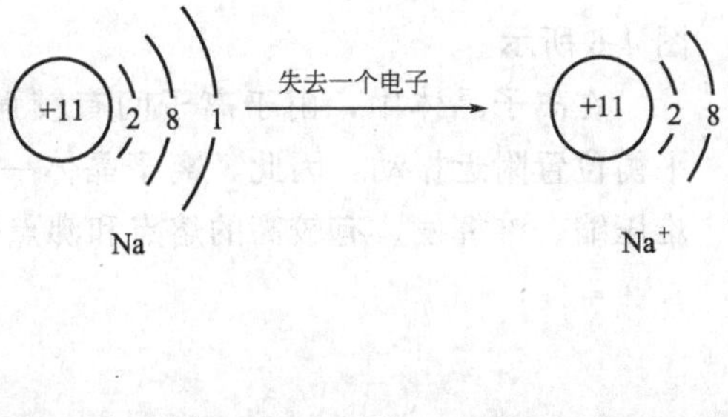

当 Na 和 Cl 反应时，钠原子最外电子层上的 1 个电子，转移到氯原子最外电子层上，使它们都形成了具有最外电子层 8 个电子的稳定结构——钠离子（Na^+）和氯离子（Cl^-）。

由于钠离子（Na^+）和氯离子（Cl^-）带相反的电荷，互相吸引，彼此接近。当接近到一定程度，两个原子的原子核与原子核，核外电子与核外电子就要产生排斥力。当吸引力和排斥力达到平衡时就形成了稳定的化学键。这种阴、阳离子间通过静电作用所形成的化学键，称为离子键。

活泼的金属（主要是ⅠA、ⅡA的金属）和活泼的非金属（主要是ⅥA、ⅦA的非金属）之间化合时，易形成离子键。离子键的形成过程，常用电子式表示。在电子式中，阴离子要加中括号。例如：

NaCl、CaF_2、MgO 的形成：

$$Na \times + \cdot \ddot{\underset{..}{Cl}} : \longrightarrow Na^+ \left[\times \ddot{\underset{..}{Cl}} : \right]^-$$

$$: \ddot{\underset{..}{F}} \cdot + \times Ca \times + \cdot \ddot{\underset{..}{F}} : \longrightarrow \left[: \ddot{\underset{..}{F}} \times \right]^- Ca^{2+} \left[\times \ddot{\underset{..}{F}} : \right]^-$$

$$\times Mg \times + \cdot \ddot{\underset{..}{O}} \cdot \longrightarrow Mg^{2+} \left[\times \ddot{\underset{..}{O}} \times \right]^{2-}$$

（二）离子化合物和离子晶体

分子中含有离子键的化合物叫离子化合物。如：NaCl、MgO、KCl、KI、NaBr、$CaCl_2$ 等。离子化合物在室温下以晶体的形式存在。离子间通过离子键结合而成的晶体叫做离子晶体。

在离子晶体中，离子作为一个点电荷，在各个方向上对带相反电荷的离子都有吸引力，因此每个离子总是被一定数目的相反电荷的其他离子所包围。并按一定的规律在空间排列。如氯化钠晶体中，每个 Na^+ 周围有 6 个 Cl^-，每个 Cl^- 周围有 6 个 Na^+，这样延续不断成为规则排列的晶体。NaCl 晶体结构如图 4-6 所示。

在离子晶体中，由于离子间有较强的吸引力，离子只能在平衡位置附近振动，因此，离子晶体一般具有硬度高、密度大、难压缩、难挥发、有较高的熔点和沸点等特征。

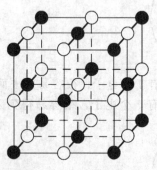

图 4-6　NaCl 晶体结构

二、共价键

(一) 共价键的形成

以 H_2 分子的形成为例说明共价键的形成。两个氢原子（H）在形成 H_2 时，由于两个原子的原子核对电子的吸引力相等，即得失电子的能力相等，电子不可能像 NaCl 的形成那样，从一个原子转移到另一个原子上，而是在两个氢原子之间形成共用电子对。共用电子对为两个原子所共用，围绕两个氢原子核运动，使两个氢原子都达到稳定结构。

共价键的形成可用电子式表示。为了方便也可用一条短线表示一对共用电子。即表示一个共价键。如：

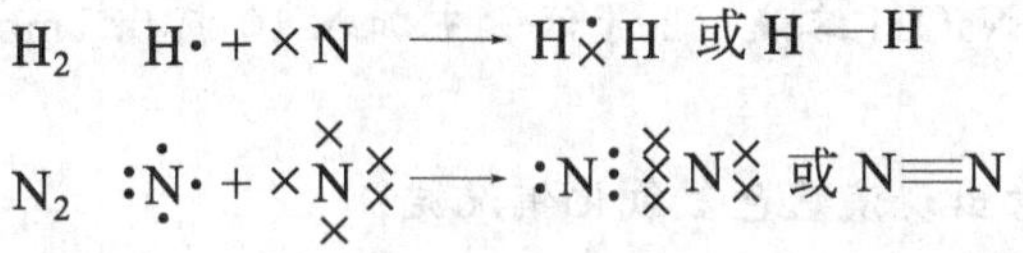

H_2 H·+ ×N ⟶ H:H 或 H—H

N_2 :Ṅ·+ ×N× ⟶ :N::N× 或 N≡N

这种原子间通过共用电子对所形成的化学键，称为共价键。

(二) 共价化合物

分子中所有化学键都是共价键的化合物称为共价化合物。

非金属之间形成的化合物是共价化合物。如：H_2O、H_2SO_4、CO_2、HCl 等。

既有离子键又有共价键的化合物，属于离子化合物。如 Na_2SO_4、NaOH、$Ca(OH)_2$ 等。

> **课堂互动**
>
> 1. 用电子式表示 KF、CaO、HBr、CO_2 的形成。
> 2. 指出下列哪个是离子化合物？哪个是共价化合物？ NaCl、H_2、HBr、NO_2、HNO_3、$CaCO_3$、NaOH、CH_4、N_2、KNO_3、MgO、O_2、CO_2、CH_4。

三、配位键和配位化合物

(一) 配位键

在上述共价键中，共用电子对是由相互结合的两个原子双方提供的。还有一种特殊的共价键，形成共价键的共用电子对是由一个原子单方面提供的，和另一个原子共用。这种共用电子对由一个原子单方面提供，而与另一个原子共用所形成的共价键叫配位键。配位键用 A→B 表示。A 原子是电子对的给予体；B 原子是电子对的接受体。

如氨气（NH_3）和氢离子（H^+）反应生成铵根离子（NH_4^+）

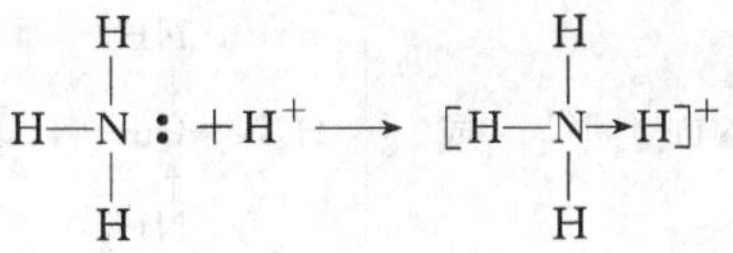

$$H-\underset{\underset{H}{|}}{\overset{\overset{H}{|}}{N}}: + H^+ \longrightarrow [H-\underset{\underset{H}{|}}{\overset{\overset{H}{|}}{N}}\rightarrow H]^+$$

由此可见配位键也是通过共用电子对形成的,也是共价键。

从 NH_4^+ 中配位键的形成可以看出,形成配位键必须满足两个条件:一是电子对的给予体必须有孤对电子;二是电子对的接受体必须有空轨道。

离子键、共价键可以单独存在于某个分子中,也可以同时存在于某个分子中。例如:$NaCl$、CaF_2 中只有离子键;HCl、H_2O 中只有共价键;$NaOH$、KNO_3 中既有离子键也有共价键;而在 $(NH_4)_2SO_4$ 中既有离子键、共价键,又有配位键。

(二) 配位化合物

> **观察与思考**
>
> 取试管两支编号。各加入 1mL 0.1mol/L 的 $CuSO_4$ 溶液。然后向1号试管中加入10滴 0.5mol/L 的 $NaOH$ 溶液;2号试管中加入10滴 0.1mol/L 的 $BaCl_2$ 溶液。观察现象。
>
> 现象:第一支试管出现淡蓝色氢氧化铜沉淀;
>
> 第二支试管出现白色硫酸钡沉淀。
>
> $$CuSO_4 + 2NaOH \longrightarrow Cu(OH)_2\downarrow + Na_2SO_4$$
>
> $$CuSO_4 + BaCl_2 \longrightarrow BaSO_4\downarrow + CuCl_2$$
>
> 另取两支试管编号。各加入 1mL 0.1mol/L 的 $CuSO_4$ 溶液,向两支试管中加入 6mol/L 的 $NH_3·H_2O$,开始有浅蓝色的碱式硫酸铜沉淀生成,继续加入过量的 $NH_3·H_2O$ 使沉淀溶解,形成蓝色溶液。然后向1号试管中加入10滴 0.5mol/L 的 $NaOH$ 溶液;2号试管加入10滴 0.1mol/L 的 $BaCl_2$ 溶液。观察现象。
>
> 现象:第一支试管没有浅蓝色氢氧化铜生成;
>
> 第二支试管出现白色硫酸钡沉淀。
>
> 那么第一支试管为什么没有氢氧化铜沉淀呢?Cu^{2+} 去哪里了?

实验证明,Cu^{2+} 与 NH_3 结合生成了复杂的离子,反应式为:

$$Cu^{2+} + 4NH_3 \longrightarrow [Cu(NH_3)_4]^{2+} \quad (深蓝色)$$

这种复杂离子叫四氨合铜(Ⅱ)配离子或铜氨配离子。它是由 NH_3 分子中的 N 原子上的孤对电子进入 Cu^{2+} 的空轨道,以配位键结合而成。4个 NH_3 分子与 Cu^{2+} 形成 4 个配位键。这种由一个金属阳离子和一定数目的中性分子或阴离子以配位键结合而成的复杂离子称为配离子。由配离子和电荷相反的其他离子形成的化合物称为配合物。

例如:

1. 配离子

$$[Cu(NH_3)_4]^{2+} \quad 或 \quad \left[\begin{array}{c} NH_3 \\ \downarrow \\ H_3N \rightarrow Cu \leftarrow NH_3 \\ \uparrow \\ NH_3 \end{array} \right]^{2+}$$

2. 配合物

$$[Cu(NH_3)_4]SO_4$$

（三）配合物的组成

以硫酸四氨合铜（Ⅱ）为例，见图 4-7。

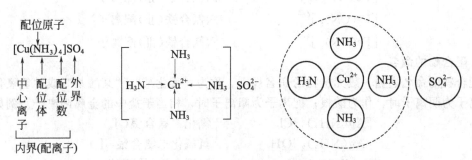

图 4-7 配合物结构示意图

配合物的结构比较复杂。通常由内界和外界组成。

内界（即配离子）：由金属离子（称为中心离子）和配位体以配位键结合而成。书写内界时，要用方括号"[   ]"括起来，方括号右上角标明配离子所带电荷。例如：$[Cu(NH_3)_4]^{2+}$。

外界：配合物中与配离子带相反电荷的其他离子称为配合物的外界。即配合物的化学式中，方括号以外的部分称为外界。

内界和外界之间是以离子键相结合的。

内界是由金属离子（称为中心离子）和配位体之间以配位键结合的。

1. 中心离子

中心离子一般是金属离子，特别是过渡元素的金属离子。位于配合物的中心，是配合物的形成体。中心离子必须有空轨道，是电子对的接受体。

2. 配位体

在配合物中，与中心离子以配位键相结合的中性分子或阴离子称为配位体。配位体中必须有一个或几个原子带有孤对电子，是电子对的给予体。

3. 配位原子

在配位体中，直接与中心离子结合，能提供孤对电子的原子称为配位原子。

4. 配位数

直接与中心离子结合的配位原子的数目称为配位数。

> **课堂互动**
>
> 指出下列配合物中的内界、外界。在内界中，指出中心离子、配位体、配位原子和配位数。
>
> $[Zn(NH_3)_4]SO_4$、$K_3[Fe(CN)_6]$、$[Ag(NH_3)_2]Cl$、$[Co(NH_3)_4Cl_2]Cl$

（四）配合物的命名

1. 配离子的命名

配离子命名的一般顺序是：配位数（以中文数字表示）→配位体名称→合→中心离子名称→中心离子化合价（以罗马数字表示）→配离子。例如：

$[Ag(NH_3)_2]^+$ 二氨合银（Ⅰ）配离子

$[Cu(NH_3)_4]^{2+}$ 四氨合铜（Ⅱ）配离子

$[Fe(CN)_6]^{4-}$ 六氰合铁（Ⅱ）配离子

$[Fe(CN)_6]^{3-}$ 六氰合铁（Ⅲ）配离子

2. 配合物的命名

配合物的命名遵循一般无机物的命名规则。称为"某化某"、"某酸某"或"氢氧化某"。若配离子为阴离子时，作为酸根；配离子为阳离子时，相当于盐中的金属阳离子。例如：

$[Ag(NH_3)_2]Cl$ 氯化二氨合银（Ⅰ）

$[Ag(NH_3)_2]OH$ 氢氧化二氨合银（Ⅰ）

$K_4[Fe(CN)_6]$ 六氰合铁（Ⅱ）酸钾

$K_3[Fe(CN)_6]$ 六氰合铁（Ⅲ）酸钾

$[Co(NH_3)_4Cl_2]Cl$ 氯化二氯四氨合钴（Ⅲ）

$[Cu(NH_3)_4]SO_4$ 硫酸四氨合铜（Ⅱ）

对于一些常见的配离子和配合物，通常还用习惯名称。例如：$[Ag(NH_3)_2]^+$ 称为银氨配离子；$[Cu(NH_3)_4]^{2+}$ 称为铜氨配离子；$K_3[Fe(CN)_6]$ 称为铁氰化钾（又名赤血盐）；$K_4[Fe(CN)_6]$ 称为亚铁氰化钾（又名黄血盐）。

化学与医学

医学研究表明：人体必需的 Fe、I、Zn、Cu、Co、Mg 等元素，主要是以配合物的形式存在于人体中。例如血红素中有铁的配合物；甲状腺中有碘的配合物；肌肉中有锌的配合物等，还有些酶、蛋白质也是和微量元素形成配合物，它们都有非常特殊的生理功能，对人体的各种生理活动起着非常重要的作用。

抗癌药物顺铂

近年来，随着研究的深入，配合物所涉及的范围及应用越来越广泛。在医药方面，抗癌、杀菌、抗风湿、治疗心血管疾病的重要药物的研究与配合物的研究有着密切的关系。1964 年美国科学家 Rosenberg 偶然发现顺-$[Pt(NH_3)_2Cl_2]$（简称顺铂）。结构式为：

$$\begin{bmatrix} Cl & NH_3 \\ & Pt & \\ Cl & NH_3 \end{bmatrix}$$

该物质有阻止细菌分裂的作用。他想既然顺铂能阻止细菌分裂，它就可以阻止癌细胞的分裂。随后的动物实验也证实了这一想法。它不仅能强烈抑制一系列实验动物的肿瘤细胞，而且对人体生殖泌尿系统、头颅部以及其他软组织的恶性肿瘤都有显著的疗效，和其他抗癌药物联合作用时，有明显的协同作用。顺铂之所以能抑制癌变，是由于其中的 Pt（Ⅱ）能与癌细胞核中的脱氧核糖核酸（DNA）上的碱基以配位键相结合，从而破坏了癌细胞的遗传信息和转录等过程，抑制了癌细胞的分裂，达到治疗癌症的作用。

*第五节　分子间的作用力和氢键

一、非极性键和极性键

（一）非极性键

由同种元素的原子形成的共价键，由于 2 个原子对成键的共用电子对的吸引能力是相同的，电子对不偏向其中任何一个原子，成键的电子云均匀地分布在 2 个原子核之间，正负电荷重心重叠在一起，成键的 2 个原子都不显电性，这样的共价键称为非极性共价键，简称非极性键。例如：H_2(H—H)、Cl_2(Cl—Cl) 等。见图 4-8 (a)。

（二）极性键

由两种不同元素的原子形成的共价键，由于 2 个原子吸引电子的能力不同，共用电子对偏向于吸引电子能力强的原子一方。由于电子带负电荷，这样吸引电子能力强的原子就带部分的负电荷，吸引电子能力弱的原子就带部分的正电荷，这样的共价键称为极性共价键，简称极性键。例如：HCl(H—Cl)、HBr(H—Br) 等。见图 4-8 (b)。

(a) 非极性键　　(b) 极性键

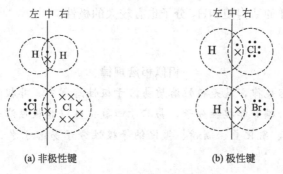

图 4-8　非极性键和极性键

二、非极性分子和极性分子

判断非极性分子和极性分子，就是判断正、负电荷重心是否重叠。如果正、负电荷重心重叠就是非极性分子；正、负电荷重心不重叠就是极性分子。所谓的正电荷重心是正电荷集中的一点；负电荷重心是负电荷集中的一点。见图 4-9。

(a) 非极性分子　(b) 极性分子　(c) 离子型化合物

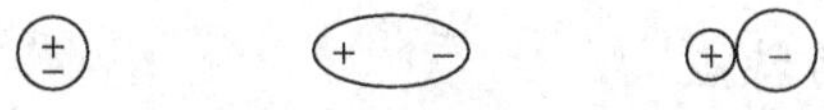

图 4-9　分子中电荷分布示意图

分子的极性与键的极性和分子的空间构型有关。

（一）双原子分子

（1）如果键是非极性的，则分子一定是非极性分子。如 H_2、Cl_2 等。

（2）如果键是极性的，则分子一定是极性分子。如 HCl、HBr、CO 等。

（二）多原子分子

多原子分子的极性取决于分子的空间结构。如果分子的空间结构是完全对称的，分子的正、负电荷重心完全重合，集中于一点，则分子是非极性分子。如：

$CO_2(O=C=O)$、CH_4 $\left[\begin{array}{c} H \\ H-C-H \\ H \end{array}\right]$、$BF_3$ $\left[\begin{array}{c} F \\ B \\ F \quad F \end{array}\right]$

如果分子的空间结构是不对称的，分子的正、负电荷重心不重合，则分子是极性分子。如：

$H_2O\left(\begin{array}{c} O \\ H \quad H \end{array}\right)$ $\ominus$ $\oplus$ ， $NH_3\left(\begin{array}{c} N \\ H \ H \ H \end{array}\right)$ $\ominus$ $\oplus$

由于在 H_2O 分子中两个 H—O 键之间的夹角是 104.5°，分子的正、负电荷重心不重合，因此 H_2O 是极性分子。在 NH_3 分子中，两个 H—N 键之间的夹角是 107°，分子的形状是三角锥状的，这样的结构使 NH_3 分子也有较大的极性。

> **知识链接**
>
> **相似相溶规律**
>
> 所谓的相似相溶规律，就是极性溶质易溶于极性溶剂中，非极性溶质易溶于非极性溶剂中。例如：溴、碘等非极性分子，易溶于四氯化碳（非极性溶剂）中，而难溶于水（极性溶剂）中。氨、氯化氢、酒精、氯化钠等极性分子易溶于水，而难溶于油（非极性溶剂）中。

三、分子间作用力

分子与分子之间存在的相互作用力称为分子间作用力。因为它是由荷兰物理学家范德华首先提出来的，所以后人又称为范德华力。分子间作用力普遍存在于固态、液态、气态的任何分子之间。由于分子间作用力是一种短程作用力，因此以固态时分子间作用力较大，液态时次之，气态时分子间作用力很小，难以感知其存在。

（一）分子间作用力的特点

（1）分子间作用力较小，比化学键能小 1~2 个数量级，其大小只有几千焦/摩尔（kJ/mol）到几十千焦/摩尔。

（2）分子间作用力不具有方向性和饱和性，只要空间允许就能相互吸引。

（3）普遍存在于任何分子之间。

（4）作用范围小，只有几百皮米（pm，一般分子间距离在 300~500pm 范围内较显著）。随距离的增大作用力迅速减小。

分子间通过分子间作用力所形成的有规则排列的晶体称为分子晶体。如干冰（固体二氧化碳）、碘、糖等。由于分子间作用力较小，因此，分子晶体具有较低的熔点、沸点和较小的硬度。

（二）判断分子间作用力大小的一般规律

分子间作用力与化学键不同。化学键主要影响物质的化学性质，而分子间作用力主要影响物质的物理性质。如熔点、沸点、硬度、吸附性等。一般来说，分子间作用力越小，物质的熔点、沸点、硬度越低，越难吸附。判断分子间作用力的大小，一般从下面两个方面来考虑。

1. 相对分子质量的大小

一般来说，相同类型的分子，相对分子质量越大，分子间作用力也越大，物质的熔点、沸点也越高。卤素单质的相对分子质量、熔点和沸点见表 4-7。

表 4-7　卤素单质的相对分子质量、熔点和沸点

卤素单质	F_2	Cl_2	Br_2	I_2
相对分子质量	38	71	160	254
熔点/℃	−219.6	−101	−7.2	113.5
沸点/℃	−188.1	−34.6	58.8	184.4

2. 分子的极性

相对分子质量相近，分子的极性越大，分子间作用力也越大。物质的熔点、沸点也就越高。见表 4-8。

表 4-8　相对分子质量相同的极性分子和非极性分子的熔点和沸点

名称	甲醛	乙烷	乙醛	丙烷
分子式	HCHO	CH_3CH_3	CH_3CHO	$CH_3CH_2CH_3$
分子的极性	极性分子	非极性分子	极性分子	非极性分子
相对分子质量	30	30	44	44
熔点/℃	−92	−172	−123	−188
沸点/℃	−19.5	−88.6	20.8	−42

四、氢键

从图 4-10 可以发现：H_2O 的沸点比 H_2S、H_2Se、H_2Te 的高；HF 的沸点比 HCl、HBr、HI 的高。说明了 H_2O 分子间和 HF 分子间除了范德华力外，还有一种特殊的分子间作用力，即氢键。

（一）氢键的形成

1. 氢键的形成

以 HF 为例说明氢键的形成。

在 HF 分子中，由于 F 的原子半径很小且吸电子能力很强，其吸电子能力远远大于 H，使 H—F 键的极性很大，共用电子对强烈地偏向于 F 原子一方。致使 H 原子几乎成为"赤裸"的氢核。这个半径很小，带有正电荷的氢核可以与另一个 HF 分子中的 F 原子上的孤对电子产生静电作用。这个新的吸引力我们称之为氢键。可用下式表示。

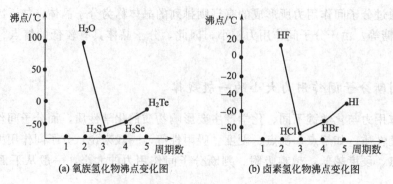

图 4-10 氧族、卤素氢化物沸点变化图

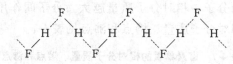

氢键多产生于原子半径较小，吸引电子能力较强的原子（如 O、N、F）与氢原子所形成化合物之间。即与 O、N、F 以共价键相结合的氢原子，还可以再和这类元素的另一个原子产生较强的吸引力，这种吸引力就叫氢键。

2. 形成氢键的条件

（1）分子中必须有一个与非金属性很强，原子半径很小，即吸引电子能力很强的元素相结合的氢原子。

（2）分子中必须有一个非金属性很强，原子半径很小，且具有孤对电子的原子（如 O、N、F）。

（二）氢键对物质性质的影响

1. 对物质熔点、沸点的影响

在同种类型的化合物或不同种类型的化合物中，能形成氢键的化合物其熔点、沸点比不能形成氢键的化合物要高。如 HF 的熔点、沸点比 HCl、HBr、HI 的熔点、沸点高。

> **课堂互动**
>
> 根据所学知识解释为什么乙醇、乙醛、丙烷的相对分子质量相近，但乙醇的熔点、沸点最高而丙烷的最低？
>
> 乙醇(CH_3CH_2OH)　　　　熔点 −114℃　　　　沸点 78.3℃
>
> 乙醛(CH_3CHO)　　　　　熔点 −123℃　　　　沸点 20.8℃
>
> 丙烷($CH_3CH_2CH_3$)　　　熔点 −188.1℃　　　沸点 −42.2℃

2. 对溶解度的影响

如果溶质分子和溶剂分子之间可以形成氢键，则溶质的溶解度增大。例如：氨极易溶于水；乙醇能与水以任何比例互溶都是形成氢键的缘故。

3. 对物质其他性质的影响

氢键是一种很重要的分子间作用力。如 H_2O 分子中，由于有氢键的存在，分子间的作用力增大，使 H_2O 在常温下是液态。由于氢键的存在，使冰中的水形成四面体结构，导致冰较水的结构空旷而使其密度小于水。

氢键在蛋白质结构中也起着非常重要的作用。在蛋白质这一大分子中，由众多的氢键共同作用，使其形成稳定的空间结构。

本章小结

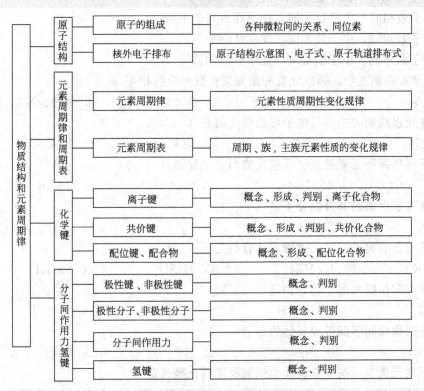

练习题

一、名词解释

1. 同位素　2. 原子序数　3. 化学键　4. 离子键　5. 共价键　6. 配位键　7. 氢键

二、选择题

1. 关于 $^{60}_{27}Co$ 的说法错误的是（　　）。
   A. 质子数为 60　　B. 中子数为 33　　C. 电子数为 27　　D. 质量数为 60

2. 某 -1 价阴离子，核外有 18 个电子，质量数为 35，它的核内中子数为（　　）。
   A. 17　　B. 18　　C. 35　　D. 16

3. 下列互为同位素的一组是（　　）。
   A. $^{23}_{11}Na$、$^{23}_{11}Na^+$　　B. $^{1}_{1}H$、$^{2}_{1}H$　　C. $^{35}_{17}Cl^-$、$^{35}_{17}Cl^-$　　D. 石墨、金刚石

4. 若微粒的质子数相同，核外电子数不同，它们的关系是（　　）。
   A. 同一种原子　　　　　　　　B. 同一种离子
   C. 同一种元素的原子和离子　　D. 不同元素的原子

5. 钠离子的核外电子数是（　　）。

A. 11　　　　　B. 23　　　　　C. 12　　　　　D. 10

6. 某原子的核外电子排布为 2，8，6。这种原子是（　　）。

A. Cl　　　　　B. Ar　　　　　C. O　　　　　D. S

7. 某元素－1价离子的核外有3个电子层，最外层有8个电子，这种元素是（　　）。

A. Ar　　　　　B. Cl　　　　　C. C　　　　　D. K

8. 关于同位素的说法正确的是（　　）。

A. 质量数相同，质子数相同，化学性质相同

B. 质子数相同，中子数不同，化学性质完全不同

C. 质子数相同，中子数不同，化学性质相同

D. 质子数不同，中子数相同，化学性质相同

9. 在元素周期表中，哪族元素的最高正价数和族数相等（　　）。

A. 主族　　　　B. 副族　　　　C. ⅡB族　　　　D. 第ⅧB族

10. 在元素周期表中，与电子层数相关的是（　　）。

A. 主族　　　　B. 副族　　　　C. 周期　　　　D. 短周期

11. 下列哪两种元素的原子反应生成离子化合物（　　）。

A. H_2+Cl_2　　B. $C+O_2$　　C. $Na+O_2$　　D. $S+O_2$

12. 含有极性键的非极性分子是（　　）。

A. H_2　　　　B. HI　　　　C. F_2　　　　D. CO_2

13. 同时含有离子键、共价键的化合物是（　　）。

A. NaCl　　　　B. HBr　　　　C. H_2SO_4　　　D. NaOH

14. 含有配位键的离子化合物是（　　）。

A. KI　　　　　B. NaOH　　　C. HNO_3　　　D. NH_4Cl

15. 下列物质间不能形成氢键的是（　　）。

A. HCl　　　　B. NH_3　　　C. HF　　　　D. H_2O

16. 下列元素中，按非金属性由强到弱排列正确的是（　　）。

A. C、O、N　　B. C、N、O　　C. P、S、Cl　　D. Cl、S、P

17. 下列说法错误的是（　　）。

A. 以极性键结合的双原子分子一定是极性分子

B. 含有离子键的化合物一定是离子化合物

C. 含有共价键的化合物一定是共价化合物

D. 以非极性键结合的双原子分子一定是非极性分子

三、填空题

1. 原子由＿＿＿＿和＿＿＿＿组成，原子核由＿＿＿＿和＿＿＿＿组成。原子核中＿＿＿＿带正电荷，＿＿＿＿不带电荷，原子核外＿＿＿＿带负电荷，每一个＿＿＿＿带一个正电荷，每一个＿＿＿＿带一个负电荷。

2. 在元素周期表中，同周期元素的原子＿＿＿＿相同，从左到右金属性逐渐＿＿＿＿，非金属性逐渐＿＿＿＿。同主族元素原子的＿＿＿＿相同，从上到下金属性逐渐＿＿＿＿，非金属性逐渐＿＿＿＿。

3. 元素周期表中，共有＿＿＿＿个主族，＿＿＿＿个副族。

4. 在 Cl_2、CO_2、NaCl、CaO、KI、CH_4、Na_2SO_4、H_2O、N_2 中，＿＿＿＿

是离子化合物，_____是共价化合物，_____是极性分子，_____是非极性分子，_____是分子中有极性键的非极性分子。

5. 在 $[Cu(NH_3)_4]SO_4$ 配合物中，内界是_____，外界是_____，中心离子是_____，配位体是_____，配位原子是_____，配位数是_____。

6. 活泼的_____元素与活泼的_____元素反应时，易形成离子键，_____元素与_____元素反应时，易形成共价键。

四、用电子式表示下列化合物

NaCl　　　HCl

第五章
氧化还原反应和原电池

氧化还原反应与生命活动密切相关。人类一切生命活动的能量，主要来自食物中的糖类、脂肪和蛋白质等有机营养物在体内发生氧化还原反应时放出的能量。本章我们主要学习氧化还原反应的基本概念、常见的氧化剂和还原剂，了解氧化还原反应方程式的配平及原电池等化学电源。

学习目标

1. 能够说出氧化还原反应、氧化剂和还原剂的概念。
2. 简述氧化还原反应的实质。
3. 学会判断氧化还原反应、氧化剂和还原剂。
4. 了解用化合价升降法配平一般的氧化还原反应方程式。
5. 了解原电池及其工作原理。

第一节 氧化还原反应

一、氧化还原反应的概念

对氧化还原反应的认识，科学上经历了一个由浅入深、由表及里、由现象到本质的过程。最初氧化是指物质与氧结合的反应，还原是指物质失去氧的反应。例如，在氢气与氧化铜的反应中，氧化铜失去氧发生还原反应，氢气得到氧发生氧化反应。这两个相反的过程是在一个反应中同时发生的。在这类反应里，有一种物质与氧化合，必然同时有另一种物质中的氧被夺去。也就是说，有一种物质被氧化，必然有另一种物质被还原。像这样一种物质被氧化，同时另一种物质被还原的反应，称为氧化还原反应。氢气与氧化铜的反应，就是氧化还原反应。

$$\underset{\text{得到氧,被氧化}}{\overset{\text{失去氧,被还原}}{CuO + H_2 \longrightarrow Cu + H_2O}}$$

这是从得、失氧的角度来分析氧化还原反应，现在再从元素化合价变化角度分析这个反应。

$$\underset{\text{化合价升高,被氧化}}{\overset{\text{化合价降低,被还原}}{\overset{+2}{Cu}O + \overset{0}{H_2} \longrightarrow \overset{0}{Cu} + \overset{+1}{H_2}O}}$$

上述反应中,氧化铜中的铜元素的化合价由+2价变成了铜单质中的0价,铜元素的化合价降低,说明氧化铜被还原;同时,氢气中的氢元素的化合价由0价变为水中的+1价,氢元素的化合价升高了,说明氢被氧化了。

用元素化合价升降的观点来分析大量的氧化还原反应,可以得出如下结论:

物质所含元素化合价升高的反应就是氧化反应;物质所含元素化合价降低的反应就是还原反应。凡是有元素化合价升降的化学反应,就是氧化还原反应。

> **课堂互动**
>
> 下述反应中,哪些是氧化还原反应?
> 1. $2Na + 2H_2O \longrightarrow 2NaOH + H_2 \uparrow$
> 2. $2KI + Cl_2 \longrightarrow 2KCl + I_2$
> 3. $NaOH + HCl \longrightarrow NaCl + H_2O$

用元素化合价升降的观点,不仅能分析像氧化铜与氢气这类有失氧和得氧关系的反应,还能分析一些虽没有失氧和得氧关系,但元素化合价在反应前后有变化的反应。例如钠与氯气的反应。

$$\underset{\text{化合价降低,被还原}}{\overset{\text{化合价升高,被氧化}}{2\overset{0}{Na} + \overset{0}{Cl_2} \longrightarrow 2\overset{+1\,-1}{NaCl}}}$$

钠从0价升高到+1价,钠被氧化了;氯从0价降低到-1价,氯被还原了。这个反应尽管没有失氧和得氧的关系,但发生元素化合价的升降,因此也是氧化还原反应。

为了进一步认识氧化还原反应的本质,现在再从电子得失角度来分析钠与氯气的反应。

钠原子的最外层有1个电子,氯原子的最外层有7个电子,当钠与氯反应时,钠原子失去1个电子成为钠离子,氯原子得到一个电子变成氯离子。在这个反应中,发生了电子的转移。在下面的化学方程式中,用"e^-"表示电子,并用箭头标明同一元素的原子得到或失去电子的情况。

$$\underset{\text{得到 }2e^-}{\overset{\text{失去 }2e^-}{2\overset{0}{Na} + \overset{0}{Cl_2} \longrightarrow 2\overset{+1\,-1}{NaCl}}}$$

在化学方程式里,除了可以用箭头标明反应前后同一元素的原子得到或失去电子的情况外,还可以用箭头表示不同种元素的原子间得到和失去电子的情况。

$$\underset{\text{失电子 \quad 得电子}}{2Na + Cl_2 \xrightarrow{2e^-} 2NaCl}$$

在离子型化合物里，元素化合价的数值，就是这种元素的一个原子得、失电子的数目。由于电子带有负电荷，失去电子的原子就带正电荷，这种元素的化合价是正价；得到电子的原子带负电荷，这种元素的化合价是负价。

在钠和氯气的反应过程里，钠失去 1 个电子，化合价从 0 价升高到 +1 价；氯得到 1 个电子，化合价从 0 价降到 -1 价。化合价升高是由于失去电子，升高的价数等于失去的电子数；化合价降低是由于得到电子，降低的价数也就是得到的电子数。在这类反应中，元素化合价的升或降就是由于它们的原子失去或得到电子的缘故。这样从原子得、失电子的观点来看，更能反映出氧化还原反应的含义。

物质失去电子（化合价升高）的反应称为氧化反应，物质得到电子（化合价降低）的反应称为还原反应。凡是有电子得、失的化学反应称为氧化还原反应。

在氧化还原反应中，某物质失去电子，必定有另一种物质得到电子。因此，在反应中，一种物质被氧化，另一种物质必然被还原。

但是，也有一些反应，如氯气和氢气的反应，生成的氯化氢是共价化合物，分子里共用电子对偏向氯原子，则氯的化合价从 0 价降到 -1 价，共用电子对偏离氢原子，则氢的化合价从 0 价升高到 +1 价。

$$\overset{0}{H_2} + \overset{0}{Cl_2} \longrightarrow 2\overset{+1\ -1}{HCl}$$

可见，生成共价化合物时，虽然没有电子的得失，但是由于共用电子对发生了偏移，这类反应也属于氧化还原反应。

由此可知，氧化还原反应的实质是反应中发生了电子的转移（得失或偏移）。凡是发生电子转移的化学反应都称为氧化还原反应，没有电子转移的反应就是非氧化还原反应。

二、常见的氧化剂和还原剂

（一）氧化剂和还原剂的概念

在氧化还原反应中，凡是得到电子（化合价降低）的物质称为氧化剂；凡是失去电子（化合价升高）的物质称为还原剂。

氧化剂具有氧化性，反应时本身被还原，其生成物称为还原产物；还原剂具有还原性，反应时本身被氧化，其生成物称为氧化产物。

【例 5-1】

$$\overset{2e^-}{\overbrace{\overset{+2}{Cu}O + \overset{0}{H_2}}} \longrightarrow \overset{0}{Cu} + \overset{+1}{H_2}O$$

在上述反应中，CuO 中的 Cu 得到电子，被还原，CuO 是氧化剂；H_2 中的 H 失去电子，被氧化，H_2 是还原剂。

【例 5-2】 高锰酸钾和过氧化氢在酸性条件下的反应：

$$\overset{10e^-}{\overbrace{2K\overset{+7}{Mn}O_4 + 5H_2\overset{-1}{O_2}}} + 3H_2SO_4 \longrightarrow 2\overset{+2}{Mn}SO_4 + K_2SO_4 + 5\overset{0}{O_2}\uparrow + 8H_2O$$

在上述反应中，H_2O_2 中的 O 失去电子，被氧化，H_2O_2 是还原剂；$KMnO_4$ 中的 Mn 得到电子，被还原，$KMnO_4$ 是氧化剂。

> **课堂互动**
>
> 指出下列化学反应中的氧化剂和还原剂:
> 1. $H_2O_2 + 2HI \longrightarrow 2H_2O + I_2$
> 2. $4Na + O_2 \longrightarrow 2Na_2O$
> 3. $H_2 + Cl_2 \longrightarrow 2HCl$

在判断氧化剂和还原剂时,应注意以下几点:

(1) 同一种物质在不同反应中,有时作为氧化剂,有时作为还原剂。例如 H_2O_2 在【例 5-2】中,遇到强氧化剂 $KMnO_4$ 时,它是还原剂。如果遇到强还原剂时,它也可作为氧化剂。例如:

$$\underset{\text{氧化剂}}{H_2O_2} + \underset{\text{还原剂}}{2HI} \longrightarrow 2H_2O + I_2$$

(2) 有些物质在同一反应中,既是氧化剂又是还原剂。例如:

$$\overset{0}{Cl_2} + H_2O \longrightarrow H\overset{-1}{Cl} + H\overset{+1}{ClO}$$

氧化剂
还原剂

一般具有可变化合价的元素,当处于中间价态时,具有这种性质。可见,氧化剂和还原剂是相对的。

(3) 氧化剂、还原剂的氧化还原产物与反应条件有关。例如,高锰酸钾在酸性、中性、碱性溶液中,其被还原产物分别是 Mn^{2+}、MnO_2、MnO_4^{2-},反应式如下:

在酸性溶液中:
$$2KMnO_4 + 5K_2SO_3 + 3H_2SO_4 \longrightarrow 2MnSO_4 + 6K_2SO_4 + 3H_2O$$

在中性或弱碱性溶液中:
$$2KMnO_4 + 3K_2SO_3 + H_2O \longrightarrow 2MnO_2 + 3K_2SO_4 + 2KOH$$

在强碱性溶液中:
$$2KMnO_4 + K_2SO_3 + 2KOH \longrightarrow 2K_2MnO_4 + K_2SO_4 + H_2O$$

由于得失电子的能力不同,所以氧化剂和还原剂也有强弱之分。获得电子能力强的氧化剂,称为强氧化剂,其氧化能力强。失去电子能力强的还原剂称为强还原剂,其还原能力强。

(二) 常见的氧化剂和还原剂

1. 常见的氧化剂

常见的氧化剂一般有以下几类:

(1) 活泼的非金属单质,如 Cl_2、Br_2、O_2 等。

(2) 元素处于高化合价时的氧化物,如 MnO_2 等。

(3) 元素处于高化合价时的含氧酸,如 HNO_3、浓 H_2SO_4 等。

(4) 元素处于高化合价时的盐,如 $KMnO_4$、$KClO_3$、$FeCl_3$ 等。

(5) 过氧化物,如 Na_2O_2、H_2O_2 等。

2. 常见的还原剂

常见的还原剂一般有以下几类:

(1) 活泼的金属单质，如 Na、Mg、Al、Zn、Fe 等。
(2) 某些非金属单质，如 H_2、C 等。
(3) 元素处于低化合价时的氧化物，如 CO、SO_2 等。
(4) 元素处于低化合价时的酸，如 HCl、H_2S 等。
(5) 元素处于低化合价时的盐，如 Na_2SO_3、$FeSO_4$ 等。

化学与医学

几种与医药有关的氧化剂和还原剂

（一）过氧化氢（H_2O_2）

纯净的过氧化氢是无色黏稠液体，可与水以任意比例混合，其水溶液称双氧水。过氧化氢受热、遇光、接触灰尘均易分解生成水和氧气。过氧化氢有消毒杀菌作用。医药上常用质量分数为 0.03 的过氧化氢水溶液做外用消毒剂，清洗创口。

（二）高锰酸钾（$KMnO_4$）

医药上简称PP粉或灰锰氧，为深紫色有光泽的晶体。易溶于水，水溶液的颜色根据含量多少由紫红色到浅红色不等。高锰酸钾是强氧化剂，医药上常用其稀溶液作为外用消毒剂。

（三）碘伏

碘伏是聚乙烯吡咯烷酮与碘的复合物，含有效碘 9%～12%。碘伏原液深棕色，气味小，水溶性好，着色浅，性质稳定。碘伏主要通过释放单质碘（I_2），结合菌体蛋白质的氨基酸使细菌变性，同时氧化细菌原浆蛋白的活性基团，导致微生物死亡。

*第二节　氧化还原反应方程式的配平

简单的氧化还原反应，可用观察法配平：

$$CuO + H_2 \xrightarrow{\triangle} Cu + H_2O$$

对一些复杂的氧化还原反应，很难用观察法配平化学方程式。这里介绍一种氧化还原反应方程式配平方法：化合价升降法。

氧化还原反应本质是发生了电子的转移，电子的转移必然引起参加反应的元素的化合价变化，并且还原剂失去的电子总数和氧化剂得到的电子总数相等。表现在化合价上就是还原剂化合价升高的总数一定等于氧化剂化合价降低的总数，据此可以配平氧化还原方程式。

一、配平原则

化合价升高总数＝化合价降低总数
（还原剂）　　　　（氧化剂）

二、配平步骤

下面以碳与硝酸反应的化学方程式为例，来说明配平步骤。

第一步　写出反应物和生成物的化学式，中间写上"——"。

$$C + HNO_3 \longrightarrow NO_2 + CO_2 + H_2O$$

第二步 标出发生氧化反应和还原反应的元素的正、负化合价。

$$\overset{0}{C} + H\overset{+5}{N}O_3 \longrightarrow \overset{+4}{N}O_2 + \overset{+4}{C}O_2 + H_2O$$

第三步 标出化合价的升高值和降低值。

化合价升高 4

$$\overset{0}{C} + H\overset{+5}{N}O_3 \longrightarrow \overset{+4}{N}O_2 + \overset{+4}{C}O_2 + H_2O$$

化合价降低 1

第四步 通过求最小公倍数方法，使化合价升高的总数和降低的总数相等。

化合价升高 4

$$\overset{0}{C} + H\overset{+5}{N}O_3 \longrightarrow \overset{+4}{N}O_2 + \overset{+4}{C}O_2 + H_2O$$

化合价降低 1×4

第五步 把得到的系数分别写在氧化剂和还原剂分子式前面，其他物质的系数用观察法配平。

$$C + 4HNO_3 \longrightarrow 4NO_2\uparrow + CO_2\uparrow + 2H_2O$$

检查反应前后每一种元素的原子总数是否相等，若相等，把"——"改为"⟶"。

> **课堂互动**
>
> 配平下列氧化还原反应方程式：
> 1. $KMnO_4 + FeSO_4 + H_2SO_4 \longrightarrow MnSO_4 + K_2SO_4 + Fe_2(SO_4)_3 + H_2O$
> 2. $KMnO_4 + HCl \longrightarrow MnCl_2 + Cl_2\uparrow + KCl + H_2O$

*第三节　原电池

我们生活在一个知识爆炸的社会，随着生活水平的不断提高，人们对电池的使用越来越广泛，电池的种类和功能也越来越多。本节我们一起学习有关原电池和化学电源的基本知识。

一、原电池的工作原理

如图 5-1 所示：两个烧杯中盛放的都是稀硫酸，将金属铜片和铁片分别插入稀硫酸溶液中。其中左边烧杯铜片和铁片不接触；右边烧杯中，铜片和铁片上端连在一起，观察现象。

我们发现，在左边的烧杯里，铁片上有气泡冒出，铜片不反应；在右边的烧杯里，铜片上有气泡冒出，铁片上没有气泡。这是什么原因呢？原来，在右边的烧杯里构成了一个小电池，在金属片中有电子流动。

众所周知，物质发生化学反应，常表现出放热或吸热，下面我们来学习能量转化的另一种形式——化学能转变成电能。

将铜片和锌片平行插入盛有稀硫酸溶液的烧杯中,可以看到锌片上有气泡冒出,铜片上没有气泡产生。再用导线把铜片和锌片连接起来(见图5-2),观察铜片上有没有气泡产生。在导线中间接入电流表,观察电流表指针是否偏转?

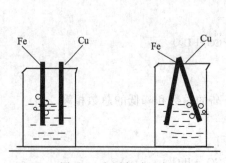

图5-1 金属与酸反应

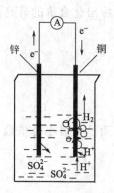

图5-2 原电池示意图

实验表明,用导线连接后,锌片不断溶解,铜片上有气泡产生,电流表指针发生偏转,这说明导线有电流通过。

电流是如何产生的呢?原来,当用导线连接的铜片和锌片一同插入稀硫酸时,由于锌比铜活泼,容易失去电子,锌被氧化成Zn^{2+}而进入溶液,电子由锌片通过导线流向铜片,溶液中的H^+从铜片上获得电子被还原成氢原子,氢原子结合成氢分子从铜片上放出。

锌片: $Zn - 2e^- \longrightarrow Zn^{2+}$ (氧化反应)

铜片: $2H^+ + 2e^- \longrightarrow H_2\uparrow$ (还原反应)

通过实验,上述氧化还原反应产生了电流。

$$\overset{2e^-}{\overset{\frown}{Zn + 2H^+}} \longrightarrow Zn^{2+} + H_2\uparrow$$

我们把这种利用氧化还原反应将化学能转变成电能的装置,称为原电池。

在原电池中,电子流出的一极是负极(如锌片),电极被氧化;电子流入的一极是正极(如铜片),H^+在正极上被还原。

我们也可以用同样的原理,把其他的氧化还原反应设计成各种不同的电池。在这些电池中,一般都是用还原性较强的物质做负极,用氧化性较强的物质做正极。

根据原电池的原理,科学家们制作了多种电池,如干电池、蓄电池、充电电池、高能电池等,以满足人们不同的需要。在科技高速发展的今天,电池发挥着越来越重要的作用,大到宇宙火箭、人造卫星、飞机,小到手机、照相机、心脏起搏器等,都离不开各种各样的电池。

二、化学电源

原电池结构简单,使用时间长了就不能产生电流了。现在的电池工业已经能够制造出各种各样的实用电池,广泛应用于日常生活、生产和科技等方面。

下面简单介绍几种常见电池和新型电池。

(一) 干电池

手电筒中使用的电池一般是普通的锌-锰干电池，结构见图 5-3。

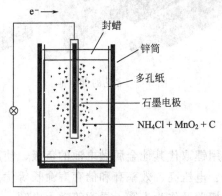

图 5-3 干电池示意图

插在电池中央的石墨棒是正极，顶端有一铜帽；在石墨棒的周围填满二氧化锰和炭黑的混合物，并用离子可以通过的长纤维纸做隔膜；隔膜外是调成糊状的氯化铵，作为电解质溶液；最外面是由锌筒制成的干电池外壳，它作为负极；电池顶部用蜡和火漆封口。

资料

锌-锰干电池内的主要反应：

负极（锌筒）：$Zn - 2e^- \longrightarrow Zn^{2+}$

正极（石墨）：$2MnO_2 + 2NH_4^+ + 2e^- \longrightarrow Mn_2O_3 + 2NH_3\uparrow + H_2O$

总反应：$Zn + 2MnO_2 + 2NH_4^+ \longrightarrow Zn^{2+} + Mn_2O_3 + 2NH_3\uparrow + H_2O$

这种电池的电量小，而且在放电过程中容易发生气胀或漏液。因此，随着科技的发展和人们对电池产品要求的不断提高，体积小、性能更好的碱性锌-锰电池应运而生。这类电池的重要特征是电解液由原来的中性变为离子导电性更好的碱性，负极也由锌片变为锌粉，反应面积成倍增长，使放电电流大幅度提高，比原来普通的锌-锰电池增加几倍。

(二) 蓄电池

见图 5-4。

目前普通汽车及电动车上使用的电池，大多是铅蓄电池。铅蓄电池的构造是用含锑 5%~8% 的铅锑合金铸成隔板，在隔板上分别填充 PbO_2 和铅作为正极和负极，二者交替排列而成。在电极之间充有密度为 1.25~1.28g/cm³ 的 H_2SO_4 溶液。由于铅蓄电池的电压稳定，使用方便、安全、可靠，可以循环使用，因此是广泛应用于国防、科研、交通、生产和生活的化学电源。

除了铅蓄电池外，还有多种蓄电池，例如，镍-镉可充电电池、银-锌蓄电池等，由于它们质量轻、体积小，广泛应用于收录机、电话机、人造卫星、宇宙火箭等。

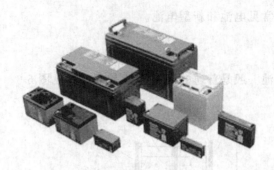

图 5-4　常见的蓄电池

（三）锂电池

锂是密度最小的金属，用锂取代其他金属做电池的负极，使用寿命大大延长。锂电池是一种高能电池，具有质量轻、电压高、效率高和储存寿命长等优点，被广泛应用于电脑、照相机、手机、手表、心脏起搏器及作为火箭、导弹等动力电源。

（四）新型燃料电池

燃料电池与前面介绍的电池不同。它不是把还原剂、氧化剂物质全部储藏在电池内，而是在工作时，不断从外界输入，同时将电极反应产物不断排出电池。因此，燃料电池是名副其实的把能源中燃料燃烧反应的化学能直接转化为电能的"能量转换器"。燃料电池的能量转化率很高，可达70%以上。氢氧燃料电池是目前不污染环境、备受青睐的燃料电池。

另外还有甲烷、煤气等燃料，空气、氯气等氧化剂也可以作为燃料电池的原料，这里不再赘述。

需要特别说明的是，各种电池在带给人们生活、工作便利的同时，废旧电池的回收和利用也是不容忽视的问题。废旧电池中含有多种重金属和酸、碱等有害物质，随意丢弃，对生态环境和公众健康危害很大。废电池渗出的重金属离子如 Hg^{2+} 等将造成地下水和土壤的污染，威胁人类健康。另一方面，废电池中的有色金属是宝贵的自然资源，加强对废旧电池的回收和利用，不仅可以减少对我们生存环境的破坏，而且也是对资源的节约。

本章小结

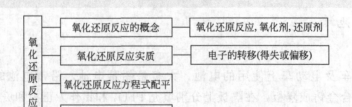

练 习 题

一、名词解释

1. 氧化还原反应　2. 氧化剂　3. 还原剂　4. 原电池

二、选择题

1. 在 $2H_2SO_4(浓)+Cu \longrightarrow CuSO_4+SO_2\uparrow+2H_2O$ 的反应中，Cu 是（   ）。
   A. 氧化剂
   B. 还原剂
   C. 既是氧化剂又是还原剂
   D. 既不是氧化剂又不是还原剂

2. 有关氧化还原反应的错误观点是（   ）。
   A. 反应前后元素的化合价有升降变化
   B. 反应中发生了电子的转移
   C. 有氧元素参加的反应
   D. 氧化反应和还原反应一定同时存在

3. 下列反应中属于氧化还原反应的是（   ）。
   A. $CaCO_3 \longrightarrow CaO+CO_2$
   B. $Na_2O+H_2O \longrightarrow 2NaOH$
   C. $Na_2CO_3+2HCl \longrightarrow 2NaCl+CO_2\uparrow+H_2O$
   D. $4HNO_3 \longrightarrow 4NO_2\uparrow+O_2\uparrow+2H_2O$

4. 硫代硫酸钠（$Na_2S_2O_3$）与稀 H_2SO_4 溶液发生如下反应：$Na_2S_2O_3+H_2SO_4 \longrightarrow Na_2SO_4+SO_2\uparrow+S\downarrow+H_2O$，反应中既是氧化剂又是还原剂的是（   ）。
   A. $Na_2S_2O_3$
   B. H_2SO_4
   C. SO_2
   D. S

5. 在化学反应中，必须加入还原剂才能实现的是（   ）。
   A. $NaCl \longrightarrow AgCl$
   B. $H_2O \longrightarrow O_2$
   C. $KClO_3 \longrightarrow KCl$
   D. $MnO_2 \longrightarrow KMnO_4$

6. 某元素在化学反应中，由化合态（化合物）变为游离态（单质），则该元素（   ）。
   A. 一定被氧化
   B. 一定被还原
   C. 可能被氧化，也可能被还原
   D. 以上都不是

7. 农药波尔多液不能用铁制容器盛放，是因为铁能与该农药中的硫酸铜起反应。在该反应中，铁（   ）。
   A. 是氧化剂
   B. 是还原剂
   C. 得到电子
   D. 化合价降低

8. 下列叙述不正确的是（   ）。
   A. 化合反应不一定是氧化还原反应
   B. 分解反应不一定是氧化还原反应
   C. 置换反应一定是氧化还原反应
   D. 复分解反应一定是氧化还原反应

三、填空题

1. 氧化还原反应的实质是反应中发生了_____。物质_____电子的反应是氧化反应；物质_____电子的反应是还原反应。

2. 在 $2H_2S+SO_2 \longrightarrow 3S+2H_2O$ 反应中，_____得到电子，化合价_____，_____是氧化剂；_____失去电子，化合价_____，_____是还原剂。

3. 原电池是_____的装置。在铜-锌原电池中，_____是正极，发生_____反应；_____是负极，发生_____反应。

四、简答题

下列各化学反应中，哪些是氧化还原反应？是氧化还原反应的，指出哪种物质是氧化剂，哪种物质是还原剂？

1. $2KMnO_4+16HCl \longrightarrow 2MnCl_2+5Cl_2\uparrow+2KCl+8H_2O$

2. $2KI+Cl_2 \longrightarrow 2KCl+I_2$

3. $CaO+H_2O \longrightarrow Ca(OH)_2$

4. $2KClO_3 \longrightarrow 2KCl+3O_2\uparrow$

5. $2FeCl_3+2HI \longrightarrow 2FeCl_2+2HCl+I_2$

五、配平下列氧化还原反应方程式

1. $Cu + HNO_3(稀) \longrightarrow Cu(NO_3)_2 + NO\uparrow + H_2O$
2. $Cu + H_2SO_4(浓) \longrightarrow CuSO_4 + SO_2\uparrow + H_2O$
3. $KI + H_2O_2 + H_2SO_4 \longrightarrow I_2 + K_2SO_4 + H_2O$
4. $K_2Cr_2O_7 + HCl \longrightarrow CrCl_3 + KCl + Cl_2\uparrow + H_2O$

第六章
常见的非金属元素及重要的化合物

在元素周期表中非金属元素种类不多,但在医药卫生和人们的日常生活中却有着广泛的应用。例如,在医药卫生上常以碘伏或3%的H_2O_2水溶液作为外用消毒剂或清洗创口,在日常生活中为了防止形成龋齿提倡人们使用含氟牙膏,为治疗甲状腺激素缺乏症提倡人们食用含碘盐,在清洁卫生时常用厕洁灵或"84"消毒液对卫生间进行消毒灭菌。由此可见,非金属元素及其化合物与我们的日常生活紧密相关。本章我们来学习一下常见的非金属元素及重要的化合物。

学习目标

1. 说出氯气的物理性质、化学性质及主要用途。
2. 说出漂白粉的有效成分并解释其漂白、消毒杀菌的原理。
3. 比较卤素单质的主要化学性质并说出递变规律,能进行卤离子的鉴别。
4. 说出氧、硫、碳、氮及其主要化合物的化学性质及用途。
5. 知道硅、硅酸及硅酸盐的主要性质。

第一节 卤 素

位于元素周期表中第ⅦA族的元素总称为卤族元素,简称为卤素。其包括氟(F)、氯(Cl)、溴(Br)、碘(I)、砹(At),其中砹为放射性元素。卤素在希腊原文中即成盐的意思,因为这些元素是典型的非金属元素,其与典型的金属(碱金属)化合生成典型的盐而得名。卤素中以氯及其化合物最为重要,本节将重点介绍氯及其化合物的性质、用途,并对氟、溴、碘作简要介绍。

一、氯气及其化合物

(一)氯气(Cl_2)

1. 氯气的物理性质

常温下氯气是一种黄绿色有强烈刺激性气味的有毒气体,吸入少量氯气会使鼻和喉头黏膜受到刺激,引起胸部疼痛和咳嗽,吸入过量会造成中毒乃至死亡。所以在实验室闻氯气时必须十分小心,应该用手在瓶口上方轻轻扇动,使极少量的氯气飘进鼻孔。

氯气比空气重,密度约为空气的 2.5 倍,能溶于水,1 体积水能溶解 2 体积的氯气,氯气的水溶液称为氯水,氯水为混合物,主要成分有氯分子(Cl_2)、盐酸(HCl)、次氯酸(HClO)和水(H_2O)。

在常温下将氯气加压到 600~800kPa 或在常压下冷却到 -34.6℃ 即会变成黄绿色油状液体。继续降温至 -101℃,液态氯可变为固态氯。

2. 氯气的化学性质

氯气的化学性质非常活泼,能与金属、非金属、水、碱等物质发生反应,是常用的氧化剂。

(1)与金属反应　氯气能与绝大多数的金属直接化合生成金属氯化物。例如金属钠在氯气中能剧烈的燃烧生成白色的氯化钠固体。其反应式为:

$$2Na + Cl_2 \xrightarrow{\text{燃烧}} 2NaCl$$

> 👆 **观察与思考**
>
> **铜在氯气中燃烧**
>
> 用坩埚钳夹住一束铜丝,烧到红热后立即放入充满氯气的集气瓶中。观察发生的现象。冷却后将少量的水注入集气瓶中,用玻璃片把瓶口盖住,振荡,观察溶液的颜色。
>
> 提示: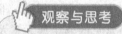
>
> $CuCl_2$ 溶于水呈蓝绿色,溶液中 $CuCl_2$ 浓度不同时,颜色略有不同
>
> 实验结果表明:铜丝在氯气中剧烈燃烧,注入水后溶液呈蓝绿色。

(2)与非金属反应　氯气能与某些非金属直接化合(惰性气体、碳、氮除外)。例如,在光照或加热的条件下,氯气与氢气能迅速化合生成氯化氢气体,并发生猛烈的爆炸。

$$Cl_2 + H_2 \xrightarrow{\text{光照}} 2HCl$$

(3)与水反应　氯气的水溶液称为氯水,因其含有氯气而呈黄绿色。溶解的氯气中有部分可与水反应生成盐酸和次氯酸。

$$Cl_2 + H_2O \longrightarrow HCl + HClO$$

次氯酸是强氧化剂,能杀死水中的细菌,所以氯气常用于自来水的杀菌消毒。次氯酸除了杀菌以外还可用作棉、麻、纸张的漂白剂。但次氯酸不稳定,易分解放出氧气,当氯水受到光照或加热时次氯酸的分解速率加快。分解反应为:

$$2HClO \xrightarrow{\text{光照}} 2HCl + O_2 \uparrow$$

> 👆 **课堂互动**
>
> **氯气的漂白作用**
>
> 取干燥和湿润的红色布条各一块,分别放入两个盛有氯气的集气瓶中,观察现象。
>
> 提示:氯气与水反应生成次氯酸,次氯酸具有漂白作用。
>
> 实验结果表明:湿润的红色布条褪色,干燥的布条没有褪色。

(4)与碱反应　氯气与碱反应生成次氯酸盐、金属氯化物和水。例如:

$$2NaOH + Cl_2 \longrightarrow NaClO + NaCl + H_2O$$

工业上将氯气通入石灰乳中制备漂白粉（又称氯石灰），其反应式为：
$$2Cl_2 + 2Ca(OH)_2 \longrightarrow Ca(ClO)_2 + CaCl_2 + 2H_2O$$

漂白粉是带有氯气气味的白色粉末，是次氯酸钙、氯化钙和氢氧化钙的混合物，其中次氯酸钙是有效成分，又称为漂白精，其与水反应生成次氯酸，因而具有漂白、杀菌作用。反应式为：
$$Ca(ClO)_2 + 2H_2O \longrightarrow Ca(OH)_2 + 2HClO$$

若在漂白粉水溶液中加入少量的盐酸或硫酸，则会产生大量的次氯酸，使漂白作用大大增强。
$$Ca(ClO)_2 + 2HCl \longrightarrow CaCl_2 + 2HClO$$

漂白粉不仅用于棉、麻、纸张的漂白，也广泛地用于饮用水、游泳池、厕所等场所的消毒灭菌。

漂白粉不稳定，光照、加热、潮湿及酸性物质均能使其分解而失效。例如，漂白粉在潮湿的空气中能与空气中的二氧化碳、水蒸气反应而失效。反应式为：
$$Ca(ClO)_2 + CO_2 + H_2O \longrightarrow 2HClO + CaCO_3\downarrow$$

所以，应将漂白粉储存在阴凉、干燥、通风的环境中。

3. 氯气的用途

氯气是一种重要的化工原料，可用于制造盐酸、漂白粉、聚氯乙烯塑料及氯仿、四氯化碳等有机溶剂。也常用作饮用水、游泳池的消毒剂。

（二）氯化物

氯气是非常活泼的非金属元素，能与绝大多数的金属和部分的非金属反应，形成的氯化物种类很多，如氯化氢、氯化钠、氯化钾、氯化钙等，本节主要介绍常用的氯化氢和氯化钠。

1. 氯化氢（HCl）

氯化氢是无色具有刺鼻性臭味的气体。比空气重，易溶于水，常温下1体积的水能溶解500体积的氯化氢气体，同时放出大量的热。氯化氢的水溶液称为氢氯酸，俗称盐酸。纯净的盐酸是无色有刺激性气味的液体，是重要的强酸之一，具有酸的一切通性，即能与金属、碱、碱性氧化物等作用生成盐。

> **化学与生活**
>
> **化学试剂在家庭生活中的运用**
>
> 在家庭生活中，常用厕洁灵除去卫生间中的污垢，或用"84"消毒液进行消毒灭菌。但二者不能混合使用，因为厕洁灵的主要成分是盐酸，"84"消毒液的主要成分是次氯酸钠，二者混合时能发生化学反应，生成有毒且具有刺激性气味的氯气，氯气浓度低时可引起咳嗽、胸闷，浓度高时能损伤肺泡，造成呼吸困难或肺水肿。其反应式为：
> $$NaClO + 2HCl \longrightarrow NaCl + Cl_2\uparrow + H_2O$$
>
> 所以在清洁卫生时一般情况下是先用厕洁灵刷洗，然后用水将厕洁灵冲洗净后，再用"84"消毒液进行消毒灭菌。

2. 氯化钠（NaCl）

氯化钠俗称食盐，纯净的氯化钠是无色透明的立方晶体，通常见到的都是白色细小颗粒,熔点为801℃,氯化钠是人体正常生理活动不可缺少的物质,所以每天要摄入适量的食盐来补充通过尿液、汗液等排泄掉的氯化钠。在临床上常用氯化钠配制生理盐水,主要用于治疗出血过多或严重腹泻引起的失水症,也可用来洗涤创伤伤口。

二、卤族元素

氟、氯、溴、碘元素的原子结构和性质具有一定的相似性,同时又体现出一些规律性的变化。

(一)卤素单质的性质

1. 物理性质

卤素单质均为双原子分子,其主要物理性质见表6-1。

表6-1 卤素单质的主要物理性质

元素名称	氟	氯	溴	碘
元素符号	F	Cl	Br	I
单质	F_2	Cl_2	Br_2	I_2
单质颜色	淡黄色	黄绿色	棕红色	紫黑色
状态(25℃,101.33kPa)	气体	气体	液体	固体
熔点/℃	−219.2	−101	−7.2	113.5
沸点/℃	−188.1	−34.6	58.8	184.4
溶解度(100g 水)	反应	226cm^3	4.17g	0.029g

卤素单质均为毒性物质,氟为剧毒性气体,腐蚀性较强;溴为剧毒性液体,具有强烈的腐蚀性,能灼伤皮肤并造成难以治愈的创伤,吸入少量就能引起中毒,所以使用时应特别小心,溴微溶于水,易溶于四氯化碳、氯仿、酒精等有机溶剂;碘有金属光泽,具有刺激性气味,有很强烈的腐蚀性和毒性,碘受热时易升华,蒸气遇冷直接凝聚成固体,碘微溶于水,易溶于四氯化碳、氯仿、酒精等有机溶剂,碘的酒精溶液称为碘酒,在临床上用于皮肤的消毒灭菌。

2. 化学性质

卤素原子的价电子结构为 ns^2np^5,是典型的非金属元素,表现出较强的化学活泼性,都能与金属和氢气直接化合,并能与水反应。

(1) 与金属反应 卤素单质都能与金属反应生成卤化物,并按 F_2、Cl_2、Br_2、I_2 的顺序反应能力依次减弱。F_2 能与所有的金属直接化合,且反应非常剧烈,并伴随着燃烧和爆炸;Cl_2 能与大多数金属直接化合,但有的需要加热;Br_2、I_2 也能与大多数金属反应,但需要在较高的温度下才能反应。

(2) 与氢气反应 卤素单质都能与氢气反应,但反应的程度及生成的化合物的稳定性按 F_2、Cl_2、Br_2、I_2 的顺序依次降低。

F_2 的活泼性最强,与氢气在低温、暗处就能剧烈的反应并发生爆炸。生成的氟化氢气体很稳定,氟化氢易溶于水,其水溶液称为氢氟酸,有剧毒,有强烈的腐蚀性,会对皮肤造成难以治愈的创伤。

$$H_2 + F_2 \longrightarrow 2HF$$

Br_2 与氢气只有在加热的条件下才能反应,生成的溴化氢不如氯化氢稳定,其水溶液称为氢溴酸。

$$H_2 + Br_2 \xrightarrow{500℃} 2HBr$$

I_2 与氢气的反应必须在强热的条件下才能缓慢反应，并且生成的碘化氢不稳定，又可分解为碘与氢气。碘化氢的水溶液称为氢碘酸。

$$H_2 + I_2 \stackrel{\triangle}{\rightleftharpoons} 2HI$$

卤化氢均为无色有刺激性气味的有毒气体。其水溶液称为氢卤酸，除了氢氟酸为弱酸外，盐酸、氢溴酸、氢碘酸均为强酸，且酸性依次增强。

（3）与水反应　卤素单质都能与水反应，反应程度由 F_2 到 I_2 逐步减弱。氟与水发生剧烈反应，生成氢氟酸和氧气。

$$2F_2 + 2H_2O \longrightarrow 4HF + O_2$$

Br_2、I_2 与水的反应与 Cl_2 相似，反应生成氢卤酸和次卤酸。且按 Cl_2、Br_2、I_2 的顺序逐渐减弱。

（4）与碱反应　卤素与碱反应生成卤化物、次卤酸盐和水（F_2 除外）。

$$2NaOH + X_2 \longrightarrow NaXO + NaX + H_2O$$

（5）卤素单质间的置换反应　按 Cl_2、Br_2、I_2 的顺序，排在前面的卤素单质能把排在后面的从其盐中置换出来。

$$Cl_2 + 2NaBr \longrightarrow 2NaCl + Br_2$$
$$Cl_2 + 2NaI \longrightarrow 2NaCl + I_2$$
$$Br_2 + 2NaI \longrightarrow 2NaBr + I_2$$

（6）碘与淀粉的反应　碘遇淀粉呈蓝色，反应非常灵敏，利用此性质可以检验碘或淀粉的存在。

（二）卤素及其化合物的用途

卤素单质及其化合物在医疗卫生、科研生产和日常生活中有着广泛的用途。例如氟里昂-12 可用于制冷剂，但由于其对大气臭氧层有破坏作用，现在已经被限制使用。CBr_2F_2 是高效灭火剂，对石油和天然气有很好的灭火效能，可在一秒钟内将猛烈的火焰扑灭。聚四氟乙烯是很好的耐腐蚀塑料。氟和碘都是人体必需的微量元素，氟主要积聚在牙齿和骨骼中，氟能促进骨骼的形成，提高骨骼硬度，防止骨骼空洞。牙齿中的氟能被牙釉质中的羟磷灰石吸附，形成坚硬的氟磷灰石保护层，以抵抗酸性物质的腐蚀，并抑制嗜酸细菌的活性，从而防止龋齿的形成。但也不能摄入过量，否则会引起氟骨症和斑彩齿。碘在人体内的含量约为 15~20mg，其中 70%~80% 聚集在甲状腺内，其余分布在血清、肌肉、肾上腺、卵巢等组织中。甲状腺内含甲状腺球蛋白（一种含碘蛋白质，呈胶状），是人体内的"碘库"。甲状腺具有分泌甲状腺激素的功能，甲状腺激素是机体最重要的激素之一，它具有维持机体物质和能量代谢、促进大脑和身体生长发育、提高神经系统兴奋等生理作用。人体如果缺碘就会导致一系列生化紊乱和生理功能异常。例如，在碘缺乏地区常发生地方性甲状腺肿大、婴幼儿发育停滞以及智力低下等现象。另外，碘溶于酒精之后的溶液俗称碘酒，在医疗上用于消毒灭菌。溴主要用于医药、农药、感光材料、无机试剂及有机试剂的制备。溴化钠在医疗上可用于镇静剂。

(三) 卤离子的鉴别

鉴定卤离子常用的试剂是硝酸银和稀硝酸，生成的卤化银沉淀的颜色分别是：氯化银为白色，溴化银为淡黄色、碘化银为黄色，三种沉淀均难溶于水和稀硝酸。

> **观察与思考**
>
> **卤离子的鉴别**
>
> 将少量的硝酸银溶液分别滴入盛有氯化钠、溴化钾、碘化钾溶液的三支试管中，观察发生的现象。然后向3支试管中分别加入少量的稀硝酸，观察有何变化。
>
> 提示：
> $$NaCl + AgNO_3 \longrightarrow NaNO_3 + AgCl \downarrow （白色）$$
> $$KBr + AgNO_3 \longrightarrow KNO_3 + AgBr \downarrow （淡黄色）$$
> $$KI + AgNO_3 \longrightarrow KNO_3 + AgI \downarrow （黄色）$$
>
> 实验结果表明：三支试管中分别生成白色、淡黄色、黄色沉淀。加入稀硝酸后沉淀不溶解。

第二节 氧族元素

一、氧族元素的通性

位于周期表中第ⅥA族的元素总称为氧族元素，其包括氧（O）、硫（S）、硒（Se）、碲（Te）、钋（Po）五种元素。其中钋为放射性元素。氧族元素的主要性质见表6-2。

表6-2 氧族元素及单质的主要性质

元素名称	氧	硫	硒	碲
元素符号	O	S	Se	Te
原子序数	8	16	34	52
主要化合价	-2	$-2, +4, +6$	$-2, +4, +6$	$-2, +4, +6$
单质	O_2	S	Se	Te
熔点/℃	-218.55	112.85	216.85	1389.85
沸点/℃	-187.15	444.8	684.85	—
颜色	无色	黄色	灰色	银白色
状态	气体	固体	固体	固体

氧族元素是活泼的非金属元素，其价电子构型为 ns^2np^4，最外层有6个电子，所以氧族元素的最低化合价为 -2 价，氢化物的通式为 H_2R。最高化合价为 $+6$ 价（氧除外），最高价氧化物的通式为 RO_3。

二、氧元素的单质和化合物

（一）氧气（O_2）

氧元素在地壳中的含量最多，遍及岩石层、水层和大气层。岩石中氧主要以氧化物和含氧酸盐的形式存在，约占地壳质量的48%。海水中，氧约占海水质量的89%。在大气层中，氧以单质的状态存在，约占大气质量的 23%，氧气与动物呼吸、生物腐烂和燃烧等现象有着密切的关系。由此可见，氧是自然界分布最广、用途最多的一种元素。

氧气是一种无色、无味的气体。化学性质非常活泼，能与大多数金属和许多非金属直接化合生成氧化物。如：

$$2Ca+O_2 \longrightarrow 2CaO$$
$$4Al+3O_2 \longrightarrow 2Al_2O_3$$
$$S+O_2 \longrightarrow SO_2$$
$$C+O_2 \longrightarrow CO_2$$

（二）臭氧（O_3）

臭氧是由氧元素组成的氧的另一种单质，与氧气互为同素异形体（由同种元素组成的不同单质称为同素异性体，也称为同素异形体）。臭氧是淡蓝色的气体，有鱼腥味。臭氧不稳定，在常温下即可缓慢分解，若经紫外线辐射、催化剂（二氧化锰、二氧化铅、铅黑等）或加热到 164℃ 以上则能迅速分解。

$$2O_3 \rightleftharpoons 3O_2$$

臭氧具有很强的氧化性，除铂、金以外，其能氧化所有的金属和大多数的非金属。

> ▶ **知识拓展**
>
> **臭氧层的形成及作用**
>
> 在强雷雨放电的天空中，空气中的氧气可以转化成臭氧，大气中的臭氧含量仅为一亿分之一，在距离地面 20~30km 的平流层中，存在着臭氧层，其浓度因海拔高度而异。臭氧层是氧气吸收了太阳光短波紫外线（185nm）后形成的，当波长为 200~320nm 的紫外线照射臭氧层时，又会使其分解为氧气。臭氧层能吸收太阳光中大量的紫外线中对生物有害的部分 UV-B(UV-B 是紫外线的一段波长，波长为 290~300nm)。同时，由于紫外线是平流层的热能来源，臭氧分子是平流层大气的重要组成部分，所以臭氧层在平流层的垂直分布对平流层的温度结构和大气运动起着决定性的作用，发挥着调节气候的重要功能。所以臭氧层可以说是地球的保护层。

臭氧是世界公认的广谱、高效杀菌剂，在许多领域有着广泛的应用。臭氧在一定的浓度下，可迅速杀灭水中和空气中的细菌，且被还原成氧气，因此臭氧是一种绿色环保的消毒剂。臭氧在溶解于水的过程中，除能杀灭水中的细菌外，还能分解水中的有机污染物，同时对水有脱色作用，所以臭氧常用于饮用水、医用水的消毒、食品厂和药厂的空气消毒、污水处理、造纸漂白等。不过，由于浓度过高的臭氧对人体有害，所以对场所内空气进行消毒时，必须是在消毒后经过 30~60min 才能进入。

（三）过氧化氢（H_2O_2）

纯净的过氧化氢是一种无色的黏稠液体，易溶于水，其水溶液俗称双氧水。过氧化氢的性质不稳定，常温下能缓慢分解，但若受热、光照或有重金属离子、催化剂的存在，则能迅速分解。例如：

$$2H_2O_2 \xrightarrow{MnO_2} 2H_2O + O_2 \uparrow$$

H_2O_2 既具有氧化性又具有还原性，在酸性溶液中表现出较强的氧化性，例如：

$$H_2O_2 + 2KI + 2HCl \longrightarrow 2KCl + 2H_2O + I_2$$

H_2O_2 的还原性较弱，只有遇到强氧化剂时才能表现出还原性，例如：

$$2KMnO_4 + 5H_2O_2 + 3H_2SO_4 \longrightarrow K_2SO_4 + 2MnSO_4 + 5O_2 \uparrow + 8H_2O$$

由于过氧化氢具有强氧化性且无污染，因此应用非常广泛。在医药上用3%双氧水作为杀菌剂，用来洗涤化脓性伤口、洗耳和漱口。在工业上用于漂白棉、麻、丝织物、皮毛、象牙、羽毛等含动物蛋白的物质，而大多数其他漂白剂会损伤这类物质。纯过氧化氢可被用作火箭燃料氧化剂。在化工生产中用来制取无机过氧化物和有机过氧化物。

三、硫和硫的化合物

（一）硫

单质硫俗称硫黄，是一种黄色晶体，不溶于水，易溶于二硫化碳、四氯化碳等有机溶剂。硫的化学性质比较活泼，可形成 -2、$+4$、$+6$ 价化合物。硫可与许多金属以及 H_2、O_2 等非金属反应。如：

$$S + Fe \xrightarrow{\triangle} FeS$$

$$S + H_2 \xrightarrow{\triangle} H_2S$$

$$S + O_2 \xrightarrow{\triangle} SO_2$$

硫的用途很广，其中大部分用于制造硫酸，部分用于生产橡胶制品、纸张、黑色火药、火柴、硫酸盐、硫化物等，在医药上用来制造硫黄软膏，以治疗皮肤病。

（二）硫的化合物

1. 硫化氢（H_2S）

硫化氢是无色、有臭鸡蛋气味的气体，有剧毒，少量吸入即可引起头痛、晕眩，大量吸入时可使人昏迷甚至死亡。硫化氢是一种大气污染物，空气中的含量不得超过 0.01mg/L。硫化氢能溶于水，常温下1体积水能溶解2.6体积的硫化氢，其水溶液称为氢硫酸。

硫化氢具有还原性，能在空气中燃烧，空气充足时可生成二氧化硫，空气不足时则生成单质硫，反应如下：

$$2H_2S + 3O_2 \xrightarrow{燃烧} 2SO_2 + 2H_2O$$

$$2H_2S + O_2 \xrightarrow{燃烧} 2S + 2H_2O$$

2. 二氧化硫（SO_2）

二氧化硫是一种无色有刺激性气味的有毒气体，空气中二氧化硫含量大于 0.2% 就会使人中毒。二氧化硫是酸性氧化物，易溶于水，常温下1体积水能溶解40体积的二氧化硫，这是产生酸雨的主要原因之一，可直接伤害农作物。二氧化硫的水溶液称为亚硫酸，亚硫酸不稳定易分解。即：
$$SO_2 + H_2O \rightleftharpoons H_2SO_3$$

二氧化硫既具有氧化性又具有还原性。如：
$$SO_2 + 2H_2S \longrightarrow 3S + 2H_2O$$
$$2SO_2 + O_2 \xrightarrow{V_2O_5} 2SO_3$$

工业上可用二氧化硫做漂白剂，因为二氧化硫能与某些有机色素结合成无色的化合物，但这种无色化合物不稳定，久置或受热后会分解而呈现原来的颜色。所以经过二氧化硫漂白过的草帽、纸张等物品日久后会逐渐变色。

课堂互动

二氧化硫与氯水都具有漂白作用，分析二者的漂白原理有何不同？

3. 三氧化硫（SO_3）

三氧化硫在常温下是无色易挥发的液体，属于酸性氧化物，遇水剧烈反应生成硫酸，同时放出大量的热。反应如下：
$$SO_3 + H_2O \longrightarrow H_2SO_4 + Q$$

4. 硫酸（H_2SO_4）

纯硫酸是一种无色的油状液体。98.3%的硫酸沸点为338℃，能与水以任意的比例混合，同时产生大量的热，因此稀释浓硫酸时，应将浓硫酸慢慢溶入水中，并且不断搅拌，绝对不能将水倒入硫酸中，否则会使酸局部温度过高产生沸腾，造成飞溅伤人。

硫酸是一种难挥发性强酸，具有酸的一切通性，如使指示剂变色、与碱和金属氧化物反应等。除此，浓硫酸还具有以下特性：

（1）脱水性　浓硫酸能按水的组成比例脱去纸屑、棉布、锯末、白糖等有机物中的氢、氧元素，使有机化合物发生反应生成黑色的炭。如：
$$C_{12}H_{22}O_{11}(蔗糖) \xrightarrow{浓 H_2SO_4} 12C + 11H_2O$$

（2）吸水性　浓硫酸具有强烈的吸水性，因此在工业上和实验室中常用浓硫酸来干燥氯气、氢气、二氧化碳等气体。

（3）强氧化性　浓硫酸是一种强氧化剂，在加热的条件下能与多数金属（金、铂除外）和非金属反应。如：
$$C + 2H_2SO_4(浓) \xrightarrow{\triangle} CO_2\uparrow + 2SO_2\uparrow + 2H_2O$$
$$Cu + 2H_2SO_4(浓) \xrightarrow{\triangle} CuSO_4 + SO_2\uparrow + 2H_2O$$

观察与思考

浓硫酸的脱水作用

在白色点滴板的3个凹穴内，分别放入少量的纸屑、一团棉花、少量的白糖，然后分别滴加几点浓硫酸，观察3个凹穴内的物质颜色和状态的变化。

提示：纸屑、棉花、白糖都是有机化合物。

实验结果：3个凹穴中的物质都变成了黑色块状物。

第三节 氮族、碳族元素

氮族元素位于周期表中第ⅤA族，其包括氮（N）、磷（P）、砷（As）、锑（Sb）、铋（Bi）五种元素。其价电子结构为 ns^2np^3，所以本族元素的最低化合价为 -3 价，氢化物的通式为 RH_3；最高化合价为 $+5$ 价，最高价态的氧化物通式为 R_2O_5。

碳族元素位于周期表中第ⅣA族，其包括碳（C）、硅（Si）、锗（Ge）、锡（Sn）、铅（Pb）五种元素。价电子结构为 ns^2np^2，所以本族元素的主要化合价是 $+4$ 价，有时也呈现 $+2$ 价，最低价态的氢化物通式为 RH_4，最高价态的氧化物通式为 RO_2。在本节中主要介绍氮、碳、硅及其化合物。

一、氮气和氮的化合物

（一）氮气（N_2）

氮气是无色、无味、无臭的气体，以游离状态存在于空气中，约占空气体积的 78%，是空气的主要组成部分。氮气在水中的溶解度很小，通常情况下，1 体积的水大约溶解 0.02 体积的氮气。氮气不能燃烧，也不支持燃烧，生物在氮气中不能生存。

通常情况下，氮气的化学性质不活泼，只有在高温、高压、放电等条件下才能与氢气、氧气及某些金属发生反应。如：

$$N_2 + 3Mg \xrightarrow{\text{点燃}} Mg_3N_2$$

$$N_2 + O_2 \xrightarrow{\text{放电}} 2NO$$

$$N_2 + 3H_2 \xrightleftharpoons[\text{催化剂}]{\text{高温,高压}} 2NH_3$$

（二）氮的化合物

1. 一氧化氮（NO）

一氧化氮是无色的气体，不溶于水，在常温下很容易被空气中的氧气氧化成红棕色的二氧化氮。

$$2NO + O_2 \longrightarrow 2NO_2$$

2. 二氧化氮（NO_2）

二氧化氮是具有刺激性气味、有毒的红棕色气体，易溶于水，与水反应生成硝酸和一氧化氮，工业上利用这一性质制取硝酸。

$$3NO_2 + H_2O \longrightarrow 2HNO_3 + NO$$

二氧化氮易被压缩成液体，低温时易聚合成无色的四氧化二氮气体，四氧化二氮不稳定，温度升高时又分解生成二氧化氮。

$$2NO_2(\text{红棕色}) \rightleftharpoons N_2O_4(\text{无色}) + Q$$

> **知识链接**
>
> ### 酸雨的形成与危害性
>
> 酸雨是指 pH 小于 5.6 的雨水、冻雨、雪、雹、露等大气降水。经分析测定酸雨中硫酸占 60%、硝酸占 32%、盐酸占 6%，其余是碳酸和少量的有机酸。大气中的二氧化硫、二氧化氮是形成酸雨的罪魁祸首。二氧化硫、二氧化氮主要来源于煤和石油的燃烧，它们在空气中氧化剂的作用下形成溶解于雨水的几种酸。在酸雨地区，湖泊酸化，土壤酸化贫瘠，造成渔业、粮食减产，森林衰退，建筑物被腐蚀，文物面目全非。所以保护环境，保护地球是我们的责任。例如我国规定二氧化硫在空气中的含量不得超过 0.02mg/L，二氧化碳的浓度不得高于 0.03%。

3. 硝酸（HNO_3）

常温下硝酸是无色、易挥发、有刺激性气味的液体，易溶于水，可以任意比例与水混合。市售的硝酸浓度为 69%。

硝酸是一种强酸，除具有酸的通性外还具有一些特性，如不稳定性、强氧化性等。

$$4HNO_3 \xrightarrow{\triangle} 4NO_2\uparrow + O_2\uparrow + 2H_2O$$

$$Cu + 4HNO_3(浓) \longrightarrow Cu(NO_3)_2 + 2NO_2\uparrow + 2H_2O$$

$$3Cu + 8HNO_3(稀) \longrightarrow 3Cu(NO_3)_2 + 2NO\uparrow + 4H_2O$$

$$C(灼热) + 4HNO_3(浓) \longrightarrow 4NO_2\uparrow + CO_2\uparrow + 2H_2O$$

硝酸的用途广泛，可用于生产化肥、制造炸药（如硝酸甘油、硝铵炸药、苦味酸、TNT 等），也可生产塑料、药物、染料等。

4. 氨（NH_3）

氨是一种无色、具有刺激性气味的气体，能使人的眼结膜充血、喉咙声音沙哑，所以在实验室里制取或使用氨气时，应在通风橱中进行。氨极易溶于水，常温下 1 体积的水能溶解 700 体积的氨气，其水溶液称为氨水。一般市售的氨水相对密度为 0.91，含氨量为 28%。

氨溶于水时大部分的氨与水结合生成一水合氨，一水合氨小部分解离出 NH_4^+ 和 OH^-。

$$NH_3 + H_2O \rightleftharpoons NH_3 \cdot H_2O \rightleftharpoons NH_4^+ + OH^-$$

所以氨水呈弱碱性，能使酚酞指示剂变红。$NH_3 \cdot H_2O$ 不稳定，受热易分解放出氨气。氨除能与水反应外还能与酸反应生成铵盐。如：

$$NH_3 + HCl \longrightarrow NH_4Cl$$

> **化学与医学**
>
> ### 药用氨水的使用
>
> 浓度为 10% 的药用氨水为无色、澄清的液体，有刺激性的氨臭。当患者昏迷虚脱时，让患者吸入 10% 的氨水蒸气，能反射性地兴奋中枢神经，促进患者苏醒。当皮肤被昆虫叮咬后，局部涂抹氨水可减轻疼痛，并有轻微的消毒作用。

5. 铵盐

铵盐是一类由铵根离子和酸根离子组成的化合物,可由氨与相应的酸反应生成。如:

$$NH_3 + HCl \longrightarrow NH_4Cl$$

铵盐都是晶体,易溶于水。固态的铵盐不稳定,受热易分解。

$$NH_4Cl \xrightarrow{\triangle} NH_3\uparrow + HCl\uparrow$$

$$NH_4HCO_3 \xrightarrow{\triangle} NH_3\uparrow + CO_2\uparrow + H_2O$$

二、碳及其化合物

碳在自然界的分布很广,主要以游离态和化合态两种状态存在。

(一) 碳的同素异形体

在通常条件下,碳有三种同素异形体,即金刚石、石墨和无定形碳(常简称为炭)。金刚石是无色、透明、极硬的晶体,其硬度是自然界各物质中最大的,因此常制作成刀具和钻头用来切割玻璃、采矿和开凿隧道;石墨是深灰色不透明的鳞片状晶体,晶体中原子排列和金刚石不同,结晶形状不同,因此物理性质不同,石墨晶体质软、能导电,主要用来制造铅笔芯和电极;无定形碳,如木炭、焦炭等实际上也具有石墨的精细结构,但晶粒较小而且构层零乱、不规则地堆集在一起,主要用于冶金、黑色火药原料、化工原料以及吸附脱色等。

(二) 碳的化合物

化合态的碳在自然界中的分布很广,主要存在于碳酸盐、煤、石油、天然气、石灰石、空气及动植物体内,碳是地球上化合物种类最多的元素。

1. 一氧化碳(CO)和二氧化碳(CO_2)

一氧化碳是无色、无味、无臭的剧毒性气体,空气中含量达到0.05%时即能使人头晕、呕吐、甚至昏迷、窒息而死亡。所以一氧化碳在空气中的最高浓度不得超过0.005%。一氧化碳与水不反应,所以一氧化碳是一种不成盐的氧化物,但一氧化碳可燃烧,燃烧时呈蓝色火焰,其产物是二氧化碳。

$$2CO + O_2 \xrightarrow{燃烧} 2CO_2$$

一氧化碳在高温下具有还原性,可以把许多金属氧化物还原成金属单质。如:

$$3CO + Fe_2O_3 \xrightarrow{\triangle} 2Fe + 3CO_2$$

$$CO + CuO \xrightarrow{\triangle} Cu + CO_2$$

二氧化碳是无色、无臭、略带酸味的气体,比空气重,不可燃烧也不助燃。因此把点着火的木条伸入盛有二氧化碳的容器中,火立即熄灭。人和动物呼吸时呼出的酸性气体就是二氧化碳。含碳物质燃烧和发酵时也产生二氧化碳,例如,煤在空气中燃烧可生成CO_2,但如果空气不足则会使生成的二氧化碳在高温下被碳还原成一氧化碳。

$$C + O_2 \xrightarrow{燃烧} CO_2$$

$$CO_2 + C \xrightarrow{燃烧} 2CO$$

二氧化碳是酸性氧化物,具有酸性氧化物的通性。将二氧化碳通入到澄清石灰水中,可生成白色的碳酸钙沉淀,继续通入二氧化碳,碳酸钙又会溶解生成碳酸氢钙。

$$Ca(OH)_2 + CO_2 \longrightarrow CaCO_3 \downarrow + H_2O$$
$$CaCO_3 + H_2O + CO_2 \longrightarrow Ca(HCO_3)_2$$

空气中二氧化碳的浓度不得高于 0.03%。若其浓度高于 0.1% 时人们就会感到呼吸困难。

化学与医学

CO 中毒

一氧化碳中毒的原因是其能和人体血液中的血红蛋白结合,使血红蛋白丧失运输氧气的功能,从而造成全身组织缺氧。当发现患者是一氧化碳中毒时要立即将患者搬到通风处进行人工呼吸,然后将患者快速送到附近医院进行抢救。由于二氧化碳能兴奋呼吸中枢,所以对于一氧化碳中毒或麻醉过度的患者也可以让其吸入含 5%~7% 二氧化碳的氧气,以刺激患者的呼吸中枢,让患者恢复呼吸后再进行抢救。

2. 碳酸及碳酸盐

碳酸是二氧化碳溶于水形成的。碳酸极不稳定易分解,只能存在于水溶液中,受热即分解放出二氧化碳。碳酸是二元弱酸,酸性比醋酸还弱。其在水溶液中的解离分两步进行。

$$H_2CO_3 \rightleftharpoons H^+ + HCO_3^- \qquad K_{a_1} = 4.30 \times 10^{-7}$$
$$HCO_3^- \rightleftharpoons H^+ + CO_3^{2-} \qquad K_{a_2} = 5.61 \times 10^{-11}$$

碳酸与碱反应生成碳酸盐。碳酸盐可分为正盐和酸式盐两种。所有的酸式碳酸盐都溶于水,而正盐中只有铵盐、钠盐、钾盐可溶于水。

*三、硅及其化合物

(一)硅(Si)

硅在自然界中的分布很广,主要以二氧化硅和各种硅酸盐等化合态形式存在于地壳中,占地壳总质量的 27%。晶体硅有金属光泽,有较高的熔点、沸点,硬度较大,导电性能介于导体与绝缘体之间,是良好的半导体材料。可用来制造晶体管、集成电路、硅整流器等电子元件及太阳能电池。

硅的化学性质不活泼,只有在高温时才能与卤素、碳、氧、水等直接反应。例如:

$$Si + O_2 \xrightarrow{\triangle} SiO_2$$
$$Si + C \xrightarrow{高温} SiC$$
$$Si + 2H_2O \xrightarrow{高温} SiO_2 + 2H_2 \uparrow$$

(二)二氧化硅(SiO$_2$)

二氧化硅在自然界里的存在形式不下 200 多种,统称为硅石。天然的二氧化硅分为晶体和无定形两大类。晶体二氧化硅主要存在于石英矿中,纯净的无色透明的晶体称为水晶。有些水晶因含有少量杂质而带有不同的颜色,如紫水晶、烟水晶、玛瑙和碧玉等,这些常用于制作光学仪器、电子器件或高级工艺品。普通的砂子是不纯的石英细粒,是玻璃和建筑工业的原料。

二氧化硅不溶于水,不能与水反应生成酸。但二氧化硅是酸性氧化物,能与碱性氧化物、强碱、碳酸钠反应生成硅酸盐。

$$SiO_2 + CaO \xrightarrow{\text{高温}} CaSiO_3$$

$$SiO_2 + 2NaOH \xrightarrow{\text{高温}} Na_2SiO_3 + H_2O$$

$$SiO_2 + Na_2CO_3 \xrightarrow{\text{熔化}} Na_2SiO_3 + CO_2 \uparrow$$

玻璃中含有二氧化硅,所以 NaOH 等强碱能腐蚀玻璃。

(三) 硅酸和硅酸盐

硅酸是一种极弱的酸,酸性比碳酸还弱,不能用二氧化硅与水作用得到,只能用可溶性的硅酸盐与酸作用而制得。

$$Na_2SiO_3 + 2HCl \longrightarrow 2NaCl + H_2SiO_3 \downarrow$$

硅酸不溶于水,很容易形成胶体溶液,生成的硅酸是白色凝胶状,若将其干燥脱水则形成多孔性固体,称为硅胶。硅胶具有较强的吸水能力,因此常用作干燥剂、吸附剂。

> ▶ **知识链接**
>
> **变色硅胶**
>
> 硅胶具有很强的吸水性,常用作干燥剂。制作硅胶时加入少量的氯化钴即可制成变色硅胶,利用氯化钴的颜色变化指示其吸水程度。无水氯化钴是蓝色的,吸收水分以后,颜色逐渐变红,当硅胶颜色由蓝色变为红色时,表示硅胶的吸附能力减弱了,此时将硅胶放入 110℃ 的烘箱内烘干至硅胶呈现蓝色,即可恢复硅胶的吸附能力。

二氧化硅与碱性氧化物、碱或碳酸盐一起加热熔融可制得硅酸盐。常用的硅酸盐主要是钠、钾的硅酸盐。如俗称水玻璃的硅酸钠水溶液,因其能强烈水解使水溶液呈碱性,所以又称为泡花碱,是无色或灰白色的浓稠液体,既不燃烧也不腐败,因此常用作耐火材料、黏合剂、洗涤剂以及木材、织物的防腐、防火剂。

硅酸盐的分布很广,组成也很复杂。例如,约占地壳质量一半的长石类,是由二氧化硅、氧化铝等物质组成的复杂化合物 $Na_2O \cdot Al_2O_3 \cdot 6SiO_2$。工业上用来炼制陶瓷和砖瓦的高黏土,其主要成分是高岭土 $Al_2O_3 \cdot 2SiO_2 \cdot H_2O$。另外由砂子、苏打、石灰石混合后高温煅烧而成的玻璃就是很重要的人造硅酸盐。反应式为:

$$Na_2CO_3 + CaCO_3 + 6SiO_2 \xrightarrow{\triangle} Na_2O \cdot CaO \cdot 6SiO_2 + 2CO_2 \uparrow$$

水泥是由黏土、石灰石煅烧后生成的固体,经碾磨成粉后再加少量的石膏粉混合而成的混合物。

玻璃、陶瓷、水泥等硅酸盐在我国应用十分广泛,为我国现代化建设做出了突出的贡献。

本章小结

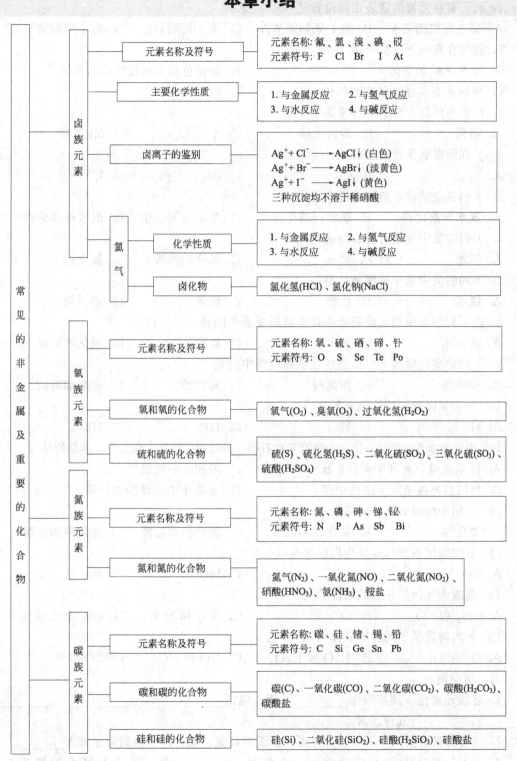

练 习 题

一、选择题

1. 氯元素在元素周期表中的位置是（　　）。
   A. 第2周期第ⅥA　B. 第2周期第ⅦA　C. 第3周期ⅥA　D. 第3周期第ⅦA

2. 氯气在常温下的状态是（　　）。
   A. 无色无味的气体　　　　　　　　B. 淡黄色有臭鸡蛋气味的气体
   C. 黄绿色有刺激性的有毒气体　　　D. 红棕色气体

3. 在下列溶剂中碘的溶解度最小的是（　　）。
   A. 酒精　　　　B. 四氯化碳　　　C. 水　　　　D. KI溶液

4. 下列物质氧化性最强的是（　　）。
   A. F_2　　　B. Cl_2　　　C. Br_2　　　D. I_2

5. 下列各组溶液不能发生反应的是（　　）。
   A. 氯水与溴化钾　B. 氯水与碘化钾　C. 溴水与氯化钠　D. 溴水与碘化钾

6. 下列物质中能使有色布条褪色的是（　　）。
   A. 氯水　　　B. 盐酸　　　C. 氯化钠溶液　　　D. 氯化钙

7. 下列物质中属于纯净物的是（　　）。
   A. 氯水　　　B. 盐酸　　　C. 液氯　　　D. 漂白粉

8. 在下列溶液中滴入淀粉碘化钾溶液后变蓝色的是（　　）。
   A. 食盐水　　　B. 氯水　　　C. 盐酸　　　D. 溴化钾溶液

9. 下列物质在常温下可以盛放在铁制容器中的是（　　）。
   A. 稀硫酸　　　B. 浓硫酸　　　C. 稀盐酸　　　D. 硫酸铜溶液

10. 下列氢卤酸中酸性最弱的是（　　）。
    A. HF　　　B. HCl　　　C. HBr　　　D. HI

11. 用自来水养金鱼时，通常先将自来水日晒一段时间后再注入鱼缸中，其目的是（　　）。
    A. 提高水温，有利于金鱼生长　　　B. 增加水中的氧气
    C. 利用紫外线杀死水中的细菌　　　D. 促进水中次氯酸的分解

12. 可用于检验 SO_4^{2-} 的试剂是（　　）。
    A. 氯化钡　　B. 氯化钡和硫酸　　C. 氯化钡和盐酸　　D. 氯化钠和盐酸

13. 下列物质不能与水发生反应的是（　　）。
    A. CO_2　　　B. NO_2　　　C. SiO_2　　　D. SO_2

14. 造成大气污染并形成酸雨的是（　　）。
    A. CO_2 和 CO　B. CO_2 和 N_2　C. SO_2 和 NO_2　D. CO_2 和水蒸气

15. 下列物质属于同素异形体的是（　　）。
    A. O_2 和 O_3　B. H_2O 和 H_2O_2　C. NO 和 NO_2　D. CO 和 CO_2

二、填空题

1. 卤族元素位于周期表中_____族，包括_____、_____、_____、_____、_____五种元素。

2. 卤素是最活泼的_____元素，活泼性按氟、氯、溴、碘的顺序依次_____。

3. 在 KI 溶液中加入淀粉溶液，溶液呈_____色，再滴入氯水后溶液变为

_____色,原因是发生_____反应。

4. 生理盐水是_____g/L 的_____溶液,其物质的量浓度为_____mol/L,毫渗量为_____mmol/L。

5. 漂白粉的有效成分是_____,漂白粉和氯水都具有漂白作用,原因是其与水反应生成了_____。

6. 氧族元素位于周期表中第_____族,其价电子构型为_____,对应的氧化物的通式为_____、_____,氧化物的水化物的通式为_____、_____。

7. 浓硫酸的特性是具有强烈的_____、_____、_____,用作干燥剂是利用了它的_____性,将蔗糖炭化变黑利用了它的_____性,与不活泼的金属、非金属反应利用了它的_____性。

8. 氮族元素位于周期表中_____族,其包括_____、_____、_____、_____、_____五种元素,其价电子构型为_____,最高正化合价为_____,负化合价为_____。

9. 碳族元素位于周期表中_____族,其包括_____、_____、_____、_____、_____五种元素,其价电子构型为_____,碳和硅的化合物主要以_____键相结合。

10. 将 CO_2 通入澄清的石灰水中,会出现_____,继续通入 CO_2 时则_____,将溶液加热溶液又会_____。

三、简答题

1. 为什么漂白粉在潮湿的空气中容易失效?
2. 氯水和二氧化硫都具有漂白作用,分析二者的漂白原理。

第七章
常见的金属元素及其化合物

金属元素及其化合物,在我们的生活中四处可见。从日常饮食中的微量元素到大型机械都有它们的影子。早在商周时期,我国的青铜冶铸技术、生铁及炼钢技术就已发展到相当高的水平,为现代冶金技术奠定了坚实的基础。金属元素是指那些价层电子数较少,在化学反应中较易失去电子的元素。它们位于元素周期表的左方。本章我们主要介绍几种常见的金属元素及其化合物。

  学习目标

1. 能够说出金属的一般分类。
2. 知道金属与非金属的区别,碱金属的物理和化学性质。
3. 了解碱土金属、过渡金属的性质,重金属污染与防治。
4. 知道铝、铁的主要性质。

*第一节 金属通论

一、金属概述

金属是具有光泽性(即对可见光强烈反射)、富延展性、容易导电、导热等性质的物质。金属的上述特质都与金属晶体内含有自由电子有关。在自然界中,绝大多数金属以化合态存在,少数金属例如金、铂、银以游离态存在。金属矿物多数是氧化物及硫化物,其他存在形式有氯化物、硫酸盐、碳酸盐及硅酸盐。

金属一般分为黑色金属和有色金属。黑色金属是指铁、锰、铬及其合金;有色金属是指除铁、锰、铬及其合金以外的所有金属。有色金属按其密度、价格、性质、在地壳中的储存及分布情况又有多种分类方法。

金属 {
  黑色金属(铁、锰、铬及其合金)
  有色金属 {
    按密度分 轻有色金属(密度小于 4.5g/cm³)和重有色金属(密度大于 4.5g/cm³)
    按价格分 贵金属(如金、银、铂等)和贱金属
    按性质分 普通金属和准金属(性质介于金属和非金属之间的元素,如硅、锗、硒、碲、锑等)
    按储存及分布等分 稀有金属和普通金属
}
}

二、金属的主要物理性质和化学性质

(一) 金属的物理性质

金属和非金属的物理性质差别显著，见表 7-1。

表 7-1　金属和非金属物理性质的比较

金　属	非　金　属
1. 熔点高(除 Hg、Cs、Ga 外,其他金属熔点均较高)	1. 常温下除了溴为液体外,有的为固体,有的为气体
2. 大多数金属密度较大	2. 一般密度较小
3. 有金属光泽	3. 大多无金属光泽
4. 大多数是热和电的良导体,电阻通常随温度的升高而增大	4. 大多不是热和电的良导体,电阻通常随温度的升高而减小
5. 大多数具有延展性	5. 大多不具有延展性
6. 固体金属大多属金属晶体	6. 固体大多属分子晶体
7. 蒸气大多数是单原子	7. 蒸气(或气体)分子大多是双原子或多原子

(二) 金属的化学性质

金属最主要的化学性质是在化学反应中失去电子变成金属阳离子：

$$M \xrightarrow{-ne^-} M^{n+} (n=1、2、3)$$

各种金属失电子倾向的大小相差甚远，金属活动顺序表可定性地说明金属在溶液中的化学反应活泼性。

金属活动顺序表：K、Ca、Na、Mg、Al、Mn、Zn、Fe、Ni、Sn、Pb、(H)、Cu、Hg、Ag、Pt、Au。

在金属活动顺序表中排在氢以前的金属元素，其化学性质较活泼，常温下能与非氧化性稀酸反应生成氢气；而排在氢以后的金属元素，其化学性质相对比较稳定，不与非氧化性稀酸反应。在金属活动顺序表中排在前边的金属可以把排在后边的金属从其盐溶液中置换出来。

$$Fe + H_2SO_4(稀) \longrightarrow FeSO_4 + H_2 \uparrow$$
$$Zn + CuSO_4 \longrightarrow ZnSO_4 + Cu \downarrow$$

少数金属（如 Al）元素具有两性，既能与酸反应又能与强碱反应，生成氢气和相应的盐。

许多金属还能与相应的配合剂反应生成配合物，此类反应常用于湿法冶金中。

第二节　碱金属和碱土金属

元素周期表中第ⅠA族元素称为碱金属，包括锂、钠、钾、铷、铯、钫六种元素。由于本族元素的氧化物溶于水呈强碱性，因而称为碱金属。碱土金属位于周期表中的ⅡA族，包括铍、镁、钙、锶、钡、镭六种元素。由于钙、锶、钡的氧化物在性质上介于"碱性的"和"土性的"（既难溶于水又难熔融的 Al_2O_3 称为"土"）之间，所以这几种元素又称为碱土金属。

一、常见的碱金属及其化合物

（一）钠、钾的物理性质

钠在周期表中位于第 3 周期、第 ⅠA 族；钾位于第 4 周期、第 ⅠA 族，都属于碱金属。碱金属在自然界中均以化合态的形式存在，其中钠和钾元素的丰度较大，分布也十分广泛。地壳中有许多含有钠和钾的矿物质，海水中含有大量的钠和钾的盐类。

碱金属的盐类在无色火焰中灼烧时，火焰会产生特征的焰色，称为焰色实验。分析化学常用焰色实验来初步鉴定某些金属元素的存在。例如：

元素	Li	Na	K	Rb	Cs
火焰颜色	红	黄	紫	紫红	紫红

观察与思考

碱金属的焰色实验

把嵌在玻璃棒上的铂丝在盐酸里蘸洗后，放在酒精灯的火焰里灼烧至与原来火焰颜色一样，再用铂丝分别蘸取碳酸钠溶液、碳酸钾溶液灼烧，看到碳酸钠的火焰呈黄色。隔着蓝色钴玻璃观察碳酸钾火焰呈浅紫色。

1. 钠的物理性质

钠是银白色、质软的金属，可以用刀切割，新切面有光泽（见图 7-1），但在空气中迅速变暗；是热和电的良导体。密度（$0.97g/cm^3$）比水小，能浮在水面上。钠的熔点是 97.81℃，沸点是 882.9℃。

2. 钾的物理性质

钾是银白色的金属，非常柔软，密度为 $0.86g/cm^3$，熔点 63℃。1807 年英国 H.戴维用电解氢氧化钾熔体的方法制得较纯净金属钾。

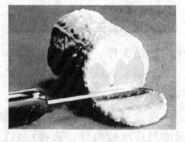

图 7-1 金属钠的新切面

（二）钠、钾的化学性质

钠、钾是很活泼的金属，能直接或间接地与卤素、氧、硫、氮、磷等活泼的非金属元素反应，生成相应的化合物。

1. 钠与非金属的反应

观察与思考

钠与氧气反应

1. 观察用刀切开的钠的表面所发生的变化。
2. 把一小块钠放在石棉网上加热，观察发生的现象。

通过实验我们可以看到在空气中，新切开钠的光亮表面很快就变暗了。这是由于钠与空气中的氧气发生反应，在钠的表面生成了一层氧化物所造成的。

$$4Na + O_2 \longrightarrow 2Na_2O$$

钠在氧气中燃烧得到过氧化钠：

$$2Na+O_2 \xrightarrow{燃烧} Na_2O_2$$

钠除了能与氧气直接化合外还可以与氯气、硫等很多非金属直接化合。钠与硫反应剧烈甚至会发生爆炸，生成硫化钠：

$$2Na+S \xrightarrow{加热} Na_2S$$

2. 钠与水的反应

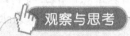

钠与水反应

向一只盛有水的大烧杯中滴加几滴酚酞试液，然后将一小块金属钠投入烧杯中，观察实验现象。

通过实验可看出：钠投入水后会浮在水面上，由不规则块状熔成球状并迅速在水面上游动发出嘶嘶声，最后完全消失，溶液呈红色。反应方程式为：

$$2Na+2H_2O \longrightarrow 2NaOH+H_2\uparrow$$

由于金属钠很活泼，很容易与空气中的 O_2、H_2O 等反应，通常需要保存在煤油或液体石蜡中，密封，置阴凉处保存。工业上用煤油或柴油封装到金属桶中。也有的不用液体石蜡而是用固体石蜡包裹然后封装。

钾的化学性质比钠活泼，遇水即发生燃烧。也需要保存在煤油或液体石蜡中。

（三）钠、钾的重要化合物

1. 普通氧化物

（1）氧化钠（Na_2O）　白色无定形片状或粉末。对湿敏感。400℃以上时分解成过氧化钠和金属钠。遇水发生剧烈反应并放热，生成氢氧化钠，有腐蚀性。与酸类物质能发生剧烈反应。与铵盐反应放出氨气。在潮湿条件下能腐蚀某些金属。不能用钠和氧气直接反应制取，只能用钠还原过氧化钠或硝酸钠来制备。

（2）氧化钾（K_2O）　白色固体，密度 $2.23g/cm^3$，350℃时分解为 K_2O_2。易潮解，易溶于水，并与水化合生成氢氧化钾。不能用钾和氧气直接反应制取，只能用钾还原过氧化钾或硝酸钾来制备。

2. 过氧化物

过氧化物是含有过氧基（—O—O—）的化合物，可看作是 H_2O_2 的衍生物。碱金属和碱土金属在一定条件下均可生成过氧化物，其中最重要的是 Na_2O_2。

过氧化钠（Na_2O_2）是淡黄色粉末，对热稳定，易吸潮，与水或稀酸作用时生成 H_2O_2，H_2O_2 不稳定易分解放出氧气。

Na_2O_2 和水、酸反应：

$$Na_2O_2+2H_2O \longrightarrow 2NaOH+H_2O_2$$
$$Na_2O_2+H_2SO_4 \longrightarrow Na_2SO_4+H_2O_2$$
$$2H_2O_2 \longrightarrow 2H_2O+O_2\uparrow$$

过氧化钠和 CO_2 反应：

$$2Na_2O_2+2CO_2 \longrightarrow 2Na_2CO_3+O_2（放热）$$

由于 Na_2O_2 能和 CO_2 反应放出 O_2，因此，常用于呼吸面具、高空飞行和潜水艇中作为 CO_2 吸收剂和供氧剂。

3. 超氧化物

钾和钙在一定条件下可以生成超氧化物。超氧化物中含有超氧离子（O_2^-）。超氧化物都是强氧化剂，常用于急救器材或消防队员的空气背包中，用以除去 CO_2，并提供 O_2。

4. 氢氧化物

碱金属元素的氢氧化物常温下为白色固体，可溶或易溶于水并放出大量热，在空气中会发生潮解并吸收酸性气体；除氢氧化锂外其余的碱金属氢氧化物都属于强碱，在水中完全解离。

重要的氢氧化物是氢氧化钠（NaOH），俗称烧碱、火碱、苛性钠。常温下是一种白色晶体，具有强腐蚀性。易溶于水，其水溶液呈强碱性，能使酚酞变红。氢氧化钠是一种极常用的碱，是化学实验室的必备药品之一。氢氧化钠在空气中易吸收水蒸气和二氧化碳，对其必须密封保存，且要用橡胶瓶塞。它的溶液可以用作洗涤液。

氢氧化钠溶于水中会完全解离成钠离子与氢氧根离子。

$$NaOH \longrightarrow Na^+ + OH^-$$

可与酸反应

$$NaOH + HCl \longrightarrow NaCl + H_2O$$

氢氧化钠于空气中容易变质，是因为和空气中的二氧化碳反应。

$$2NaOH + CO_2 \longrightarrow Na_2CO_3 + H_2O$$

倘若和过量的二氧化碳反应，则会生成碳酸氢钠，俗称小苏打。

$$Na_2CO_3 + CO_2 + H_2O \longrightarrow 2NaHCO_3$$

氢氧化钠能和玻璃中的 SiO_2 反应生成具有黏结性的硅酸钠（Na_2SiO_3），俗称水玻璃，使得玻璃仪器中的活塞黏着于仪器上，无法再次使用。所以，盛放 NaOH 的玻璃容器不能使用玻璃瓶塞，而应用橡胶瓶塞。

$$2NaOH + SiO_2 \longrightarrow Na_2SiO_3 + H_2O$$

5. 盐

碱金属盐的最大特点是易溶性。几乎所有常见的碱金属盐类都易溶于水。常见的碱金属盐类有：卤化物、硝酸盐、硫酸盐、碳酸盐、磷酸盐和硫化物。我们主要介绍几种常见的钠盐和钾盐。

（1）氯化钠（NaCl） 氯化钠俗称食盐。纯净的氯化钠为无色晶体，易溶于水，水溶液显中性。氯化钠是人体正常活动不可缺少的物质之一，临床上使用的生理盐水就是 9g/L 的氯化钠溶液，用于大量补液和清洗伤口。

（2）碳酸钠（Na_2CO_3）和碳酸氢钠（$NaHCO_3$） 碳酸钠俗称纯碱或苏打，白色粉末，通常含有结晶水，化学式为 $Na_2CO_3 \cdot 10H_2O$。在空气中，碳酸钠晶体很容易风化失去结晶水，并逐渐成为粉末。失水后的碳酸钠称为无水碳酸钠。碳酸氢钠，俗名小苏打，是一种细小的白色晶体。

① 与酸反应 碳酸钠和碳酸氢钠都能与盐酸反应生成二氧化碳。但二者反应的快慢程度不同，碳酸氢钠与酸的反应速率更快些。

$$NaHCO_3 + HCl \longrightarrow NaCl + H_2O + CO_2 \uparrow$$

$$Na_2CO_3 + 2HCl \longrightarrow 2NaCl + H_2O + CO_2 \uparrow$$

② 热稳定性　碳酸钠对热稳定，而碳酸氢钠受热容易分解并放出二氧化碳。反应产生的二氧化碳气体能使澄清的石灰水变浑浊，通常可利用这一性质区别碳酸氢钠和碳酸钠。

观察与思考

如图 7-2 安装实验装置，观察实验现象。

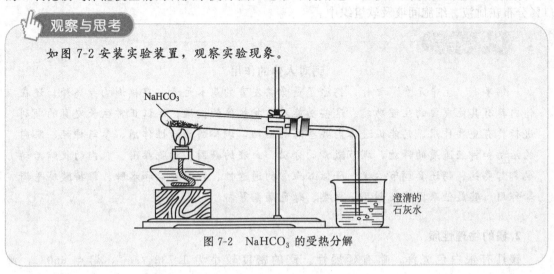

图 7-2　$NaHCO_3$ 的受热分解

以上反应的方程式如下：

$$2NaHCO_3 \xrightarrow{\text{加热}} Na_2CO_3 + H_2O + CO_2\uparrow$$

③ 两种化合物的水溶液都呈碱性　碳酸钠和碳酸氢钠都可以发生水解反应，而且水解后的水溶液都呈碱性，但碱性强弱不同，碳酸钠的碱性比碳酸氢钠的碱性稍强。

碳酸氢钠有弱碱性，为抗酸药。内服后，能迅速中和胃酸，作用迅速，但维持时间较短，且有产生二氧化碳气体等多种缺点。作为抗酸药不宜单用，常与碳酸钙或氧化镁等一起组成西比氏散用。

(3) 氯化钾（KCl）　无色细长菱形或立方晶体，或白色结晶小颗粒粉末，外观如同食盐，无臭、味咸，是临床常用的电解质平衡调节药，用于治疗和预防各种原因［进食不足、呕吐、严重腹泻、应用排钾利尿药或长期应用糖皮质激素和肾上腺皮质激素、失钾性肾病、巴特（Bartter）综合征等］引起的低钾血症，亦可用于心、肾性水肿以及洋地黄等强心苷中毒引起的频发性、多源性早搏或快速心率失常。

(4) 碘化钾（KI）　碘化钾是无色晶体或白色结晶性粉末，易溶于水。长期暴露在空气中会被空气中的氧气氧化，生成单质碘而变黄，因此要密闭保存。

碘化钾能促进细胞的新陈代谢，医药上用于治疗甲状腺疾病、慢性关节炎和动脉硬化，还可以配制碘酊。

二、常见碱土金属及其化合物

（一）钙、镁的物理性质

钙和镁位于周期表中ⅡA，钙位于第 4 周期，镁位于第 3 周期。钙和镁是人体必需的组成元素，在正常的人体内，钙约占体重的 1.5%～2.0%，镁约占体重的 0.05%。

1. 钙的物理性质

钙单质为银白色的轻金属。质软，密度 $1.54g/cm^3$。熔点 839℃±2℃。沸点 1484℃。化合价为 +2。

人体中的钙元素主要以晶体的形式存在于骨骼和牙齿中。我们身体中的矿物质约占体重的 5%，钙约占体重的 2%。身体中的钙大多分布在骨骼和牙齿中，约占总量的 99%，其余 1%分布在血液、细胞间液及软组织中。

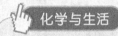 化学与生活

钙对人体的作用

钙享有"生命元素"之称，钙除了是骨骼发育的基本元素，直接影响身高外，还在体内具有其他重要的生理功能。这些功能对维护机体的健康，保证正常生长发育的顺利进行具有重要作用。钙能促进体内某些酶的活动，调节酶的活性作用，参与神经、肌肉的活动和神经递质的释放，调节激素的分泌。血液的凝固、细胞黏附、肌肉的收缩活动也都需要钙。钙还具调节心律、降低心血管的通透性、控制炎症和水肿、维持酸碱平衡等作用。其最佳来源有乳制品、豆类、绿色蔬菜等。

2. 镁的物理性质

镁具有银白色光泽，略有延展性。镁的密度较小为 $1.738g/cm^3$，熔点 650℃，沸点 1170℃。

镁缺乏在临床上主要表现为情绪不安、易激动、手足抽搐、反射亢进等。正常情况下，由于肾的调节作用，口服过量的镁一般不会发生镁中毒。但是如果注射镁盐速度太快，会造成发烧和全身不适。当肾功能不全时，大量口服镁可引起镁中毒，表现为腹痛、腹泻、呕吐、烦渴、疲乏无力，严重者出现呼吸困难、紫绀、瞳孔散大等。

（二）钙、镁的化学性质

钙和镁位于周期表中ⅡA，最外层均为两个电子，所以在反应过程中易失去两个电子呈现+2 氧化态。化学性质主要表现在：①具有还原性，其还原性小于碱金属；②能与水反应生成 H_2 和相应的 $M(OH)_2$，但反应条件比碱金属要求更高。

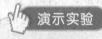 演示实验

镁的燃烧实验

用剪刀截取一根长约 5cm 的镁条，将表面打磨光亮以去掉外层氧化物，用坩埚钳夹住，在酒精灯外焰上点燃后，立即移至石棉网上方观察现象。

在常温下镁条遇水表面有小气泡产生，加入酚酞溶液变成微红色。随着温度的升高气泡产生速度加快。说明镁条在常温下可以和水反应，并随着温度的升高反应速率加快，生成物显碱性。

$$Mg+2H_2O \longrightarrow Mg(OH)_2\downarrow + H_2\uparrow$$

（三）钙、镁的重要化合物

1. 氧化物

（1）氧化钙（CaO） 氧化钙是白色无定形粉末，俗名生石灰。易与水反应，生成 $Ca(OH)_2$，氧化钙可以用来制作碱性干燥剂。反应方程式为：

$$CaO+H_2O \longrightarrow Ca(OH)_2$$

该反应可以释放出大量的热。常用于自动加温包装。虎门销烟就是采用向鸦片中加入水和氧化钙来进行的。

(2) **氧化镁（MgO）** 氧化镁是白色或淡黄色细微粉末，无臭、无味，俗称苦土、灯粉、轻烧粉、煅苦土，为制酸药，主要用于配制内服药剂以中和过多的胃酸，制酸作用缓慢而持久。在空气中易吸收水分和二氧化碳而逐渐成为碱式碳酸镁。氧化镁属于碱性氧化物，具有碱性氧化物的通性。

2. 氢氧化物

(1) **氢氧化镁[Mg(OH)$_2$]** 白色粉末，难溶于水，在临床上可作为轻泻剂，并有抑制胃酸的作用。

(2) **氢氧化钙[Ca(OH)$_2$]** 微溶于水，其饱和水溶液称为"石灰水"，是重要的建筑材料，也可用于制造漂白粉。临床上氢氧化钙和植物油调和成乳剂用于治疗烫伤。

3. 盐类

(1) **硫酸镁（MgSO$_4$）** 硫酸镁能刺激十二指肠黏膜，反射性地引起总胆管括约肌松弛、胆囊收缩，从而促进胆囊排空，有利胆之功效。可用于治疗胆囊炎胆石症，每次 2～5g，每日 3 次，饭前或餐间口服。常用于治疗惊厥、子痫、尿毒症、破伤风及高血压脑病等。硫酸镁可用于治疗便秘、肠内异常发酵；与驱虫剂并用，可使肠虫易于排出。可每次将 5～20g 硫酸镁溶于 100～400mL 温开水中，清晨一次口服。同时也作为泻药来使用。

硫酸镁和甘油的调合物是常用的外用消炎药。

(2) **氯化钙（CaCl$_2$）** 无水氯化钙具有强的吸水性，是一种重要的干燥剂，但不能干燥氨气和乙醇，因为氯化钙和氨气或乙醇能形成加合物。在医药上，氯化钙可用于血钙降低引起的手足搐搦症以及肠绞痛、输尿管绞痛等；可用于低钙引起的荨麻疹、渗出性水肿、瘙痒性皮肤病。还可用于维生素 D 缺乏性佝偻病、软骨病、孕妇及哺乳期妇女钙盐补充。

(3) **硫酸钙（CaSO$_4$）** $CaSO_4 \cdot 2H_2O$ 称为石膏（或生石膏）；$(CaSO_4)_2 \cdot H_2O$ 俗称熟石膏（或烧石膏、煅石膏）。生石膏加热到 128℃时，便失去部分结晶水而变成熟石膏。当温度超过 600℃以上，就会失去所有结晶水，成为无水石膏（又名死石膏）。

$$2CaSO_4 \cdot 2H_2O \xrightarrow{128℃} (CaSO_4)_2 \cdot H_2O + 3H_2O$$

熟石膏与水混合成糊状后，很快凝固和硬化，重新生成 $CaSO_4 \cdot 2H_2O$。利用这种性质，熟石膏可以铸造模型和雕像，在外科上用作石膏绷带。无水石膏加水不会硬化。

生石膏内服有清热泻火的功效。煅石膏（只能外用）具有收湿，生肌，敛疮，止血作用。外治溃疡不敛，湿疹瘙痒，水火烫伤，外伤出血。

(4) **硫酸钡（BaSO$_4$）** 硫酸钡俗称重晶石，是唯一无毒的钡盐，硫酸钡有强烈吸收 X 射线的能力，因其溶解度极小，又不溶于胃酸中，也不会被人体吸收，不会使人中毒。在胃肠 X 射线透视时服用的钡餐就是 $BaSO_4$。

*三、硬水及其软化

通常把含有较多 Ca^{2+} 和 Mg^{2+} 的水叫硬水，含有较少或者不含 Ca^{2+} 和 Mg^{2+} 的水叫软水。硬水又分为暂时硬水和永久硬水。含碳酸氢钙与碳酸氢镁的水叫暂时硬水。因碳酸氢钙与碳酸氢镁经煮沸后即可分解，生成不溶性的碳酸盐沉淀而被去掉。含钙、镁硫酸盐、氯化物、硝酸盐的水叫永久硬水。永久硬水中的钙、镁经煮沸后不能去除。

硬水对日常生活和工业生产可造成不利影响甚至危害。如用硬水洗衣服，会使肥皂形成不溶性的硬脂酸钙（镁），不仅使肥皂失效而且衣服也洗不净。用硬水做饭既不卫生，也会对人体健康带来危害。所以使用硬水时，必须设法使其软化。使水软化的方法很多，这里介绍目前最常用的方法。

（一）加热软化法

对于暂时硬水可用加热的方法，除去碳酸氢钙（镁）。

$$Ca(HCO_3)_2 \xrightarrow{\triangle} CaCO_3 \downarrow + H_2O + CO_2 \uparrow$$

$$Mg(HCO_3)_2 \xrightarrow{\triangle} MgCO_3 \downarrow + H_2O + CO_2 \uparrow$$

（二）化学软化法

化学软化法是指在硬水中加入化学试剂（如石灰、纯碱等）使水中的钙盐、镁盐生成沉淀而析出，从而达到除去钙、镁等杂质的目的。

$$Ca(HCO_3)_2 + Ca(OH)_2 \longrightarrow 2CaCO_3 \downarrow + 2H_2O$$

$$Mg(HCO_3)_2 + Ca(OH)_2 \longrightarrow MgCO_3 \downarrow + CaCO_3 \downarrow + 2H_2O$$

$$CaSO_4 + Na_2CO_3 \longrightarrow CaCO_3 \downarrow + Na_2SO_4$$

$$MgSO_4 + Na_2CO_3 \longrightarrow MgCO_3 \downarrow + Na_2SO_4$$

（三）离子交换软化法

离子交换软化法，是利用离子交换树脂软化硬水。离子交换树脂分为阳离子交换树脂和阴离子交换树脂，硬水软化主要用阳离子交换树脂（可用 NaR 表示），当硬水通过树脂时，树脂中的 Na^+ 和水中的 Ca^{2+}、Mg^{2+} 进行交换，除去水中的 Ca^{2+}、Mg^{2+}，从而使硬水软化。

*第三节　其他重要金属及其化合物

一、铝及其化合物

（一）铝的性质

1. 物理性质

铝在周期表中位于第 3 周期、第ⅢA 族，是银白色的轻金属，具有一定的耐腐蚀性，较软，有较强的韧性、延展性，有良好的导电、导热性。密度 $2.7g/cm^3$，熔点 660.4℃，沸点 2467℃，铝和铝的合金有许多优良的物理性质，得到了非常广泛的应用。

2. 化学性质

铝的化学性质较活泼，能与非金属、酸、强碱等反应。

（1）与非金属反应　在常温下，铝在空气里能与氧气发生反应，生成一层致密而坚固的氧化物薄膜，阻止铝的继续氧化，所以铝有抗腐蚀的能力。

铝粉或铝箔在氧气里点燃，会发生剧烈的反应，发出耀眼的白光并放出大量热，生成氧化铝。

$$4Al + 3O_2 \xrightarrow{点燃} 2Al_2O_3$$

铝除了能与氧气反应外，在加热时还能与其他非金属如硫、卤素等起反应。

（2）与酸反应　铝能与盐酸、稀硫酸反应放出氢气。

$$2Al + 6HCl \longrightarrow 2AlCl_3 + 3H_2 \uparrow$$

在常温下，遇到浓硫酸或浓硝酸，在铝的表面生成一层致密坚固的氧化物薄膜，阻止铝与浓硫酸或浓硝酸进一步反应（钝化）。所以，工业上常用铝制容器盛放冷的浓硫酸或浓硝酸。

（3）与碱反应　铝能与氢氧化钠溶液发生反应，放出氢气。

$$2Al + 2NaOH + 2H_2O \longrightarrow 2NaAlO_2 + 3H_2 \uparrow$$

（4）与某些金属氧化物反应　铝不仅能与空气中的氧起反应，还能与某些金属氧化物中的氧化合，同时放出大量的热。如铝能与氧化铁发生氧化还原反应。

$$2Al + Fe_2O_3 \longrightarrow 2Fe + Al_2O_3$$

反应放出大量热，达到很高的温度（约 3000℃），生成液态铁及 Al_2O_3。这种用铝从金属氧化物中置换出金属的方法叫铝热法。铝粉和金属氧化物的混合物叫铝热剂。铝热反应可应用于钢轨的无缝焊接，还可以用于制取很难熔的金属如钒、铬、锰等。

（二）铝的化合物

1. 氧化铝（Al_2O_3）

氧化铝是一种白色不溶于水的固体，熔点、沸点较高，是较好的耐火材料。可用于制造坩埚、耐火材料和耐高温的实验仪器等，是冶炼金属的原料。

天然无色氧化铝晶体叫刚玉，硬度很大，仅次于金刚石，所以它常被用作机器轴承和钟表钻石等。天然刚玉中常因含有少量杂质而呈现出不同的颜色，俗称宝石。如含微量氧化铬时，呈红色，叫红宝石，含铁和钛的氧化物时呈蓝色，俗称蓝宝石。

氧化铝是典型的两性氧化物，既能与酸反应，又能与碱反应。

$$Al_2O_3 + 6HCl \longrightarrow 2AlCl_3 + 3H_2O$$
$$Al_2O_3 + 2NaOH \longrightarrow 2NaAlO_2 + H_2O$$

2. 氢氧化铝［$Al(OH)_3$］

氢氧化铝是不溶于水的白色胶状物质。氢氧化铝既能与酸反应生成铝盐，又能与强碱反应生成偏铝酸盐。

$$Al(OH)_3 + 3H^+ \longrightarrow Al^{3+} + 3H_2O$$
$$Al(OH)_3 + OH^- \longrightarrow AlO_2^- + 2H_2O$$

氢氧化铝在溶液中有两种解离方式：

$$Al^{3+} + 3OH^- \rightleftharpoons Al(OH)_3 \longrightarrow H_3AlO_3 \rightleftharpoons H^+ + AlO_2^- + H_2O$$

碱式解离   酸式解离

向氢氧化铝溶液中加酸时,平衡向左移动,生成含 Al^{3+} 的铝盐;加碱时,平衡向右移动,生成偏铝酸盐。所以氢氧化铝既能溶于酸,又能溶于强碱。

化学与医学

铝对人体的作用

铝的不当使用会产生一些副作用。铝盐可能导致人的记忆力丧失。广泛使用铝盐净化水可能导致脑损伤,造成严重的记忆力丧失,这是老年失忆症特有的症状。世界卫生组织评估,规定铝的每日摄入量为 0~0.6mg/kg,这里的"kg"是指人的体重,即一个60kg的人允许摄入量为36mg。我国《食品添加剂使用标准》GB 2760—2011 中规定,铝的残留量要小于等于 100mg/kg。

二、铁及其化合物

(一)铁的性质

1. 物理性质

铁是地壳主要成分之一,在自然界中分布极为广泛,单质状态的铁在地球上非常稀少,它的熔点(1812K)比铜(1356K)高得多,使得它比铜难于熔炼。

铁是人体必需的微量元素,人体内铁的总量约为 4~5g,是血红蛋白的重要组成部分,它存在于向肌肉供给氧气的红细胞中,还是许多酶和免疫系统化合物的成分,人体从食物中摄取所需的大部分铁,并自动控制着铁的含量。

2. 铁的化学性质

铁在周期表中位于第 4 周期、第ⅧB族。铁原子最外层只有 2 个电子,在化学反应中容易失去这两个电子而变成 Fe^{2+}:

$$Fe - 2e^- \longrightarrow Fe^{2+}$$

铁原子也能失去三个电子,生成 Fe^{3+}:

$$Fe - 3e^- \longrightarrow Fe^{3+}$$

所以,铁通常显+2价或+3价。

(1) 铁与非金属反应   常温下纯铁在干燥的空气中很稳定,不与氧气、硫、氯等非金属反应。但在加热情况下,能剧烈反应:

$$3Fe + 2O_2 \xrightarrow{\text{点燃}} Fe_3O_4$$

$$2Fe + 3Cl_2 \xrightarrow{\text{加热}} 2FeCl_3$$

$$Fe + S \xrightarrow{\text{加热}} FeS$$

高温时,铁还能与碳、硅、磷等非金属反应。

(2) 与水反应 常温下，纯铁与水不反应。但在潮湿空气中，在水、氧气及二氧化碳等共同作用下，铁很容易被腐蚀生成铁锈。铁锈成分复杂，主要是铁的氧化物。红热的铁能与水蒸气反应，生成四氧化三铁和氢气。

$$3Fe + 4H_2O(g) \xrightarrow{\text{高温}} Fe_3O_4 + 4H_2\uparrow$$

(3) 铁与酸的作用 铁与盐酸、稀硫酸反应时，被氧化为+2价的铁，酸中的 H^+ 被还原为 H_2。

$$Fe + 2H^+ \longrightarrow Fe^{2+} + H_2\uparrow$$

但在常温下，铁遇到浓硫酸、浓硝酸时，则发生钝化，生成致密的氧化物薄膜，这层薄膜可阻止内部金属进一步被氧化。

铁与比它不活泼的金属盐溶液可发生置换反应。如把 Fe 放入 $CuSO_4$ 或 $CuCl_2$ 溶液中时，Fe 被氧化成离子进入溶液，铜离子被还原成铜从溶液中析出，反应的离子方程式为：

$$Fe + Cu^{2+} \longrightarrow Fe^{2+} + Cu$$

（二）铁的化合物

1. 硫酸亚铁（$FeSO_4$）

硫酸亚铁是比较重要的亚铁盐，为白色固体。含7个结晶水的硫酸亚铁（$FeSO_4 \cdot 7H_2O$）是绿色晶体，俗称绿矾，在空气中不稳定，易被氧化，也易风化失去结晶水。

硫酸亚铁可用于治疗缺铁性贫血，也可用作农药。

2. 氯化铁（$FeCl_3$）

氯化铁是深棕色晶体，无水氯化铁在潮湿空气中易潮解，易溶于水，溶于水后发生水解反应使溶液呈酸性。

在电子行业，制造印刷线路时，常用氯化铁溶液来除去铜板上多余的铜。

$$2Fe^{3+} + Cu \longrightarrow 2Fe^{2+} + Cu^{2+}$$

Fe^{2+} 和 Fe^{3+} 可相互转化。

Fe^{3+} 遇到较强的还原剂时，会被还原成 Fe^{2+}。

$$2Fe^{3+} + Fe \longrightarrow 3Fe^{2+}$$

Fe^{2+} 在较强的氧化物作用下会被氧化成 Fe^{3+}。

$$2Fe^{2+} + Cl_2 \longrightarrow 2Fe^{3+} + 2Cl^-$$

以上事实说明，Fe^{2+} 和 Fe^{3+} 在一定条件下是可以互相转变的。

> **演示实验**
>
> **Fe^{3+} 的鉴别**
>
> 在两支试管中分别加入 10mL 氯化铁溶液和氯化亚铁溶液，再分别滴入几滴 KSCN 溶液。观察发生现象。

从实验中可以看出，铁盐溶液遇到无色 KSCN 溶液变红色，亚铁盐溶液遇 KSCN 溶液不变色，利用这一性质可以检验 Fe^{3+} 的存在。

三、铬及其化合物

（一）铬

铬是胰岛素参与作用的糖代谢和脂肪代谢必需的元素，也是维持正常胆固醇代谢必需的元素。缺乏铬会因血管壁产生脂肪性沉淀而引起动脉粥样硬化。

（二）重铬酸钾（$K_2Cr_2O_7$）

重铬酸钾（$K_2Cr_2O_7$）是铬的重要化合物，俗名红矾钾，为橙红色晶体。实验室中所用的洗液，是重铬酸钾饱和溶液与浓硫酸的混合物，叫铬酸洗液，有强氧化性，用于洗涤玻璃仪器上的油脂。洗液经使用后，颜色由橙红色变成暗绿色，说明+6价铬转变成了+3价铬，洗液失效。

四、锰及其化合物

（一）锰

锰位于周期表中的第 4 周期、第ⅦB族。主要化合价有+2、+4、+6、+7，是银白色金属，硬而脆。

锰在人体内参与许多酶促反应，锰离子还是一些酶的激活剂，如对聚合酶、半乳糖转移酶等具有激活作用。

（二）锰的化合物

1. 二氧化锰（MnO_2）

二氧化锰是黑色晶体或无定形粉末，不溶于水，在酸性介质中是强氧化剂。例如，MnO_2 与浓盐酸反应可生产氯气。

2. 硫酸锰（$MnSO_4$）

硫酸锰是白色或微红色细小结晶体。无嗅，味苦。密度 $2.95g/cm^3$。加热到 200℃ 以上开始失去结晶水，500℃ 左右变为无水物，是农业上的重要微量元素肥料。

3. 高锰酸钾（$KMnO_4$）

高锰酸钾俗称灰锰氧，医药上称为 pp 粉。是深紫色晶体，易溶于水，水溶液显紫红色。$KMnO_4$ 在酸性溶液及光的作用下易缓慢分解，因此 $KMnO_4$ 溶液必须存放在棕色瓶中。

$KMnO_4$ 是最常用的氧化剂。它的稀溶液可用于杀菌、消毒，还可用于治疗轻度烫伤及皮肤病。如创面溃疡、脓肿、腔道冲洗用 0.1% 溶液；洗胃用 0.01%～0.02% 溶液；漱口用 0.05% 溶液；0.025% 溶液用于坐浴；0.01% 溶液用于水果、蔬菜等消毒，一般浸泡 5min，然后用水冲洗干净。

五、银及其化合物

（一）银

银是ⅠB族金属元素，主要化合价是+1。密度 $10.53g/cm^3$（20℃），熔点 961.78℃，

沸点 2213℃。有很好的柔韧性和延展性，延展性仅次于金，能压成薄片，拉成细丝。1g 银可以拉成 1800m 长的细丝，可轧成厚度为 1/100000mm 的银箔，是导电性和导热性最好的金属。

> **知识链接**
>
> 银对人体的作用
>
> 　　银有很强的杀菌能力。公元前 300 多年，亚历山大大帝带领军队东征时，受到热带病疾的感染，大多数士兵得病死亡，东征被迫终止。但是，皇帝和军官们却很少染疾。这个谜直到现代才被解开。原来皇帝和军官们的餐具都是用银制造的，而士兵的餐具都是用锡制造的。银在水中能分解出极微量的银离子，这种银离子能吸附水中的微生物，使微生物赖以呼吸的酶失去作用，从而杀死微生物。银离子的杀菌能力十分惊人，十亿分之几毫克的银就能净化 1kg 水。普通的抗生素仅能杀死 6 种不同的病原体，而含银的抗生素则能杀死 650 种以上的病原体。所以，人类在 2000 年前就知道用银片做外科手术的良药，用银煮水治病。我国古代法医早就懂得用"银针验尸法"来测定死者是否中毒而死，帮助破获了不少谋杀案件。

（二）硝酸银（$AgNO_3$）

硝酸银是白色粉末，是一种可溶性银盐，遇光会分解，因此其水溶液常被保存在棕色试剂瓶中。若遇到氯离子、溴离子、碘离子等会发生反应生成不溶于水、不溶于硝酸的白色 $AgCl$ 沉淀、淡黄色 $AgBr$ 沉淀、黄色 AgI 沉淀等。因此常用于检验卤离子。

医药上用 $AgNO_3$ 溶液腐蚀增生的肉芽组织，稀溶液用于眼部感染的杀菌剂。

六、铜及其化合物

（一）铜

铜是人类历史上最早使用的金属。铜在元素周期表中位于ⅠB族，主要化合价有＋1、＋2。

铜也是人体内多种酶的组成部分，大约有 12 种酶含有铜。这些酶对体内某些氧化还原反应起到催化作用。正常人体内，铜的含量为 50～120mg。血浆中的铜 80% 存在于铜蓝蛋白中，在还原作用下铜蓝蛋白还原而显无色，在氧化作用下又重新氧化而显蓝色。微量铜可提高白细胞的噬菌能力，对病毒感染，尤其是对流行性感冒有预防作用。

（二）五水硫酸铜（$CuSO_4 \cdot 5H_2O$）和硫酸铜（$CuSO_4$）

$CuSO_4 \cdot 5H_2O$ 显蓝色，俗称胆矾。$CuSO_4$ 显白色。当把蓝色的五水硫酸铜加热，就得到白色的无水硫酸铜。

$$CuSO_4 \cdot 5H_2O \xrightarrow{\triangle} CuSO_4 + 5H_2O \uparrow$$
蓝色　　　　　　　白色

胆矾是蓝色斜方晶体，同石灰乳混合可得"波尔多"溶液，用作杀虫剂和杀菌剂；2% 的 $CuSO_4$ 溶液可用作服毒后的催吐剂；还可用于治疗家禽缺铜症。

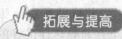

重金属的污染与防治

一、重金属污染

重金属污染指由重金属或其化合物造成的环境污染。重金属在人体内能和蛋白质及各种酶发生强烈的相互作用，使它们失去活性，也可能在人体的某些器官中富集，如果超过人体所能耐受的限度，会造成人体急性中毒、亚急性中毒、慢性中毒等，对人体会造成很大的危害，例如，日本发生的水俣病（汞污染）和骨痛病（镉污染）等公害病，都是由重金属污染引起的。重金属在大气、水体、土壤、生物体中广泛分布，而底泥往往是重金属的储存库和最后的归宿。当环境变化时，底泥中的重金属形态将发生转化并释放造成污染。重金属不能被生物降解，但具有生物累积性，可以直接威胁高等生物包括人类，有关专家指出，重金属对土壤的污染具有不可逆转性，已受污染土壤没有治理价值，只能调整种植品种来加以回避。因此，底泥重金属污染问题日益受到人们的重视。

二、重金属污染防治

重金属污染的防治，必须贯彻"以防为主，防治结合"的环保方针，要控制与消除污染源，做到废水、废气达标排放。对已污染的土壤可采用植物修复法，在一些受重金属污染严重的土壤里种能强烈吸收重金属的植物。如种蜈蚣草、堇菜等。研究证明蕨类植物蜈蚣草对砷具有很强的超富集功能，其叶片含砷量高达8‰。蜈蚣草能通过根系吸收土壤中的砷，然后把它们存到叶片中。堇菜的主要作用是除铅、镉，而且适应性非常强，南、北方均可生长。

本章小结

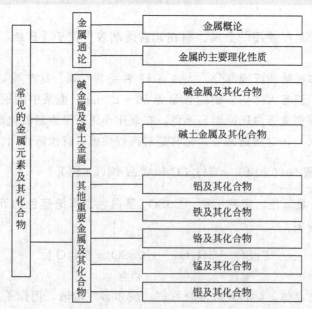

练 习 题

一、选择题

1. 下列不属于金属通性的是（   ）。
   A. 熔点高　　B. 有金属光泽　　C. 大多是优良导体　　D. 密度较小
2. 金属最主要的化学性质是在化学反应中失去电子变成（   ）。
   A. 金属阳离子　B. 金属阴离子　C. 质子　　　　D. 中子
3. 钠是元素周期表中第____周期、第____族元素（   ）。
   A. 2、ⅠA　　B. 3、ⅠA　　C. 3、ⅠA　　D. 3、ⅦA
4. 钾是元素周期表中第____周期、第____族元素（   ）。
   A. 2、ⅠA　　B. 4、ⅠA　　C. 3、ⅠA　　D. 3、ⅦA
5. 钠在实验室常保存在什么物质中（   ）。
   A. 液体石蜡　　B. 水　　C. 暴露在空气中　　D. 乙醇
6. 被用作呼吸面具和潜水艇中供氧剂的是（   ）。
   A. 钠　　B. Na_2O_2　　C. Na_2O　　D. NaOH
7. 下列金属可以和酸、碱均反应的是（   ）。
   A. 钠　　B. 镁　　C. 铝　　D. 钙
8. 下列哪种方法可以鉴别氯化钠、碳酸氢钠（   ）。
   A. 加水　　B. 加酸　　C. 加碱　　D. 以上都不对
9. 在试管里注入少量 $FeCl_3$ 溶液，再逐滴滴入 NaOH 溶液，可以看到溶液中立即生成（   ）的 $Fe(OH)_3$ 沉淀。
   A. 绿色　　B. 黄色　　C. 白色　　D. 红褐色
10. 在两支试管中分别加入 10mL 氯化铁溶液和氯化亚铁溶液，再分别滴入几滴 KSCN 溶液。从实验中可以看出（   ）。
    A. 铁盐溶液遇到无色 KSCN 溶液变红色，亚铁盐溶液遇 KSCN 溶液不变色
    B. 铁盐溶液遇到无色 KSCN 溶液变黄色，亚铁盐溶液遇 KSCN 溶液不变色
    C. 铁盐溶液遇到无色 KSCN 溶液变红色，亚铁盐溶液遇 KSCN 溶液变绿色
    D. 铁盐溶液遇到无色 KSCN 溶液变红色，亚铁盐溶液遇 KSCN 溶液变白色
11. 交警常用检查酒驾的原理是利用了哪种物质的氧化性（   ）。
    A. 重铬酸钾　　　　　　B. 二氧化锰
    C. 氢氧化铁　　　　　　D. 氢氧化钠

二、填空题

1. 碱金属元素位于周期表中_____族，包括_____、_____、_____、_____、_____、_____六种元素。
2. 碱土金属元素位于周期表中_____族，包括_____、_____、_____、_____、_____、_____六种元素。
3. 碳酸钠对热稳定，而碳酸氢钠受热容易分解并放出_____。反应产生的气体能使澄清的石灰水_____，通常我们利用这一性质可区别碳酸氢钠和_____。

4. 在常温下，铝在空气里能与_____发生反应，生成一层致密而坚固的_____薄膜，阻止铝的继续_____，所以铝有抗腐蚀的能力。

三、简答题
1. 硬水的定义？
2. 如何辨别铬酸洗液是否变质？原因是什么？

第八章
化学反应速率和化学平衡

人类生活在一个色彩斑斓的物质世界中，从简单的氧气、水到复杂的生命遗传物质；从身边的金属、陶瓷到起光合作用的叶绿素。而世界万物又都处在不停的变化之中。每天可以接触到许许多多的化学反应。如金属锈蚀、岩石风化等。有些化学反应我们希望它越慢越好，如食品、药品的变质失效，钢铁的生锈等；有些化学反应我们希望它越快、越彻底越好，如化工生产、制药工业等；我们怎样利用科技手段来掌控化学反应速率呢？本章化学反应速率和化学平衡将帮助我们了解和解决这些问题。

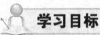
学习目标

1. 能够说出化学反应速率、可逆反应、不可逆反应及化学平衡的概念。
2. 知道影响化学反应速率的因素（浓度、压力、温度、催化剂）、影响化学平衡的因素（浓度、压力、温度）及这些因素在医疗卫生等方面的应用。
3. 了解化学平衡常数表达式。
4. 学会判断化学平衡的移动方向。

第一节 化学反应速率

一、化学反应速率及其表示法

我们知道，岩石风化、木材燃烧、火药爆炸等，不同的化学反应进行的快慢是不同的（见图 8-1）。即使是同一化学反应，在不同的反应条件下，进行的快慢也不相同。例如：加热变红的铁丝，放在空气中缓慢氧化，放在盛有氧气的集气瓶中能剧烈反应。

描述化学反应快慢的量，称为化学反应速率。化学反应速率是以单位时间内某种反应物浓度的减小或某种生成物浓度的增加来表示的，符号为 $\bar{v}$（即单位时间内的平均速率，并要求反应速率为正值）。

$$\bar{v} = \frac{|c_2 - c_1|}{t_2 - t_1}$$

物质的量浓度 c 单位用 mol/L 表示，时间 t 单位可用秒（s）、分钟（min）或小时（h）等

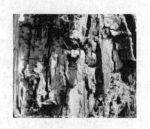 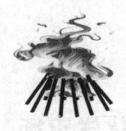 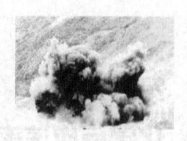

(a) 岩石风化　　　　　(b) 木材燃烧　　　　　(c) 火药爆炸

图 8-1　几种不同的化学反应

表示。因此，反应速率的单位可以用 mol/(L·s)、mol/(L·min) 或 mol/(L·h) 等表示。

二、影响化学反应速率的因素

影响化学反应速率的因素有内因和外因。内因是由反应物的性质决定的，是变化的主要因素。外因是变化的条件。外因主要有浓度、压力、温度和催化剂。本节主要讨论外因对化学反应速率的影响。

（一）浓度对化学反应速率的影响

大家都知道，物质燃烧，如果吹入空气（氧气），燃烧就会加快，如果隔绝空气（氧气），燃烧就会缓慢直至熄灭。由此可见氧气浓度的大小，对燃烧的快慢有很大的影响。

> **观察与思考**
>
> 取两支试管编号，1 号试管中加入 0.5mol/L $Na_2S_2O_3$ 溶液 2mL，2 号试管加入 0.5mol/L $Na_2S_2O_3$ 溶液 1mL 和蒸馏水 1mL。然后，在 1、2 号试管中分别同时加入 0.5mol/L H_2SO_4 溶液 2mL。比较两试管出现浑浊的快慢。
>
> 提示：$Na_2S_2O_3 + H_2SO_4 \longrightarrow Na_2SO_4 + SO_2\uparrow + S\downarrow + H_2O$
>
> 实验结果表明：1 号试管先出现浑浊，2 号试管后出现浑浊。

大量实践证明：当其他条件不变时，增大反应物的浓度，会加快化学反应速率；减小反应物的浓度，会减慢化学反应速率。

> **化学与生活**
>
> 在超市买食品时，大家可以发现，有些肉类熟食品的包装袋瘪瘪的，紧紧贴在食品上，那是众所周知的抽真空。把包装袋内的空气（氧气）抽掉，防止食品的氧化变质，袋内没有了氧气，阻断了细菌生长的外部条件，延长了保质期。还有些食品包装袋鼓鼓的，里面充满了气体，那是为什么呢？那是包装袋里充满了非常不活泼的氮气。由于氮气的充入，赶跑了袋内的空气（氧气），延长了保质期。

（二）压力对化学反应速率的影响

影响物质体积的因素有微粒的大小和微粒之间的距离。对于固体或液体物质，由于构成物质的分子、原子或离子间的距离很小，因此，它们的体积主要决定于这些微粒的大小。而气体不同，气体分子间的距离显著大于气体分子本身的大小，因此气体的体积主要决定于分子间的距离。因为在温度一定时，气体的体积与所承受的压力成反比。即减小压力，气体的体积增大，气体的浓度减小；增大压力，气体的体积减小，气体的浓度增大。见图 8-2。

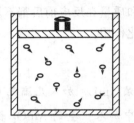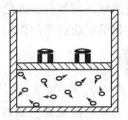

图 8-2 压力大小与一定量气体所占体积的示意图

因此，压力对有气体参加的化学反应速率的影响与反应物浓度对反应速率的影响是一致的。所以，当其他条件不变时，对有气体参加的化学反应，增大压力，气体的体积减小，浓度增大，反应速率增大；减小压力，气体的体积增大，浓度减小，反应速率减小。

（三）温度对化学反应速率的影响

日常生活中，夏天的食物比冬天的食物易腐烂变质，这是由于夏天温度高的缘故。放在厨房的食物比放在冰箱的食物易腐烂变质，这也是因为厨房比冰箱温度高的缘故。

> **观察与思考**
>
> 取两支试管，各加入 0.5mol/L $Na_2S_2O_3$ 溶液 2mL；另取两支试管各加入 0.5mol/L H_2SO_4 溶液 2mL。然后把一支盛有 $Na_2S_2O_3$ 溶液的试管和一支盛有 H_2SO_4 溶液的试管放入热水浴中；另外两支试管放入冰水浴中。恒温后，分别将温度相同的 2 支试管中的溶液同时混合。观察试管中溶液出现浑浊的次序。
>
> 提示：$Na_2S_2O_3 + H_2SO_4 \longrightarrow Na_2SO_4 + SO_2\uparrow + S\downarrow + H_2O$

由实验现象可以看出，温度高的试管中的溶液反应快，温度低的试管中的溶液反应慢。

大量实验事实证明：当其他反应条件不变时，升高温度，可以加快反应速率；降低温度，可以减慢反应速率。

1884 年，荷兰化学家范特霍夫总结了大量实验结果，得出一条经验规律：当其他条件不变时，温度每升高 10℃，反应速率约增大到原来的 2～4 倍。

在实践中，根据温度对化学反应速率的影响规律，可以通过改变温度来控制化学反应速率。例如：为了防止食品及一些预防接种疫苗、生物药物制剂和酶类试剂等变质、失效，通常将其保存在冰箱中冷藏或放在阴凉处，以减慢它们变质的反应速率，从而延长保存期。

> **课堂互动**
>
> 简述浓度、温度对化学反应速率影响的规律。

（四）催化剂对化学反应速率的影响

在 N_2 和 H_2 反应生成 NH_3 的反应中，加入铁(Fe) 可大大加快反应速率；在 SO_2 和 O_2 反应生成 SO_3 的反应中，加入五氧化二钒（V_2O_5），也可大大加快反应速率。这种在反应中能改变化学反应速率，而其自身的化学组成和质量在反应前后都不发生变化的物质叫催化剂。催化剂能改变化学反应速率的作用称为催化作用。

> **观察与思考**
>
> 取 1 支试管，加入 $\rho_B = 30g/L$ 的 H_2O_2 溶液 5mL，加入几滴肥皂水，观察肥皂泡沫的生成，判断是否有气体生成？然后向试管中加入少量的 MnO_2 粉末，再观察肥皂泡沫的生成，判断是否有气体产生及生产气体的多少。
>
> 提示：$2H_2O_2 \longrightarrow 2H_2O + O_2\uparrow$
>
> 从实验现象可以看出，H_2O_2 在不加 MnO_2 时，自身的分解速率很慢，看不出有气泡产生；当加入 MnO_2 后，分解速率很快，气泡迅速冒出。

凡能加快反应速率的催化剂叫正催化剂，能减慢反应速率的催化剂叫负催化剂。通常所说的催化剂一般是指正催化剂。例如，在 H_2O_2 的分解反应中，为了加快 H_2O_2 的分解，加入 MnO_2 作为催化剂，其中 MnO_2 就是正催化剂；为了防止 H_2O_2 的分解，可加入微量锡酸钠或焦磷酸钠以减小过氧化氢的分解速率，这里锡酸钠、焦磷酸钠就是负催化剂。

催化剂只能改变反应速率，不能使不发生反应的物质之间发生反应。因为催化剂是外因，而物质的本性是内因，内因决定物质之间能否发生反应。

> **课堂互动**
>
> 什么叫催化剂？所有的催化剂都能使反应速率加快吗？

> **化学与生活**
>
> **生物体内的催化剂——酶**
>
> 酶是生物体内的一种具有强大催化能力的催化剂，酶的组成是蛋白质。以酶为催化剂的反应称为酶催化反应。没有酶催化作用，生物体内进行的化学反应是无法完成的。酶的种类很多，如淀粉酶能消化分解淀粉、胃蛋白酶、胰蛋白酶能消化分解蛋白质等。一种酶只对一种或一类物质起催化作用，就像一把钥匙开一把锁一样。例如，淀粉和纤维素都能水解生成葡萄糖，由于人体内只有淀粉酶，没有纤维素酶，所以人体能消化淀粉，而不能消化纤维素。食草动物体内有纤维素酶，所以食草动物就能消化纤维素。

第二节　化学平衡

在酸碱反应中，如 $NaOH + HCl \longrightarrow NaCl + H_2O$，反应物完全变成了生成物。但大多数反应进行到一定程度，反应物的量则不再发生变化，反应物不能完全变成生成物，反应不能进行到底，即到达了化学平衡状态。研究化学平衡的规律，从理论上掌握一定条件下反应

一、可逆反应与化学平衡

(一) 可逆反应和不可逆反应

在一定条件下，有的化学反应一旦发生就可以不断进行，直到反应物完全变成生成物为止。而相反方向的反应则不能发生。这种只能向一个方向进行的单向反应称为不可逆反应。其化学方程式中用"———"或"——→"来表示反应的不可逆性。例如：

$$2KClO_3 \xrightarrow[\triangle]{MnO_2} 2KCl+3O_2\uparrow$$

$$2H_2O_2 \xrightarrow{MnO_2} 2H_2O+O_2\uparrow$$

实际上，这种不可逆反应是很少的，大多数的化学反应是不能进行到底的。即在反应物转变成生成物的同时，在同一反应条件下生成物又可以转变成反应物，两个相反方向的化学反应同时进行。例如，工业上合成氨的反应，就是利用 N_2 和 H_2 反应生成 NH_3，但在同样的条件下化合生成的 NH_3 又有一部分重新分解生成 N_2 和 H_2。这种在同一条件下可以同时向两个相反方向进行的反应称为可逆反应。可逆反应化学方程式中用"⇌"（可逆符号）来表示，例如：

$$N_2+3H_2 \rightleftharpoons 2NH_3$$

在可逆反应中，通常把从左向右进行的反应称为正反应；从右向左进行的反应称为逆反应。

可逆反应的特点是：
(1) 可逆反应在同一条件下，正反应和逆反应同时进行。
(2) 在密闭容器中，可逆反应在同一条件下，反应永远不能进行到底。

(二) 化学平衡

如图 8-3 所示，在一个密闭的容器中进行的可逆反应，反应刚开始时，反应体系中只有反应物，没有生成物。此时反应物浓度最大，所以正反应速率最大，见图中 A 点；此时生成物浓度为 0，所以逆反应速率最小等于 0，见图中 O 点。随着反应的不断进行，反应物的浓度不断减小，正反应速率逐渐减慢，沿 AB 线变化；同时生成物浓度不断增大，逆反应速率逐渐加快，沿 OB 线变化。经过一段时间后，正反应速率和逆反应速率相交于 B 点，即正反应速率等于逆反应速率（$v_{正}=v_{逆}$）。此时，若保持反应的外部条件不变，正反应

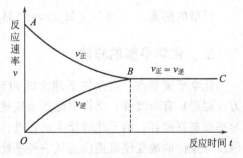

图 8-3 可逆反应中反应速率的变化

速率等于逆反应速率的状态也保持不变（BC 线）。容器中反应物浓度和生成物浓度不再随时间的变化而变化，即反应物和生成物的浓度各自保持不变。这种在一定条件下，可逆反应的正反应速率等于逆反应速率，反应物浓度和生成物浓度不再随时间而改变的状态，称为化学平衡。

化学平衡的主要特点：

(1) 化学平衡是一种动态平衡。反应始终没有停止，只是 $v_正 = v_逆$。反应物和生成物的浓度各自保持不变，不随时间的变化而改变，这是达到化学平衡的标志。

(2) 化学平衡是有条件的、相对的、暂时的平衡，如果反应体系所处的条件发生改变，化学平衡就会被破坏，随之而发生相应的变化，直至达到新的平衡。

二、化学平衡常数

一定条件下，可逆反应达到平衡时，反应体系中各物质的浓度保持不变，此时的浓度称为平衡浓度。

大量的实验结果证明：任意一个可逆反应在一定温度下达到化学平衡时，各物质的平衡浓度之间存在下列关系：

$$a\text{A} + b\text{B} \rightleftharpoons g\text{G} + h\text{H}$$

$$K_c = \frac{[\text{G}]^g [\text{H}]^h}{[\text{A}]^a [\text{B}]^b}$$

K_c 为常数，称为化学平衡常数，简称平衡常数。a、b、g、h 分别为反应式中各物质分子式前的系数，[A]、[B]、[G]、[H] 分别表示反应物和生成物的平衡浓度。

上式称为化学平衡常数表达式，它表示在一定温度下，可逆反应达到平衡时，生成物浓度幂的乘积与反应物浓度幂的乘积之比是一个常数。例如：

$$\text{N}_2 + 3\text{H}_2 \rightleftharpoons 2\text{NH}_3$$

$$K_c = \frac{[\text{NH}_3]^2}{[\text{N}_2][\text{H}_2]^3}$$

应用化学平衡常数应注意以下几点：

(1) K_c 值的大小与浓度无关。K_c 值的大小受反应体系温度的影响，随反应体系温度的变化而变化，同一反应在相同的温度下，平衡时 K_c 是定值。同一反应在不同温度下进行，K_c 值不同。

(2) 化学平衡常数表达式中，通常不包括固态物质和纯液态物质。

例如： $\text{C}(固) + \text{CO}_2 \rightleftharpoons 2\text{CO}$ $\quad K_c = \dfrac{[\text{CO}]^2}{[\text{CO}_2]}$

醋酸的解离： $\text{HAc} + \text{H}_2\text{O} \rightleftharpoons \text{H}_3\text{O}^+ + \text{Ac}^-$ $\quad K_c = \dfrac{[\text{H}_3\text{O}^+][\text{Ac}^-]}{[\text{HAc}]}$

三、化学平衡的移动

化学平衡是在一定条件下建立的相对的、暂时的平衡状态，一旦反应条件（浓度、压力、温度）有所改变，都将引起正反应速率和逆反应速率的相应改变，使它们不再相等，化学平衡遭到破坏。由于此时反应仍在进行中，经过一段时间后新的化学平衡又被建立。这种因反应条件的改变使可逆反应从一种平衡状态向另一种平衡状态转变的过程，称为化学平衡的移动。

影响化学平衡移动的因素主要有浓度、压力、温度。

(一) 浓度对化学平衡的影响

当可逆反应达到化学平衡后，在其他条件不变的情况下，改变任何一种反应物或生成物的浓度，均能使正反应速率和逆反应速率发生改变，使化学平衡发生移动。例如，三氯化铁与硫氰酸钾反应：

> **观察与思考**
>
> 在小烧杯中加入 0.2mol/L $FeCl_3$ 溶液和 1mol/L KSCN 溶液各 3 滴，再加入 10mL 蒸馏水，搅拌均匀后，分装在 4 支试管并编号。在 1 号试管中加入 2 滴 0.2mol/L 的 $FeCl_3$ 溶液，2 号试管中加入 2 滴 1mol/L KSCN 溶液，3 号试管中加入少许 KCl 晶体，4 号试管作为对照，观察并比较 4 支试管中溶液的颜色变化。
>
> 提示：$FeCl_3 + 6KSCN \rightleftharpoons K_3[Fe(SCN)_6] + 3KCl$
> 　　　　棕色　　无色　　　　血红色　　　无色

由实验结果可知：1 号、2 号试管中加入 $FeCl_3$ 溶液或 KSCN 溶液后，溶液的红色加深，说明溶液中 $K_3[Fe(SCN)_6]$ 的浓度增大，可见增加任何一种反应物浓度，都会促使平衡向正方向移动，即向生成物方向移动。3 号试管中加入 KCl 晶体后，溶液的红色变浅，说明溶液中 $K_3[Fe(SCN)_6]$ 的浓度减小，可见增加生成物浓度，平衡向逆方向移动，即向反应物方向移动。

由此得出结论：当其他条件不变时，增大反应物浓度或减小生成物浓度，化学平衡向正反应方向移动；增大生成物浓度或减小反应物浓度，化学平衡向逆反应方向移动。

> **课堂互动**
>
> 应用浓度对化学平衡的影响解释：
>
> 临床上为了抢救危重病人或者呼吸困难的病人常常要输氧，登山运动员在氧气稀薄的高山顶上也要带氧气瓶吸氧。
>
> 提示：人体血液中的血红蛋白（Hb）能和肺部吸入的氧气结合，生成氧合血红蛋白（HbO_2），HbO_2 随血液流经全身组织，然后释放出 O_2。
>
> $$Hb + O_2 \underset{\text{肌体组织}}{\overset{\text{肺部}}{\rightleftharpoons}} HbO_2$$

（二）压力对化学平衡的影响

在化学平衡体系中，对于有气体参加的化学反应，增大或减小平衡体系的压力，都会引起气体物质浓度的改变，使化学平衡发生移动。因此，对于有气体物质参加的反应来说，压力对平衡的影响与浓度对平衡的影响，实质是一样的。例如：在 NO_2 和 N_2O_4 的平衡体系中，减小压力，气体的颜色加深；增大压力，气体的颜色变浅。

$$2NO_2 \rightleftharpoons N_2O_4$$
　　红棕色　　　无色

从大量的实验事实可以得出结论：可逆反应达到平衡，若反应前气体分子总数和反应后气体分子总数不相等，在其他条件不变时，增大压力，化学平衡向着气体分子数减少（即气体体积缩小）的方向移动；减小压力，化学平衡向着气体分子数增多（即气体体积增大）的方向移动。

讨论压力对化学平衡的影响注意以下几点：

（1）压力只对反应前后气体分子总数不相等的化学平衡产生影响，若反应前后气体分子数相等，则压力的改变不会使化学平衡发生移动。例如：
$$CO+H_2O(气) \rightleftharpoons CO_2+H_2$$
改变压力，平衡不发生移动。

（2）由于压力对固态或液态物质体积的影响很小，所以改变压力，可以忽略不计固态或液态物质体积的改变。因此，对有固态或液态物质参入的化学平衡体系，压力变化时，只考虑平衡体系中，气态物质分子总数的变化引起的化学平衡移动。例如：
$$C(固)+CO_2 \rightleftharpoons 2CO$$
只考虑 CO_2 和 CO 的体积受压力的影响，不考虑 C 的体积受压力的影响。

（三）温度对化学平衡的影响

化学反应往往伴随着放热现象或吸热现象的发生。放出热量（使体系温度升高）的化学反应称为放热反应，吸收热量（使体系温度降低）的化学反应称为吸热反应。反应中放出的热量或吸收的热量称为反应热。对可逆反应，如果正反应是吸热的，则逆反应一定是放热的，反之亦然。而且放出的热量和吸收的热量数值相等，符号相反。常常在化学方程式后将反应热表示出来，反应热用"Q"表示。对于一个给定的化学反应方程式，放出的热量用"+"表示，吸收的热量用"−"表示。例如：
$$2NO_2 \rightleftharpoons N_2O_4+Q$$
表明在进行上述反应的同时，反应放出热量，使反应体系的温度升高。
$$C(固)+H_2O(气) \rightleftharpoons CO+H_2-Q$$
表明在进行上述反应的同时，反应吸收热量，使反应体系的温度降低。

在有反应热的可逆反应达到平衡时，改变平衡体系温度，会使化学平衡发生移动。

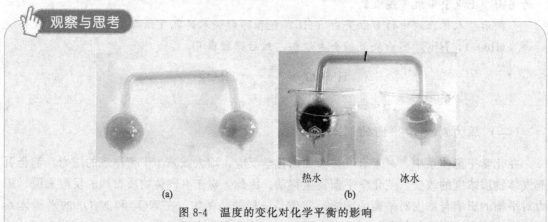

图 8-4 温度的变化对化学平衡的影响

取 2 个装有 NO_2 和 N_2O_4 混合气体的平衡球。一个平衡球放在室温下作为对照[图 8-4（a）]；把另一个平衡球其中的一个球放入热水中[图 8-4（b）中的左球]，另一个球放入冰水中[图 8-4（b）中的右球]。观察球内气体的颜色。

提示：
$$2NO_2 \rightleftharpoons N_2O_4+Q$$
红棕色　　　无色

总结大量实验事实，可以得出结论：在其他条件不变时，升高温度，化学平衡向吸热反应方向移动；降低温度，化学平衡向放热反应方向移动。

根据浓度、压力、温度对化学平衡影响的结果，法国化学家勒夏特列总结出一条普遍规律：即当体系达到平衡后，如果改变平衡体系的条件之一（如浓度、压力、温度），平衡就向着减弱或消除这些改变的方向移动。这一规律称为平衡移动原理，又称为勒夏特列原理。

由于催化剂能够同等程度地影响正反应速率和逆反应速率，加入催化剂后，体系中的正反应速率与逆反应速率以相同的比例增大或者减小，因此仍然保持相等，所以化学平衡不发生移动。

本章小结

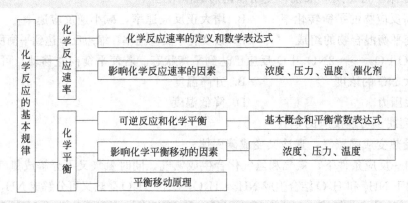

练 习 题

一、选择题

1. 在溶液中进行的化学反应，对反应速率不产生显著影响的是（　　）。
   A. 浓度　　　　B. 压力　　　　C. 催化剂　　　　D. 温度

2. 物质间能否发生反应及反应的快慢，起决定的因素是（　　）。
   A. 浓度　　　　B. 温度　　　　C. 物质的本性　　D. 有催化剂

3. 能使任何化学反应速率都加快的因素是（　　）。
   A. 增加反应物的质量　　　　B. 增大反应体系的压力
   C. 升高反应体系的温度　　　D. 增加生成物的质量

4. 固体物质燃烧，下列措施不能加快反应速率的是（　　）。
   A. 升高温度　　　　　　　　B. 增加氧气的浓度
   C. 将固体物粉碎　　　　　　D. 增加固体物的质量

5. 对于有气体参加的化学反应，压力的变化可导致化学反应速率的变化，是因为（　　）。
   A. 改变了气体物质的结构　　B. 改变了气体物质的浓度
   C. 改变了气体物质的状态　　D. 改变了体系的温度

6. 在下列过程中，需要加快化学反应速率的是（　　）。
   A. 钢铁锈蚀　　B. 塑料老化　　C. 炼钢　　　　D. 食物腐败

7. 硫代硫酸钠（$Na_2S_2O_3$）与稀 H_2SO_4 溶液发生如下反应：$Na_2S_2O_3 + H_2SO_4 \longrightarrow Na_2SO_4 + SO_2 + S\downarrow + H_2O$，下列反应速率最大的是（　　）。
   A. 0.1mol/L $Na_2S_2O_3$ 和 0.1mol/L H_2SO_4 溶液各 5mL，加水 5mL，反应温度 10℃
   B. 0.1mol/L $Na_2S_2O_3$ 和 0.1mol/L H_2SO_4 溶液各 5mL，加水 10mL，反应温度 10℃

C. 0.1mol/L $Na_2S_2O_3$ 和 0.1mol/L H_2SO_4 溶液各 5mL，加水 10mL，反应温度 30℃

D. 0.2mol/L $Na_2S_2O_3$ 和 0.2mol/L H_2SO_4 溶液各 5mL，加水 5mL，反应温度 30℃

8. 在已达平衡的 $CO+H_2O(气) \rightleftharpoons CO_2+H_2$ 体系中，如果压力和温度不变，下列方法不能使平衡移动的是（   ）。

    A. 加入 CO   B. 加入 H_2 C. 加入催化剂   D. 移走部分 H_2

9. 在其他条件不变时，改变压力能使下列化学平衡发生移动的是（   ）。

    A. $CO_2+H_2 \rightleftharpoons CO+H_2O(气)$ B. $N_2+3H_2 \rightleftharpoons 2NH_3$

    C. $NO_2+CO \rightleftharpoons NO+CO_2$ D. $N_2+O_2 \rightleftharpoons 2NO$

10. 对于某一可逆反应来说，使用催化剂的作用是（   ）。

    A. 提高反应物的平衡转化率   B. 增大正反应速率，减小逆反应速率

    C. 改变平衡混合物的组成   D. 改变化学反应速率，缩短反应达到平衡所需的时间

11. $2NO+O_2 \rightleftharpoons 2NO_2+Q$ 反应已达到平衡状态。若使平衡向左移动，可（   ）。

    A. 增大 NO 的浓度   B. 升高温度

    C. 增大压力   D. 降低温度

12. 下列属于可逆反应的是（   ）。

    A. 碘受热变成碘蒸气，遇冷又变成碘固体

    B. 在同一反应条件下，氮气和氢气化合生成氨气，同时氨气又可分解成氮气和氢气

    C. 常温下 NH_3 和 H_2O 结合生成 $NH_3 \cdot H_2O$，$NH_3 \cdot H_2O$ 受热又可分解成 NH_3 和 H_2O

    D. NH_4Cl 受热分解成 NH_3 和 HCl，NH_3 和 HCl 常温下可反应生成 NH_4Cl

二、填空题

1. 影响化学反应速率的外因主要有_____、_____、_____和_____。

2. 对有气体参加的化学反应，增大压力，气体的体积_____、气体的浓度_____、化学反应速率_____；减小压力，气体的体积_____、气体的浓度_____、化学反应速率_____。

3. 温度升高，化学反应速率_____，温度降低，化学反应速率_____；当其他条件不变时，温度每升高 10℃，化学反应速率一般增大到原来的_____倍。

4. 在其他条件不变时，增大反应物的浓度，反应速率_____（加快/减慢）。减小反应物浓度，反应速率_____（加快/减慢）。

5. 催化剂是一种能改变化学反应_____，而本身的化学_____和_____在反应前后都不发生变化的物质。能够_____化学反应速率的催化剂称为正催化剂，能够_____化学反应速率的催化剂称为负催化剂。

6. 影响化学平衡的因素有_____、_____和_____。

7. 在已达平衡的反应 $2NO+O_2 \rightleftharpoons 2NO_2+Q$ 中，增加压力平衡向_____移动；减小 O_2 的浓度平衡向_____移动；降低温度平衡向_____移动；增加 NO_2 的浓度平衡向_____移动；加入催化剂，平衡_____移动。

8. 在同一条件下，能同时_____进行的化学反应称为可逆反应。

9. 向 $FeCl_3+6KSCN \rightleftharpoons K_3[Fe(SCN)_6]$（血红色）$+3KCl$ 的平衡体系中，加入 $FeCl_3$ 溶液，平衡向_____移动，混合液的血红色_____；加入适量的固体 KCl，平衡向_____移动，混合液的血红色_____。

10. 对于 N_2O_4（无色）$\rightleftharpoons 2NO_2$（红棕色）$-Q$ 的平衡体系，升高温度，平衡向_____

移动，红棕色_____（加深/变浅）；降低温度，平衡向_____移动，红棕色_____（加深/变浅）。

三、简答题

将相同质量、相同表面积的锌粒分别投入到足量的 1mol/L 和 0.1mol/L 的 HCl 溶液中，哪一个产生氢气的速率快？如果分别投入到相同浓度的热盐酸和冷盐酸中，哪一个产生氢气的速率快？简述理由。

四、根据所学知识，通过查阅资料，解释医院用高压氧给一氧化碳中毒的病人治病的原理。

第九章
电解质溶液

人体体液约含65%的水及多种电解质离子，如Na^+、Cl^-、CO_3^{2-}、HCO_3^-、HPO_4^{2-}、K^+、$H_2PO_4^-$等，这些离子是维持体液平衡、酸碱平衡的重要成分，其含量与人体的许多生理及病理现象有着密切的关系。本章主要学习电解质溶液的基本理论和基本知识，并着重讨论溶液的酸碱性、缓冲溶液及其在医学中的应用，为学习专业课打下坚实的基础。

学习目标

1. 能够说出电解质和非电解质、强电解质和弱电解质、解离度、同离子效应的概念。
2. 知道pH与溶液酸碱性的关系，并学会有关溶液pH的计算。
3. 学会书写正确的离子方程式。
4. 能够说出酸碱质子理论。知道共轭酸碱对中K_a和K_b的关系。
5. 能够说出盐类水解的概念及实质。知道不同类型盐溶液的酸碱性和盐类的水解在医学上的意义。
6. 能够说出缓冲溶液的概念。知道缓冲溶液的组成、缓冲作用原理和缓冲溶液在医药上的意义。
7. 能够说出溶度积的概念。知道溶度积规则及其应用。

我们知道金属能够导电，而许多化合物溶解在水中也有不同的导电性，还有的化合物在熔融状态下也能导电。人们把在水溶液或熔融状态下能导电的化合物称为电解质。把在水溶液和熔融状态下都不能导电的化合物称为非电解质。电解质不仅在化学和工业生产上经常遇到，而且与人体的关系也非常密切。人的体液如血浆、泪液、胃液等都含有电解质，它们常以一定浓度的离子形式广泛存在于人的体液和组织液中，如Na^+、K^+、Ca^{2+}、Mg^{2+}、Cl^-、HCO_3^-、HPO_4^{2-}、$H_2PO_4^-$、SO_4^{2-}等，它们在体液中的存在状态及含量，不仅影响到体液的渗透平衡及酸碱度，而且对神经、肌肉等组织的生理、生化功能起着重要作用。因此，掌握各类电解质在溶液中的特性及变化规律，是学习医学科学知识所必需的。

第一节 电解质的解离及离子平衡

一、强电解质和弱电解质

酸、碱、盐都是电解质，它们的水溶液称为电解质溶液。电解质在水溶液中为什么能够导电呢？我们知道电流是由带电粒子按一定方向移动而形成的，因此能导电的物质必须具有能自由移动的带电粒子。如氯化钠溶于水时，在水分子的作用下，阴、阳离子脱离晶体表面扩散到溶液中，形成能够自由移动的阴、阳离子，即氯离子（Cl^-）和钠离子（Na^+）。如图 9-1 所示。

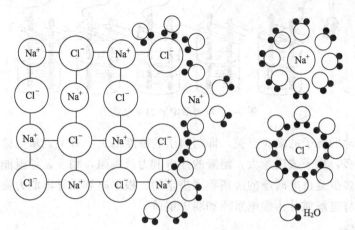

图 9-1 氯化钠晶体的解离过程

这个过程可用解离方程式表示：

$$NaCl \longrightarrow Na^+ + Cl^-$$

再如盐酸（氯化氢的水溶液），氯化氢分子中的氢原子和氯原子之间是以共价键结合的，但共用电子对强烈地偏向氯原子，使氢原子一端带部分正电荷，氯原子一端带部分负电荷，在水分子的作用下，形成了氢离子（H^+）和氯离子（Cl^-）。见图 9-2。

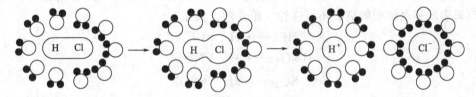

图 9-2 氯化氢的解离过程

氯化氢的解离方程式：

$$HCl \longrightarrow H^+ + Cl^-$$

在电解质溶液中，当插上电极接通电源时，自由移动的阴、阳离子就分别向电性相反的电极移动。阴离子不断地在正极上失电子，阳离子不断地在负极上得电子，而形成电流。这就是电解质溶液的导电原因。由此可以看出，电解质溶液导电依靠的是自由移动的阴、阳离子，而金属导电依靠的是自由移动的电子。

不同的电解质溶液导电能力是否相同呢？我们可以通过下面的实验找出答案。

【演示实验 9-1】 在图 9-3 的 5 个烧杯中分别盛有等体积的 0.1mol/L 氢氧化钠、盐酸、氯化钠、氨水和醋酸溶液，插入电极，接通电源。注意观察灯泡的明亮程度。

通过上述实验可发现，这些灯泡的明亮程度明显是不一样的：盐酸、氢氧化钠、氯化钠溶液所连电路上的灯泡较亮，而氨水和醋酸溶液所连电路上的灯泡则较暗。这说明在相同体积和浓度的条件下，不同电解质的导电能力是不同的。电解质溶液导电能力的强弱与单位体

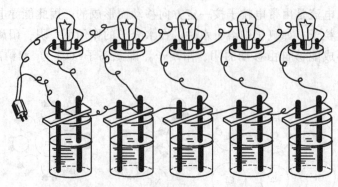

图 9-3 电解质溶液的导电能力

积溶液里自由移动的离子的多少有关,即与离子的浓度的大小有关。单位体积溶液中自由移动的离子数目越多,离子浓度越大,溶液的导电能力就越强,相反,导电能力就越弱。而溶液中离子数目的多少是由电解质的解离程度决定的。根据电解质导电能力强弱或者解离程度的大小不同,可将电解质分为强电解质和弱电解质。

课堂互动

同一电解质在浓度不同的条件下,溶液的导电能力相同吗?

(一)强电解质

在水溶液中能完全解离成离子的电解质称为强电解质。强酸、强碱和大多数盐类都是强电解质,如 HCl、NaOH、NaCl 等。强电解质的解离是不可逆的,其解离方程式通常用 "⟶" 来表示强电解质解离的不可逆性、单向性。例如:

$$HCl \longrightarrow H^+ + Cl^-$$
$$HNO_3 \longrightarrow H^+ + NO_3^-$$
$$H_2SO_4 \longrightarrow 2H^+ + SO_4^{2-}$$
$$NaOH \longrightarrow Na^+ + OH^-$$
$$Ba(OH)_2 \longrightarrow Ba^{2+} + 2OH^-$$

(二)弱电解质

在水溶液中只能部分解离成离子的电解质称为弱电解质。弱酸、弱碱和极少数的盐类是弱电解质,如 CH_3COOH、$NH_3 \cdot H_2O$、$HgCl_2$ 等。在弱电解质溶液中,弱电解质分子解离成离子的同时,离子又相互结合成分子,其解离过程是可逆的,在一定条件下可达到动态平衡。解离方程式中用 "⇌" 表示弱电解质的解离的可逆性、双向性。例如:

$$CH_3COOH \rightleftharpoons H^+ + CH_3COO^-$$
$$NH_3 \cdot H_2O \rightleftharpoons NH_4^+ OH^-$$

如果弱电解质是多元弱酸,则它们的解离是分步进行的。如碳酸的解离过程:

第一步解离 $\quad H_2CO_3 \rightleftharpoons H^+ + HCO_3^-$

第二步解离 $\quad HCO_3^- \rightleftharpoons H^+ + CO_3^{2-}$

多元弱酸第一步解离程度较大，第二步解离程度减小，并依次递减。如磷酸溶液中可以发生以下几步解离：

$$H_3PO_4 \rightleftharpoons H^+ + H_2PO_4^-$$
$$H_2PO_4^- \rightleftharpoons H^+ + HPO_4^{2-}$$
$$HPO_4^{2-} \rightleftharpoons H^+ + PO_4^{3-}$$

由于解离程度不同，溶液中存在的离子浓度大小也不同，溶液中 H_3PO_4 浓度最大，其次是 H^+ 和 $H_2PO_4^-$，再次是 HPO_4^{2-}，浓度最小的是 PO_4^{3-}。

二、弱电解质的解离平衡

（一）解离平衡

弱电解质的解离过程是可逆的，以醋酸为例：

$$CH_3COOH \rightleftharpoons CH_3COO^- + H^+$$

开始主要是醋酸分子解离成为氢离子和醋酸根离子，我们把这个过程称为正向反应过程，解离速率较大。随着醋酸分子的解离，溶液里的离子浓度不断增大，因而解离速率逐渐减慢，而氢离子和醋酸根离子结合成醋酸分子的速率逐渐加快，我们把这个过程称为逆向反应过程。在一定温度下，正向反应过程和逆向反应过程的速率相等时，醋酸分子、醋酸根离子和氢离子的浓度不再随时间而改变，整个体系达到平衡状态。

在一定条件下，当弱电解质分子解离成离子的速率和离子重新结合成弱电解质分子的速率相等时，解离过程即达到动态平衡，称为弱电解质的解离平衡。解离平衡是化学平衡的一种类型，符合化学平衡规律。

（二）解离常数

弱电解质达到解离平衡状态时，未解离的分子浓度和已解离出来的各离子浓度不再改变。已解离的各离子浓度幂的乘积与未解离的分子浓度的比值是一常数，称为解离常数。用 K_i 表示，例如：

$$CH_3COOH \rightleftharpoons CH_3COO^- + H^+$$

其解离常数表达式为：
$$K_i = \frac{[H^+][CH_3COO^-]}{[CH_3COOH]} \tag{9-1}$$

式中的 $[H^+]$、$[CH_3COO^-]$ 和 $[CH_3COOH]$ 均为达到解离平衡时的浓度，单位以 mol/L 表示。

K_i 的大小可以表示弱电解质在水溶液中解离成离子的程度。K_i 越大，解离程度越大；K_i 越小，则解离程度越小。

通常用 K_a 表示弱酸的解离常数；用 K_b 表示弱碱的解离常数。在一定温度下，K_a 越大，表示弱酸的酸性越强；K_b 越大，表示弱碱的碱性越强。

根据化学平衡原理，解离常数与弱电解质的本性和温度有关，而与电解质溶液的浓度无关。

在水溶液中能够解离出两个或两个以上 H^+ 的酸称为多元酸。多元弱酸的解离是分步进行的，每一步解离对应一个解离常数。如磷酸的解离要分三步，有 K_{a_1}、K_{a_2}、K_{a_3} 三个解离常数。多元弱酸分步解离依次变难，所以一般情况下 $K_{a_1} \gg K_{a_2} \gg K_{a_3}$。由此可见，多元弱酸的酸性，主要由第一步解离所决定，计算多元弱酸溶液中氢离子浓度的近似值，可以用第一步解离的 K_{a_1} 值进行计算。比较多元酸的相对强弱，也可以用第一步解离的 K_{a_1} 值进行比较。几种常见弱电解质的解离常数见表 9-1。

表 9-1　几种常见弱电解质的解离常数（25℃，0.1mol/L）

电解质	化学式	解离常数
醋酸	CH_3COOH	$K_a = 1.76 \times 10^{-5}$
碳酸	H_2CO_3	$K_{a_1} = 4.3 \times 10^{-7}$
		$K_{a_2} = 5.6 \times 10^{-11}$
磷酸	H_3PO_4	$K_{a_1} = 7.52 \times 10^{-3}$
		$K_{a_2} = 6.23 \times 10^{-8}$
		$K_{a_3} = 2.2 \times 10^{-13}$
草酸	$H_2C_2O_4$	$K_{a_1} = 5.9 \times 10^{-2}$
		$K_{a_2} = 6.4 \times 10^{-5}$
亚硫酸	H_2SO_3	（18℃）
		$K_{a_1} = 1.54 \times 10^{-2}$
		$K_{a_2} = 1.02 \times 10^{-7}$
氢硫酸	H_2S	（18℃）
		$K_{a_1} = 9.1 \times 10^{-8}$
		$K_{a_2} = 1.1 \times 10^{-12}$
丙二酸	$CH_2(COOH)_2$	$K_{a_1} = 1.38 \times 10^{-3}$
		$K_{a_2} = 2.0 \times 10^{-6}$
邻苯二甲酸	$C_6H_4(COOH)_2$	$K_{a_1} = 1.12 \times 10^{-3}$
		$K_{a_2} = 3.9 \times 10^{-5}$
氨水	$NH_3 \cdot H_2O$	$K_b = 1.79 \times 10^{-5}$

（三）解离度

不同的弱电解质在水溶液里的解离程度是不同的。有的解离程度大，有的解离程度小。弱电解质解离程度的大小除了可用解离常数表示外，也可用解离度来表示。解离度是衡量电解质解离程度的又一个依据。解离度是指弱电解质在溶液中达到解离平衡时，已解离的弱电解质分子数占解离前该弱电解质分子总数的百分数。解离度通常用符号 α 表示。

$$\alpha = \frac{\text{已解离的弱电解质的分子数}}{\text{弱电解质的分子总数}} \times 100\% \tag{9-2}$$

例如在 25℃时，0.1mol/L 醋酸溶液中，每 10000 个醋酸分子中有 132 个分子解离成离子，此时醋酸的解离度为：

$$\alpha = \frac{132}{10000} \times 100\% = 1.32\%$$

弱电解质解离度的大小，主要取决于电解质的本性，同时也与弱电解质的浓度和温度有关。所以，表示弱电解质的解离度时，必须指出溶液的浓度和温度。

强电解质在溶液中完全解离，从理论上讲解离度应该是 100%，但通过实验证明，强电解质在溶液中的解离度都小于 100%。如 HCl 的解离度为 92%；H_2SO_4 的解离度为 61%；NaOH 的解离度为 91%；$ZnSO_4$ 的解离度为 40% 等。这是因为在强电解质溶液中，由于强电解质完全解离,溶液中离子浓度很大,离子间的静电作用使之相互吸引、相互牵制,导致离子不能完全自由运动,所以通过实验仪器测得的强电解质的解离度小于 100%。这种解离度并不能表示强电解质的解离情况,只反映了强电解质溶液中阴、阳离子间相互作用的强弱。所以把实验测得的这种强电解质的解离度称为表观解离度。

> **课堂互动**
>
> 同种溶液浓度减小时,解离度增大,而溶液的导电性会增强吗?为什么?

三、同离子效应

弱电解质的解离平衡与其他化学平衡一样,当外界条件不变时,解离平衡保持不变,当外界条件发生变化时,解离平衡就会发生移动。例如,在氨水中存在下列解离平衡:

$$NH_3 \cdot H_2O \rightleftharpoons NH_4^+ + OH^-$$

达到平衡时,溶液里[$NH_3 \cdot H_2O$]、[NH_4^+]和[OH^-]的浓度不再变化。当外界条件(如浓度)改变时,解离平衡则会发生移动。例如:向溶液中加入少量盐酸,盐酸解离产生的 H^+ 与溶液中的 OH^- 结合成难解离的水分子($H^+ + OH^- \rightleftharpoons H_2O$),使氢氧根离子浓度减小,正向反应过程加强,解离平衡向右移动,即向氨水解离的方向移动,使氨水的解离度增大。同样,若在氨水中分别加入少量氢氧化钠或氯化铵,氨水的解离平衡也将会产生移动。

【演示实验 9-2】取试管一支加入 1mol/L 氨水 4mL,酚酞试液 1 滴,振摇混匀后分装到两支试管中,向其中的一支试管中加入少量氯化铵固体,振摇使之溶解,观察两支试管的颜色有何变化?

实验结果表明,在氨水中滴加酚酞,溶液因呈碱性而显红色,加入氯化铵后,溶液红色变浅,说明氨水溶液的碱性减弱,即 OH^- 浓度减小。这是由于氯化铵是强电解质,在溶液里完全解离,溶液中 NH_4^+ 浓度增大,使氨水的逆向反应过程加强,解离平衡向左移动,即向生成氨水的方向移动,从而降低了氨水的解离度,溶液中的 OH^- 浓度随之减小,碱性减弱。这一过程可表示如下:

$$NH_3 \cdot H_2O \rightleftharpoons OH^- + NH_4^+$$
$$NH_4Cl \longrightarrow Cl^- + NH_4^+$$

同理,往氨水中加入氢氧化钠,解离度也会降低。像这种在弱电解质溶液中,加入一种与弱电解质含有相同离子的强电解质,使弱电解质解离度降低的现象,称为同离子效应。

弱电解质的解离平衡由于同离子效应而发生移动,使解离度减小,但弱电解质的解离平衡常数不变。

> **课堂互动**
>
> 在醋酸溶液中,分别加入盐酸、氢氧化钠、醋酸钠,解离平衡向哪个方向移动?其中哪一种能产生同离子效应?

第二节 水的解离和溶液的酸碱性

水和人类息息相关,没有水,就没有生命。但是自然界的水都是不纯的,因为水是良好的溶剂,溶解了许多物质。而在化学中所提及的水如果没有特别说明都是指纯净的水。人们通常认为纯水是不导电的,但用精密仪器测量时,发现水也有微弱的导电性,说明水是极弱的电解质,也能产生解离。

一、水的解离

水是极弱的电解质,能解离出少量的 H^+ 和 OH^-,它的解离方程式是:

$$H_2O \rightleftharpoons H^+ + OH^-$$

根据实验精密测定,25℃达到解离平衡时,1L 纯水仅有 10^{-7} mol 水分子解离,因此纯水中 $[H^+]$ 和 $[OH^-]$ 都是等于 10^{-7} mol/L。水的解离达到平衡时,根据化学平衡定律,其平衡常数表达式是:

$$K_i = \frac{[H^+][OH^-]}{[H_2O]}$$

即 $[H^+][OH^-] = K_i[H_2O]$

在一定温度下,K_i 是常数,$[H_2O]$ 也可看成常数。因为 1L 纯水未解离前的物质的量约为 55.55mol,达到解离平衡时,解离的水分子极少,所以 $[H_2O]$ 仍可看作约为 55.55mol/L。这样,$K_i[H_2O]$ 为常数,用 K_w 表示。

K_w 就是在水或以水为溶剂的溶液中,$[H^+]$ 和 $[OH^-]$ 的乘积在一定温度下是一个常数,称为水的离子积常数,简称水的离子积。

25℃时 $\quad K_w = K_i[H_2O] = [H^+][OH^-] = 10^{-7} \times 10^{-7} = 1 \times 10^{-14}$ (9-3)

水的解离是吸热过程,所以水的离子积随温度的升高而增大,随温度的降低而减小,如不指明温度,一律按常温考虑,计算时采用 $K_w = 1 \times 10^{-14}$。

由于水的解离平衡的存在,所以无论是在纯水中,还是在任何酸性、碱性、中性水溶液中都存在 H^+ 和 OH^-,并且 $[H^+]$ 和 $[OH^-]$ 的乘积在一定温度下是一个常数,室温时都为 1×10^{-14}。

二、溶液的酸碱性和溶液的 pH

(一) 溶液的酸碱性

常温下,在纯水中 $[H^+]$ 和 $[OH^-]$ 相等,都是 10^{-7} mol/L,所以纯水既不显酸性也不显碱性,它是中性的。

如果向纯水中加酸,由于 $[H^+]$ 的增大,使水的解离平衡向左移动,当达到新的平衡时,溶液中 $[H^+] > [OH^-]$,即 $[H^+] > 10^{-7}$ mol/L,$[OH^-] < 10^{-7}$ mol/L,溶液呈酸性。

如果向纯水中加碱,由于 $[OH^-]$ 的增大,也使水的解离平衡向左移动,当达到新的平衡时,溶液中 $[OH^-] > [H^+]$,即 $[OH^-] > 10^{-7}$ mol/L,$[H^+] < 10^{-7}$ mol/L,溶液呈碱性。

综上所述，溶液的酸碱性与 [H^+] 和 [OH^-] 的关系可表示为：

中性溶液　　　[H^+]=[OH^-]=1×10^{-7} mol/L

酸性溶液　　　[H^+]>1×10^{-7} mol/L>[OH^-]

碱性溶液　　　[H^+]<1×10^{-7} mol/L<[OH^-]

课堂互动

酸性溶液中有没有 OH^- 存在？碱性溶液中有没有 H^+ 存在？为什么？

由此可见，在任何水溶液中由于都存在着水的解离平衡，H^+ 和 OH^- 永远是共存的，溶液的酸碱性取决于 H^+ 和 OH^- 浓度的相对大小。当[H^+]>[OH^-]时，溶液显酸性；当[OH^-]>[H^+]时，溶液显碱性；当[H^+]=[OH^-]时，溶液显中性。并且 [H^+] 越大，溶液的酸性越强；[OH^-] 越大，溶液的碱性越强。

溶液的酸碱性可用 [H^+] 或 [OH^-] 来表示，习惯上常用 [H^+] 表示。但当溶液里的 [H^+] 很小时，如血浆中 [H^+]=3.98×10^{-8} mol/L，用 [H^+] 表示溶液的酸碱性就很不方便，此时可采用 pH 来表示溶液的酸碱性。

（二）溶液的 pH

pH 就是溶液中氢离子浓度的负对数。数学表达式为：

$$pH=-\lg[H^+] \tag{9-4}$$

例如：纯水中 [H^+]=1×10^{-7} mol/L，则纯水的 pH=$-\lg(1\times10^{-7})$=7；某酸性溶液中 [H^+]=1×10^{-2} mol/L，则溶液的 pH=$-\lg(1\times10^{-2})$=2；某碱性溶液 [H^+]=1×10^{-11} mol/L，则溶液的 pH=$-\lg(1\times10^{-11})$=11。

综上所述溶液的酸碱性与 [H^+]、pH 的关系是：

中性溶液　　[H^+]=1×10^{-7} mol/L　　pH=7

酸性溶液　　[H^+]>1×10^{-7} mol/L　　pH<7

碱性溶液　　[H^+]<1×10^{-7} mol/L　　pH>7

溶液的酸碱性也可以用 pOH 来表示。pOH 就是溶液中氢氧根离子浓度的负对数。数学表达式为：

$$pOH=-\lg[OH^-] \tag{9-5}$$

因为 [H^+][OH^-]=$10^{-7}\times10^{-7}$=1×10^{-14}，若等号两边取负对数，则

$$-\lg[H^+]+(-\lg[OH^-])=-\lg(1\times10^{-14})$$

$$pH+pOH=14 \tag{9-6}$$

溶液的 pH 越小，酸性越强；溶液的 pH 越大，碱性越强。pH 和 [H^+] 的关系是：[H^+] 越大，pH 越小；[H^+] 越小，pH 越大。溶液的 pH 相差一个单位，[H^+] 相差 10 倍。如果相差 n 个单位，则 [H^+] 相差 10^n 倍。如 pH=3 的溶液的 [H^+] 是 pH=5 的溶液的 [H^+] 的 10^2 倍，即 100 倍。[H^+] 和 pH 的对应关系见表 9-2。

表 9-2　溶液的酸碱度与 [H^+] 和 pH 的对应关系

[H^+]	10^0	10^{-1}	10^{-2}	10^{-3}	10^{-4}	10^{-5}	10^{-6}	10^{-7}	10^{-8}	10^{-9}	10^{-10}	10^{-11}	10^{-12}	10^{-13}	10^{-14}
pH 值	0	1	2	3	4	5	6	7	8	9	10	11	12	13	14

当溶液的 [H$^+$] 大于 1mol/L 时，pH<0，此时一般不用 pH 值而是直接用 [H$^+$] 来表示溶液的酸碱性；pH>14 时，直接用 [OH$^-$] 表示溶液的酸碱性。

当溶液的 [H$^+$] 很小，如小于 10^{-6} mol/L 时，则水的解离不能忽略。

化学与医学

pH 在医学上有重要的意义，例如人体血液的酸碱性可直接影响全身各细胞功能的正常发挥。正常人体血液中的 pH 维持在 7.35~7.45。临床上把人体血液 pH 小于 7.35 时称为酸中毒，pH 大于 7.45 时称为碱中毒。无论是酸中毒还是碱中毒，都会对生命引起严重的后果，pH 偏离正常范围 0.4 个单位以上，就有生命危险，必须采取适当的措施纠正血液的 pH。

三、溶液 pH 的计算

根据公式 pH=$-$lg [H$^+$] 可计算各类水溶液的 pH。

（一）强酸溶液

可以直接利用公式 pH=$-$lg [H$^+$] 计算。

【例 9-1】 求 0.001mol/L HCl 溶液的 pH。

解 因为 HCl 是强电解质，在水溶液中全部解离，所以：

$$[H^+]=0.001\text{mol/L}=1\times10^{-3}\text{mol/L}$$
$$pH=-\lg[H^+]=-\lg(1\times10^{-3})=-(0-3)=3$$

答：0.001mol/L HCl 溶液的 pH 为 3。

（二）强碱溶液

可以先利用公式 pOH=$-$lg [OH$^-$] 计算出 pOH，再根据公式 pH=14$-$pOH 计算溶液的 pH。

【例 9-2】 求 0.01mol/L NaOH 溶液的 pH。

解 因为 NaOH 是强电解质，在水溶液中全部解离，所以：

$$[OH^-]=0.01\text{mol/L}=1\times10^{-2}\text{mol/L}$$
$$pOH=-\lg[OH^-]=-\lg(1\times10^{-2})=-(0-2)=2$$
$$pH=14-pOH=14-2=12$$

答：0.01mol/L NaOH 溶液的 pH 为 12。

（三）一元弱酸溶液

以醋酸为例来说明一元弱酸溶液 pH 的计算：

$$CH_3COOH \rightleftharpoons CH_3COO^- + H^+$$

$$K_a=\frac{[H^+][CH_3COO^-]}{[CH_3COOH]}$$

设 CH_3COOH 的起始浓度为 c，则平衡时 $[H^+]=[CH_3COO^-]$、$[CH_3COOH]=c-[H^+]$

$$K_a = \frac{[H^+][CH_3COO^-]}{[CH_3COOH]} = \frac{[H^+]^2}{c-[H^+]}$$

通常情况下，当弱酸的 $K_a c \geqslant 20 K_w$、$\dfrac{c}{K_a} \geqslant 500$ 时，弱酸的解离度很小，溶液中 $[H^+]$ 远小于弱酸的总浓度 c，则：$c-[H^+] \approx c$。

得简化公式：

$$[H^+] = \sqrt{K_a c} \tag{9-7}$$

【例 9-3】 计算 298K 时，0.10mol/L CH_3COOH 溶液的 pH。

解 已知：$c=0.1$ mol/L，$K_a=1.76 \times 10^{-5}$。

$$K_a c = 1.76 \times 10^{-5} \times 0.10 > 20 K_w$$

$$\frac{c}{K_a} = \frac{0.1}{1.76 \times 10^{-5}} > 500$$

所以可以根据简化公式进行计算：

$$[H^+] = \sqrt{K_a c} = 1.3 \times 10^{-3} \text{mol/L}$$
$$pH = -\lg[H^+] = -\lg(1.3 \times 10^{-3}) = 2.89$$

答：0.1mol/L CH_3COOH 溶液的 pH 为 2.89。

（四）一元弱碱溶液

一元弱碱溶液中，$[OH^-]$ 简化计算公式的推导与一元弱酸相同。其计算公式为：

$$[OH^-] = \sqrt{K_b c} \tag{9-8}$$

公式使用条件与一元弱酸相类似。

【例 9-4】 计算 298K 时，0.10mol/L 氨水溶液的 pH。

解 已知：$c=0.10$ mol/L，$K_b=1.79 \times 10^{-5}$。

$$K_b c = 1.79 \times 10^{-5} \times 0.10 > 20 K_w$$

$$\frac{c}{K_b} = \frac{0.1}{1.79 \times 10^{-5}} = > 500$$

所以可以根据简化公式进行计算：

$$[OH^-] = \sqrt{K_b c} = 1.34 \times 10^{-3} \text{mol/L}$$
$$pOH = -\lg[OH^-] = -\lg(1.34 \times 10^{-3}) = 2.88$$
$$pH = 14 - pOH = 14 - 2.88 = 11.12$$

答：0.1mol/L 氨水溶液的 pH 为 11.12。

四、酸碱指示剂

正常的生理过程中所涉及的溶液的酸碱性都有极严格的要求，否则会出现酸中毒或碱中毒，严重时会造成死亡。因此准确的确定和控制溶液的酸碱性是非常重要的。酸碱指示剂是在不同 pH 溶液中能显示不同颜色的化合物。它们多为有机弱酸或弱碱，或者既具有弱酸性又具有弱碱性的两性物质。它解离以后，离子的颜色与未解离的分子的颜色有明显的区别。下面以石蕊为例讨论指示剂的变色原理。

石蕊是一种有机弱酸，可用 HIn 来表示，其在水溶液中存在下列解离平衡：

$$\text{HIn} \rightleftharpoons \text{H}^+ + \text{In}^-$$
石蕊分子　　　　　石蕊离子
红色　　　　　　　蓝色

在石蕊溶液中由于同时存在石蕊分子和石蕊离子，所以我们看到的石蕊溶液是红色与蓝色的混合色——紫色。当向此溶液中加入酸，[H^+]增大，平衡向左移动，石蕊分子浓度增大，石蕊离子浓度减小。溶液的红色加深，蓝色变浅。当pH≤5.0时，只能看到溶液显红色；当向此溶液中加入碱，[OH^-]增大，平衡向右移动，石蕊离子浓度增大，石蕊分子浓度减小。溶液的蓝色加深，红色变浅。当pH≥8.0时，只能看到溶液显蓝色。

我们把指示剂由一种颜色过渡到另一种颜色时溶液pH的变化范围，称为指示剂的变色范围。石蕊指示剂由红色变为蓝色时，溶液的pH由5.0变化到8.0，那么石蕊指示剂的变色范围就是5.0~8.0。通常，指示剂的变色范围是由实验测定的。常见酸碱指示剂的名称、变色范围和颜色变化见表9-3。

表9-3　常用的酸碱指示剂

名称	变化范围(pH)	颜色变化	名称	变化范围(pH)	颜色变化
酚酞	8.0~9.6	无色~红色	溴麝香草酚蓝	6.2~7.6	黄色~蓝色
石蕊	5.0~8.0	红色~蓝色	溴酚蓝	3.0~4.6	黄色~蓝紫色
甲基橙	3.1~4.4	红色~橙色	麝香草酚酞	9.4~10.6	无色~蓝色
甲基红	4.4~6.2	红色~黄色	中性红	6.8~8.0	红色~黄色

可见，利用指示剂可以粗略地测出溶液的pH。在实际工作中，往往用几种指示剂配成混合指示剂，它在各种不同的pH溶液中能呈现不同的颜色。有时我们还可以用pH试纸测定溶液的pH。pH试纸是由多种酸碱指示剂的混合液浸制而成的试纸。测定时，将一滴被测液体滴加于试纸上，将呈现的颜色和标准色板对照就可得知被测液的近似pH，使用起来很方便。如果需要精确测定溶液的pH，就需要使用更精密的仪器（pH计）来进行测定。

*第三节　离子反应

一、离子反应和离子方程式

> **观察与思考**
>
> 在三支洁净的试管里分别加入0.01mol/L氯化钠、氯化钾和盐酸溶液各2mL，然后各加入0.01mol/L的硝酸银溶液5滴，观察现象。

在三支试管中均出现了白色沉淀。虽然三支试管内是三种不同的物质，但是在它们的水溶液中都有Cl^-，因此加入硝酸银溶液后，Cl^-和硝酸银溶液中的Ag^+结合生成相同的AgCl白色沉淀。

我们知道电解质在溶液里能够解离成自由移动的离子，所以电解质在溶液里的反应实质上是离子间的反应。凡是有离子参加的化学反应称为离子反应。如氯化钠溶液与硝酸银溶液的反应：

$$NaCl + AgNO_3 \longrightarrow AgCl\downarrow + NaNO_3$$

NaCl、$AgNO_3$ 和 $NaNO_3$ 都是强电解质,在溶液中都以离子形式存在,AgCl 是难溶于水的物质,在溶液中以沉淀的形式存在,不能写成离子,以分子的形式表示,因此该化学反应方程式可改写为:

$$Na^+ + Cl^- + Ag^+ + NO_3^- \longrightarrow AgCl\downarrow + Na^+ + NO_3^-$$

可以看出,反应前后 Na^+ 和 NO_3^- 没有发生变化,即没有参加反应,可以删去,则上式可简化为:

$$Ag^+ + Cl^- \longrightarrow AgCl\downarrow$$

氯化钾与硝酸银和盐酸与硝酸银的反应都可以用这一方程式表示。它们之间的反应实质上是 Ag^+ 和 Cl^- 结合生成 AgCl 白色沉淀。

像这种用实际参加化学反应的离子的符号和化学式来表示离子反应的式子称为离子方程式。

离子方程式与一般化学方程式不同,它不仅能表示一定物质间的某个具体反应,而且还能表示同一类型的反应。

如何书写离子方程式呢?下面以氯气通入碘化钾溶液中的置换反应为例,说明书写离子方程式的步骤。

(1) 正确书写反应的化学方程式。

$$Cl_2 + 2KI \longrightarrow 2KCl + I_2$$

(2) 将化学方程式中易溶于水易解离的电解质写成离子形式,难溶于水的物质、难解离的物质(弱电解质)、单质、气体等仍以化学式表示。

$$Cl_2 + 2K^+ + 2I^- \longrightarrow 2K^+ + 2Cl^- + I_2$$

(3) 删除方程式两边不参加反应的离子。

$$Cl_2 + 2I^- \longrightarrow 2Cl^- + I_2$$

(4) 检查方程式两边各元素的原子个数和电荷数是否相同。即配平离子反应方程式。

$$Cl_2 + 2I^- \longrightarrow 2Cl^- + I_2$$

二、离子反应发生的条件

酸、碱、盐之间发生离子交换反应是有条件的。如果反应物都是易溶的强电解质,经过离子交换,仍然得到易溶的强电解质。如将 KCl 溶液和 Na_2SO_4 溶液混合,所有的离子都没有发生变化,说明它们之间没有发生离子反应。只有溶液中的某些离子数目减少了,才能说明离子反应已经发生。如果电解质溶液之间要发生离子反应,至少应具备下列三个条件之一。

(一) 生成难溶性物质

例如,Na_2SO_4 溶液和 $BaCl_2$ 溶液的反应:

$$Na_2SO_4 + BaCl_2 \longrightarrow BaSO_4\downarrow + 2NaCl$$

离子方程式是：

$$Ba^{2+} + SO_4^{2-} \longrightarrow BaSO_4 \downarrow$$

该离子方程式表明：Na_2SO_4 溶液和 $BaCl_2$ 溶液的反应实质是 Ba^{2+} 和 SO_4^{2-} 结合生成了难溶性的 $BaSO_4$ 沉淀，而且还表明任何可溶性硫酸盐和可溶性钡盐反应的共性是生成 $BaSO_4$ 沉淀。

（二）生成弱电解质

例如，NaOH 溶液和 HCl 溶液的反应：

$$NaOH + HCl \longrightarrow NaCl + H_2O$$

离子方程式是：

$$H^+ + OH^- \longrightarrow H_2O$$

该离子方程式表明：NaOH 溶液和 HCl 溶液的反应实质是 H^+ 和 OH^- 结合生成了水（弱电解质），这也是强酸、强碱中和反应的实质。

（三）生成气体

例如，Na_2CO_3 溶液和 HCl 溶液的反应：

$$Na_2CO_3 + 2HCl \longrightarrow 2NaCl + H_2O + CO_2 \uparrow$$

离子方程式是：

$$2H^+ + CO_3^{2-} \longrightarrow H_2O + CO_2 \uparrow$$

该离子方程式表明：Na_2CO_3 溶液和 HCl 溶液的反应实质是 H^+ 和 CO_3^{2-} 结合生成了水（弱电解质）和二氧化碳（气体），而且还表明任何可溶性酸和可溶性碳酸盐反应的共性是生成水和二氧化碳气体。

除了复分解反应外，离子反应还包括其他类型的反应，如置换反应、氧化还原反应等，例如：

$$2MnO_4^- + 5C_2O_4^{2-} + 16H^+ \longrightarrow 2Mn^{2+} + 10CO_2 \uparrow + 8H_2O$$

$$6I^- + Cr_2O_7^{2-} + 14H^+ \longrightarrow 2Cr^{3+} + 3I_2 + 7H_2O$$

$$I_2 + 2S_2O_3^{2-} \longrightarrow 2I^- + S_4O_6^{2-}$$

第四节 盐类的水解

一、盐类的水解

我们知道酸的水溶液显酸性，碱的水溶液显碱性，那么盐的水溶液是不是呈现中性呢？看下面的演示实验。

【演示实验 9-3】 在白瓷点滴板的五个凹穴中，各放入一片广泛 pH 试纸，分别滴加 1 滴 0.1mol/L 的醋酸钠、碳酸钠、氯化铵、氯化钠、硝酸钾溶液，然后与标准比色卡对照，分别测定其水溶液的 pH。

实验结果表明，醋酸钠溶液、碳酸钠溶液显碱性，氯化铵溶液显酸性，氯化钠溶液、硝酸钾溶液显中性。

在醋酸钠、碳酸钠、氯化铵、氯化钠、硝酸钾这些电解质中，既不含 H^+，也不含 OH^-，为什么会显示不同的酸碱性呢？这是因为这些盐溶于水后，解离产生的阴离子或阳离子与水解离产生的 H^+ 或 OH^- 反应生成弱酸或弱碱，从而破坏了水的解离平衡，使水中的 [H^+] 或 [OH^-] 发生改变，所以不同的盐溶液显示不同的酸碱性。

在水溶液中，盐解离出的离子与水解离的 H^+ 或 OH^- 结合生成弱电解质的反应称为盐类的水解。盐类的水解情况与生成这种盐的酸或碱的强弱有很大关系，现以不同类型的盐为例说明盐类的水解情况。

二、不同类型盐的水解

（一）强碱和弱酸生成的盐

以 CH_3COONa 为例说明。CH_3COONa 可以看作是弱酸（CH_3COOH）和强碱（$NaOH$）反应生成的盐，其水解过程如下：

$$CH_3COONa \longrightarrow CH_3COO^- + Na^+$$
$$+$$
$$H_2O \rightleftharpoons H^+ + OH^-$$
$$\Updownarrow$$
$$CH_3COOH$$

CH_3COONa 是强电解质，在水溶液中全部解离成 CH_3COO^- 和 Na^+，水是极弱的电解质，能解离出极少量的 H^+ 和 OH^-。由于 CH_3COO^- 和水解离出来的 H^+ 结合生成弱电解质 CH_3COOH，从而破坏了水的解离平衡，使水的解离平衡向右移动，随着溶液中 H^+ 浓度减小，OH^- 浓度则相对增大。当建立新的平衡时，溶液中 [OH^-] > [H^+]，pH > 7，所以 CH_3COONa 溶液显碱性。CH_3COONa 的水解方程式是：

$$CH_3COONa + H_2O \rightleftharpoons CH_3COOH + NaOH$$

水解的离子方程式是：

$$CH_3COO^- + H_2O \rightleftharpoons CH_3COOH + OH^-$$

Na_2CO_3、$NaHCO_3$、Na_3PO_4、K_2S 等也属于强碱和弱酸生成的盐，这类盐的水解都是弱酸根离子与水解离出的 H^+ 结合生成弱酸，使溶液中 OH^- 浓度相对增大，从而它们的水溶液都呈碱性。

对于多元弱酸盐如 Na_2CO_3，它的水解是分步进行的，第一步是 Na_2CO_3 解离出的 CO_3^{2-} 的水解，水解的离子方程式是：

$$CO_3^{2-} + H_2O \rightleftharpoons HCO_3^- + OH^-$$

第二步是第一步生成的 HCO_3^- 进一步水解，水解的离子方程式是：

$$HCO_3^- + H_2O \rightleftharpoons H_2CO_3 + OH^-$$

当达到平衡时,溶液中 $[OH^-] > [H^+]$,溶液显碱性。

第二步 HCO_3^- 的水解程度很小,达到平衡时溶液中 H_2CO_3 的浓度也很小,不会放出 CO_2 气体,溶液中 OH^- 的浓度主要来自于第一步的水解。

结论:强碱和弱酸生成的盐都能水解,其水溶液显碱性。

(二) 强酸和弱碱生成的盐

以 NH_4Cl 为例说明。NH_4Cl 是由强酸(HCl)和弱碱($NH_3·H_2O$)反应生成的盐,其水解过程如下:

$$NH_4Cl \longrightarrow NH_4^+ + Cl^-$$
$$+$$
$$H_2O \rightleftharpoons OH^- + H^+$$
$$\Updownarrow$$
$$NH_3·H_2O$$

NH_4Cl 是强电解质,在水溶液中全部解离出 NH_4^+ 和 Cl^-,水是极弱的电解质,能解离出极少量的 H^+ 和 OH^-。NH_4^+ 和水解离出来的 OH^- 结合生成弱电解质 $NH_3·H_2O$,从而破坏了水的解离平衡,使水的解离平衡向右移动,随着溶液中 OH^- 浓度减小,H^+ 浓度则相对增大。当建立新的平衡时,溶液中 $[H^+] > [OH^-]$,pH<7,所以 NH_4Cl 溶液显酸性。NH_4Cl 的水解方程式是:

$$NH_4Cl + H_2O \rightleftharpoons NH_3·H_2O + HCl$$

水解的离子方程式是:

$$NH_4^+ + H_2O \rightleftharpoons NH_3·H_2O + H^+$$

NH_4NO_3、$FeCl_3$、$AlCl_3$ 等也属于强酸和弱碱生成的盐,这类盐的水解都是盐的阳离子与水解离出的 OH^- 结合生成弱碱,使溶液中 H^+ 浓度相对增大,从而它们的水溶液都呈酸性。

结论:强酸和弱碱生成的盐都能水解,其水溶液显酸性。

(三) 弱酸和弱碱生成的盐

以 CH_3COONH_4 为例说明。CH_3COONH_4 是由弱酸(CH_3COOH)和弱碱($NH_3·H_2O$)反应生成的盐,其水解过程如下:

$$CH_3COONH_4 \longrightarrow CH_3COO^- + NH_4^+$$
$$+\qquad\qquad +$$
$$H_2O \rightleftharpoons H^+ \quad + OH^-$$
$$\Updownarrow \qquad \Updownarrow$$
$$CH_3COOH \quad NH_3·H_2O$$

CH_3COONH_4 是强电解质,在水溶液中全部解离出 CH_3COO^- 和 NH_4^+,水是极弱的电解质,能解离出极少量的 H^+ 和 OH^-。CH_3COO^- 和 NH_4^+ 分别与水解离出来的 H^+ 和 OH^- 结合生成弱电解质 CH_3COOH 和弱电解质 $NH_3·H_2O$,可见这类盐水解的程度更大。

CH_3COONH_4 的水解方程式是：
$$CH_3COONH_4 + H_2O \rightleftharpoons CH_3COOH + NH_3 \cdot H_2O$$
水解的离子方程式是：
$$CH_3COO^- + NH_4^+ + H_2O \rightleftharpoons CH_3COOH + NH_3 \cdot H_2O$$

弱酸和弱碱生成的盐其水溶液的酸碱性，是由水解后生成的弱酸和弱碱的相对强弱（即它们的解离常数的相对大小）决定的。

如果弱酸的 K_a 值大于弱碱的 K_b 值，则溶液显酸性。例如 $(NH_4)_3PO_4$ 的水溶液显酸性。

如果弱酸的 K_a 值等于弱碱的 K_b 值，则溶液显中性。例如 CH_3COONH_4 的水溶液显中性。

如果弱酸的 K_a 值小于弱碱的 K_b 值，则溶液显碱性。例如 $(NH_4)_2CO_3$ 的水溶液显碱性。

结论：弱酸和弱碱生成的盐易水解，其水溶液的酸碱性取决于水解后生成的弱酸和弱碱的相对强弱。

（四）强酸和强碱生成的盐

这类盐不水解。如 NaCl 溶液，解离生成的 Na^+ 和 Cl^- 不能与水解离出来的 OH^- 和 H^+ 结合生成弱电解质，从而不影响水的解离平衡。溶液中 $[H^+] = [OH^-]$，pH=7，所以 NaCl 溶液显中性。

KNO_3、Na_2SO_4、$BaCl_2$ 等也属于强酸和强碱生成的盐，这类盐不发生水解，它们的水溶液都呈中性。

结论：强酸和强碱生成的盐不水解，其水溶液显中性。

总之，盐水解的实质是盐解离出的弱酸根离子或弱碱根离子与水解离出的 H^+ 或 OH^- 结合生成弱电解质，破坏了水的解离平衡，使水的解离平衡向右移动，溶液中的 H^+ 浓度和 OH^- 浓度发生相应的改变，从而使溶液显示出不同的酸碱性。

盐类的水解是中和反应的逆反应，一般情况下水解的程度都比较小。而盐类的水解程度主要由盐类本身的性质所决定。组成盐的酸或碱越弱，其盐的水解程度就越大，盐溶液的碱性或酸性就越强。除此之外，盐类的水解程度也受外界条件的影响，如温度、盐溶液的浓度和溶液的酸碱性等。现分别介绍如下：

1. 温度

盐类的水解是个吸热过程，升高温度可促进盐类的水解。如热的纯碱溶液其碱性比冷的纯碱溶液强，这是因为加热时促进了纯碱的水解，使 OH^- 浓度增大，碱性增强的缘故，因而热的纯碱溶液去油污的效果比冷的溶液好。

2. 盐溶液的浓度

稀释盐溶液，可以促进盐类水解的进行。如配制 $FeCl_3$ 溶液时，为了防止 $FeCl_3$ 水解，一般先配成饱和溶液，这样水解的程度小，避免产生 $Fe(OH)_3$ 而出现浑浊现象。

3. 溶液的酸碱性

盐的水解反应常使溶液呈现酸性或碱性，因此控制溶液的酸碱性，可以抑制或促进水解。如实验室在配制 $FeCl_3$ 溶液时，常加入少量盐酸来抑制 $FeCl_3$ 的水解。因为 $FeCl_3$ 水解的离子方程式是：

$$Fe^{3+} + 3H_2O \rightleftharpoons Fe(OH)_3 + 3H^+$$

加入盐酸时，溶液中 H^+ 浓度增大，平衡向左移动，抑制了 Fe^{3+} 的水解。

三、盐类水解在医学上的意义

盐类水解在医学上应用非常广泛，具有重要意义。如临床上纠正酸中毒或治疗胃酸过多时使用乳酸钠或碳酸氢钠，就是利用其水解后显碱性的原理；治疗碱中毒时使用氯化铵，是利用其水解后显酸性的原理。

盐类水解某些情况下也会带来不利的影响。例如某些药物与潮湿的空气接触，可以因水解而变质。对于易水解的药物在制剂时通常制成片剂或胶囊剂等。若需制成注射剂，则考虑制成粉针剂，临用前加注射用水溶解。对于易水解的药物在储存时，应密闭保存在干燥处。

> **化学与生活**
>
> **盐类水解在日常生活中的应用**
>
> 例如生活中用明矾 $[KAl(SO_4)_2 \cdot 12H_2O]$ 做净水剂，就是利用铝离子水解后生成的氢氧化铝胶体能吸附水中的杂质，从而使浑浊的水澄清，从而达到净水的目的。
>
> 泡沫灭火剂主要包括硫酸铝和碳酸氢钠两种成分，使用时可发生相互促进的水解反应，水解的离子方程式是：
>
> $$Al^{3+} + 3H_2O \rightleftharpoons Al(OH)_3 + 3H^+$$
>
> $$HCO_3^- + H_2O \rightleftharpoons H_2CO_3 + OH^-$$
>
> 二者水解生成的氢离子和氢氧根离子相互结合生成弱电解质水，从而使上述两个水解反应更容易进行，最终生成的碳酸浓度较大，产生出大量的二氧化碳气体，达到灭火的目的。

第五节 缓冲溶液

许多化学反应，往往都需要在一定的 pH 条件下才能正常进行。如生物体内在生理变化过程中起重要作用的酶，必须在特定的 pH 条件下才能发挥有效的作用，pH 稍有偏离，酶的活性就会大大降低，甚至丧失活性。生物体在代谢过程中不断产生酸和碱，但是人体内各种体液都能把自身的 pH 维持在一定的范围内。如人体血液的 pH 始终维持在 7.35～7.45，持续偏离将导致代谢紊乱，严重时甚至造成死亡。因此，如何控制溶液的酸碱性，使溶液的 pH 保持相对稳定，在化学和医学上都具有十分重要的意义。

一、缓冲溶液的概念

【演示实验 9-4】 取六支试管依次编号，在 1、2 号两支试管内各加入蒸馏水 4mL，3、4 号两支试管内各加入 0.1mol/L 的 NaCl 溶液 4mL，5、6 号两支试管内分别加入 0.2mol/L 的 CH_3COOH 溶液和 0.2mol/L CH_3COONa 溶液各 2mL，用 pH 试纸分别测定六支试管中溶液的 pH。然后在 1、3、5 号三支试管中各加入 1 滴 0.01mol/L 的 HCl 溶液，在 2、4、6

号三支试管中各加入 1 滴 0.01mol/L NaOH 溶液,再用 pH 试纸分别测定其 pH。将结果填入表 9-4 中。

表 9-4 演示实验的有关数据

溶液	蒸馏水	0.1mol/L 的 NaCl	0.1mol/L 的 CH_3COOH 和 CH_3COONa
溶液本身 pH	7.00	7.00	4.75
加入盐酸后 pH	2.00	2.00	4.74
加入氢氧化钠后 pH	12.00	12.00	4.76

实验结果表明,在以上三种溶液中加入等量的 HCl 溶液和 NaOH 溶液后 pH 变化是完全不同的:在纯水和 NaCl 溶液中加入少量的 HCl 溶液和 NaOH 溶液时,pH 均减小或增大了 5 个单位,而在 CH_3COOH 和 CH_3COONa 的混合溶液中加入少量的 HCl 溶液和 NaOH 溶液时,pH 仅改变了 0.01 个单位,可以说几乎不发生变化。这说明 CH_3COOH 和 CH_3COONa 的混合溶液具有抵抗外来量少酸和少量碱的能力。若在 CH_3COOH 和 CH_3COONa 的混合溶液中加入适量水稀释,其 pH 也几乎不变。像这种能抵抗外来少量强酸、强碱或适当的稀释而保持溶液的 pH 几乎不变的作用称为缓冲作用,具有缓冲作用的溶液称为缓冲溶液。

二、缓冲溶液的组成

缓冲溶液之所以具有缓冲作用,是因为溶液里通常含有两种成分:一种是能与外来的酸作用,称为抗酸成分;另一种是能与外来的碱作用,称为抗碱成分。两种成分之间含有相同离子,存在着化学平衡。通常把这两种成分称为缓冲对或缓冲系。缓冲对或缓冲系主要分为三种类型。

(一)弱酸及其对应的盐

                弱酸(抗碱成分)   对应的盐(抗酸成分)

例如: CH_3COOH CH_3COONa

                H_2CO_3 $NaHCO_3$

                H_3PO_4 NaH_2PO_4

(二)弱碱及其对应的盐

                弱碱(抗酸成分)   对应的盐(抗碱成分)

例如: $NH_3 \cdot H_2O$ NH_4Cl

(三)多元酸的酸式盐及其对应的次级盐

            多元酸的酸式盐(抗碱成分)   对应的次级盐(抗酸成分)

例如: $NaHCO_3$ Na_2CO_3

                NaH_2PO_4 Na_2HPO_4

                Na_2HPO_4 Na_3PO_4

按照酸碱质子理论,缓冲溶液中的两种成分之间实质上是一对共轭酸碱。其中共轭酸是抗碱成分,共轭碱是抗酸成分。

三、缓冲溶液的作用原理

缓冲溶液为什么能抵抗外来的少量强酸或强碱，而溶液的 pH 几乎保持不变呢？现以 CH_3COOH-CH_3COONa 组成的缓冲溶液为例，来说明缓冲作用原理。

（1）在 CH_3COOH-CH_3COONa 组成的缓冲溶液中，由于 CH_3COOH 是弱电解质，解离度很小，仅有少量的 CH_3COOH 分子解离成 H^+ 和 CH_3COO^-。而 CH_3COONa 是强电解质，在水溶液中完全解离成 Na^+ 和 CH_3COO^-。它们的解离方程式如下：

$$CH_3COOH \rightleftharpoons CH_3COO^- + H^+$$
$$CH_3COONa \longrightarrow CH_3COO^- + Na^+$$

从解离方程式中可以看出，因 CH_3COO^- 的同离子效应，使 CH_3COOH 的解离度更小，因而 CH_3COOH 几乎完全以分子状态存在于溶液中，所以溶液中 CH_3COO^- 和 CH_3COOH 的浓度都较大。

（2）当向此溶液中加入少量的强酸（H^+）时，溶液中大量的 CH_3COO^- 和外加的少量的 H^+ 结合生成难解离的 CH_3COOH，使 CH_3COOH 的解离平衡向左移动。当建立新的平衡时，溶液中的 CH_3COOH 浓度略有增加，CH_3COO^- 浓度略有减小，但 H^+ 的浓度几乎没有增加，故溶液的 pH 几乎不变。抗酸的离子方程式是：

$$CH_3COO^- + H^+（外加） \rightleftharpoons CH_3COOH$$

在这个过程中，CH_3COO^- 起到了对抗外来 H^+ 的作用，由于 CH_3COO^- 主要来自于 CH_3COONa，因此 CH_3COONa 是抗酸成分。

（3）当向此溶液中加入少量碱（OH^-）时，溶液中 CH_3COOH 解离出的 H^+ 和外加的 OH^- 结合生成 H_2O，使 CH_3COOH 的解离平衡向右移动。当建立新的平衡时，溶液中 CH_3COOH 的浓度略有减小，CH_3COO^- 的浓度略有增加，但 OH^- 的浓度几乎没有增加，故溶液的 pH 几乎不变。抗碱的离子方程式是：

$$CH_3COOH + OH^-（外加） \rightleftharpoons CH_3COO^- + H_2O$$

在这个过程中，CH_3COOH 解离出的 H^+ 起到了对抗外来 OH^- 的作用，因此 CH_3COOH 是抗碱成分。

其他类型的缓冲溶液的作用原理与上述作用原理基本相同。

应当注意的是，当向缓冲溶液中加入的酸或碱的量过多时，溶液中的抗碱成分和抗酸成分就会消耗尽，缓冲溶液就会失去缓冲作用，因此，缓冲溶液的缓冲能力是有限度的。适当增大缓冲溶液中缓冲组分的浓度，可以提高缓冲溶液的缓冲能力。

四、血液中的缓冲对

血液中的缓冲对主要分布于血浆和红细胞中。

血浆中主要包括：H_2CO_3-$NaHCO_3$、NaH_2PO_4-Na_2HPO_4、HPr-NaPr（Pr 代表血浆蛋白）。其中 H_2CO_3-$NaHCO_3$ 缓冲对在血浆中浓度最高，缓冲能力最强，在维持血液的正常 pH 中作用最重要。

红细胞中主要包括：H_2CO_3-$KHCO_3$、KH_2PO_4-K_2HPO_4、HHb-KHb（Hb 代表血红蛋白），$HHbO_2$-$KHbO_2$（HbO_2 代表氧合血红蛋白）。红细胞里血红蛋白缓冲对的含量占

绝对优势，是红细胞里的主要缓冲对。

> **化学与医学**
>
> 在生物体内的许多化学反应都是在酶的催化作用下发生的，而酶的活性只有在一定的 pH 范围内才具有活性。例如胃蛋白酶所需的 pH 为 1.5～2.0，pH 超过 4.0 时，它即完全失去活性。微生物的培养、组织切片与细菌的染色、血液的冷藏都需要一定 pH 的缓冲溶液。许多药物也需要在一定 pH 的介质中才能稳定存在。人体内各种体液都有一定的 pH 范围，如血液的 pH 始终维持在 7.35～7.45，稍偏碱性，此 pH 条件最适宜于细胞的代谢及整个机体的生存。食物在人体内的消化、吸收或人体组织的新陈代谢都会产生大量的酸性物质或碱性物质，为什么正常人体血液的 pH 还始终维持在一定的范围呢？原因之一就是血液中存在着一系列缓冲对，使血液有足够能力来抵抗外来少量酸、碱的"袭击"。
>
> 在这些缓冲对中，H_2CO_3-$NaHCO_3$ 缓冲对在血液中浓度最高，缓冲能力最强，在维持血液的正常 pH 中作用最重要。在人体代谢过程中产生的酸性或碱性物质以及食入的酸性或碱性物质进入血液后，正是因为这些缓冲对发挥其抗酸抗碱作用，才使血液的 pH 维持恒定。
>
> 在血浆中 H_2CO_3 存在下列解离平衡：
>
> $$H_2CO_3 \rightleftharpoons HCO_3^- + H^+$$
>
> 当人体代谢过程中产生的酸性物质进入血液时，HCO_3^- 就会立即与它结合生成 H_2CO_3，H_2CO_3 不稳定又会分解成 CO_2 和 H_2O，形成的 CO_2 由肺部排出，消耗掉的 HCO_3^- 可通过肾脏的调节得以补偿，这样就能抑制酸度变化，而使血液的 pH 保持在正常范围。若机体产生病变，缓冲系统就不能阻止血液中 pH 的降低。当 pH＜7.35 时，就引起酸中毒。临床上纠正酸中毒时，常使用乳酸钠或者碳酸氢钠。
>
> 当人体代谢过程中产生的碱性物质进入血液时，则由缓冲溶液中的 H_2CO_3 发挥其抗碱作用。从而使缓冲对 H_2CO_3-$NaHCO_3$ 中 H_2CO_3 的解离平衡向右移动，以补充消耗的 H^+，同时生成 HCO_3^-。过量的 HCO_3^- 将随血液流经肾脏时进行生理调节，随着尿液排出体外，从而使血液的 pH 不因碱性代谢物的产生而发生改变。若机体产生病变，缓冲系统就不能阻止血液中 pH 的升高。当 pH＞7.45 时，就引起碱中毒。临床上纠正碱中毒时，常使用氯化铵。

*第六节　难溶强电解质的沉淀-溶解平衡

难溶强电解质就是指溶解度很小，而解离度很大的物质，如 $BaSO_4$、$AgCl$ 等，这类物质所溶解的部分能全部解离成离子。本节主要讨论此类物质在水溶液中的特性。

一、沉淀-溶解平衡和溶度积

(一) 沉淀-溶解平衡与溶度积常数

以 AgCl 为例加以说明。在一定温度下，用难溶的强电解质配成饱和溶液时，溶液中未溶解的固态 AgCl 和溶液中的 Ag^+、Cl^- 存在着溶解与沉淀的平衡。这种难溶强电解质在饱和溶液中溶解与沉淀的平衡，称为沉淀-溶解平衡，它是化学平衡的一种，也符合化学平衡的规律。AgCl 的沉淀-溶解平衡可表示为：

$$AgCl(s) \underset{沉淀}{\overset{溶解}{\rightleftharpoons}} Ag^+ + Cl^-$$

按照化学平衡原理，其平衡常数表达式为：

$$K = \frac{[Ag^+][Cl^-]}{[AgCl(s)]}$$

整理得：
$$K[AgCl(s)] = [Ag^+][Cl^-]$$

在一定温度下，K 是常数，AgCl 是固体，固体的浓度可看成常数，所以 $K[AgCl(s)]$ 的乘积也是一个常数，用 K_{sp} 表示。

$$K_{sp} = K[AgCl(s)] = [Ag^+][Cl^-]$$

K_{sp} 表示在难溶强电解质的饱和溶液中，当温度一定时，有关离子浓度的乘积是一个常数，这个常数称为难溶强电解质的溶度积常数，简称溶度积。

如果难溶强电解质能解离出两个或多个相同的离子，则 K_{sp} 表达式中各离子的浓度项应取其解离方程式中该离子的系数为指数，例如：

$$Ag_2CrO_4(s) \rightleftharpoons 2Ag^+ + CrO_4^{2-}$$

$$K_{sp} = [Ag^+]^2[CrO_4^{2-}]$$

对于任一难溶强电解质 A_mB_n，其溶度积通式可表示为：

$$A_mB_n(s) \rightleftharpoons mA^{n+} + nB^{m-}$$

$$K_{sp} = [A^{n+}]^m[B^{m-}]^n \tag{9-9}$$

一些常见难溶强电解质的溶度积常数见表 9-5。

表 9-5 常见难溶强电解质的溶度积常数（25℃）

名称	化学式	溶度积 K_{sp}	名称	化学式	溶度积 K_{sp}
氯化银	AgCl	1.77×10^{-10}	硫化铜	CuS	1.27×10^{-36}
溴化银	AgBr	5.35×10^{-13}	氢氧化亚铁	$Fe(OH)_2$	4.87×10^{-17}
碘化银	AgI	8.51×10^{-17}	氢氧化铁	$Fe(OH)_3$	2.64×10^{-39}
铬酸银	Ag_2CrO_4	1.12×10^{-12}	氯化亚汞	Hg_2Cl_2	1.45×10^{-18}
碳酸钡	$BaCO_3$	2.58×10^{-9}	碘化亚汞	Hg_2I_2	5.33×10^{-29}
硫酸钡	$BaSO_4$	1.07×10^{-10}	氢氧化镁	$Mg(OH)_2$	5.61×10^{-12}
铬酸钡	$BaCrO_4$	1.17×10^{-10}	铬酸铅	$PbCrO_4$	2.8×10^{-13}
碳酸钙	$CaCO_3$	4.96×10^{-9}	碘化铅	PbI_2	8.49×10^{-9}
草酸钙	CaC_2O_4	1.46×10^{-10}	硫化铅	PbS	9.04×10^{-29}

（二）溶度积规则

根据难溶强电解质的溶度积 K_{sp}，可以判断难溶强电解质在一定条件下，是否有沉淀生成或溶解。溶度积 K_{sp} 是难溶强电解质在达到沉淀与溶解平衡（饱和溶液）时，溶液中有关离子浓度幂的乘积。而难溶强电解质在任意情况下溶液中有关离子浓度幂的乘积则称为离子积，用 Q_i 表示。

例如：Ag_2CrO_4 溶液的离子积 $Q_i=[Ag^+]^2[CrO_4^{2-}]$。

注意：K_{sp} 与 Q_i 两者的表达式相同，但两者的概念不同。溶度积 K_{sp} 表示的是难溶强电解质在沉淀与溶解达到平衡时，即在它的饱和溶液中离子浓度幂的乘积，在一定温度下，K_{sp} 是一个常数。而 Q_i 表示在任意情况下溶液中离子浓度幂的乘积。Q_i 数值不是固定的，随着离子浓度的变化而变化，K_{sp} 是 Q_i 的一个特例。

例如：在 AgCl 溶液中

$$AgCl(s) \rightleftharpoons Ag^+ + Cl^-$$
$$Q_i = [Ag^+][Cl^-]$$
$$K_{sp} = [Ag^+][Cl^-]$$

只有当溶液处于饱和状态（达到沉淀-溶解平衡）时，Q_i 与 K_{sp} 才相同。因此我们得到如下规则：

(1) $Q_i = K_{sp}$ 是饱和溶液，无沉淀析出，沉淀与溶解过程达到动态平衡。

(2) $Q_i < K_{sp}$ 是不饱和溶液，无沉淀析出，仍可溶解固体，直至沉淀与溶解过程达到动态平衡，即达到饱和状态。

(3) $Q_i > K_{sp}$ 是过饱和溶液，此时溶液处于不稳定状态，有沉淀析出，直至沉淀与溶解过程达到动态平衡，即达到饱和状态。

以上三条规则称为溶度积规则。它是难溶强电解质沉淀-溶解平衡移动规律的总结，也是判断沉淀能否生成和溶解的依据。

必须注意：有时根据计算结果已经达到 $Q_i > K_{sp}$ 的条件，应有沉淀析出，但在实验时，往往有过饱和现象发生，或者沉淀量极小，肉眼观察不出沉淀。另外，有时加入过量的沉淀剂，使生成的沉淀与沉淀剂反应生成可溶性的配合物而观察不到沉淀。例如：

$$CuSO_4 + 4NH_3 \cdot H_2O \longrightarrow [Cu(NH_3)_4]SO_4 + 4H_2O$$

二、沉淀的生成

根据溶度积规则，在难溶强电解质的溶液中，当 $Q_i > K_{sp}$ 时，就会有沉淀生成。因此，要生成沉淀就要增加有关离子的浓度，使平衡向生成沉淀的方向转化。

【例 9-5】 将 0.0002mol/L 的 $AgNO_3$ 溶液和 0.0002mol/L 的 NaBr 溶液等体积混合，是否有 AgBr 沉淀析出？

解 两溶液等体积混合后，体积变为原来的两倍，两物质浓度则变为原来一半，即：

$$[Ag^+] = 1 \times 10^{-4} \text{mol/L} \quad [Br^-] = 1 \times 10^{-4} \text{mol/L}$$
$$Q_i = [Ag^+][Br^-] = (1 \times 10^{-4}) \times (1 \times 10^{-4}) = 1 \times 10^{-8}$$

查表可知 AgBr 的 $K_{sp} = 5.35 \times 10^{-13}$

因为 $Q_i > K_{sp}$，所以有 AgBr 沉淀析出。

【例 9-6】 在某溶液中同时含有 Ba^{2+}、Pb^{2+}，其浓度均为 0.01mol/L，向该溶液中逐滴加入 K_2CrO_4 溶液，哪种离子先沉淀析出？

解 查表可知 $K_{sp}(BaCrO_4) = 1.17 \times 10^{-10}$ $\quad K_{sp}(PbCrO_4) = 2.8 \times 10^{-13}$

所以 $BaCrO_4$ 开始沉淀需要的 CrO_4^{2-} 浓度为：

$$[CrO_4^{2-}] = \frac{K_{sp}(BaCrO_4)}{[Ba^{2+}]} = \frac{1.17 \times 10^{-10}}{0.01} = 1.17 \times 10^{-8} \text{(mol/L)}$$

$PbCrO_4$ 开始沉淀需要的 CrO_4^{2-} 浓度为：

$$[CrO_4^{2-}] = \frac{K_{sp}(PbCrO_4)}{[Pb^{2+}]} = \frac{2.8 \times 10^{-13}}{0.01} = 2.8 \times 10^{-11} (mol/L)$$

由于生成 $PbCrO_4$ 沉淀时需要的 CrO_4^{2-} 浓度小，所以当逐滴加入 K_2CrO_4 溶液时，$PbCrO_4$ 先沉淀析出，$BaCrO_4$ 后沉淀析出。

这种在混合溶液中，逐滴加入一种试剂，使不同离子按先后次序析出沉淀的过程称为分步沉淀。

三、沉淀的溶解

在实际工作中，经常会遇到使难溶强电解质沉淀溶解的问题。根据溶度积规则，要使沉淀溶解，必须减小难溶强电解质饱和溶液中某一离子的浓度，使 $Q_i < K_{sp}$。减小离子浓度的方法很多，一般可在难溶强电解质的饱和溶液中加入某种离子或者分子使其与饱和溶液中的某种离子反应生成弱电解质或者配合物，或者使某种离子发生氧化还原反应使其浓度降低，促使沉淀-溶解平衡向右移动，以达到使沉淀溶解的目的。

（一）生成弱电解质使沉淀溶解

1. 生成弱酸

对于难溶解于水的碳酸盐来说，由于饱和溶液中的 CO_3^{2-} 能与酸中的 H^+ 作用生成弱电解质 H_2CO_3，达到一定程度放出 CO_2 气体，从而降低了溶液中的 CO_3^{2-} 的浓度，使碳酸盐的 $Q_i < K_{sp}$，于是平衡向沉淀溶解的方向移动。若加入足够量的酸，碳酸盐可以全部溶解。

例如，$CaCO_3$ 可溶于 HCl，其溶解过程为：

$$\begin{array}{c} CaCO_3(s) \rightleftharpoons Ca^{2+} + CO_3^{2-} \\ + \\ 2HCl \longrightarrow 2Cl^- + 2H^+ \\ \Downarrow \\ H_2CO_3 \\ \downarrow \\ CO_2 \uparrow + H_2O \end{array}$$

2. 生成弱碱

如铵盐可使某些难溶的氢氧化物溶解。

例如，$Mg(OH)_2$ 可以溶于 NH_4Cl，其溶解过程为：

$$\begin{array}{c} Mg(OH)_2(s) \rightleftharpoons Mg^{2+} + 2OH^- \\ + \\ 2NH_4Cl \longrightarrow 2Cl^- + 2NH_4^+ \\ \Downarrow \\ 2NH_3 \cdot H_2O \end{array}$$

由于生成的 $NH_3 \cdot H_2O$ 是弱电解质，能使溶液中 OH^- 浓度降低，因而使 $Mg(OH)_2$ 的 $Q_i < K_{sp}$，平衡向沉淀溶解的方向移动。如果加入的 NH_4Cl 足够多，$Mg(OH)_2$ 可以全部溶解。

3. 生成水

如难溶于水的氢氧化物可以被酸溶解。

例如，$Mg(OH)_2$ 能溶于盐酸，其溶解过程为：

$$Mg(OH)_2(s) \rightleftharpoons Mg^{2+} + 2OH^-$$
$$+$$
$$2HCl \longrightarrow 2Cl^- + 2H^+$$
$$\Downarrow$$
$$2H_2O$$

由于 $Mg(OH)_2$ 解离出的 OH^- 能与 HCl 解离出的 H^+ 生成弱电解质 H_2O，使溶液中 OH^- 浓度降低，因而使 $Mg(OH)_2$ 的 $Q_i < K_{sp}$，平衡向沉淀溶解的方向移动。如果加入的 HCl 足够多，可使 $Mg(OH)_2$ 沉淀全部溶解。

因此，利用化学反应使难溶强电解质溶液中的离子生成弱电解质，是沉淀溶解的常用方法。

（二）利用氧化还原反应使沉淀溶解

此法适用于一些具有明显氧化性或还原性 K_{sp} 又很小的难溶物。可以通过加入氧化剂或者还原剂使某一离子发生氧化还原反应降低其浓度，从而达到沉淀溶解的目的。如 HgS、CuS 等难溶于 HCl，但可溶解于稀 HNO_3 中，反应式为：

$$3CuS + 8HNO_3(稀) \longrightarrow 3Cu(NO_3)_2 + 3S\downarrow + 2NO\uparrow + 4H_2O$$

由于 S^{2-} 被 HNO_3 氧化成 S，使溶液中 S^{2-} 浓度降低，因而使 CuS 的 $Q_i < K_{sp}$，平衡向沉淀溶解的方向移动。如果加入的 HNO_3 足够多，CuS 沉淀可全部溶解。

（三）利用生成配合物使沉淀溶解

当难溶强电解质溶液中的金属离子与某些试剂形成配位化合物时，也会使沉淀溶解。

例如，AgCl 沉淀可溶解在氨水中，溶解过程为：

$$AgCl(s) \rightleftharpoons Ag^+ + Cl^-$$
$$+$$
$$2NH_3 \cdot H_2O$$
$$\Downarrow$$
$$[Ag(NH_3)_2]^+$$

由于生成的 $[Ag(NH_3)_2]^+$ 很稳定，使溶液中 Ag^+ 浓度降低，从而使 AgCl 的 $Q_i < K_{sp}$，平衡向沉淀溶解的方向移动。如果加入的 $NH_3 \cdot H_2O$ 足够多，AgCl 沉淀可全部溶解。

> **化学与医学**
>
> 在分析药物含量时，经常使用沉淀滴定法。就是把被测的药物配成溶液，再加入适当的沉淀剂，与被测药物中的某种离子反应生成沉淀，分离沉淀，称重，根据反应方程式计算被测药物中的某种离子的含量。再根据该离子的含量换算出被测药物的含量。其操作原理和注意事项都与溶度积有关。

*第七节　酸碱质子理论

一、酸和碱的定义

酸、碱是重要的化学物质，人们对酸碱的认识经历了一个从现象到本质、从个别到一般的逐步深化的过程。通过对酸碱的性质与组成、结构关系的研究，提出了一系列的酸碱理论，其中有酸碱解离理论和酸碱质子理论。酸碱解离理论是 1884 年由瑞典化学家阿累尼乌斯（Arrhenius）提出的，该理论认为：在水溶液中解离出的阳离子全部是 H^+ 的化合物是酸；解离出的阴离子全部是 OH^- 的化合物是碱。酸碱反应的实质是 H^+ 和 OH^- 结合生成水。阿累尼乌斯的酸碱解离理论把酸和碱只局限在水溶液中，离开水溶液就没有酸碱及酸碱中和反应，从而无法解释非水溶液中的酸碱问题。为了克服解离理论的局限性，1923 年布朗斯特（Bronsted）和劳瑞（Lowry）提出了酸碱质子理论，进一步扩大了酸碱范围。

酸碱质子理论认为：凡是能给出质子（H^+）的物质都是酸；凡是能接受质子（H^+）的物质都是碱。即酸是质子的给予体，碱是质子的接受体。在酸碱质子理论中，酸碱不是孤立的，酸给出质子后变成碱，而碱接受质子后又变成酸。在酸碱质子理论中酸和碱的关系可表示为：

$$酸 \rightleftharpoons H^+ + 碱$$
$$H_2CO_3 \rightleftharpoons H^+ + HCO_3^-$$
$$HCO_3^- \rightleftharpoons H^+ + CO_3^{2-}$$
$$HCl \rightleftharpoons H^+ + Cl^-$$
$$H_3PO_4 \rightleftharpoons H^+ + H_2PO_4^-$$
$$H_2PO_4^- \rightleftharpoons H^+ + HPO_4^{2-}$$
$$HPO_4^{2-} \rightleftharpoons H^+ + PO_4^{3-}$$
$$CH_3COOH \rightleftharpoons H^+ + CH_3COO^-$$
$$NH_4^+ \rightleftharpoons H^+ + NH_3$$
$$H_2O \rightleftharpoons H^+ + OH^-$$

酸与碱之间的这种相互对应关系称为共轭关系。把仅相差一个质子的一对酸、碱称为共轭酸碱对。从以上例子可以看出，左边的酸是右边碱的共轭酸，而右边的碱是左边酸的共轭碱，共轭酸总是比其共轭碱多一个质子。酸越强，给出质子的能力越强，它的共轭碱接受质子的能力越弱，共轭碱就越弱；酸越弱，其共轭碱就越强。

在酸碱质子理论中，酸碱既可以是分子，也可以是离子，如 HCl、H_2O、HCO_3^- 等。有些物质，既可以给出质子，也可以接受质子，这些物质称为两性物质，如 H_2O、$H_2PO_4^-$、HCO_3^-、HPO_4^{2-} 等都是两性物质。

> **课堂互动**
>
> 根据酸碱质子理论，下列粒子哪些是酸？哪些是碱？哪些是两性物质？HCl、H_2O、HCO_3^-、H_2O、$H_2PO_4^-$、HCO_3^-、HPO_4^{2-}、Cl^-、CH_3COO^-

二、酸碱反应的实质

酸碱质子理论中酸碱反应的实质是酸碱之间的质子传递。酸在反应中给出质子转化为它的共轭碱，所给出的质子必须传递到另一种能接受质子的物质上。因此，质子的传递只可能发生在一对共轭酸碱对的酸和另一对共轭酸碱对的碱之间，酸碱反应是两对共轭酸碱对共同作用的结果。例如：醋酸溶液呈酸性是由于醋酸与水分子之间发生了质子的传递；氨气的水溶液呈碱性是由于氨分子与水分子之间发生了质子的传递。

$$CH_3COOH + H_2O \rightleftharpoons H_3O^+ + CH_3COO^-$$
$$酸_1 + 碱_2 \rightleftharpoons 酸_2 + 碱_1$$

$$NH_3 + H_2O \rightleftharpoons NH_4^+ + OH^-$$
$$碱_1 + 酸_2 \rightleftharpoons 碱_2 + 酸_1$$

从以上反应可以看出，一种酸（酸$_1$）和另一种碱（碱$_2$）的反应，总是伴随一种新酸（酸$_2$）和一种新碱（碱$_1$）的生成。酸$_1$和生成的碱$_1$组成一对共轭酸碱对，碱$_2$和生成的酸$_2$组成另一对共轭酸碱对。其实质是两对共轭酸碱对间的质子传递反应，反应总是由较强的酸和较强的碱作用，向着生成较弱的酸和较弱的碱的方向进行。这些反应无论在水溶液中、非水溶液（如苯）或气相中，它们的实质都是一样的，都是质子从一种物质（酸$_1$）传递到另一种物质（碱$_2$）中去，并不要求反应必须在水溶液中进行。因此，酸碱质子理论的酸碱反应既可以在水溶液中进行，也可以在非水溶液中或气相中进行。

酸碱质子理论中酸和碱可以是分子，也可以是阳离子或者阴离子，不仅扩大了酸碱的范围，还把酸碱解离作用、中和反应、水解反应等都看作是质子传递的酸碱反应。由此可见，酸碱质子理论更好地解释了酸碱反应，摆脱了酸碱必须在水中才能发生反应的局限性，解决了一些非水溶液或气体间的酸碱反应，并把水溶液中进行的某些离子反应系统地归纳为质子传递的酸碱反应，加深了人们对酸碱和酸碱反应的认识。但是酸碱质子理论不能解释那些不交换质子而又具有酸碱性的物质，因此它还存在着一定的局限性。

三、共轭酸碱对中 K_a 和 K_b 的关系

在共轭酸碱对中弱酸的解离常数用 K_a 表示，弱碱的解离常数用 K_b 表示，它们之间存在一定的定量关系。现以共轭酸碱对 $CH_3COOH\text{-}CH_3COO^-$ 为例进行推导。共轭酸碱对 $CH_3COOH\text{-}CH_3COO^-$ 在溶液中存在如下质子传递反应：

共轭酸给出质子：$\quad CH_3COOH + H_2O \rightleftharpoons H_3O^+ + CH_3COO^-$

共轭碱接受质子：$\quad CH_3COO^- + H_2O \rightleftharpoons OH^- + CH_3COOH$

达到平衡时，根据化学平衡规律：

$$K_a = \frac{[H_3O^+][CH_3COO^-]}{[CH_3COOH]}$$

$$K_b = \frac{[OH^-][CH_3COOH]}{[CH_3COO^-]}$$

以上两式相乘得：$\qquad\qquad K_a K_b = K_w \qquad\qquad$ (9-10)

上式表明，K_a 和 K_b 成反比。这说明酸越弱，其共轭碱越强；碱越弱，其共轭酸越强。只要知道共轭酸碱对中酸的 K_a，就可利用上式计算出其共轭碱的 K_b 值；反之亦然。

【例 9-7】 已知 CH_3COOH 的 K_a 为 1.76×10^{-5}，计算 CH_3COO^- 的 K_b。

解 因为 CH_3COO^- 是 CH_3COOH 的共轭碱，所以 CH_3COOH 的 K_a 和 CH_3COO^- 的 K_b 符合公式：$K_a K_b = K_w$。由此推得：

$$K_b = \frac{K_w}{K_a} = \frac{1.0 \times 10^{-14}}{1.76 \times 10^{-5}} = 5.6 \times 10^{-10}$$

答：CH_3COO^- 的 K_b 为 5.6×10^{-10}。

本章小结

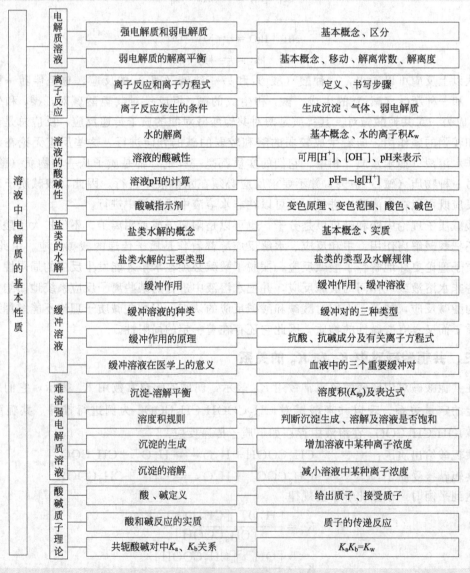

练 习 题

一、名词解释

1. 电解质 2. 非电解质 3. 强电解质 4. 弱电解质 5. 解离度 6. 同离子效应 7.

盐类的水解 8. 缓冲溶液 9. 溶度积 10. 水的离子积 11. 质子酸 12. 质子碱 13. 酸碱指示剂 14. 溶度积规则 15. pH

二、选择题

1. 下列有关盐类水解的说法不正确的是（　　）。
   A. 盐类的水解过程破坏了水的解离平衡
   B. 盐类的水解是酸碱中和反应的逆反应
   C. 盐类水解的结果使盐溶液不一定显中性
   D. Na_2CO_3 溶液中 Na^+ 浓度是 CO_3^{2-} 浓度的 2 倍

2. 下列哪种物质能够发生水解（　　）。
   A. $BaCl_2$ B. K_2SO_4 C. CH_3COOH D. $FeCl_3$

3. 在下列溶液中，pH 小于 7 的是（　　）。
   A. $NaNO_3$ B. $CuSO_4$ C. KCl D. $NaHCO_3$

4. 下列各对物质，能组成缓冲溶液的是（　　）。
   A. NaOH-HCl
   B. KCl-HCl
   C. H_2CO_3-Na_2CO_3
   D. CH_3COOH-CH_3COONa

5. 人体血液中，最重要的缓冲对是（　　）。
   A. NaH_2PO_4-Na_2HPO_4
   B. H-蛋白质-Na-蛋白质
   C. H_2CO_3-$NaHCO_3$
   D. Na_3PO_4-Na_2HPO_4

6. 在含有相同浓度的 Cl^-、Br^-、I^-、CrO_4^{2-} 混合溶液中，逐滴加入 $AgNO_3$ 溶液，最先生成的沉淀是（　　）。
   A. AgCl   B. Ag_2CrO_4 C. AgBr   D. AgI

7. 下列溶液中，不能使 $Mg(OH)_2$ 沉淀溶解的是（　　）。
   A. HCl   B. $MgCl_2$ C. NH_4Cl D. HNO_3

8. 下列物质属于弱电解质的是（　　）。
   A. 醋酸铵   B. 硫酸钡   C. 氨水   D. 碳酸钠

9. 下列各组物质中全都是弱电解质的是（　　）。
   A. 氢硫酸、醋酸、碳酸
   B. 氢硫酸、亚硫酸、硫酸
   C. 水 酒精 蔗糖
   D. 氨水、氢氧化铁、氢氧化钡

10. 关于酸性溶液，下列叙述正确的是（　　）。
    A. 只有氢离子存在
    B. $[H^+]<10^{-7}$ mol/L
    C. $[H^+]>[OH^-]$
    D. pH≤7

11. $[H^+]=1.0×10^{-11}$ mol/L 的溶液，pH 为（　　）。
    A. 1   B. 3   C. 11   D. 13

12. 0.01mol/L 的 NaOH 溶液中，$[H^+]$ 和 pH 分别是（　　）。
    A. 0.01mol/L 和 2
    B. 0.01mol/L 和 12
    C. $1.0×10^{-11}$ mol/L 和 10
    D. $1.0×10^{-12}$ mol/L 和 12

13. 已知成人胃液的 pH=1，婴儿的胃液 pH=5，所以说成人胃液的 $[H^+]$ 是婴儿的胃液 $[H^+]$ 的（　　）。
    A. 5 倍   B. 1000 倍   C. 10000 倍   D. 10^{-5} 倍

14. 物质的量浓度相同的下列溶液，pH 最大的是（　　）。

A. $CuSO_4$　　　　B. K_2CO_3　　　　C. $NaCl$　　　　D. $NaHCO_3$

15. 下列各组溶液混合，能发生同离子效应的是（　　）。
　　A. 氨水中加入 HCl　　　　　　　B. 盐酸中加入 H_2SO_4
　　C. 氨水中加入 NaOH　　　　　　D. 醋酸中加入 NaOH

16. 下列溶液 pH 最大的是（　　）。
　　A. CH_3COOK　　B. HCl　　C. NaCl　　D. $NaNO_3$

17. 向 CH_3COOH 溶液中加入 CH_3COONa，则溶液的 pH（　　）。
　　A. 减小　　B. 增大　　C. 不变　　D. 几乎不变

18. 关于氢氧化钠溶液，下列说法正确的是（　　）。
　　A. 只有氢氧根存在　　　　　　　B. 只有氢离子存在
　　C. 氢氧根离子和氢离子都存在　　D. 氢氧根离子和氢离子都不存在

19. 相同温度下物质的量浓度相同的下列溶液导电能力最弱的是（　　）。
　　A. 盐酸　　B. 氢氧化钠　　C. 氯化铵　　D. 氨水

20. 下列盐溶液中，呈酸性的是（　　）。
　　A. $NaCl$　　B. Na_2S　　C. NH_4Cl　　D. CH_3COONH_4

21. 甲基橙指示剂的变色范围是（　　）。
　　A. 4.4～6.2　　B. 5.0～8.0　　C. 8.0～10.0　　D. 3.1～4.4

22. 在一定温度下，向 0.1mol/L 的醋酸溶液加蒸馏水稀释后（　　）。
　　A. 解离度增大　　B. 解离度减小　　C. 解离度不变　　D. 解离常数增大

23. pH 相同的下列酸，物质的量浓度最小的是（　　）。
　　A. 氢硫酸　　B. 盐酸　　C. 碳酸　　D. 醋酸

24. 向醋酸和醋酸钠混合溶液中加入适量的蒸馏水，则溶液的 pH（　　）。
　　A. 增大　　B. 减小　　C. 几乎不变　　D. 无法判断

25. 不能发生水解的是（　　）。
　　A. CH_3COOK　　B. CH_3COONH_4　　C. $FeCl_3$　　D. $NaCl$

三、填空题

1. 盐类水解的实质是：在水溶液中，盐的离子与_____结合生成_____，从而破坏了_____的解离平衡，溶液呈现出不同的酸碱性。

2. 根据盐类水解的规律：强酸弱碱盐，其水溶液呈_____；强碱弱酸盐，其水溶液呈_____；强酸强碱盐，其水溶液呈_____。

3. $Al_2(SO_4)_3$ 水解的离子方程式为_____，在配制 $Al_2(SO_4)_3$ 溶液时，为了防止水解应加入少量的_____，原因是_____。

4. 硫化钠水溶液呈_____性，能使酚酞试液显_____色；硝酸铵水溶液的 pH _____7，能使紫色石蕊试液显_____色。

5. 血液中浓度最大、缓冲能力最强的缓冲对是_____。其中_____是抗酸成分，_____是抗碱成分。

6. 常见的缓冲对类型有_____、_____、_____。

7. 现有 KCl、$FeCl_3$、NH_4NO_3、CH_3COONa、Na_2S、KCN、CH_3COONH_4、$NaHCO_3$ 几种溶液，显酸性的有_____，显碱性的有_____，显中性的有_____。

8. 物质的量浓度相同的下列五种溶液 HNO_3、$NaHCO_3$、$Al_2(SO_4)_3$、$NaCl$、$NaOH$

的 pH 由小到大的顺序是_____。

9. 正常人体血液的 pH 范围是_____，当 pH _____时，是_____中毒，可用_____来纠正。当 pH _____时，是_____中毒，可用_____来纠正。

10. PbI_2 的沉淀-溶解平衡方程式为_____。写出 PbI_2 溶度积的表达式_____。

11. 根据溶度积规则可判断沉淀的生成和溶解。当 $Q_i = K_{sp}$ 是_____溶液，达到_____平衡；当 $Q_i < K_{sp}$ 是_____溶液，沉淀_____；当 $Q_i > K_{sp}$ 是_____溶液，有沉淀_____。

12. 所谓 pH 就是溶液中_____浓度的_____。数学表达式为_____。

13. $[H^+] = 1.0 \times 10^{-5}$ mol/L 的溶液 pH＝_____，溶液呈_____；若将 pH 调到 9，则 $[H^+]$ 为_____ mol/L，溶液呈_____性。

14. CH_3COOH 是弱电解质，根据解离平衡原理，将下列各项变化趋势填入表中，并指明何者发生了同离子效应？

项目	解离平衡移动方向	$[H^+]$变化	同离子效应
加醋酸钠晶体			
加氢氧化钠溶液			
加少量盐酸			

15. 向氨水中加入酚酞，溶液呈_____色，若向其中加入固体氯化铵，溶液的颜色将_____，原因是_____。

四、简答题

1. 将下列溶液按酸碱性分类

Na_2CO_3、$CuSO_4$、KCN、$FeCl_3$、H_2S、$BaCl_2$、CH_3COONH_4、$NaHCO_3$、$NH_3 \cdot H_2O$

2. 以 NaH_2PO_4-Na_2HPO_4 缓冲体系为例说明缓冲作用原理，并写出有关的离子反应方程式。

3. 日常生活中，人们每天要食入酸性或碱性物质，为什么正常人血液的 pH 总是维持在 7.35～7.45 这一范围？临床上常用什么药物来纠正酸中毒和碱中毒？

4. 写出下列电解质的解离方程式：氨水、硫酸、碳酸

5. 写出下列反应的离子方程式：

(1) 氯气通入碘化钾溶液中

(2) 锌粒和硫酸铜溶液的反应

(3) 盐酸和氢氧化铜溶液的反应

(4) 醋酸和氢氧化钠溶液的反应

(5) 碳酸钠溶液和硫酸的反应

(6) 硫酸铵溶液和氢氧化钡溶液共热的反应

(7) 大理石和盐酸的反应

(8) 硝酸银溶液和碘化钾溶液的反应

(9) 醋酸和氨水的反应

(10) 碳酸氢钠溶液和盐酸的反应

6. 根据酸碱质子理论，下列物质哪些是酸？哪些是碱？哪些是两性物质？

NH_3、HCl、H_2O、CH_3COOH、$H_2C_2O_4$、HS^-、HCO_3^-、$H_2PO_4^-$、H_3O^+

五、计算题

1. 求下列溶液的 pH

(1) 0.1mol/L 盐酸　(2) 0.1mol/L 氢氧化钠　(3) 0.1mol/L 醋酸　(4) 0.1mol/L 氨水　(5) $[H^+]=1\times 10^{-5}$ mol/L　(6) $[OH^-]=1\times 10^{-10}$ mol/L

2. 将 10mL 0.00001mol/L 的 $AgNO_3$ 和 20mL 0.00005mol/L 的 K_2CrO_4 混合，有无沉淀生成？为什么？

3. 在某溶液中含有 Ba^{2+}、Pb^{2+} 和 Ag^+，浓度均为 0.01mol/L，慢慢滴加 K_2CrO_4 溶液，哪种离子先沉淀？三种离子沉淀的先后顺序是什么？

4. 将 pH=1 的盐酸稀释 1000 倍，求稀释后溶液的 pH？

第三部分

有机化学

第十章

烃和卤代烃

有机化学与人类的生产和生活密切相关。人类的衣、食、住、行涉及数目众多的天然有机物和合成有机物，如纤维素、橡胶、塑料、燃料、医药以及合成洗涤剂等。组成人体的物质除水和一些无机盐外，绝大部分是有机物，如糖、蛋白质、脂肪以及维生素等，人体内众多的化学反应也是有机物之间的反应。有关生命的遗传基因的控制，癌症、艾滋病等的治疗都离不开有机化学的密切配合。有机化学作为医学的基础课程，为后续医学课程生物学、免疫学、遗传学、卫生学以及临床诊断等奠定了必要的理论基础，有机化学对医学科学具有重要意义。

学习目标

1. 能够说出有机化合物的结构式和结构简式；烷烃、烯烃、炔烃、脂环烃、芳香烃的概念、结构及其命名。
2. 学会并掌握烷烃、不饱和烃、芳香烃、卤代烃的化学性质。
3. 能够说出有机化合物的分类、甲烷的结构、有机化合物中碳原子的成键特征，单键、双键和三键的概念，同分异构体和同分异构现象及官能团的概念。
4. 知道常见的烷烃、烯烃、炔烃、芳香烃和卤代烃及其在医学方面的应用。

第一节　有机化合物概述

一、有机化合物和有机化学

很早以前人们把来源于有生命的动物和植物的物质称为有机化合物，而把从无生命的矿物中得到的物质称为无机化合物。有机化合物与生命有关，所以人们认为它们是"有机"的，故称为有机化合物。实际上有机化合物不一定都来自有机物，今天我们在实验室和工业生产中用无机化合物为原料可以合成出许许多多有机化合物。大量研究证明，有机化合物分子组成都含有碳元素，人们就把含碳的化合物称为有机化合物。然而，除了碳以外，绝大多数的有机化合物还含有氢元素，有的也含有氧、硫、氮、磷和卤素等。因此，把碳氢化合物及其衍生物称为有机化合物，简称有机物。而有机化学是研究有机化合物的来源、组成、结构、性质、变化规律及其应用的一门科学。此外，含碳的化合物不一定都是有机化合物，如一氧化碳，二氧化碳，碳酸盐等，由于它们的性质与无机化合物相似，因此习惯上仍把它们看作无机化合物。

> **课堂互动**
>
> 判断 $CaCO_3$、CO_2、CH_4 中哪个是有机化合物哪个是无机化合物。

二、有机化合物的特性

有机化合物与无机化合物之间没有严格的界限，也不存在本质的区别，二者彼此可以相互转化，同样服从于一般化学变化的基本规律。但有机化合物都含有碳元素，由于碳元素在周期表中的特殊位置，使得有机化合物具有显著的特点。

（一）可燃性

大多数有机化合物可以燃烧，如天然气、汽油、酒精、木材、棉花和油脂等。而大多数无机化合物则不能燃烧。

（二）熔点低

有机化合物的熔点通常比无机化合物要低，一般不超过400℃。常温下，很多有机化合物以气体、易挥发的液体或低熔点的固体存在。

（三）难溶于水

大多数有机化合物难溶于水等极性溶剂，而易溶于汽油、苯、酒精等非极性或弱极性的有机溶剂。而无机化合物大都易溶于水，难溶于有机溶剂。

（四）稳定性差

有机化合物一般对热是不稳定的，有的甚至常温下就能分解。大多数有机化合物常因温度、氧气的影响而变质。与典型的无机化合物相比，稳定性较差。

（五）反应速率较慢

大多数有机化合物之间的反应是分子间的反应，有化学键的断裂和新键的生成，反应速率较慢，有的需几小时、几天甚至更长的时间才能完成。因此有机反应往往需要加热或使用催化剂来加快反应速率。而多数无机物在水溶液中以离子形式存在，离子之间的反应瞬间就可完成。

（六）反应产物复杂

有机化合物之间的反应，除发生主反应外，常伴有副反应发生，所以反应后的产物常常是复杂的混合物。而无机化合物之间的反应，很少有副反应发生。

（七）同分异构现象

有机物同分异构现象非常普遍，而无机物则很少有同分异构。

三、有机化合物的结构

（一）分子中的化学键

典型的有机化合物与典型的无机化合物的本质差别在于分子的化学键不同。有机化合物都含有碳元素，有机化合物的结构特点，主要取决于碳原子的结构。

碳元素位于元素周期表的第 2 周期，第ⅣA 族。碳原子最外电子层有 4 个电子，在形成分子时，既不易失去电子，也不易得到电子使其成为稳定的结构，而易与其他原子形成 4 个共价键。

有机化合物分子中，原子之间绝大多数是通过共价键结合的，每种元素表现其特有的化合价，如有机物中碳元素总是 +4 价，氧元素为 -2 价，氢元素为 +1 价。

分子中原子间以共价键相结合是有机化合物的基本结构特征。

原子间由 1 对共用电子形成的共价键称为单键，由 2 对共用电子形成的共价键称为双键，由 3 对共用电子形成的共价键称为三键。1 对共用电子对可以用 1 条短线表示。例如：

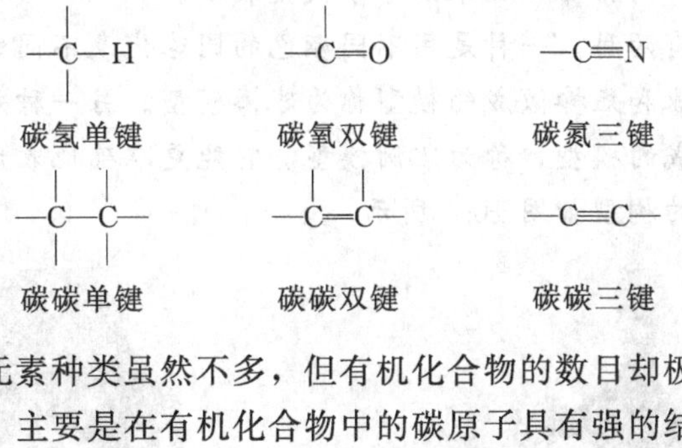

$$-\overset{|}{\underset{|}{C}}-H \qquad -\overset{|}{C}=O \qquad -C\equiv N$$

碳氢单键　　　　碳氧双键　　　　碳氮三键

$$-\overset{|}{\underset{|}{C}}-\overset{|}{\underset{|}{C}}- \qquad \overset{|}{C}=\overset{|}{C} \qquad -C\equiv C-$$

碳碳单键　　　　碳碳双键　　　　碳碳三键

组成有机化合物的元素种类虽然不多，但有机化合物的数目却极为庞大。造成有机化合物种类繁多的原因之一，主要是在有机化合物中的碳原子具有强的结合能力，碳原子不仅能与其他原子相结合，而且碳原子与碳原子之间也可以通过共价键相结合。

碳原子彼此之间能够进行多种方式的结合，既可以形成单键，也可以形成双键或三键；既可以形成长短不同的链状结构，又可以形成闭合的环状结构。

例如：

$$
\begin{array}{c}
-\overset{|}{\underset{|}{C}}-\overset{|}{\underset{|}{C}}-\overset{|}{\underset{|}{C}}- \qquad -\overset{|}{\underset{|}{C}}-C\equiv C-\overset{|}{\underset{|}{C}}- \\[4pt]
-\overset{|}{\underset{|}{C}}-\overset{\overset{|}{C}-}{\underset{|}{C}}-\overset{|}{\underset{|}{C}}- \qquad -\overset{|}{\underset{|}{C}}-\overset{\overset{|}{C}-}{\underset{|}{C}}=\overset{|}{\underset{|}{C}}-
\end{array}
$$

（二）化学式和构造式

用元素符号表示物质组成的式子，称为化学式。例如：甲烷的化学式为 CH_4。

有机化合物的结构决定有机化合物的性质。由于化学式不能表明物质的结构，因此表示有机化合物不能只用化学式，要用结构式或构造式表示。

能表示分子中原子间的排列顺序和结合方式以及各原子在空间排布的图式，称为结构式。

能表示分子中原子间的排列顺序和结合方式的图式，称为构造式。构造式是在平面上表示分子中各原子或原子团的排列顺序和结合方式。构造式在有机化学中的应用最多。例如：甲烷的构造式表示如下。构造式中，每一条短线代表一个共价键。

$$
\begin{array}{c}
H \\
| \\
H-C-H \\
| \\
H
\end{array}
$$

> **知识拓展**
>
> ### 构型和构型式
>
> 构造式是二维的，只是在平面上表示分子中各原子或原子团的排列顺序和结合方式，但分子结构是立体的，应用三维表示法。三维表示法有构型和构型式。
>
> 在具有确定构造式的分子中，各原子在空间的排布称为分子的构型。为了形象地表明分子中各原子在空间的排布，常采用分子模型表示。
>
> 常用的分子模型有两种。一种是用不同颜色的圆球代表不同的原子，用短棒代表原子间的键，这种用圆球和短棒做成的模型称为球棒模型。另一种是根据实际测得的原子半径和键长按比例制成的模型，称为比例模型。它能更准确地表示分子中各原子间的相互关系。例如：甲烷的构型如图 10-1 所示。
>
>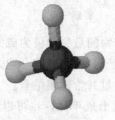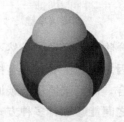
>
> 甲烷球棒模型　　　　　　　　　甲烷比例模型
>
> 图 10-1　甲烷构型示意图

为了在平面上表示有机化合物分子的立体结构，通常把在平面上的键用实线画出，把在平面前方的键用粗实线或楔形实线表示，在平面后方的键用虚线或楔形虚线表示，这种三维式称为构型式。例如：乙烷的构型式如图 10-2 所示。

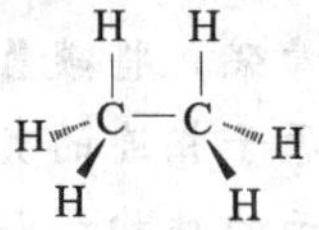

图 10-2　乙烷构型式

构型和构型式能形象地表明分子中各原子在空间的排布情况，但是书写不方便。

（三）同分异构现象

分子组成相同，而结构不同的化合物，互为同分异构体。分子组成相同，而结构不同的现象，称为同分异构现象。有机化合物中，同分异构现象普遍存在。

例如：分子组成符合 C_4H_{10} 的有两种性质不同的化合物，见表 10-1。

表 10-1　两种不同丁烷的某些物理性质

分子组成	物质名称	熔点/℃	沸点/℃	相对密度
C_4H_{10}	正丁烷	−138.4	−0.5	0.5788
C_4H_{10}	异丁烷	−159.6	−11.7	0.5570

这两种分子组成都为 C_4H_{10} 的化合物，性质却不尽相同，是因为它们的结构不同。分子组成为 C_4H_{10} 的两种不同的化合物，其构造式分别为：

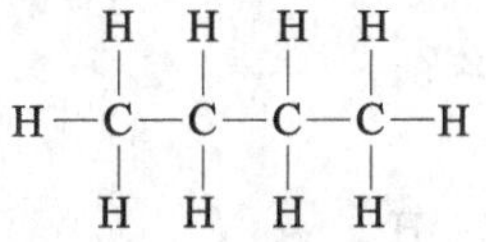

正丁烷 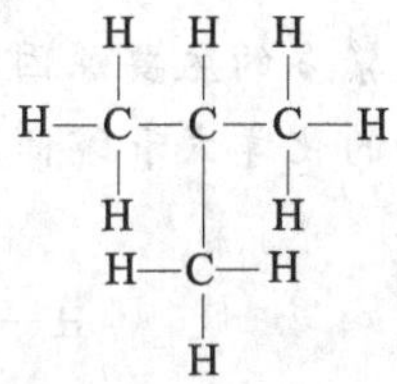　　　　异丁烷

每一种同分异构体都有其一定的结构。书写有机化合物分子的结构时一般采用构造式表示，也可用缩简式表示。

缩简式是在不会引起混淆的前提下，将构造式的一些单键的短线省略，缩简式又称为示性式。例如丁烷的缩简式为：

$$CH_3-CH_2-CH_2-CH_3 \quad 或 \quad CH_3CH_2CH_2CH_3$$

书写多碳原子的直链烷烃，还可以用更简化的方式，即可以将分子中链中间的 CH_2 原子团合并书写。例如丁烷可以简化为：

$$CH_3\!\!-\!\!(CH_2)_2\!\!-\!\!CH_3$$

同分异构有构造异构和立体异构两类。

分子组成相同，分子中原子或原子团之间的排列顺序和结合方式不同而引起的异构，称为构造异构。

分子组成相同，分子中原子或原子团在空间的排布位置不同而引起的异构，称为立体异构。

有机化合物中同分异构现象普遍存在，也是造成有机化合物种类繁多的重要原因之一。

> **知识拓展**
>
> **键线式结构**
>
> 　　键线式也称折线简式，是以短线代替有机化合物结构中的碳碳共价键，短线折点代替碳原子，只用键线来表示碳骨架，将碳氢键、碳原子以及与碳原子相连的氢原子省略不写，而除氢原子外与碳原子相连的其他原子或官能团须写出。这种表示结构的方式为键线式。用键线式表示的结构简明易懂，并且容易书写。例如丁烷和苯的键线式为： 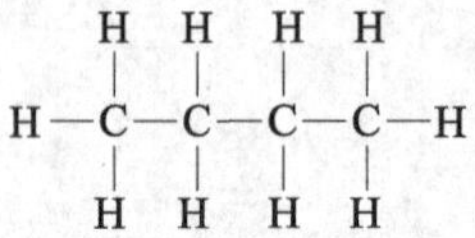
>
> 丁烷的构造式 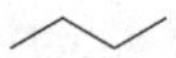　　　　丁烷的键线式 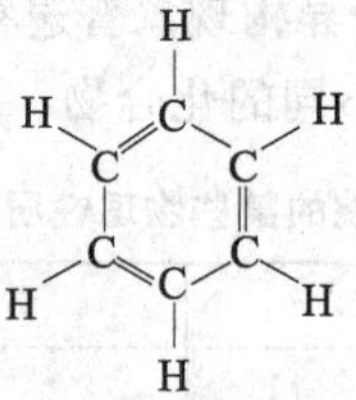
>
> 苯的构造式 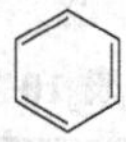　　　　苯的键线式

> **课堂互动**
>
> 1. 有机化合物种类繁多的主要原因是什么？
> 2. 写出下列化合物的化学式和缩简式。

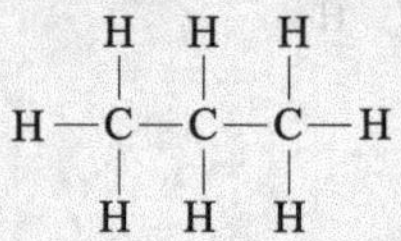

四、有机化合物的分类

有机化合物的种类繁多，为了便于学习和研究，需要科学地进行分类。有机化合物一般有两种分类法。

（一）按碳链分类

1. 开链化合物

碳原子与碳原子或碳原子与其他原子之间结合形成的链状有机化合物，称为开链化合物，因最初发现于油脂中，所以又称为脂肪族化合物。例如：

$CH_3—CH_2—CH_3$　　$CH_3—C≡C—CH_3$　　$CH_3—CH_2—CH_2—OH$

2. 闭链化合物

碳原子与碳原子或碳原子与其他原子之间结合形成的环状有机化合物，称为闭链化合物。

根据闭链化合物分子中成环的原子种类不同，又分为碳环化合物和杂环化合物。

(1) **碳环化合物** 有机化合物分子中的环全部由碳原子组成的化合物，称为碳环化合物。根据碳环结构不同，又分为脂环族化合物和芳香族化合物。

有机化合物中与脂肪族化合物性质相似的碳环化合物，称为脂环族化合物。例如：

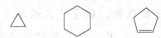

有机化合物中含有苯环的化合物，称为芳香族化合物。例如：

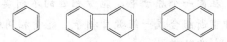

(2) **杂环化合物** 有机化合物中组成环的原子除碳原子外，还含有其他原子的有机化合物，称为杂环化合物。例如：

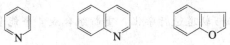

(二) 按官能团分类

能决定一类有机化合物的化学特性的原子或原子团，称为官能团。

多数有机化合物都含有官能团。按分子中所含官能团的不同，可将有机化合物分为若干类，有机化合物分类详见表 10-2。

表 10-2 有机化合物类型及其官能团

化合物类别	官能团名称	官能团构造式	示　例
烯烃	碳碳双键	$-\text{C}=\text{C}-$	$\text{H}_2\text{C}=\text{CH}_2$
炔烃	碳碳三键	$-\text{C}\equiv\text{C}-$	$\text{CH}\equiv\text{CH}$
卤代烃	卤素	$-\text{X}$	CH_3-Cl
醇	羟基	$-\text{OH}$	$\text{CH}_3-\text{CH}_2-\text{OH}$
酚			$\text{C}_6\text{H}_5-\text{OH}$
醚	醚键	$-\text{C}-\text{O}-\text{C}-$	$\text{CH}_3-\text{O}-\text{CH}_3$
醛	醛基	$-\overset{\text{O}}{\text{C}}-\text{H}$	$\text{CH}_3-\overset{\text{O}}{\text{C}}-\text{H}$
酮	酮基	$-\overset{\text{O}}{\text{C}}-$	$\text{CH}_3-\overset{\text{O}}{\text{C}}-\text{CH}_3$
羧酸	羧基	$-\overset{\text{O}}{\text{C}}-\text{OH}$	$\text{CH}_3-\overset{\text{O}}{\text{C}}-\text{OH}$
酯	酯基	$-\overset{\text{O}}{\text{C}}-\text{O}-\text{R}$	$\text{CH}_3-\overset{\text{O}}{\text{C}}-\text{O}-\text{CH}_3$
胺	氨基	$-\text{NH}_2$	$\text{CH}_3-\underset{\text{NH}_2}{\text{CH}}-\text{CH}_3$
硝基化合物	硝基	$-\text{NO}_2$	$\text{C}_6\text{H}_5-\text{NO}_2$

> 知识拓展

杂化轨道理论

一、简介

碳原子的最外层电子排布为 $2s^2 2p^2$。根据电子排布规律，2 个 s 电子是已配对的，只有 2 个 p 电子未成对，按照价键理论，碳原子只能与氢原子形成 2 个碳氢键。而有机化合物中碳元素都呈 +4 价而不是 +2 价。为了解释这个矛盾现象，1931 年鲍林提出了杂化轨道理论。

杂化轨道理论认为：在同一个原子中，能量相近的不同类型的几个轨道在成键时，可以互相叠加重组。这种重新组合成一组数目相等、能量相同的新轨道的过程，称为杂化；所形成的新轨道称为杂化轨道。

二、碳原子的杂化轨道类型

（一）sp^3 杂化轨道

1 个 ns 轨道与 3 个 np 轨道进行杂化，重新组合成 4 个能量完全相同的新轨道，称为 sp^3 杂化轨道。

4 个 sp^3 杂化轨道伸向正四面体的 4 个顶点，杂化轨道相互之间的夹角为 $109°28'$，sp^3 杂化轨道的能量介于 ns 轨道和 np 轨道的能量之间，sp^3 杂化轨道的形状既不同于 s 轨道的球形，也不同于 p 轨道的哑铃形，而是一头大一头小的不对称葫芦形，sp^3 杂化轨道如图 10-3 所示。

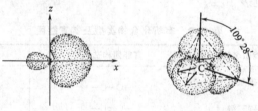

1个sp^3杂化轨道　　碳原子的sp^3杂化轨道

图 10-3　sp^3 杂化轨道

（二）sp^2 杂化轨道

1 个 ns 轨道与 2 个 np 轨道进行杂化，重新组合成 3 个能量完全相同的新轨道，称为 sp^2 杂化轨道。

3 个 sp^2 杂化轨道构成一个平面，杂化轨道相互之间的夹角为 $120°$，另外 1 个未参与杂化的 p 轨道的对称轴垂直于这个平面。sp^2 杂化轨道如图 10-4 所示。

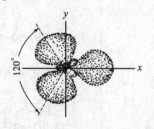 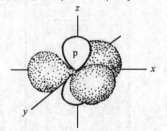

3个sp^2杂化轨道　　未杂化的p轨道与3个sp^2杂化轨道

图 10-4　sp^2 杂化轨道

（三）sp 杂化轨道

1个 ns 轨道与1个 np 轨道进行杂化，重新组合成2个能量完全相同的新轨道，称为 sp 杂化轨道。

2个 sp 杂化轨道构成一条直线，相互之间的夹角为 180°，另外2个未参与杂化的 p 轨道互相垂直。sp 杂化轨道如图 10-5 所示。

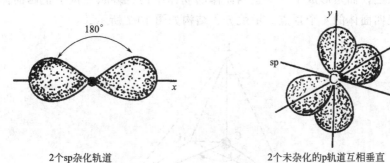

2个sp杂化轨道　　　　　　2个未杂化的p轨道互相垂直

图 10-5　sp 杂化轨道

第二节　饱和链烃

有机化合物中只含有碳和氢两种元素的化合物，称为碳氢化合物，简称烃。烃可以看作是有机化合物的母体，其他各类有机化合物可以看作是烃的衍生物。日常生活中常见的烃类见图 10-6。

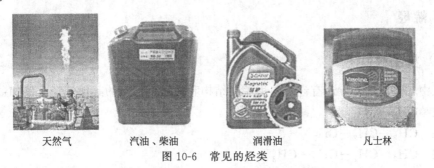

天然气　　　汽油、柴油　　　润滑油　　　凡士林

图 10-6　常见的烃类

根据烃分子中碳骨架的不同，可将烃分为开链烃和闭链烃两类。

分子中碳原子与碳原子之间结合形成的链状烃，称为开链烃，又称为脂肪烃。

分子中含有由碳原子组成的环状结构的烃，称为闭链烃，又称为环烃。

烃的分类如下：

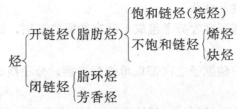

根据烃分子中碳原子之间结合方式的不同，可将开链烃分为饱和链烃和不饱和链烃两类。分子中碳原子之间都以单键相连接，碳原子的其余价键全部与氢原子结合的开链烃，称

为饱和链烃，简称烷烃。

一、甲烷

烷烃中组成最简单的是甲烷。

甲烷的分子组成为 CH_4。甲烷分子中的碳原子是以 sp^3 杂化轨道成键，分子中的 5 个原子不在同一平面上，而是形成了一个正四面体的立体结构。碳原子位于正四面体的中心，4 个氢原子位于正四面体的 4 个顶点。甲烷分子结构如图 10-7 所示。

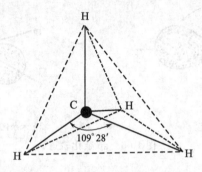

图 10-7 甲烷分子结构示意图

甲烷的平面结构为：

$$\begin{array}{c} H \\ | \\ H-C-H \\ | \\ H \end{array}$$

二、烷烃

（一）烷烃的同系物

烷烃中，除甲烷外，还有许多与甲烷在结构和性质上相似的其他烷烃。例如：

乙烷　CH_3-CH_3

丙烷　$CH_3-CH_2-CH_3$

丁烷　$CH_3-CH_2-CH_2-CH_3$

戊烷　$CH_3-CH_2-CH_2-CH_2-CH_3$

比较这些烷烃可以看出，它们在分子组成上都相差 1 个或几个 CH_2 原子团。

在有机化合物中，将结构相似，在分子组成上相差 1 个或几个 CH_2 原子团的一系列化合物称为同系列。同系列中的化合物互称为同系物。同系物化学性质相似，物理性质也随着碳原子数的增加呈现规律性的变化。

同系列中，每两个相邻同系物分子组成上都有共同的差别，即 CH_2 原子团，这个差别称为同系差。

烷烃的同系列指分子中碳原子之间都以单键相连接，分子组成上相差 1 个或几个 CH_2 原子团的开链烃。

烷烃分子随着碳原子数目的增加，碳链增长，氢原子数目也随之增多。如果碳原子数目是 n，则氢原子数目就是 $2n+2$，所以烷烃的组成通式为 C_nH_{2n+2}。

> **知识拓展**

σ 键

当碳原子和氢原子结合时，氢原子的 1s 轨道沿着碳原子的杂化轨道对称轴方向正面重叠（头碰头重叠）而形成共价键。这种由成键的电子云围绕两个成键原子的键轴对称分布所形成的共价键，称为 σ 键；形成 σ 键的电子称为 σ 电子。σ 键具有成键两原子可以围绕键轴自由旋转而不影响电子云的分布和键的强度的特点。所以，σ 键是一种比较稳定的共价键。

碳原子与碳原子之间形成的碳碳单键是碳原子的 1 个杂化轨道与另一个碳原子的 1 个杂化轨道重叠而成的 σ 键。烃分子中的 σ 键如图 10-8 所示。

碳氢σ键　　　　　　　碳碳σ键

图 10-8 烃分子中的 σ 键

> **课堂互动**
>
> 烷烃的分子结构特点是什么？

（二）烷烃的同分异构现象

烷烃的同分异构现象主要有碳链异构和构象异构，在此只讨论碳链异构。由于碳原子的连接顺序不同而产生的同分异构，称为碳链异构。

在烷烃中，含有 3 个以内碳原子的烷烃只有一种结构。含有 4 个碳原子以上的烷烃，都有同分异构体。例如：含有 4 个碳原子的烷烃，分子式为 C_4H_{10}，有两种同分异构体。

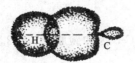   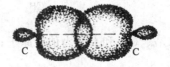

含有 5 个碳原子的烷烃，分子式为 C_5H_{12}，有 3 种同分异构体。

随着烷烃分子中碳原子数目的增多，同分异构体的数目也增加。部分烷烃的同分异构体数目见表 10-3。

表 10-3 部分烷烃的同分异构体数目

碳原子数目	同分异构体数目	碳原子数目	同分异构体数目
1~3	1	8	18
4	2	9	35
5	3	10	75
6	5	11	159
7	9	20	366319

在烷烃的结构中，1 个碳原子可以与另外 1 个、2 个、3 个或 4 个碳原子直接相连。按

照 1 个碳原子直接相连的碳原子数目不同,可以把碳原子分为伯碳原子、仲碳原子、叔碳原子和季碳原子。

伯碳原子 只与 1 个碳原子直接相连的碳原子。
仲碳原子 与 2 个碳原子直接相连的碳原子。
叔碳原子 与 3 个碳原子直接相连的碳原子。
季碳原子 与 4 个碳原子直接相连的碳原子。

例如:

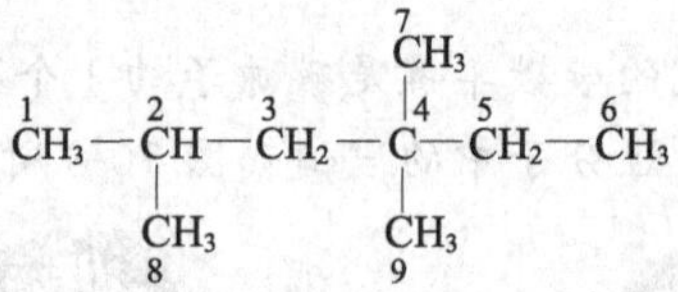

$$CH_3\overset{1}{-}\underset{\underset{8}{CH_3}}{\overset{2}{CH}}-\overset{3}{CH_2}-\underset{\underset{9}{CH_3}}{\overset{4}{\underset{|}{C}}}-\overset{5}{CH_2}-\overset{6}{CH_3} \quad \overset{7}{CH_3}$$

C-1、C-6、C-7、C-8 和 C-9 为伯碳原子;C-3、C-5 为仲碳原子;C-2 为叔碳原子;C-4 为季碳原子。

(三) 烷烃的命名

有机化合物种类繁多,数量庞大,结构复杂。有机化合物命名是有机化学的重要内容。烷烃的命名是各类有机化合物命名的基础。正确的名称不仅能表示有机物的组成,还能准确、简便地反映其分子结构。

1. 普通命名法

普通命名法适用于直链和碳原子数较少的、结构比较简单的烷烃,命名原则如下:

(1) **直链烷烃的命名** 根据分子中碳原子数目称为"某烷"或"正某烷"。

碳原子数目在 10 个以内的用天干即甲、乙、丙、丁、戊、己、庚、辛、壬、癸表示。碳原子数目在 10 个以上的烷烃,用中文小写数字十一、十二等表示。例如:

CH_4 甲烷
$CH_3-CH_2-CH_2-CH_2-CH_3$ 正戊烷
$CH_3-CH_2-CH_2-CH_2-CH_2-CH_2-CH_3$ 庚烷
$CH_3+CH_2\underset{10}{)}CH_3$ 十二烷

烃分子中去掉 1 个氢原子所剩余的原子团称为烃基。

烷烃分子中去掉 1 个氢原子所剩余的原子团称为烷基,通常用"R—"表示。组成通式为 $C_nH_{2n+1}-$。简单烷基的命名是把其相对应的烷烃名称中的"烷"字改为"基"字。常见的烷基见表 10-4。

表 10-4 常见的烷基

烷烃		烷基	
名称	结构	名称	结构
甲烷	CH_4	甲基	CH_3-
乙烷	CH_3-CH_3	乙基	CH_3-CH_2-
丙烷	$CH_3-CH_2-CH_3$	正丙基(丙基)	$CH_3-CH_2-CH_2-$
		异丙基	$CH_3-\underset{\|}{CH}-CH_3$

(2) **支链烷烃的命名** 用"正"、"异"、"新"来区别异构体。直链烷烃称为"正某烷"。

支链烷烃，若分子一端具有异丙基结构（即第二位上有一个甲基），此外别无支链的烷烃，称为"异某烷"；若分子一端具有叔丁基结构（即第二位上有两个甲基），此外别无支链的烷烃，称为"新某烷"。例如：

$$CH_3-CH_2-CH_2-CH_2-CH_3$$
正戊烷

$$CH_3-\underset{\underset{CH_3}{|}}{CH}-CH_2-CH_3 \qquad CH_3-\underset{\underset{CH_3}{|}}{\overset{\overset{CH_3}{|}}{C}}-CH_3$$

异戊烷 新戊烷

2. 系统命名法

系统命名法是一种普遍采用的命名方法。它是采用国际通用的 IUPAC（国际纯粹与应用化学联合会）命名原则，结合中国文字特点制定的有机化学命名方法，经过我国化学会多次修订，最近一次是 1980 年修订通过的。

根据系统命名法，直链烷烃的命名同普通命名法，只是不需加"正"字，根据分子中碳原子数目称为"某烷"。

支链烷烃将支链看成烷基取代了直链烷烃上的氢原子而形成的衍生物。

烷烃的系统命名原则如下。

(1) 选主链 选择分子中含碳原子数最多的碳链为主链，按主链所含碳原子数目，称为"某烷"。

(2) 主链编号 将支链看作取代基，从靠近取代基的一端开始，用阿拉伯数字给主链上的碳原子依次编号，确定取代基的位置。

(3) 取代基的表示 取代基的位置编号写在取代基名称和数目的前面，中间用短线隔开。若有相同的取代基合并起来，用中文小写数字二、三等表示数目，表示位置的几个阿拉伯数字之间用逗号隔开。

(4) 名称表示 将取代基的位置编号、数目和名称写在"某烷"之前，把取代基的位置编号写在取代基名称的前面，若有几种不同的取代基，将不同取代基按照由小到大的顺序写在主链名称前面，中间用短线隔开。

(5) 等长原则 若有几条等长的碳链均可作为主链时，应选含有支链最多的碳链，作为主链。

(6) 等近编号原则（即最低系列原则） 若主链有几个相同的取代基，并且有几种可能编号时，应按最低系列编号。即位次编号数字之和最小。

例如：

$$CH_3-CH_2-CH_2-CH_2-CH_2-CH_3 \qquad CH_3\text{\textlparen}CH_2\text{\textrparen}_{14}CH_3$$
己烷 十六烷

$$\overset{1}{CH_3}-\underset{\underset{CH_3}{|}}{\overset{2}{CH}}-\overset{3}{CH_2}-\overset{4}{CH_3} \qquad \overset{1}{CH_3}-\underset{\underset{CH_3}{|}}{\overset{2}{CH}}-\overset{3}{CH_2}-\underset{\underset{CH_3}{|}}{\overset{4}{CH}}-\overset{5}{CH_2}-\overset{6}{CH_3}$$

2-甲基丁烷 2,4-二甲基己烷

$$\underset{\text{2,2-二甲基丙烷}}{\overset{1}{CH_3}-\overset{2}{\underset{\underset{CH_3}{|}}{\overset{\overset{CH_3}{|}}{C}}}-\overset{3}{CH_3}}$$

$$\underset{\text{2-甲基-4-乙基庚烷}}{\overset{1}{CH_3}-\overset{2}{\underset{\underset{CH_3}{|}}{CH}}-\overset{3}{CH_2}-\overset{4}{\underset{\underset{\underset{CH_3}{|}}{CH_2}}{CH}}-\overset{5}{CH_2}-\overset{6}{CH_2}-\overset{7}{CH_3}}$$

$$\underset{\text{2,4,4-三甲基己烷}}{\overset{1}{CH_3}-\overset{2}{\underset{\underset{CH_3}{|}}{CH}}-\overset{3}{CH_2}-\overset{4}{\underset{\underset{CH_3}{|}}{\overset{\overset{CH_3}{|}}{C}}}-\overset{5}{CH_2}-\overset{6}{CH_3}}$$

$$\underset{\text{3,5-二甲基庚烷}}{\overset{1}{CH_3}-\overset{2}{CH_2}-\overset{3}{\underset{\underset{}{}}{CH}}-\overset{4}{CH_2}-\overset{5}{\underset{\underset{}{}}{CH}}-\overset{6}{CH_2}-\overset{7}{CH_3}}$$

> **课堂互动**
>
> 用系统命名法命名下列化合物。
>
> $CH_3-CH_2-CH_2-CH_3$ $CH_3-\underset{\underset{CH_3}{|}}{\overset{\overset{CH_3}{|}}{CH}}-CH_3$

（四）烷烃的性质

1. 物理性质

由于烷烃同系物的结构相似，所以性质也相似。烷烃都难溶于水，易溶于有机溶剂，其密度都小于 $1g/cm^3$。烷烃的状态、熔点、沸点等物理性质随着分子中碳原子数目的增加，呈现规律性变化。一些烷烃的物理性质见表 10-5。

表 10-5 几种烷烃的物理性质

名 称	分子式	缩简式	常温下状态	熔点/℃	沸点/℃
甲烷	CH_4	CH_4	气	−182.5	−164.0
乙烷	C_2H_6	CH_3-CH_3	气	−183.3	−88.63
丙烷	C_3H_8	$CH_3-CH_2-CH_3$	气	−189.7	−42.07
丁烷	C_4H_{10}	$CH_3-(CH_2)_2-CH_3$	气	−138.4	−0.5
戊烷	C_5H_{12}	$CH_3-(CH_2)_3-CH_3$	液	−129.7	36.07
庚烷	C_7H_{14}	$CH_3-(CH_2)_5-CH_3$	液	−90.61	98.42
辛烷	C_8H_{18}	$CH_3-(CH_2)_6-CH_3$	液	−56.79	125.7
癸烷	$C_{10}H_{22}$	$CH_3+CH_2\rightarrow_{10}CH_3$	液	−29.7	174.1
十七烷	$C_{17}H_{36}$	$CH_3+CH_2\rightarrow_{15}CH_3$	固	22.0	301.8
二十四烷	$C_{24}H_{50}$	$CH_3+CH_2\rightarrow_{22}CH_3$	固	54.0	391.3

2. 化学性质

由于烷烃分子中各个原子间都以 σ 键相结合，比较牢固，所以烷烃的化学性质非常稳定。但烷烃的化学性质稳定是相对的，在高温、光照及催化剂存在下，σ 键也可以断裂发生某些化学反应。

（1）稳定性 烷烃的化学性质稳定，通常情况下，烷烃不与强酸、强碱、强氧化剂等作用。

例如：烷烃不能使酸性高锰酸钾溶液褪色，说明烷烃不与氧化剂高锰酸钾反应。

(2) 氧化反应 烷烃在空气中都能燃烧，生成二氧化碳和水，同时放出大量热。

$$C_nH_{2n+2}+O_2 \xrightarrow{\text{点燃}} CO_2+H_2O+Q$$

在有机化学中，氧化还原的概念与无机化学中的氧化还原的概念有所不同，有机化学中常把反应过程中加氧或去氢的反，称为氧化反应；反应过程中去氧或加氢的反应，称为还原反应。

(3) 取代反应 烷烃在光照、高温或催化剂的作用下，能与卤素发生反应。

例如在光照的条件下，甲烷能与氯气发生如下反应：

$$CH_4+Cl_2 \xrightarrow{\text{光照}} CH_3Cl+HCl$$
一氯甲烷

$$CH_3Cl+Cl_2 \xrightarrow{\text{光照}} CH_2Cl_2+HCl$$
二氯甲烷

$$CH_2Cl_2+Cl_2 \xrightarrow{\text{光照}} CHCl_3+HCl$$
三氯甲烷

$$CHCl_3+Cl_2 \xrightarrow{\text{光照}} CCl_4+HCl$$
四氯甲烷（或四氯化碳）

甲烷与氯气的反应是分步进行的，在这几步反应中，甲烷分子中的氢原子逐步被氯原子所代替。

这种有机化合物分子中的某些原子或原子团，被其他原子或原子团所代替的反应，称为取代反应。在光照的条件下，烷烃都能与氯气发生取代反应。

有机化合物分子中的氢原子被卤素原子取代的反应，称为卤代反应。

(五) 常见的烷烃

烷烃主要来源于天然气、石油和煤的加工产物。工业上常通过对石油进行分馏，得到多种烃的混合物，它们都是发展国民经济和国防建设的重要物资。

1. 甲烷

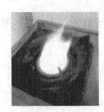
天然气燃烧

甲烷是在隔绝空气的情况下，由植物残体经过发酵作用产生的一种无色、无臭的气体。比空气轻，难溶于水。甲烷是天然气和沼气的主要成分。实验室常用无水乙酸钠和碱石灰（氢氧化钠和氧化钙的混合物）混合加热制取甲烷。

$$CH_3COONa+NaOH \xrightarrow{\text{加热}} CH_4\uparrow+Na_2CO_3$$

甲烷与其他烷烃相似，化学性质稳定，不能使酸性高锰酸钾溶液褪色，可以与氯气发生取代反应。甲烷易在空气中燃烧，生成二氧化碳和水，同时放出大量热，是一种很好的气体燃料。

$$CH_4+2O_2 \xrightarrow{\text{点燃}} CO_2+2H_2O+Q$$

2. 石油醚

石油醚是低级烷烃的混合物，有含 $C_5H_{12} \sim C_6H_{14}$ 和 $C_7H_{16} \sim C_8H_{18}$ 两个品种，为无色透明的液体，易燃烧。含 $C_5H_{12} \sim C_6H_{14}$ 的沸程为 30～60℃，含 $C_7H_{16} \sim C_8H_{18}$ 的沸程为 70～120℃，主要用作溶剂。

3. 液体石蜡

液体石蜡是无色透明的液体，含 $C_{18}H_{38} \sim C_{24}H_{50}$，不溶于水和醇，溶于醚和氯仿。医药上用作配制滴鼻剂或喷雾剂的基质，也可作为缓泻剂。

4. 石蜡

石蜡是白色蜡状固体，含 $C_{25}H_{52} \sim C_{34}H_{70}$，不溶于水。医药上用于蜡疗和调节软膏的硬度，工业上是制造蜡烛的原料。

> **化学与医学**
>
> **石蜡的治疗作用**
>
> 1. 温热作用
>
> 由于石蜡的热容量大，热导率低，保持时间长，蜡疗区局部皮肤毛细血管扩张，充血明显。蜡疗的热透入作用较深，可达皮下 0.2~1cm；蜡疗能增加局部甚至全身汗腺分泌，致使局部大量出汗。由于蜡疗具有较强而持久的热透入作用，故有利于血肿的吸收，加速水肿消退，并能增强网状内皮系统的吞噬功能，提高新陈代谢，故有消炎作用。由于石蜡含有油脂，对皮肤有滋润作用，能使皮肤柔软而富有弹性。蜡疗能改善皮肤营养，加速上皮生长，促进骨的再生及骨痂形成，有利于皮肤创面溃疡和骨折的愈合。此外，蜡疗还有解痉、止痛作用。
>
> 2. 机械压迫作用
>
> 由于石蜡具有良好的可塑性及黏稠性，能与皮肤紧密接触。在冷却过程中，其体积缩小，对皮肤及皮下组织可产生柔和的机械压迫作用，既可防止组织内淋巴液和血液渗出，又能促进渗出物的吸收。

5. 凡士林

凡士林是液体石蜡和固体石蜡的混合物，是呈软膏状的半固体，一般呈黄色，医药上用作配制软膏的基质。

> **生活小知识**
>
> 凡士林可制成润肤露、护肤霜等。甚至口腔溃疡的病人也可以先用纸巾擦干患处，然后涂上一层凡士林。凡士林能防止溃疡接触口腔内的酸性物质，加速溃疡的愈合。
>
> 此外，感冒流鼻水时也可以在鼻子周围的皮肤涂上凡士林，以免擤鼻涕擤多了变成个红鼻子。
>
> 另外，凡士林的护唇效果也是非常好的，它的油脂成分还可以让您的双唇有水亮亮的感觉。如果真是那么爱美的话，建议您在眉毛上涂上一点点凡士林，除了可以顺顺眉毛外，还可以让眉毛的颜色看起来深一点，省去画眉毛的手续。
>
> 任何小伤口涂点凡士林都有止血的效果，轻微的烫伤也可以涂上凡士林来减缓疼痛。

第三节　不饱和链烃

分子中含有碳碳双键或碳碳三键的开链烃，称为不饱和链烃，简称不饱和烃。不饱和烃又分为烯烃和炔烃。

一、烯烃

（一）烯烃的结构

分子中含有 1 个碳碳双键的不饱和烃，称为单烯烃，习惯上称烯烃。烯烃的官能团是碳碳双键，—C＝C—。

最简单的烯烃是乙烯。乙烯是无色、无臭的气体。稍有甜味，比空气稍轻，难溶于水。实验室常用乙醇与浓硫酸共热制备乙烯。

$$CH_3-CH_2-OH \xrightarrow[170℃]{浓\ H_2SO_4} H_2C=CH_2 + H_2O$$

工业上利用石油分馏得到乙烯。

乙烯是植物的一种内源激素，一般在成熟的水果中含量较多，可作为植物生长调节剂，也可用作果实的催熟剂。乙烯是生产塑料、合成橡胶、医用材料及各种包装材料等的重要原料。

乙烯的分子组成为 C_2H_4，平面结构为 H—C＝C—H（上下各连 H），简写为 $H_2C=CH_2$。

> **▶ 知识拓展**
>
> **烯烃分子中的碳碳 π 键** 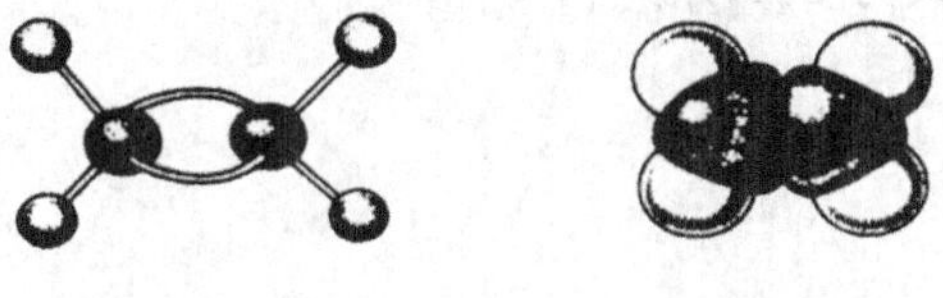
>
>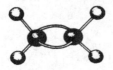
>
> 　　乙烯球棒模型　　　　乙烯比例模型
>
> 图 10-9　乙烯构型示意图
>
> 乙烯构型如图 10-9 所示。乙烯分子中所有原子都分布在同一平面上，彼此之间的键角约为 120°。
>
> 在乙烯分子中，2 个碳原子各以 1 个 sp^2 杂化轨道重叠形成 1 个碳碳 σ 键，剩余的 2 个 sp^2 杂化轨道则分别与氢原子的 1s 轨道重叠，形成 4 个碳氢 σ 键，且 5 个 σ 键在同一平面。2 个碳原子未杂化的 2p 轨道都垂直于 σ 键所在的平面，彼此从侧面平行（肩并肩）重叠形成 1 个 π 键。乙烯分子中碳碳 π 键形成过程如图 10-10 所示。
>
> 这种成键电子云从侧面平行重叠形成的共价键，称为 π 键。构成 π 键的电子称为 π 电子。
>
> π 键电子云对称分布在 σ 键平面的上、下两侧。由于重叠程度小，π 键易断裂，π 键是一种比较活泼的共价键。且 π 键不能自由旋转。

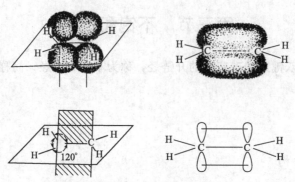

图 10-10 乙烯分子的 π 键的形成

其他烯烃与乙烯相似，碳碳双键都是由一个 σ 键和一个 π 键组成。

（二）烯烃的同系物

烯烃与烷烃一样，也有同系物。

烯烃中，除乙烯外，还有许多与乙烯在结构和性质上相似的其他烯烃。例如：

名称	缩简式
丙烯	$H_2C=CH-CH_3$
1-丁烯	$H_2C=CH-CH_2-CH_3$
1-戊烯	$H_2C=CH-CH_2-CH_2-CH_3$
1-己烯	$H_2C=CH-CH_2-CH_2-CH_2-CH_3$

分子中含有 1 个碳碳双键，在组成上相差 1 个或几个 CH_2 原子团的不饱和烃，是烯烃的同系物。烯烃的组成通式为 C_nH_{2n}。

（三）烯烃的命名

烯烃的命名原则如下。

1. 选主链

选择分子中包括碳碳双键在内的最长碳链作为主链，按主链碳原子数目称为"某烯"。

2. 主链编号

从靠近双键的一端开始，用阿拉伯数字给主链碳原子编号，标出双键及取代基的位置。双键的位次编号写在主链名称的前面，中间用短线隔开。

3. 名称表示

把取代基的位置编号、数目和名称写在双键位置的前面，中间用短线隔开。

例如：

$$H_2C=CH_2 \qquad\qquad H_2C=CH-CH_3$$
乙烯 　　　　　　　　　　丙烯

$$\overset{4}{C}H_3-\overset{3}{C}H_2-\overset{2}{C}H=\overset{1}{C}H_2 \qquad \overset{4}{C}H_3-\overset{3}{C}H=\overset{2}{C}H-\overset{1}{C}H_3$$
1-丁烯 　　　　　　　　　　2-丁烯

$$\overset{3}{C}H_3-\overset{2}{C}=\overset{1}{C}H_2 \\ \quad\quad | \\ \quad\quad CH_3$$

2-甲基-1-丙烯

$$\overset{1}{C}H_2=\overset{2}{C}H-\overset{3}{C}H-\overset{4}{C}H_3 \\ \quad\quad\quad\quad | \\ \quad\quad\quad\quad CH_3$$

3-甲基-1-丁烯

$$\overset{1}{C}H_2=\overset{2}{C}H-\overset{3}{C}H_2-\overset{4}{C}H_2-\overset{5}{C}H_3$$

1-戊烯

$$\overset{1}{C}H_3-\overset{2}{C}H=\overset{3}{C}H-\overset{4}{C}H_2-\overset{5}{C}H_3$$

2-戊烯

$$\overset{1}{C}H_3-\overset{2}{C}H=\overset{3}{C}H-\overset{4}{C}H-\overset{5}{C}H_3 \\ \quad\quad\quad\quad\quad\quad | \\ \quad\quad\quad\quad\quad\quad CH_3$$

4-甲基-2-戊烯

$$\overset{1}{C}H_3-\overset{2}{C}H=\overset{3}{C}H-\overset{4}{C}H-\overset{5}{C}H_2-\overset{6}{C}H_3 \\ \quad\quad\quad\quad\quad\quad | \\ \quad\quad\quad\quad\quad\quad CH_3$$

4-甲基-2-己烯

（四）烯烃的同分异构

由于双键的存在，烯烃的同分异构现象比烷烃复杂得多，烯烃不仅有碳链异构，还有位置异构以及顺反异构。烯烃的同分异构体数目比同数目碳原子的烷烃要多。

1. 碳链异构

由于碳原子的连接顺序不同而产生的同分异构，称为碳链异构。例如：

$$\overset{4}{C}H_3-\overset{3}{C}H_2-\overset{2}{C}H=\overset{1}{C}H_2$$

1-丁烯

$$\overset{3}{C}H_3-\overset{2}{C}=\overset{1}{C}H_2 \\ \quad\quad | \\ \quad\quad CH_3$$

2-甲基-1-丙烯

2. 位置异构

由于官能团在碳链中的位置不同而产生的同分异构，称为位置异构。烯烃的位置异构是由于双键的位置不同而产生的异构。例如：

$$\overset{4}{C}H_3-\overset{3}{C}H_2-\overset{2}{C}H=\overset{1}{C}H_2$$

1-丁烯

$$\overset{4}{C}H_3-\overset{3}{C}H=\overset{2}{C}H-\overset{1}{C}H_3$$

2-丁烯

二、炔烃

（一）炔烃的结构

分子中含有 1 个碳碳三键的不饱和烃，称为单炔烃，习惯上称炔烃。炔烃的官能团是碳碳三键，碳碳三键的结构为 —C≡C—。

炔烃中最简单的化合物是乙炔。乙炔俗称电石气，纯净的乙炔是无色、无臭的气体，常因含有硫化氢等杂质而带有难闻的气味。比空气稍轻，微溶于水，易燃烧，能与空气形成爆炸性混合物。

实验室常用碳化钙（电石）加水制备乙炔。

$$\underset{碳化钙}{CaC_2} + 2H_2O \longrightarrow \underset{乙炔}{HC\equiv CH\uparrow} + Ca(OH)_2$$

工业上现在趋于用天然气和石油作为原料来生产乙炔。

乙炔燃烧时产生明亮火焰，可用于照明，乙炔和纯氧燃烧火焰温度高达3000℃，广泛用于焊接和切割金属，乙炔是合成材料及精细有机产品的重要原料。

乙炔的分子组成为C_2H_2，平面结构为H—C≡C—H，简写为HC≡CH。

> **知识拓展**
>
> **炔烃分子中的碳碳 π 键**
>
>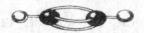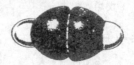
>
> 乙炔球棒模型　　　　　乙炔比例模型
>
> 图 10-11　乙炔构型示意图
>
> 乙炔构型如图10-11所示。乙炔分子中所有原子都分布在同一条直线上，其中的键角是180°，乙炔分子中碳碳三键的碳原子是sp杂化的。每个碳原子未杂化的2个2p轨道两两平行，从侧面重叠，形成2个相互垂直的π键，这2个π键电子云对称分布在σ键周围，呈圆柱形。乙炔分子中的π键如图10-12所示。
>
>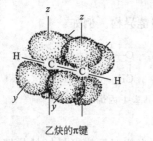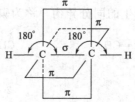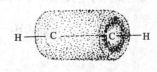
>
> 乙炔的π键　　　　2个互相垂直的π键　　　　乙炔的π电子云形状
>
> 图 10-12　乙炔的 π 键
>
> 其他炔烃的结构与乙炔相似，分子中的碳碳三键都是由1个σ键和2个π键组成的。

σ键和π键的主要特点见表10-6。

表 10-6　σ 键和 π 键的主要特点

共价键	σ键	π键
存在	可以单独存在于任何共价键中	不能单独存在，须与σ键共存
形成	成键轨道沿键轴重叠 重叠程度大	成键轨道平行侧面重叠 重叠程度小
性质	键能较大，键稳定 成键原子可沿键轴自由旋转 电子云受核约束力较大，不易极化	键能较小，键不稳定 成键原子不可沿键轴自由旋转 电子云受核约束力较小，容易极化

烯烃、炔烃的分子结构特点是什么？

（二）炔烃的同系物

炔烃中，除乙炔外，还有许多与乙炔在结构和性质上相似的其他炔烃。例如：

名称	缩简式
丙炔	$HC\equiv C-CH_3$
1-丁炔	$HC\equiv C-CH_2-CH_3$
1-戊炔	$HC\equiv C-CH_2-CH_2-CH_3$
1-己炔	$HC\equiv C-CH_2-CH_2-CH_2-CH_3$

分子中含有 1 个碳碳三键，在组成上相差 1 个或几个 CH_2 原子团的不饱和烃，是炔烃的同系物。炔烃的组成通式为 C_nH_{2n-2}。

（三）炔烃的命名

炔烃的命名与烯烃相似，将母体名称中的"烯"字换为"炔"字即可。例如：

$HC\equiv C-CH_3$ $HC\equiv C-CH_2-CH_3$
丙炔   1-丁炔

$\overset{1}{CH_3}-\overset{2}{C}\equiv\overset{3}{C}-\overset{4}{CH_3}$ $\overset{1}{HC}\equiv\overset{2}{C}-\overset{3}{CH_2}-\overset{4}{CH_2}-\overset{5}{CH_3}$
2-丁炔   1-戊炔

$\overset{1}{HC}\equiv\overset{2}{C}-\overset{3}{CH}-\overset{4}{CH_2}-\overset{5}{CH_2}-\overset{6}{CH_3}$ $\overset{1}{CH_3}-\overset{2}{C}\equiv\overset{3}{C}-\overset{4}{CH}-\overset{5}{CH_2}-\overset{6}{CH_3}$
        $|$ $|$
        CH_3 CH_3

3-甲基-1-己炔   4-甲基-2-己炔

（四）炔烃的同分异构

炔烃的同分异构与烯烃相似，炔烃不仅有碳链异构，也有位置异构，但炔烃没有顺反异构。

炔烃的碳链异构示例如下：

$\overset{1}{HC}\equiv\overset{2}{C}-\overset{3}{CH_2}-\overset{4}{CH_2}-\overset{5}{CH_3}$ $\overset{1}{CH}\equiv\overset{2}{C}-\overset{3}{CH}-\overset{4}{CH_3}$
                                                        $|$
                                                        CH_3

1-戊炔   3-甲基-1-丁炔

炔烃的位置异构是由于三键的位置不同而产生的异构。例如：

$\overset{1}{HC}\equiv\overset{2}{C}-\overset{3}{CH_2}-\overset{4}{CH_2}-\overset{5}{CH_3}$ $\overset{1}{CH_3}-\overset{2}{C}\equiv\overset{3}{C}-\overset{4}{CH_2}-\overset{5}{CH_3}$

1-戊炔   2-戊炔

三、不饱和链烃的性质

（一）物理性质

烯烃和炔烃的物理性质与烷烃相似。烯烃和炔烃都难溶于水，易溶于有机溶剂。烯烃和炔烃的熔点、沸点和密度都随相对分子质量的增加而升高。

(二) 化学性质

烯烃和炔烃的结构中都含有容易断裂的 π 键，烯烃和炔烃的化学性质相似，比烷烃活泼，容易发生加成、聚合和氧化等反应。三键的 π 键比双键的 π 键稳定，炔烃的化学性质不如烯烃活泼。

1. 加成反应

有机化合物分子中的双键或三键上的 π 键断裂，加入其他原子或原子团的反应，称为加成反应。

(1) 催化加氢　在铂、钯、镍等催化剂的存在下，烯烃和炔烃可与氢气发生加成反应，生成相应的烷烃。例如：

$$H_2C=CH_2 + H_2 \xrightarrow{Pt} CH_3-CH_3$$
乙烯　　　　　　　　乙烷

$$HC\equiv CH + 2H_2 \xrightarrow{Pt} CH_3-CH_3$$
乙炔　　　　　　　　乙烷

炔烃的三键中有 2 个 π 键，炔烃的加成反应一般分两步进行。

(2) 与卤素加成　烯烃易与氯、溴发生加成反应，生成邻二卤代烷烃。例如：将乙烯通入溴水中，溴水的橙红色消失。

$$H_2C=CH_2 + Br_2 \longrightarrow CH_2Br-CH_2Br$$
乙烯　　　溴水　　　1,2-二溴乙烷
　　　　（橙红色）　（无色）

炔烃也能与氯、溴发生加成反应，生成四卤化物。例如：将乙炔通入溴水中，溴水的橙红色消失。

$$CH\equiv CH + 2Br_2 \longrightarrow CHBr_2-CHBr_2$$
乙炔　　　溴水　　　1,1,2,2-四溴乙烷
　　　　（橙红色）　（无色）

烯烃、炔烃与溴水反应，溴水褪色，现象明显，常用溴水或溴的四氯化碳溶液来鉴别双键或三键的存在。

(3) 与卤化氢加成　烯烃与卤化氢发生加成反应，生成相应的一卤代烷。例如：

$$H_2C=CH_2 + HBr \longrightarrow CH_3-CH_2Br$$
乙烯　　　　　　　溴乙烷

不对称烯烃与卤化氢发生加成反应时，应遵循马尔柯夫尼柯夫（Markovnikov）规则，简称马氏规则。

马氏规则：当不对称烯烃与不对称试剂发生加成反应时，不对称试剂中带正电的部分，主要加到含氢较多的双键碳原子上，而试剂中带负电的部分则加到含氢较少的双键碳原子上。

卤化氢是不对称试剂，其反应活性按氯化氢、溴化氢、碘化氢的顺序依次减弱。
例如：

$$H_2C=CH-CH_3 + HBr \longrightarrow H_3C-\underset{\underset{Br}{|}}{C}H-CH_3$$

丙烯   2-溴丙烷

炔烃与卤化氢的加成反应分两步进行，反应遵循马氏规则。
例如：

$$H-C\equiv C-H + HCl \longrightarrow H_2C=CH-Cl$$
乙炔   氯乙烯

$$H_2C=CH-Cl + HCl \longrightarrow CH_3-CHCl_2$$
氯乙烯   1,1-二氯乙烷

（4）与水加成 在催化剂作用下，乙烯与水加成生成乙醇。

$$H_2C=CH_2 + H_2O \xrightarrow[\text{加热,加压}]{H_2SO_4} CH_3-CH_2-OH$$
乙烯   乙醇

在催化剂作用下，乙炔与水加成，生成乙醛。

$$CH\equiv CH + H_2O \xrightarrow{H_2SO_4/HgSO_4} CH_3-\overset{O}{\overset{\|}{C}}-H$$
乙炔   乙醛

在催化剂作用下，丙炔与水加成，生成丙酮。

$$CH_3-C\equiv CH + H_2O \xrightarrow{H_2SO_4/HgSO_4} CH_3-\overset{O}{\overset{\|}{C}}-CH_3$$
丙炔   丙酮

2. 氧化反应

烯烃和炔烃很容易被氧化。烯烃和炔烃都能使酸性高锰酸钾溶液的紫红色褪色。不饱和烃能使酸性高锰酸钾溶液的紫红色褪色，而饱和烃没有此性质，利用此性质可以鉴别饱和烃与不饱和烃。例如：乙烯、乙炔都能使酸性高锰酸钾溶液褪色。

$$H_2C=CH_2 \xrightarrow{KMnO_4/H^+} CO_2\uparrow + Mn^{2+}$$

$$CH_3CH=CHCH_2CH_2CH_3 \xrightarrow{KMnO_4/H^+} CH_3COOH + CH_3CH_2CH_2COOH + Mn^{2+}$$

$$HC\equiv CH \xrightarrow{KMnO_4/H^+} CO_2\uparrow + Mn^{2+}$$

烯烃、炔烃与烷烃一样，也能在空气中燃烧，生成二氧化碳和水。例如：乙烯、乙炔都能燃烧。

$$H_2C=CH_2 + 3O_2 \xrightarrow{\text{点燃}} 2CO_2 + 2H_2O + Q$$

$$2HC\equiv CH+5O_2 \xrightarrow{\text{点燃}} 4CO_2+2H_2O+Q$$

观察与思考

在 2 支干燥的试管中分别加入 1mL 的 1g/L $KMnO_4$ 和 2 滴 2mol/L H_2SO_4，然后在 1 支试管中滴入 3 滴精制石油醚，另 1 支试管中滴入 3 滴松节油（环状烯烃），摇荡，观察 2 支试管中高锰酸钾的紫色是否褪去。

实验结果表明：1 支试管中高锰酸钾的紫色不褪色，另 1 支试管中高锰酸钾的紫色褪去。

3. 聚合反应

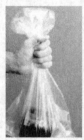

聚乙烯包装袋

在一定条件下，烯烃或炔烃还能自身发生加成反应，生成大分子化合物。这种由许多小分子化合物结合成大分子化合物的过程，称为聚合反应。参加聚合反应的小分子称为单体。聚合后得到的产物称为聚合物。

例如：在催化剂存在下常压加热，乙烯发生聚合反应生成聚乙烯。

$$n\,H_2C=CH_2 \xrightarrow{\text{催化剂}} \text{—}(CH_2-CH_2)_n\text{—}$$
乙烯　　　　　　　　聚乙烯

聚乙烯是一种性能优良的塑料，广泛用于制造塑料瓶、玩具、包装材料、输液容器、医用导管、整形材料等。

生活小常识

聚乙烯食品包装袋的鉴别

聚乙烯无毒无味，是食品包装袋的主要原材料。个别不法厂商为了降低成本，使用价格低廉的其他塑料代替聚乙烯塑料，或往聚乙烯塑料中加入廉价的添加剂。这样的食品包装袋对人的健康造成危害。那么怎样鉴别聚乙烯塑料食品袋呢？

聚乙烯以吹塑法制成筒状双层袋。从颜色和透明度看，聚乙烯为乳白色半透明状，表面较光亮，手摸有蜡状滑腻感，多层摞在一起仍呈乳白半透明状。聚乙烯密度比水的密度小，能浮于水面，而聚氯乙烯沉于水中。还有买食品包装袋最好不要有颜色的，有的颜料本身有毒，何况加各种助剂也不安全。

4. 金属炔化物的生成

凡是具有末端炔烃结构（—C≡C—H）的炔烃，连接在三键碳原子上的氢原子性质活泼，易被金属原子取代而生成金属炔化物。

例如：乙炔与银盐的氨溶液作用，生成白色乙炔银沉淀。

$$HC\equiv CH+2[Ag(NH_3)_2]NO_3 \longrightarrow AgC\equiv CAg\downarrow +2NH_4NO_3+2NH_3$$

又如：乙炔与亚铜盐的氨溶液作用，生成棕红色乙炔亚铜沉淀。

$$HC\equiv CH+2[Cu(NH_3)_2]Cl \longrightarrow CuC\equiv CCu\downarrow +2NH_4Cl+2NH_3$$

此反应可用于具有末端炔烃结构炔烃的鉴别。

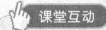

课堂互动

不饱和烃的主要化学性质有哪些？

化学与生活

聚四氟乙烯又称为塑料王，中文商品名称"特氟龙"、"特福隆"、"泰氟龙"等。它是由四氟乙烯聚合而成的高分子化合物，其结构简式为 $\text{+CF}_2\text{—CF}_2\text{+}_n$，具有良好的化学稳定性、耐腐蚀性，是当今世界上耐腐蚀性最佳的材料之一，一般称为"不粘涂层"。聚四氟乙烯本身对人体没有毒性，因此，是家用"不粘油锅"的主要涂层。

不粘油锅

*第四节 脂环烃

脂环烃是化学性质与脂肪烃相似的环烃。脂环烃及其衍生物在自然界中主要存在于香精油、挥发油和石油中。如一些植物中含有的挥发油，其成分大多是脂环烃及其衍生物，挥发油是中草药重要的有效成分，有的可作为香料。在自然界广泛存在的甾族化合物都是脂环烃的衍生物，在生物体中起着重要的作用。

一、脂环烃的分类和命名

（一）脂环烃的分类

与开链烃相似，脂环烃也分为饱和脂环烃和不饱和脂环烃。饱和脂环烃称为环烷烃。不饱脂环烃又分为环烯烃和环炔烃。

按分子中所含的环数多少又可把脂环烃分为单环脂环烃和多环脂环烃。

环烷烃中只有一个碳环的称为单环烷烃，它的通式为 C_nH_{2n}，与单烯烃互为同分异构体。最常见的是环戊烷和环己烷。

（二）脂环烃的命名

1. 单环环烷烃的命名

单环环烷烃的命名与烷烃相似，根据组成环的碳原子数目称为环某烷。环上如有取代基时，环上碳原子的编号，应使环上取代基的位次最小，若有不同取代基时，则以含碳原子最少的取代基作为1位。为方便起见，脂环烃常用键线式表示。例如：

$\begin{array}{c}H_2C—CH_2\\ \diagdown\diagup\\ CH_2\end{array}$	$\begin{array}{c}H_2C—CH_2\\ \mid\quad\mid\\ H_2C—CH_2\end{array}$	$\begin{array}{c}H_2\\ C\\ H_2C\quad CH_2\\ \mid\quad\mid\\ H_2C—CH_2\end{array}$	$\begin{array}{c}H_2\\ C\\ H_2C\quad CH_2\\ \mid\quad\mid\\ H_2C\quad CH_2\\ \diagdown C\diagup\\ H_2\end{array}$
△	□	⬠	⬡
环丙烷	环丁烷	环戊烷	环己烷

2. 单环环烯烃、环炔烃的命名

单环环烯烃、环炔烃的命名与烯烃、炔烃相似，根据组成环的碳原子数称为环某烯、环某炔。例如：

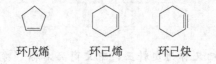

环戊烯　　环己烯　　环己炔

二、脂环烃的性质

（一）物理物质

脂环烃的物理性质与开链烃相似。环烷烃的熔点和沸点较相应的开链烷烃高。环烷烃的熔点和沸点随着相对分子质量的增大而升高，环丙烷和环丁烷在常温下是气体，环戊烷是液体，高级环烷烃是固体。不饱和脂环烃也有相似的变化规律。脂环烃都比水轻，不溶于水。

（二）化学性质

绝大多数脂环烃的化学性质与开链烃相似。环烷烃与烷烃相似；环烯烃和环炔烃分别与烯烃和炔烃相似。

环烷烃常温下不与强酸、强碱和强氧化剂反应，可以发生燃烧、卤代等反应。

由于脂环烃具有环状结构，表现出一些特殊的化学性质。主要体现在环的稳定性上，大环比较稳定，小环烷烃不够稳定。如小环烷烃容易开环生成开链化合物。

1. 加氢

环烷烃在催化剂作用下可进行加氢反应。环烷烃在加氢时环被打开，开环处的两端碳原子与氢原子结合而生成相应的开链烷烃。环烷烃加氢反应的难易程度不同，环丙烷比较容易加氢开环，而环戊烷、环己烷通常情况下不能加氢开环，需要在高温、催化剂作用下才开环。例如：

$$\triangle + H_2 \xrightarrow{Pt} CH_3CH_2CH_3$$

$$\square + H_2 \xrightarrow{Pt} CH_3CH_2CH_2CH_3$$

2. 加卤素

小环烷烃与卤素在一定条件下发生反应。环丙烷在常温下与氯或溴发生反应，开环得1,3-二卤丙烷。环丁烷在加热时与氯或溴发生反应，开环得1,4-二卤丁烷。例如：

$$\triangle + Br_2 \longrightarrow CH_2BrCH_2CH_2Br$$

$$\square + Br_2 \xrightarrow{\triangle} CH_2BrCH_2CH_2CH_2Br$$

环戊烷及更高级的环烷烃在光照的条件下与溴发生取代反应，不开环。

3. 加氢卤酸

环丙烷在常温时与氢卤酸发生反应得卤丙烷。

环上有烷基取代的环丙烷衍生物与氢卤酸的反应，开环发生在含氢最多和含氢最少的碳原子之间。反应遵循马氏规则，碳环打开，氢原子加在含氢最多的碳原子上，而卤原子则加在含氢最少的碳原子上。例如：

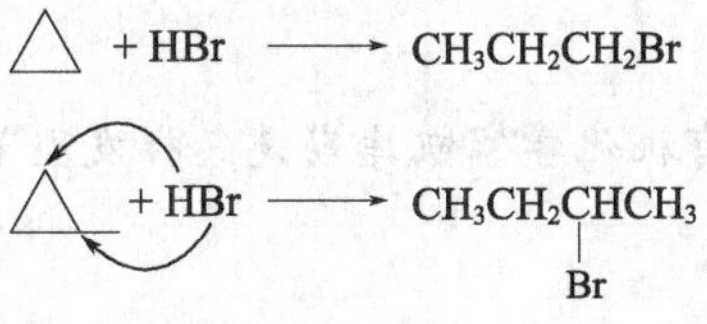

$$\triangle + HBr \longrightarrow CH_3CH_2CH_2Br$$

$$\triangle + HBr \longrightarrow CH_3CH_2CHCH_3$$
$$\qquad\qquad\qquad\qquad\qquad |$$
$$\qquad\qquad\qquad\qquad\ Br$$

环丁烷、环戊烷及更高级的环烷烃在常温时一般不与氢卤酸发生反应。

环丙烷的性质很活泼，易开环发生反应；环丁烷的活性比环丙烷弱，可以开环发生反应，只是条件比环丙烷强烈；环戊烷、环己烷及高级环烷烃的化学性质则与开链烷烃相似，环比较稳定，难发生开环反应。另外，环烷烃同链状烷烃一样可以发生取代反应。

第五节 芳香烃

芳香烃是指具有芳香性的烃，分为苯系芳香烃和非苯系芳香烃。本书主要讲授苯系芳香烃，简称芳烃。芳香烃是芳香类化合物的母体，可用通式 Ar—H 表示。

芳香烃根据结构不同可以分为单环芳香烃、多环芳香烃和稠环芳香烃三类。单环芳香烃是指分子中含有一个苯环的芳烃。多环芳香烃是指分子中含有两个或两个以上独立苯环的芳烃。稠环芳香烃是指分子中含有由两个或多个苯环通过共用两个相邻碳原子稠合而成的芳烃。

苯是芳香烃中最有代表性的化合物，是最简单的芳香烃。

一、苯

苯的分子式为 C_6H_6，从苯的分子式可以判断，苯是一个高度不饱和的化合物。但是苯的化学性质却非常稳定，与不饱和烃的性质相去甚远，而与饱和烃的性质比较相近。说明苯的结构既不同于不饱和烃，又不同于饱和烃，苯具有特殊的结构。

经过科学研究，苯的结构式可表示为：

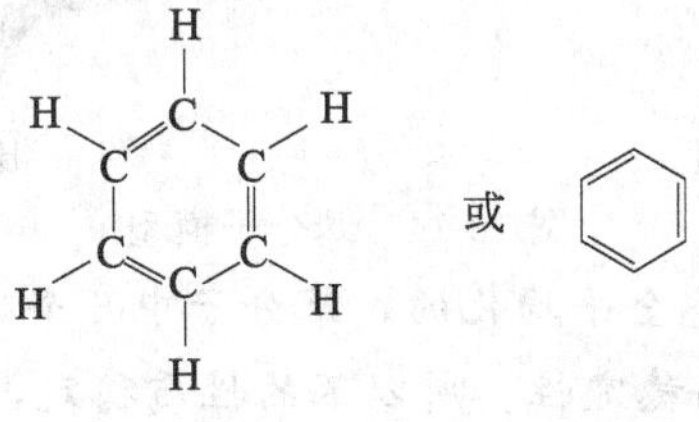

这种表达式称为凯库勒（Kekule）式。

苯的凯库勒式分子是平面正六边形环式结构，6 个碳原子构成平面正六边形，每个碳原子连接 1 个氢原子，碳碳键之间及碳碳键与碳氢键之间的键角是 120°，碳环内碳碳单键与碳碳双键交替排列。

苯的凯库勒式可以反映出苯的部分性质，如苯在加热条件下催化加氢可生成环己烷，但不能解释苯具有特殊的稳定性，不易进行加成反应，苯的一元取代产物只有 1 种，苯的邻位二元取代产物，只有 1 种而不是 2 种。

课堂互动

1. 写出苯的结构。
2. 查阅资料,了解德国有机化学家凯库勒是怎样发现苯环结构的。

知识拓展

苯分子中的化学键

苯的结构可用近代理论解释。苯分子的 6 个碳原子均为 sp^2 杂化,6 个碳原子各以 2 个 sp^2 杂化轨道相互重叠形成 6 个碳碳 σ 键,构成正六边形。每个碳原子又各以 1 个 sp^2 杂化轨道分别与 6 个氢原子的 s 轨道重叠,形成 6 个碳氢 σ 键,所有的 σ 键处于同一平面上。每个碳原子还有 1 个未参与杂化的 p 轨道,其对称轴都垂直于 σ 键所在的平面,6 个 p 轨道之间相互平行,从侧面相互重叠形成了一个包含 6 个碳原子的闭合大 π 键,其电子云对称分布在苯环平面的上下。如图 10-13 所示。

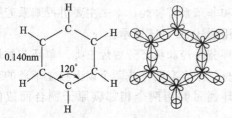
苯分子中的σ键

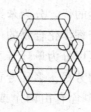

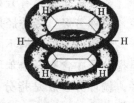
苯分子中的π键

图 10-13　苯分子中的化学键

苯分子模型如图 10-14 所示。

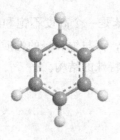
球棒模型

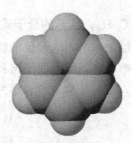
比例模型

图 10-14　苯分子模型

苯分子中的 π 电子云是完全平均化的,苯分子中 6 个碳碳键完全相同,由于闭合大 π 键的能量较低,具有特殊的稳定性。所以苯的性质稳定,不易进行加成反应,苯的邻位二元取代产物只有 1 种。

二、苯的同系物

(一) 苯的同系物

苯环上的氢原子被烃基取代所生成的化合物,称为苯的同系物。
当烃基是烷基时,苯的同系物的通式为 $C_nH_{2n-6}(n \geqslant 6)$。

苯的同系物有一元取代物、二元取代物、三元取代物等。

(二) 苯的同系物的命名

1. 苯的一元取代物的命名

当侧链是饱和烃基时，一般以苯作为母体，把取代基名称写在前面，取代基的"基"字往往省略，称为"某苯"。例如：

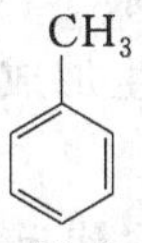

甲苯 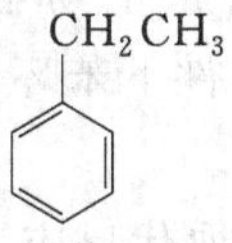　　　乙苯

2. 苯的二元取代物的命名

可用邻、间、对表示两个取代基的相对位置或用阿拉伯数字表示取代基的位置。例如：

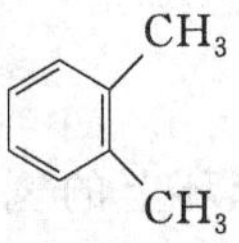

邻二甲苯　　　间二甲苯　　　对二甲苯
(1,2-二甲苯)　　(1,3-二甲苯)　　(1,4-二甲苯)

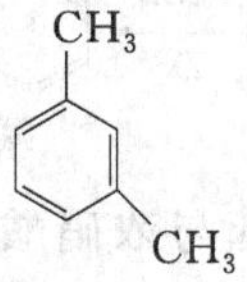

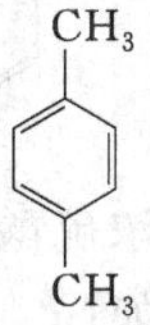

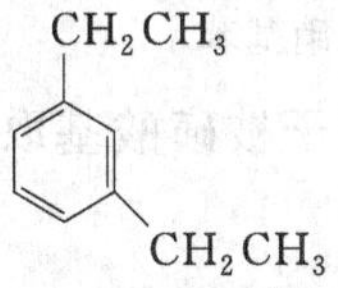

间二乙苯　　　邻甲乙苯
(1,3-二乙苯)　　(1-甲基-2-乙基苯)

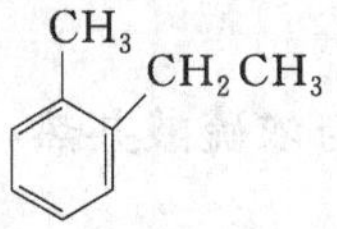

3. 苯的三元取代物的命名

可用连、对称、偏表示取代基的相对位置或用阿拉伯数字表示取代基的位置。例如：

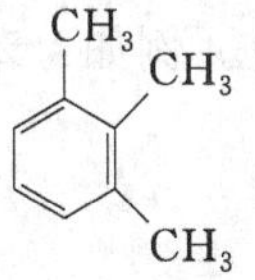

连三甲苯　　　对称三甲苯　　　偏三甲苯
(1,2,3-三甲苯)　　(1,3,5-三甲苯)　　(1,2,4-三甲苯)

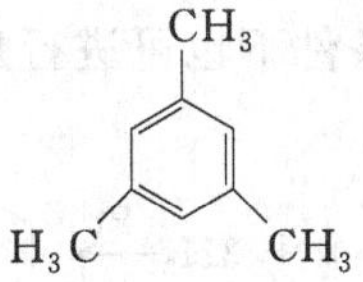

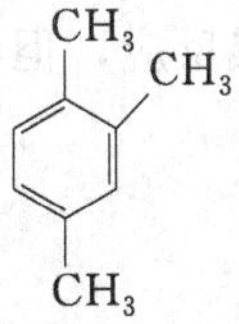

苯的同系物命名时，当侧链是不饱和烃基或侧链比较庞大时，可将侧链作为母体，苯环看成取代基。

芳香烃分子中去掉一个氢原子剩下的原子团称为芳香烃基。可用符号 Ar— 表示。例如：

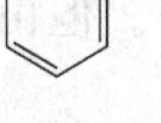

　　　或 C_6H_5—　　　　　或 C_6H_5—CH_2—

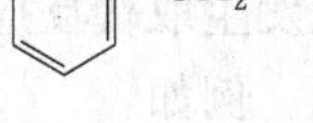

苯基　　　　　　苯甲基(苄基)

(三) 苯和苯的同系物的性质

苯和苯的低级同系物都是无色、有特殊气味、易挥发、不溶于水，比水轻的液体，可作为有机溶剂，有毒。短时间吸入高浓度的苯蒸气就会引起急性中毒，甚至危及生命。长时间吸入低浓度的苯蒸气，会损害造血器官与神经系统，可引起慢性中毒。苯也易被皮肤吸收引起中毒。

苯的特殊结构使苯环上的氢原子易被卤素原子（—X）、硝基（—NO_2）、磺酸基（—SO_3H）等基团取代，在一定条件下苯环也能发生加成反应，但一般不易被氧化。

1. 取代反应

苯在催化剂存在下，容易发生取代反应。苯的取代反应主要有卤代反应、硝化反应和磺化反应等。

（1）**卤代反应**　在铁或卤化铁等催化剂存在下，苯与卤素作用，苯环上的氢原子被卤素原子取代的反应，称为卤代反应。例如：

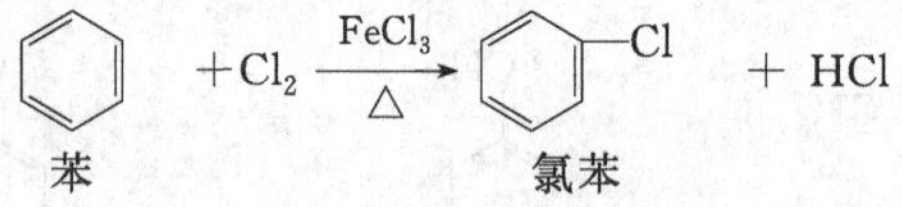

$$\text{苯} + Cl_2 \xrightarrow[\Delta]{FeCl_3} \text{氯苯—Cl} + HCl$$

（2）**硝化反应**　在浓硫酸存在下，苯与浓硝酸作用，苯环上的氢原子被硝基取代的反应，称为硝化反应。例如：

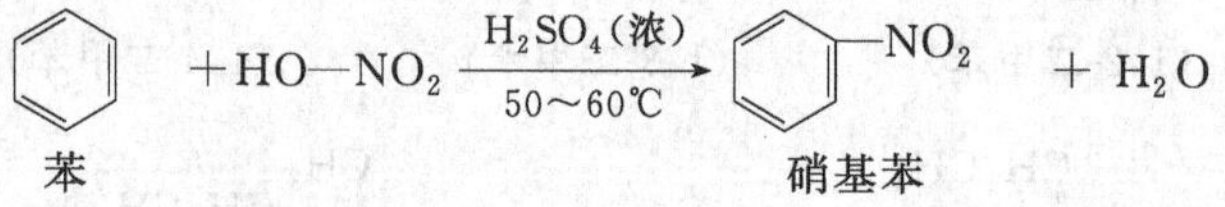

$$\text{苯} + HO—NO_2 \xrightarrow[50\sim60℃]{H_2SO_4(\text{浓})} \text{硝基苯—}NO_2 + H_2O$$

（3）**磺化反应**　苯与浓硫酸共热，苯环上的氢原子被磺酸基取代的反应，称为磺化反应。例如：

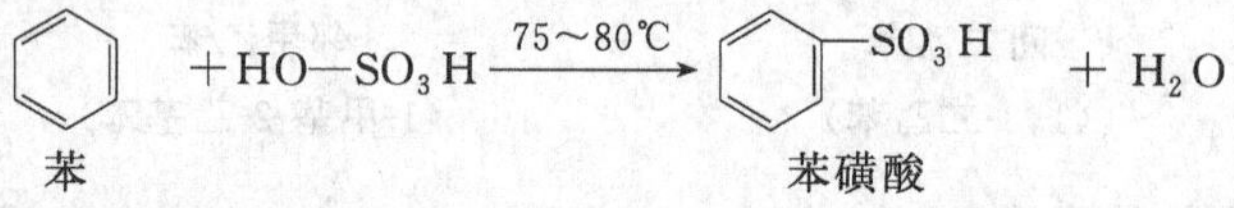

$$\text{苯} + HO—SO_3H \xrightarrow{75\sim80℃} \text{苯磺酸—}SO_3H + H_2O$$

此反应为可逆反应，苯磺酸与水共热可以脱去磺酸基生成苯。

2. 加成反应

苯不易进行加成反应，但在特殊条件下也可进行加成反应。例如：苯能与氢气发生加成反应，生成环己烷。

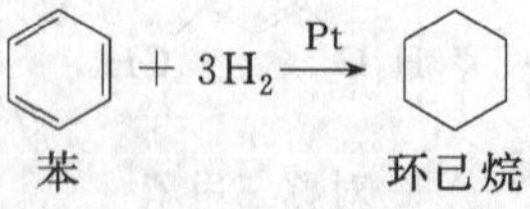

$$\text{苯} + 3H_2 \xrightarrow{Pt} \text{环己烷}$$

3. 稳定性

苯的性质稳定，一般情况下，不与强酸、强碱及强氧化剂作用。如不能与溴水发生加成反应，也不能被酸性高锰酸钾溶液氧化。

芳香族化合物性质稳定，不易被氧化，不易进行加成反应，易发生取代反应，这是芳香族化合物的通性，称为芳香性。

苯的同系物的化学性质与苯相似，能发生取代反应、加成反应等。但由于苯的同系物中苯环上的侧链受苯环的影响，容易被氧化。例如：

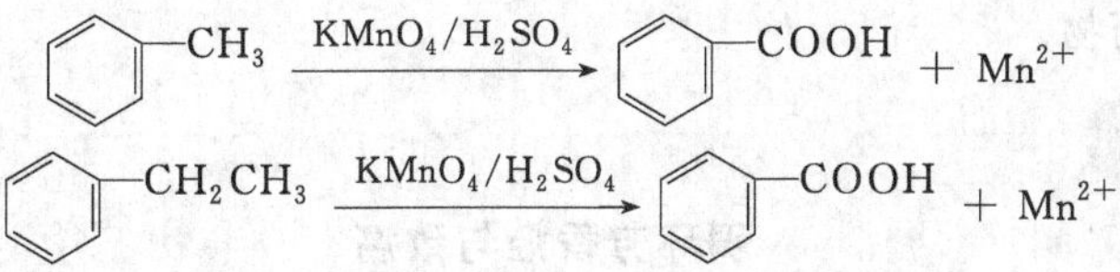

$$\text{C}_6\text{H}_5-\text{CH}_3 \xrightarrow{\text{KMnO}_4/\text{H}_2\text{SO}_4} \text{C}_6\text{H}_5-\text{COOH} + \text{Mn}^{2+}$$

$$\text{C}_6\text{H}_5-\text{CH}_2\text{CH}_3 \xrightarrow{\text{KMnO}_4/\text{H}_2\text{SO}_4} \text{C}_6\text{H}_5-\text{COOH} + \text{Mn}^{2+}$$

苯不能使溴水褪色，也不能使酸性高锰酸钾溶液褪色。但苯的同系物虽然不能使溴水褪色，却能使酸性高锰酸钾溶液褪色。这一性质可以用来区别苯与苯的同系物。

> **观察与思考**
>
> 在2支干燥的试管中分别加入1mL的1g/L $KMnO_4$ 和2滴2mol/L H_2SO_4，然后在1支试管中滴入3滴苯，另1支试管中滴入3滴甲苯，摇荡，观察现象。

三、稠环芳香烃

重要的稠环芳香烃有萘、蒽和菲。

（一）萘

萘的分子式是 $C_{10}H_8$，是由两个苯环稠合而成的稠环芳香烃，其结构为：

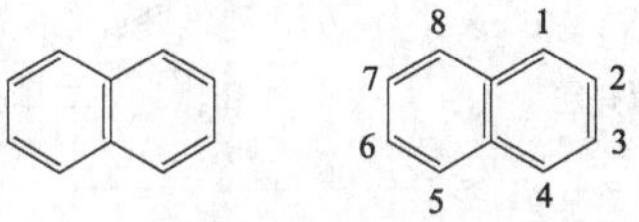

萘是一种白色固体。不溶于水，可溶于乙醇等有机溶剂，易升华，具有特殊气味，萘的蒸气对人体有害。是"卫生球"的主要成分。现已很少使用。

（二）蒽

蒽的分子式是 $C_{14}H_{10}$，是由3个苯环稠合而成的稠环芳香烃，其结构为：

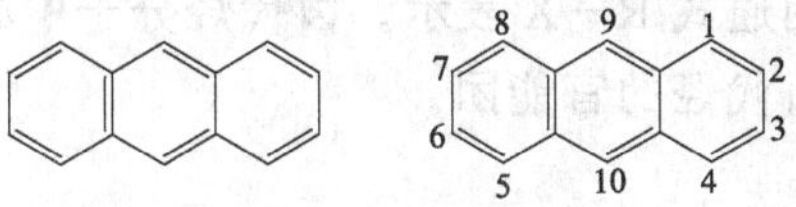

蒽是一种无色片状结晶，熔点为216℃，不溶于水。存在于煤焦油中，可用于制造染料。

（三）菲

菲与蒽是同分异构体，菲的结构中也有3个苯环，但苯环的稠合方式与蒽不同，其结构为：

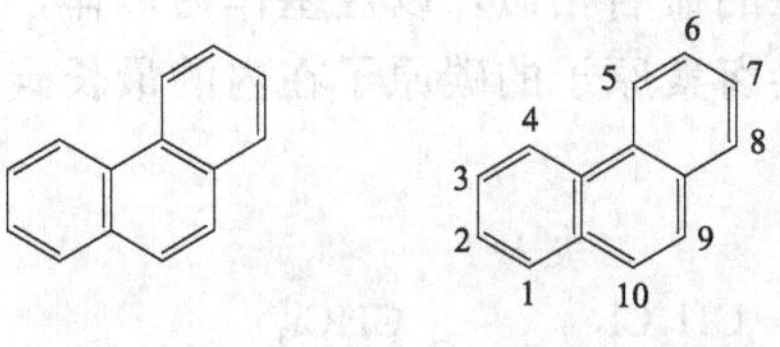

菲是一种无色结晶，熔点为101℃，可溶于苯和乙醚等有机溶剂，也存在于煤焦油中，

可用于制造染料和药物。

> **化学与生活**
>
> **稠环芳香烃与致癌**
>
> 近来的研究发现，许多稠环芳香烃有致癌作用。致癌稠环芳香烃的共同特征是都含有 4 个或 4 个以上苯环的稠环。当烃类化合物及其衍生物被加热到高温时，容易形成稠环芳香烃。如含有蛋白质、油脂、糖类等物质的食品在加热时，如果温度过高，则会产生致癌的稠环芳香烃。烟熏食物、烟草的烟雾和汽车的尾气等也含有这类致癌物。
>
> 下面列举几种重要的致癌稠环芳香烃。
>
> 芘 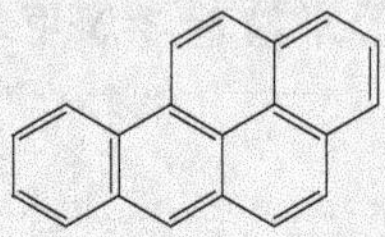　　　苯并芘 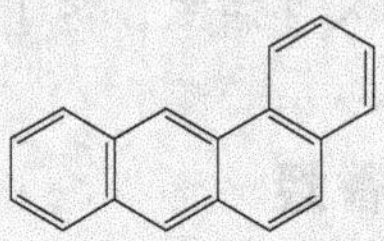　　　苯并蒽 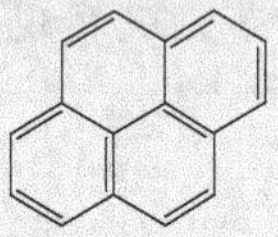
>
> 二苯并蒽 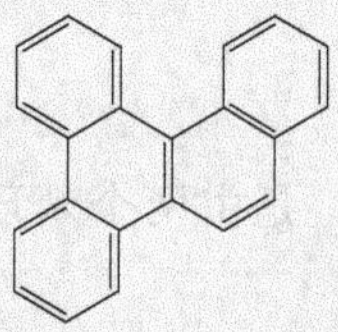　　　二苯并菲 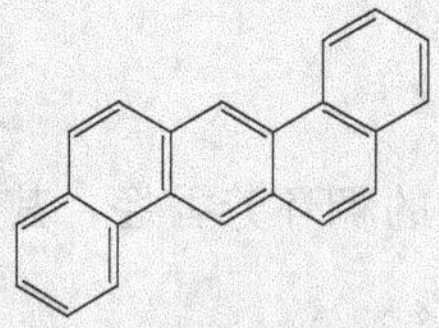

第六节　卤代烃

一、卤代烃的分类、命名和性质

卤代烃是一类重要的烃的衍生物。烃分子中的氢原子被卤素原子取代而生成的化合物，称为卤代烃，简称卤烃。可用通式 R—X 表示。卤代烃分子中的卤素原子，能决定卤代烃的化学特性，因此卤素原子是卤代烃的官能团。

（一）卤代烃的分类

卤代烃的种类很多，根据分子中烃基的不同，可分为脂肪卤代烃和芳香卤代烃。脂肪卤代烃又分为饱和卤代烃（卤代烷烃）和不饱和卤代烃。根据分子中卤素原子的数目，可分为一卤代烃和多卤代烃。

（二）卤代烃的命名

卤代烃的系统命名法与烃的命名相似，以烃基作为母体，卤原子作为取代基。所不同的是选主链时，要选择包含连接卤素原子的碳原子在内的最长碳链作为主链，把卤素原子当作取代基。

例如：

CH_3Cl	CH_2Cl_2	$CHCl_3$	CCl_4
一氯甲烷	二氯甲烷	三氯甲烷	四氯甲烷（四氯化碳）

$$\text{CH}_3-\text{CH}_2\text{Cl} \qquad \text{CH}_3-\text{CH}_2\text{Br} \qquad \text{H}_2\text{C}=\text{CHCl}$$
氯乙烷　　　　　　　溴乙烷　　　　　　　氯乙烯

$$\text{CH}_3-\text{CH}_2-\text{CH}_2\text{Cl} \qquad \text{H}_3\text{C}-\underset{|}{\overset{}{\text{CH}}}-\text{CH}_3 \qquad \text{H}_3\text{C}-\underset{|}{\overset{}{\text{CH}}}-\text{CH}_3$$
$$\text{Cl} \qquad\qquad\qquad \text{Br}$$
1-氯丙烷　　　　　　2-氯丙烷　　　　　　2-溴丙烷

$$\text{CH}_2\text{Br}-\text{CH}_2\text{Br} \qquad \text{CH}_2\text{Cl}-\text{CH}_2\text{Cl} \qquad \text{CHBr}_2-\text{CHBr}_2$$
1,2-二溴乙烷　　　　1,2-二氯乙烷　　　　1,1,2,2-四溴乙烷

$$\text{CH}_3-\text{CH}_2-\text{CH}_2-\text{CH}_2\text{Cl} \qquad \text{CH}_3-\text{CH}_2-\text{CH}_2-\text{CH}_2\text{Br}$$
1-氯丁烷　　　　　　　　　　　　　1-溴丁烷

(三) 卤代烃的性质

卤原子是卤代烃的官能团，卤代烃的性质主要由于卤原子的存在而引起。卤代烃的主要性质有取代反应。

1. 与强碱的水溶液反应（水解反应）

卤代烷与强碱的水溶液共热，卤原子被羟基（—OH）取代生成醇。

$$\text{CH}_3\text{CH}_2\text{CH}_2-\text{X}+\text{NaOH}(水溶液) \xrightarrow{\triangle} \text{CH}_3\text{CH}_2\text{CH}_2-\text{OH}+\text{NaX}$$

2. 与硝酸银醇溶液反应

卤代烷和硝酸银的乙醇溶液反应生成卤化银沉淀。

$$\text{CH}_3\text{CH}_2-\text{X}+\text{AgONO}_2(乙醇溶液) \xrightarrow{\triangle} \text{CH}_3\text{CH}_2-\text{ONO}_2+\text{AgX}\downarrow$$

不同卤代烷的反应活性不同，其规律是：叔卤代烷＞仲卤代烷＞伯卤代烷。

当烷基相同时，卤代烷的活性规律是：R—I＞R—Br＞R—Cl。可用此反应鉴别不同类型的卤代烃。

二、重要的卤代烃

(一) 三氯甲烷

三氯甲烷俗称氯仿，为无色透明的液体，易挥发，稍有甜味。不易燃烧，微溶于水，溶于酒精、乙醚、苯等有机溶剂中。可用作脂肪、橡胶、碘等的溶剂。

(二) 氯乙烷

氯乙烷常温下为气体，沸点 12.5℃，低温或加压下为无色透明液体，易挥发，略带甜味。氯乙烷喷洒在皮肤上时，由于能迅速汽化吸热，可引起皮肤骤冷，暂时失去感觉，从而使局部产生镇痛作用，常用于运动中各种急性闭合性损伤，如肌肉拉伤、关节扭挫等，在外科小型手术中还作为局部麻醉剂。常装在特制的钢瓶中。

(三) 四氯甲烷

四氯甲烷又称为四氯化碳，为无色透明的液体，微溶于水，不能燃烧。能与酒精、乙醚

以任意比例混合。可作为溶剂和灭火剂。作为灭火剂时,应注意空气流通,以免中毒。

(四) 1,1,1-三氟-2-氯-2-溴乙烷

1,1,1-三氟-2-氯-2-溴乙烷的结构为 CF_3—$CHClBr$,又称三氟氯溴乙烷,药物名称为氟烷,是无色、易流动的液体,有类似氯仿的气味,味甜,微溶于水,有麻醉作用,是目前医学上较常用的全身麻醉剂。

(五) 氟氯烷

氟氯烷又称氟里昂,是几种氟氯代甲烷和氟氯代乙烷的总称。氟里昂的商业代号 F 表示氟代烃,第 1 个数字等于碳原子数减 1(若是零则省略),第 2 个数字等于氢原子数加 1,第 3 个数字等于氟原子数目,氯原子数目不列。氟里昂中最常用的是 F-12(二氟二氯甲烷,沸点为 -29.8℃)和 F-11(一氟三氯甲烷,沸点为 23.8℃)。其结构为:

$$
\begin{array}{cc}
\text{F} & \text{Cl} \\
| & | \\
\text{F—C—Cl} & \text{F—C—Cl} \\
| & | \\
\text{Cl} & \text{Cl} \\
\text{F-12} & \text{F-11}
\end{array}
$$

氟里昂在常温下是无色气体或易挥发液体,低毒,容易液化,不能燃烧,具有较高的化学稳定性。氟氯烷广泛用作冷冻设备和空气调节装置的制冷剂,也常用作电子和光学元件的清洗剂、泡沫塑料的发泡剂以及喷雾装置中气溶胶的推进剂等。但是氟里昂能破坏大气臭氧层,造成臭氧层空洞。臭氧层有效地挡住了来自太阳紫外辐射的侵袭,保护地球上的一切生命,才使得人类和地球上各种生物能够存在、繁衍和发展。臭氧层破坏导致太阳紫外线对地球辐射的增加,损坏人的免疫力,使皮肤癌、白内障的发病率增加,农作物减产,海洋生态系统遭到破坏。因此国际社会已限制使用氟里昂。

(六) 氯乙烯

PVC管件

氯乙烯结构为 H_2C=$CHCl$,常温下为气体,沸点 -13.9℃,工业上用于制备聚氯乙烯(PVC)。聚氯乙烯可塑性优良,成本低,广泛应用于制造建材塑料、塑料膜、塑料盒和雨衣等,不能用于食品包装。

(七) 四氯乙烯

四氯乙烯结构为 Cl_2C=CCl_2,是无色透明液体,沸点 121℃,不溶于水,可与乙醚、氯仿等有机溶剂任意混溶。可用作驱虫剂。

化学与医学

麻醉药物

麻醉分为局部麻醉和全身麻醉。局部麻醉是应用局部麻醉药物暂时阻断身体某一区域的神经传导,使痛觉暂时消失,从而产生麻醉作用,简称局麻。全身麻醉是利用麻醉药物对中枢神经系统的抑制,呈现可逆的知觉和神志消失状态,也可有反射抑制和肌肉松弛,简称全麻,临床上常用的有吸入麻醉、静脉麻醉和复合麻醉。

乙醚是较早使用的麻醉药物，为吸入性全身麻醉药物。由于乙醚易燃、易爆。目前乙醚的使用已日趋减少，逐渐被其他麻醉药物代替。

氟烷，三氟氯溴乙烷（CF_3—$CHBrCl$），含氟麻醉药物。氟烷的麻醉作用比乙醚强而快，诱导期短，对呼吸道黏膜无刺激性，不易引起分泌物过多、咳嗽、喉痉挛等。安全范围大，苏醒快，不燃烧，不爆炸。但镇痛作用较弱，肌肉松弛不完全，毒性较大。用于外科手术时的全身麻醉及诱导麻醉，通常只适用于浅麻醉，单用于短小手术。

安氟醚是一种新的含卤麻醉药，为吸入麻醉药物，无色透明液体，性质稳定，麻醉性能强，对呼吸道黏膜无刺激性，诱导比乙醚快且平稳，无不快感，不燃烧，不爆炸。已取代氟烷在临床广泛使用。一般用于复合全身麻醉，可与多种静脉全身麻醉药和全身麻醉辅助用药联用或合用。

异氟醚，是安氟醚的异构体，为无色澄明液体，不燃烧，不爆炸，带乙醚样气味，麻醉性能强。与安氟醚相比，对循环功能影响更小，是较好的吸入全身麻醉药物。用于各种手术的全身、半身麻醉。

本章小结

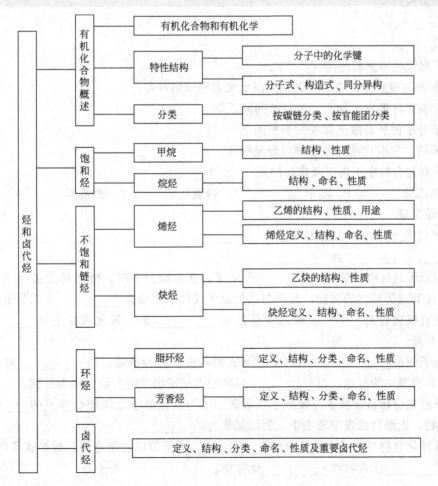

练 习 题

一、选择题

1. 分子式为 C_5H_{12} 的烃含有的同分异构体的数目是（　　）。
   A. 2 种　　　B. 3 种　　　C. 4 种　　　D. 5 种

2. 既可以使溴水褪色，又可以使高锰酸钾褪色的物质是（　　）。
   A. 丙烷　　　B. 2-甲基戊烷　　　C. 庚烷　　　D. 丙烯

3. 下列各组有机物属同系物的是（　　）。
   A. 苯和环己烷　　B. 苯和萘　　C. 苯和甲苯　　D. 苯和氯苯

4. 下列反应属于取代反应的是（　　）。
   A. 苯与氢气在镍催化下生成环己烷　　B. 苯与浓硫酸共热生成苯磺酸
   C. 甲苯使酸性高锰酸钾溶液褪色　　D. 乙炔在催化剂作用下生成苯

5. 下列物质中，不能使溴水褪色，能使酸性高锰酸钾溶液褪色的是（　　）。
   A. 苯　　　B. 甲苯　　　C. 环己烷　　　D. 己烯

6. 下列物质中不属于稠环芳香烃的是（　　）。
   A. ［萘］　　　　B. ［蒽］
   C. ［芘］　　　　D. ［联苯］

7. 下列说法不正确的是（　　）。
   A. 苯能与溴发生反应，所以可用溴水来鉴别苯的存在
   B. 含有苯环的有机物不一定是苯的同系物
   C. 苯分子的所有原子都在一个平面上
   D. 苯的二元取代物只有 3 种同分异构体

8. 下列化合物中不属于卤代烃的是（　　）。
   A. 氯乙烯　　　B. 溴苯　　　C. 四氯化碳　　　D. 硝基苯

二、填空题

1. 有机化合物的特性主要有_____、_____、_____、_____、_____、_____和_____。

2. 碳原子最外电子层有_____个电子，在形成分子时，既不易失去电子，也不易得到电子使其成为稳定的结构，而易与其他原子或原子团形成_____个共价键。

3. 在有机化合物分子中，碳元素总是显_____价，氢元素总是显_____价，氧元素总是显_____价。

4. 原子间由_____对共用电子形成的共价键称为单键，由_____对共用电子所形成的共价键称为双键，由_____对共用电子所形成的共价键称为三键。

5. 开链化合物指碳原子与碳原子或者碳原子与其他原子之间结合形成的_____状有机化合物，因最初发现于油脂中，所以又称为_____。

6. 碳环化合物指分子中的环全部由_____原子组成的化合物。根据碳环结构不同，又分为_____化合物和_____化合物。

7. 分子中碳原子之间都以_____键相连接，碳原子的其余价键全部与_____原子结合的开链烃，称为烷烃，烷烃的组成通式为_____。

8. 分子中含有 1 个_____键的不饱和烃，称为烯烃。烯烃的官能团是_____，烯烃的组成通式为_____。

9. 分子中含有 1 个_____键的不饱和烃，称为炔烃。炔烃的官能团是_____，炔烃的组成通式为_____。

10. 烃分子中去掉 1 个_____原子所剩余的原子团称为烃基，通常用_____表示。

11. 烷烃分子中去掉 1 个_____原子所剩余的原子团称为烷基，组成通式为_____。

12. 烷烃的化学性质非常稳定，通常情况下，烷烃不与_____、_____和_____等作用。

13. 烯烃和炔烃的化学性质相似，比烷烃活泼，容易发生_____反应、_____反应和_____反应。

14. 甲烷与氯气的反应属于_____反应，乙炔与氯气的反应属于_____反应。

15. 苯的取代反应主要有_____反应、_____反应和_____反应。

16. 芳香烃根据结构不同可分为_____芳香烃、_____芳香烃和_____芳香烃三类。

17. 苯环上的_____原子被烃基取代所生成的化合物，称为苯同系物，苯同系物的通式为_____。

18. 只表示分子中原子间的_____和_____的图式，称为构造式。构造式是在_____上表示分子中各原子或原子团的排列顺序和结合方式的图式。

19. 脂环烃分为饱和脂环烃和_____脂环烃。饱和脂环烃称为_____烃。不饱和脂环烃又分为_____烃和_____烃。

20. 烃分子中的氢原子，被_____原子取代而生成的化合物，称为卤代烃。卤代烃分子中的_____原子是卤代烃的官能团。

三、用系统命名法命名下列化合物

1. $CH_3-CH_2-CH_3$

2. $CH_3-(CH_2)_{10}-CH_3$

3. $CH_3-CH_2-CH-CH_2-CH_3$
       $|$
       CH_2
       $|$
       CH_3

4. $CH_3-\underset{\underset{CH_3}{|}}{\overset{\overset{CH_3}{|}}{C}}-CH_3$

5. $CH_3-CH=CH-CH_3$

6. $CH\equiv C-CH_3$

7. $CH_3-\underset{\underset{CH_3}{|}}{C}=CH-CH_2-CH_3$

8. $CH_3-C\equiv C-\underset{\underset{CH_3}{|}}{C}H-CH_3$

9. △

10. ⬡

11. ⬡—Cl

12. ⬡—NO_2

13. 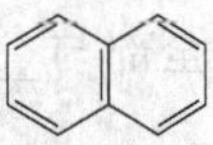 萘-CH₂CH₃（1-乙基萘）

14. 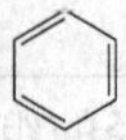 苯

15. 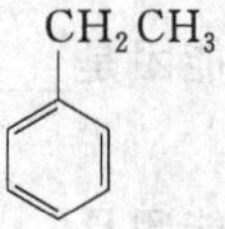 苯基-环己烷（联苯/苯基环）

16. 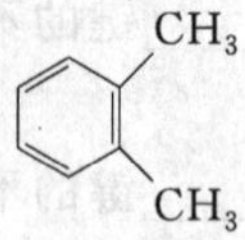 邻二甲苯

17. 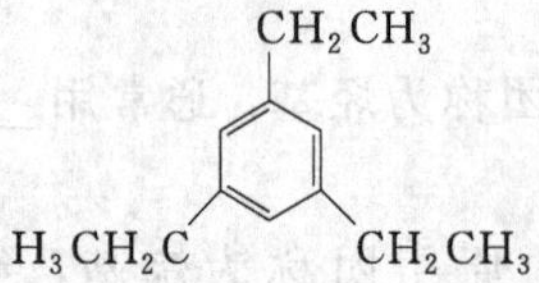 1,3,5-三乙基苯

18. 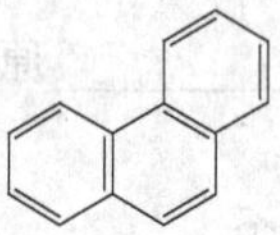 菲

四、写出下列化合物的构造式

1. 甲烷   2. 乙烯   3. 乙炔   4. 2-甲基丁烷
5. 1-戊烯   6. 1-戊炔   7. 对二甲苯 8. 溴苯
9. 苯磺酸 10. 乙苯   11. 环戊烷 12. 连三甲苯

五、完成下列反应式

1. $CH_4 + Cl_2 \xrightarrow{光照}$

2. $H_2C=CH_2 + H_2 \xrightarrow{Pt}$

3. $H_2C=CH_2 + Br_2 \longrightarrow$

4. $H_2C=CH-CH_3 + HBr \longrightarrow$

5. $CH_4 + 2O_2 \xrightarrow{点燃}$

6. 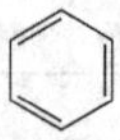 苯 $+ Cl_2 \xrightarrow[光照]{铁粉}$

7. 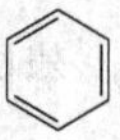 苯 $+ HO-NO_2 \xrightarrow[\triangle]{浓硫酸}$

8. 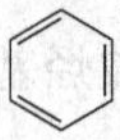 苯 $+ HO-SO_3H \xrightarrow{\triangle}$

六、用化学方法鉴别下列各组化合物

1. 甲烷和乙烯 2. 乙烷和乙炔 3. 乙烯和乙炔 4. 苯和甲苯 5. 环己烷和甲苯

第十一章 醇、酚、醚

在我们的生活或学习实践中,你看过或使用过酒精、甘油、苯酚和乙醚等物质吗?这些物质就是本章要学习的醇、酚、醚类有机化合物的典型代表。它们都是烃的含氧衍生物,在医药上有着广泛的用途,有的可直接为医药卫生事业所用,有的则是合成药物的原料。

学习目标

1. 能够说出醇、酚、醚的定义、结构、命名。
2. 学会并掌握醇、酚和醚的化学性质。
3. 知道重要的醇、酚、醚以及醇、酚在医药上的应用。

第一节 醇

一、醇的结构和命名

(一) 醇的结构

水分子(H—O—H)中去掉一个1个氢原子而剩下的原子团(—O—H 或写成—OH),称为羟基。醇分子中都含有羟基。羟基是醇的官能团,称为醇羟基。

从结构上看,醇可以看成是脂肪烃基、脂环烃基以及芳环侧链与羟基相连的化合物。其结构通式可用 R—OH 来表示。

(二) 醇的命名

1. 普通命名法

适用于结构简单的醇。命名时在烃基的名称后面加上"醇"字,"基"字一般省去。例如:

$CH_3CH_2CH_2CH_2OH$ $CH_3\text{—}\underset{\underset{CH_3}{|}}{CH}\text{—}CH_2OH$ 环戊醇-OH   苯甲基-CH_2OH

正丁醇   异丁醇   环戊醇 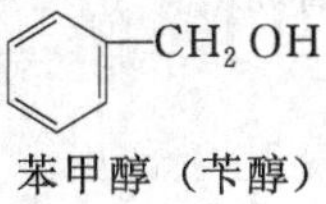   苯甲醇(苄醇)

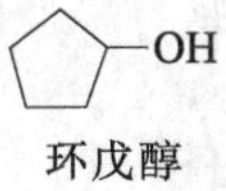

2. 系统命名法

结构比较复杂的醇采用系统命名法命名。

（1）选主链　选择连有羟基的碳原子在内连续的最长碳链为主链，根据主链的碳原子数称为"某醇"。

（2）主链编号　从靠近羟基的一端开始，用阿拉伯数字依次给主链碳原子编号，把表示羟基位次的编号写在"某醇"之前，中间用短线隔开；若羟基在1位碳时，位次可以省略。

（3）确定取代基　把支链作为取代基，并按取代基从小到大的顺序，将取代基的位次、数目、名称依次置于醇的名称前面，并用短线连接，阿拉伯数字与汉字之间用短线隔开。醇的系统名称书写顺序为：取代基位次──→取代基名称──→官能团位次──→主体名称（某醇）。例如：

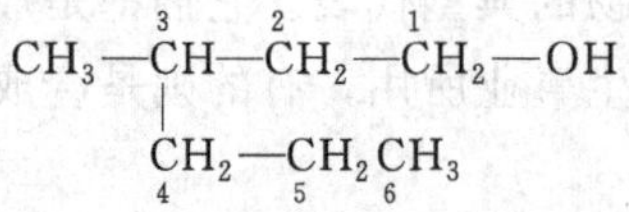

$$\overset{4}{C}H_2-\overset{3}{C}H_2-\overset{2}{C}H_2-\overset{1}{C}H_2-OH \\ \quad\quad |\,\overset{}{C}H_3 \\ \quad\quad \overset{5}{C}H_2-\overset{4}{C}H_3$$

3-甲基-1-己醇 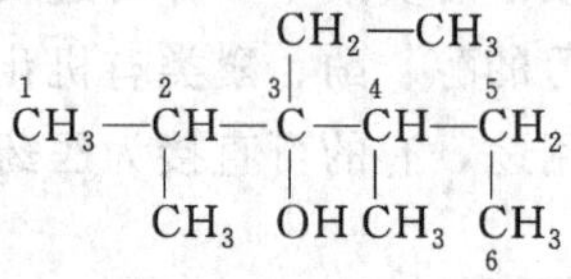　　　　2,4-二甲基-3-乙基-3-己醇

命名脂环醇时从羟基所连的环碳原子开始编号，并使环上其他取代基处于较小位次。

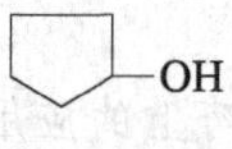

环戊醇 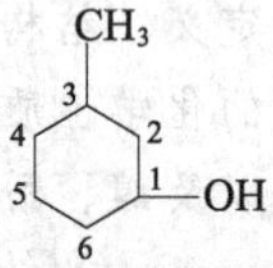　　　3-甲基环己醇

命名芳香醇时，以脂肪醇为母体，将芳基作为取代基。例如：

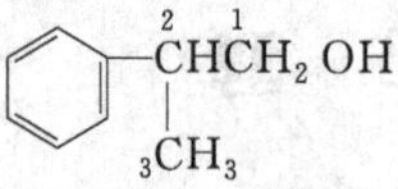

2-苯基-1-丙醇 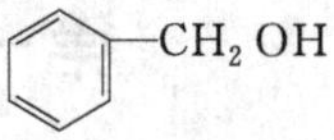　　　苯甲醇

多元醇的命名应尽可能选择连有多个羟基在内的最长碳链作为主链，必须指明羟基的数目。例如：

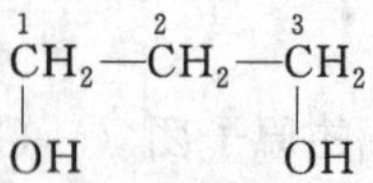

1,3-丙二醇 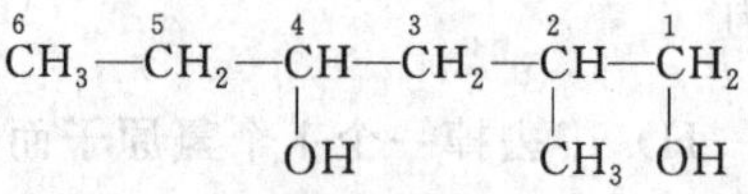　　　2-甲基-1,4-己二醇

此外，根据醇的来源或性质，医药学中还常用到俗名，例如：乙醇俗称酒精，丙三醇俗称甘油等。

> **课堂互动**
>
> 写出下列物质的名称或结构式
>
> （1）CH_3CHCH_2OH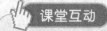
> 　　　　　　｜
> 　　　　　CH_3
>
> （2）$HOCH_2CH_2CH_2OH$
>
> （3）苯-CH-CH₃
> 　　　　　｜　｜
> 　　　　CH₃ OH
>
> （4）酒精　　（5）叔丁醇　　（6）苯甲醇

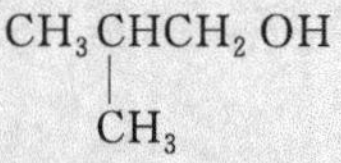

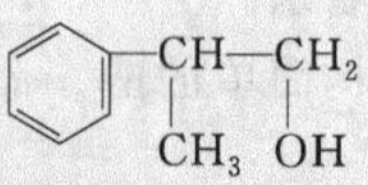

二、醇的性质

(一) 物理性质

甲醇、乙醇和丙醇具有酒味,可以与水混溶。十一个碳原子以内的饱和一元醇为无色比水轻的液体,丁醇至十一醇带有臭味,水溶性不大;高于 11 个碳原子的高级一元醇是无味无色蜡状固体,不溶于水;低级的多元醇是黏稠的液体,高级的多元醇是固体。

(二) 化学性质

羟基是醇的官能团,醇的主要化学性质都发生在羟基以及与其相连接的碳原子上。

1. 与活泼金属的反应

在结构上,醇和水有相似之处,醇羟基中的 H 可与活泼金属(钾、钠、铝等)作用,生成醇的金属化合物,同时放出氢气。但是醇与钠的反应不如水与钠的反应剧烈,说明乙醇的酸性比水弱。各种结构不同的醇与金属钠反应的速率顺序为:甲醇>伯醇>仲醇>叔醇。乙醇钠是一种白色固体,比氢氧化钠的碱性还强,性质不稳定,遇水则水解为乙醇和氢氧化钠。

$$2CH_3CH_2OH + 2Na \longrightarrow 2CH_3CH_2ONa + H_2\uparrow$$
$$CH_3CH_2ONa + H_2O \longrightarrow CH_3CH_2OH + NaOH$$

2. 与无机酸的反应

(1) 与氢卤酸反应　醇与氢卤酸反应,生成卤代烃和水。这是制备卤代烃的重要方法。

$$ROH + HX \rightleftharpoons RX + H_2O \quad X=Cl、Br 或 I$$

反应速率取决于醇的结构和酸的性质。各类醇的取代反应活性顺序与不同类型卤烃的取代反应活性顺序相一致。

ROH 的反应活性顺序:烯丙醇、苄醇>叔醇>仲醇>伯醇

HX 的活性顺序:HI > HBr > HCl

由浓盐酸与无水氯化锌配成的溶液称为卢卡斯试剂。含 6 个碳以下的低级醇可溶于卢卡斯试剂,反应后生成的氯代烃不溶于该试剂而出现浑浊或分层现象。在室温下,叔醇反应很快,立即浑浊;仲醇则需放置片刻才会出现浑浊或分层现象;伯醇在室温下数小时无浑浊或分层现象发生。此法可用于鉴别 6 个碳原子以下的伯、仲、叔醇。例如:

$$(CH_3)_3C\text{—}OH + HCl \xrightarrow[\text{室温}]{ZnCl_2} (CH_3)_3C\text{—}Cl + H_2O$$

立即浑浊

$$CH_3CH_2CHCH_3 + HCl \xrightarrow[\text{室温}]{ZnCl_2} CH_3CH_2CHCH_3 + H_2O$$
$$\quad\quad |\quad\quad\quad\quad\quad\quad\quad\quad\quad\quad\quad\quad |$$
$$\quad\quad OH\quad\quad\quad\quad\quad\quad\quad\quad\quad\quad\quad Cl$$

10min 左右出现浑浊

$$CH_3CH_2CH_2CH_2OH + HCl \xrightarrow[\text{室温}]{ZnCl_2} CH_3CH_2CH_2CH_2Cl + H_2O$$

数小时不出现浑浊

(2) 与含氧无机酸的反应　醇与含氧无机酸(如硝酸、亚硝酸、硫酸、磷酸等)作用,分子间脱水生成相应的无机酸酯,反应中醇脱羟基,酸脱氢。这种酸和醇脱水生成酯和水的反应称为酯化反应。例如:

$$CH_3CHCH_2CH_2\boxed{OH + H}ONO \longrightarrow CH_3CHCH_2CH_2ONO + H_2O$$
$$||$$
$$CH_3$$
亚硝酸异戊酯

亚硝酸异戊酯用作血管舒张药，可缓解心绞痛，但副作用大。

$$\begin{array}{l}CH_2-OH\\|\\CH-OH\\|\\CH_2-OH\end{array} + 3HONO_2 \longrightarrow \begin{array}{l}CH_2-ONO_2\\|\\CH-ONO_2\\|\\CH_2-ONO_2\end{array} + 3H_2O$$
三硝酸甘油酯

三硝酸甘油酯俗称硝酸甘油，能松弛平滑肌，具有扩张冠状动脉、微血管作用，可用作心脏病的急救药物。

3. 脱水反应

醇在脱水剂浓硫酸或无水氧化铝等存在下加热可发生脱水。脱水方式随反应温度不同而异，一般规律是在较高温度下有利于发生分子内脱水主要生成烯烃、在较低温度下有利于发生分子间脱水主要生成醚。

（1）分子内脱水 将乙醇和浓硫酸加热到170℃，乙醇可发生分子内脱（消除）水生成乙烯。

$$\begin{array}{c}CH_2-CH_2\\||\\\boxed{HOH}\end{array} \xrightarrow[\text{或}Al_2O_3, 360℃]{\text{浓}H_2SO_4, 170℃} CH_2=CH_2 + H_2O$$

在适当条件下，从一个有机化合物分子脱去一个小分子（如水、卤化氢等）生成不饱和化合物的反应称为消除反应。

仲醇和叔醇分子内脱水时，遵循扎依采夫规则，即脱去含氢较少的 β-C 原子上的氢，生成双键上带有较多烃基的烯烃。例如：

$$CH_3-CH-CH_2CH_3 \xrightarrow[\triangle]{H_2SO_4, H_2O} \begin{array}{l}\longrightarrow CH_3-CH=CHCH_3（主要产物）\\\longrightarrow CH_2=CH-CH_2CH_3（次要产物）\end{array}$$
$$|$$
$$OH$$

不同结构的醇，发生分子内脱水反应的难易程度是不同的，其反应活性顺序为：叔醇＞仲醇＞伯醇。

（2）分子间脱水 乙醇在浓硫酸存在下加热到140℃，可发生分子间脱水生成乙醚。

$$2CH_3CH_2OH \xrightarrow[\text{或}Al_2O_3, 260℃]{\text{浓}H_2SO_4, 140℃} CH_3CH_2OCH_2CH_3 + H_2O$$
乙醚

> ▶ **知识链接**
>
> 人体内的脱水反应
>
> 据资料记载，醇分子内的脱水反应也常发生在人体的代谢过程中，在酶的催化下某些含有羟基的化合物，也会发生脱水反应，生成含有双键的化合物。如由柠檬酸转变成顺乌头酸、β-羟基丁酰基载体蛋白质转变成 δ-2-反烯丁酰基载体蛋白质，都是由分子内脱去1分子水后实现的。

4. 氧化反应

醇分子中与羟基相连的碳原子，称为α-碳原子；α-碳原子上的氢，称为α-氢原子。α-氢原子由于受官能团的影响而比较活泼。

(1) 醇的加氧氧化　在银或铜的催化下，醇可以被空气中的氧气氧化；也可以被重铬酸钾（$K_2Cr_2O_7$）的硫酸溶液或高锰酸钾（$KMnO_4$）的硫酸溶液氧化。伯醇和仲醇有α-氢原子存在，很容易被氧化。伯醇首先被氧化成醛，醛被继续氧化成羧酸（醛比醇更容易被氧化）；仲醇则被氧化成相应的酮。叔醇没有α-氢原子，难以被氧化。

$$RCH_2-OH \xrightarrow{[O]} RCHO \xrightarrow{[O]} RCOOH$$
伯醇　　　　　　醛　　　　羧酸

$$\underset{\underset{OH}{|}}{R-CH-R'} \xrightarrow{[O]} \underset{\underset{O}{\|}}{R-C-R'}$$
仲醇　　　　　　酮

$$\underset{\underset{R''}{\overset{R}{|}}}{R'-C-OH} \xrightarrow{[O]} 不易被氧化$$
叔醇

> **课堂互动**
> 用化学方法鉴别正丁醇、仲丁醇、叔丁醇。

(2) 醇的脱氢氧化　伯醇或仲醇在催化剂（铂或铜）存在下，可直接发生脱氢反应，分别生成醛和酮。叔醇分子中没有α-氢原子，不发生脱氢反应。

$$RCH_2-OH \xrightarrow{Cu,325℃} \underset{\underset{}{}}{R-\overset{O}{\overset{\|}{C}}-H} + H_2\uparrow$$
伯醇　　　　　　　　　　醛

三、重要的醇

1. 甲醇（CH_3OH）

甲醇因最初由木材干馏得到，又俗称为木醇或木精。甲醇的外观和乙醇相似，为无色透明液体，有酒味，易挥发，能与水混溶。甲醇有毒，误食 10mL 可致人失明，误食 30mL 可致人死亡。

2. 乙醇（CH_3CH_2OH）

乙醇俗称酒精，是饮用酒的主要成分，在医药卫生方面应用很广。

(1) 药用酒精　指 95％乙醇溶液，用于制备酊剂及提取中药有效成分。

(2) 消毒酒精　75％乙醇溶液为消毒酒精，用于皮肤、器械的消毒和碘酒的脱碘等。

(3) 擦浴酒精　40％～50％的酒精为擦浴酒精，用于预防褥疮等。

3. 丙三醇（$CH_2OH-CHOH-CH_2OH$）

丙三醇俗称甘油，为无色黏稠液体，有甜味，能与水或乙醇混溶。

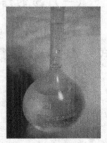

开塞露

可作为护肤保湿的化妆品原料；在药剂领域可作为溶剂，如酚甘油、碘甘油等，
还可制成治疗便秘的润滑剂，如50%的甘油溶液叫开塞露，用于治疗便秘。

4. 甘露醇 $\begin{bmatrix} CH_2-CH-CH-CH-CH-CH_2 \\ |\ \ \ \ |\ \ \ \ |\ \ \ \ |\ \ \ \ |\ \ \ \ | \\ OH\ \ OH\ \ OH\ \ OH\ \ OH\ \ OH \end{bmatrix}$

又名己六醇，为白色结晶性粉末，味甜，易溶于水。临床上20%的

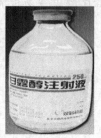

甘露醇

甘露醇水溶液作为组织脱水剂及渗透性利尿剂，减轻组织水肿，降低眼内压、颅内压。

5. 苯甲醇（$C_6H_5CH_2OH$）

苯甲醇又名苄醇，为具有芳香气味的无色液体，难溶于水，可溶于乙醇、乙醚中，具有防腐效能和微弱的局部麻醉作用，故含有苯甲醇的注射用水称为无痛水。目前医疗上使用的青霉素稀释液就是2%苯甲醇的灭菌溶液，可减轻注射时的疼痛。10%的苯甲醇软膏或洗剂为局部止痒剂。

> **▶ 知识链接**
>
> **如何判断是否酒后驾车？**
>
> 司机酒后驾车容易肇事，害人害己，因此交通法规禁止酒后驾车。如何判断是否酒后驾车呢？人们用一种科学简单的方法来检测司机是否喝酒：使驾车人呼出的气体通过盛有经过硫酸酸化处理的Cr_2O_3硅胶（或$Cr_2O_7^{2-}$溶液）的检测器，如果检测器内物质由橙红色变成绿色即为酒后驾车。

> **课堂互动**
>
> 1. 临床上常用酒精作为外用消毒剂，酒精的浓度越大，消毒效果越好吗？
> 2. 医疗上使用含有苯甲醇的青霉素稀释液有什么作用？它利用了苯甲醇的什么性质？

第二节 酚

一、酚的结构和命名

（一）酚的结构

从结构上看，芳香烃分子中苯环上的氢原子被羟基取代后生成的化合物称为酚。结构通式为Ar—OH。例如：

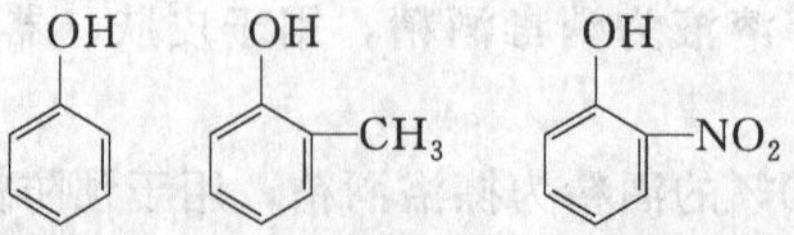

苯酚　　邻甲酚　　邻硝基苯酚

酚的官能团也是羟基，称为酚羟基。由此可见，酚是由芳基和酚羟基共同组成的。

（二）酚的命名

酚的命名是以"酚"作为母体，芳环上其他原子、原子团或烃基作为取代基，它们与酚羟基的相对位置可用阿拉伯数字表示，编号从芳环上连有酚羟基的碳原子开始，也可用邻、间、对表示取代基与酚羟基间的位置。例如：

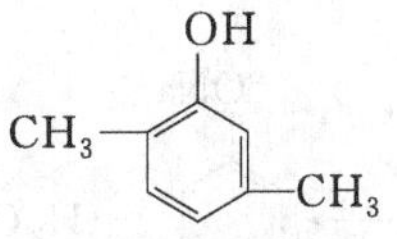

2,5-二甲基苯酚 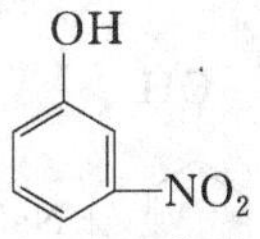　　间硝基苯酚

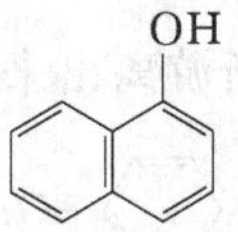

α-萘酚　　β-萘酚
（1-萘酚）　（2-萘酚）

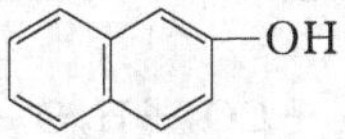

命名二元酚时以"二酚"为母体，两个酚羟基间的相对位置用阿拉伯数字或邻、间、对表示。命名三元酚时以"三酚"为母体，酚羟基间的相对位置用阿拉伯数字或连、均、偏表示。例如：

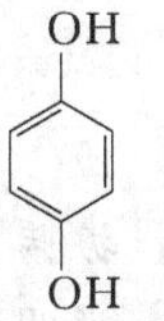

对苯二酚 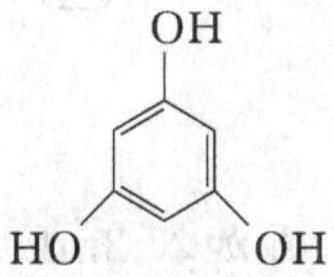　　1,3,5-苯三酚　　1,2,3-苯三酚
　　　　　　（均苯三酚）　　（连苯三酚）

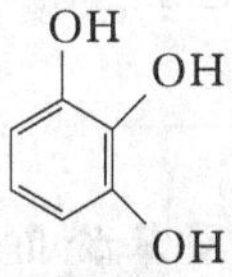

对于苯环上连有其他官能团的酚类也可把羟基作为取代基来命名。例如：

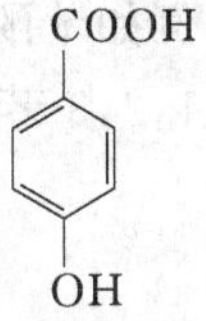

对羟基苯甲酸 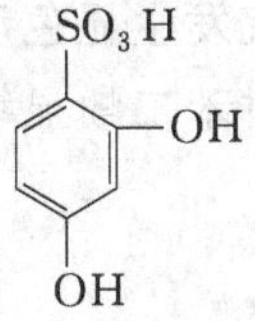　　2,4-二羟基苯磺酸

二、酚的性质

（一）物理性质

多数酚为无色、有特殊气味的晶体，由于酚在空气中易氧化，所以使用过的酚，常因为含有少量的杂质，而带有不同程度的黄色或红色。由于酚分子间可以形成氢键，所以熔点、沸点均比相应的烃高。酚与水也能形成氢键，因此在水中有一定的溶解度，酚羟基数目越多，溶解度越大。一元酚微溶于水，多元酚易溶于水。酚易溶于乙醇、乙醚、苯等有机溶剂。

（二）化学性质

酚分子结构中具有羟基和苯环，应具有羟基和苯环的化学性质，但不能认为酚的性质是羟基和芳香烃性质的简单加和。

1. 弱酸性

由于苯环对酚羟基的影响，使酚羟基的氢与氧之间的结合力减弱，酚羟基上的氢原子可质子化，具有一定的活泼性。在水溶液中，能解离出极少量的氢离子，具有极弱的酸性，但不能使指示剂变色。例如，苯酚可以溶于氢氧化钠水溶液中，表现出它的酸性。

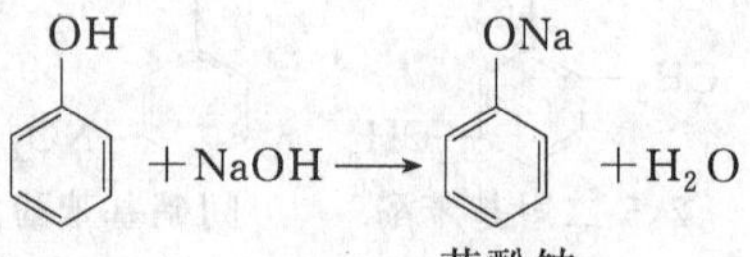

$$C_6H_5OH + NaOH \longrightarrow C_6H_5ONa + H_2O$$
苯酚钠

向苯酚钠的水溶液通入二氧化碳，苯酚可重新游离出来。说明苯酚的酸性比碳酸弱。

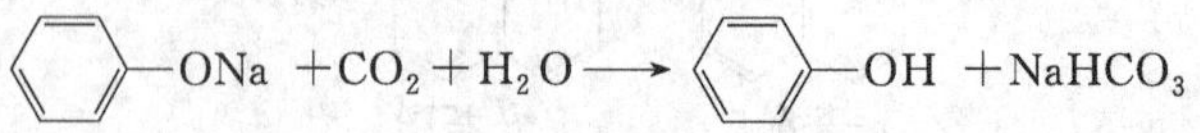

$$C_6H_5ONa + CO_2 + H_2O \longrightarrow C_6H_5OH + NaHCO_3$$

大多数酚类化合物不溶或微溶于水，但能溶于碱溶液，又能被酸从它们的碱溶液中分离出来。人们可以利用这一性质分离和提纯酚类化合物。例如：

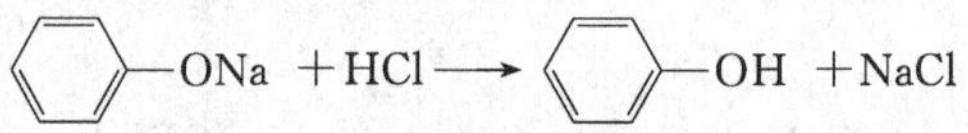

$$C_6H_5ONa + HCl \longrightarrow C_6H_5OH + NaCl$$

> **观察与思考**
>
> 取 1 支试管，加入少量苯酚晶体，再加入 2mL 水，振荡，观察现象；然后再往试管里逐滴加入 5％的氢氧化钠溶液，振荡，再观察现象。说明出现该种现象的原因。

2. 与氯化铁的显色反应

大多数酚类都能和氯化铁溶液发生显色反应。例如苯酚、间苯二酚、1,3,5-苯三酚显紫色；甲苯酚显蓝色；邻苯二酚、对苯二酚显绿色；1,2,3-苯三酚显红色。这类显色反应可用于酚的定性鉴别。

3. 氧化反应

酚类化合物很容易被氧化。无色的苯酚在空气中能逐渐被氧化而显粉红色、红色或暗红色，产物很复杂。苯酚若用重铬酸钾的硫酸溶液以及高锰酸钾溶液氧化，则生成对苯醌。

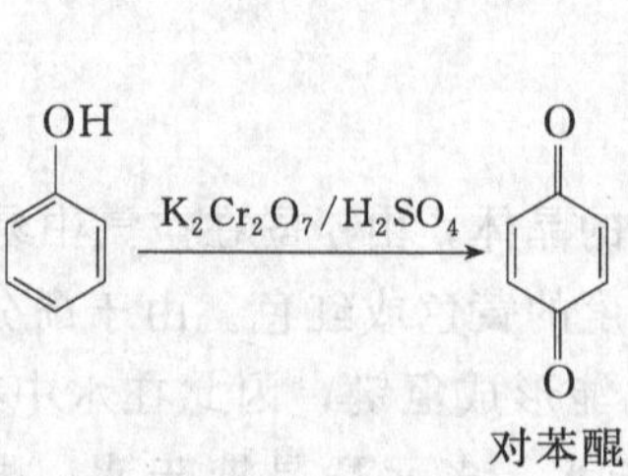

$$C_6H_5OH \xrightarrow{K_2Cr_2O_7/H_2SO_4} \text{对苯醌}$$

多元酚更容易被氧化，甚至在室温条件下也能被弱氧化剂氧化。所以在保存酚及含有酚羟基的药物时，应避免与空气接触，必要时须加抗氧化剂。

4. 苯环上的取代反应

酚羟基的存在，使苯环酚羟基的邻、对位的氢原子变得活泼，容易发生卤代、硝化、磺化等取代反应。

(1) 卤代反应　苯酚的水溶液与溴反应立即产生 2,4,6-三溴苯酚的白色沉淀。

$$\text{C}_6\text{H}_5\text{OH} + \text{Br}_2 \xrightarrow{\text{H}_2\text{O}} \text{2,4,6-Br}_3\text{C}_6\text{H}_2\text{OH} \downarrow + \text{HBr}$$

凡是酚羟基的邻、对位上还有氢的化合物均可与溴水作用，生成溴代物沉淀。例如，驱虫药己基间苯二酚（又称己塞雷锁辛）与溴水作用即刻产生沉淀。

$$\text{己基间苯二酚} + \text{Br}_2 \xrightarrow{\text{H}_2\text{O}} \text{溴代物} \downarrow + \text{HBr}$$

这类反应灵敏、迅速、简便，终点明显，可用于酚类化合物的定性和定量分析，称为溴量法。

(2) 硝化反应　苯酚与稀硝酸在室温下发生反应，很快就会生成邻硝基苯酚和对硝基苯酚混合物。

$$\text{C}_6\text{H}_5\text{OH} \xrightarrow{\text{稀 HNO}_3} \text{邻-O}_2\text{N-C}_6\text{H}_4\text{OH} + \text{对-O}_2\text{N-C}_6\text{H}_4\text{OH}$$

(3) 磺化反应　苯酚很易磺化。在室温时，苯酚与浓硫酸可发生磺化反应，主要产物是邻羟基苯磺酸；在 100℃时主要产物是对羟基苯磺酸。

$$\text{C}_6\text{H}_5\text{OH} \underset{100℃}{\overset{\text{浓 H}_2\text{SO}_4}{\rightleftharpoons}} \text{邻-HO-C}_6\text{H}_4\text{-SO}_3\text{H}\ (10\%) + \text{对-HO-C}_6\text{H}_4\text{-SO}_3\text{H}\ (90\%)$$

三、重要的酚

(一) 苯酚 (C_6H_5OH)

苯酚俗称石炭酸，是一种有特殊气味的无色晶体，熔点 43℃，沸点 181℃。存在于煤焦油中，具有弱酸性。苯酚常温下稍溶于水，易溶于乙醇、乙醚、苯和氯仿等有机溶剂。苯酚易氧化，平时应储藏于棕色瓶内，密闭避光保存。

苯酚能凝固蛋白质，使蛋白质变性，在医药上用作消毒剂。在苯酚固体中加入 10% 的水，即是临床所用的液化苯酚（又称液体酚）。3%~5% 的苯酚水溶液可以消毒外科手术器械；5%的溶液可用作生物制剂的防腐剂；1%的苯酚水溶液可用于皮肤止痒。苯酚对皮肤有强烈腐蚀性，使用时应特别注意。

（二）甲苯酚

甲苯酚简称甲酚，因来源于煤焦油，所以俗称煤酚。从煤焦油中提炼出的甲酚含有邻、间、对甲苯酚三种异构体。

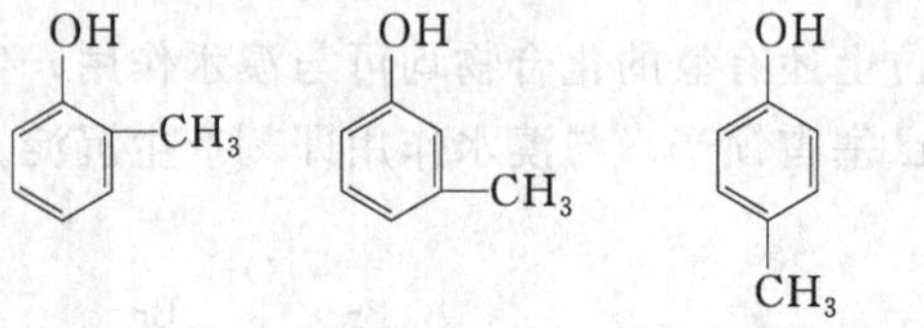

邻甲酚　　　间甲酚　　　对甲酚
（沸点192℃）（沸点202℃）（沸点202℃）

由于三种异构体的沸点接近，难以分离，常直接使用它们的混合物。煤酚的杀菌力比苯酚强，因难溶于水，能溶于肥皂溶液，故常配成47%～53%的肥皂溶液，称为煤酚皂溶液，俗称"来苏儿（Lysol）"，临用时加水稀释，用于消毒皮肤、器具及病人的排泄物。

（三）苯二酚

邻苯二酚俗名儿茶酚，间苯二酚俗名雷锁辛，对苯二酚俗名氢醌。这三种异构体均为无色的结晶，邻苯二酚和间苯二酚易溶于水，而对苯二酚由于结构对称，它的熔点最高，在水中的溶解度最小。

间苯二酚具有杀灭细菌和真菌的能力，在医药上曾用于治疗皮肤病如湿疹和癣症等。对苯二酚和邻苯二酚易被氧化，可作为还原剂。在生物体内，则以衍生物存在。例如人体代谢中间体3,4-二羟基苯丙氨酸又称多巴（DOPA），和医学上常用的具有升压和平喘作用的肾上腺素均含有儿茶酚的结构。

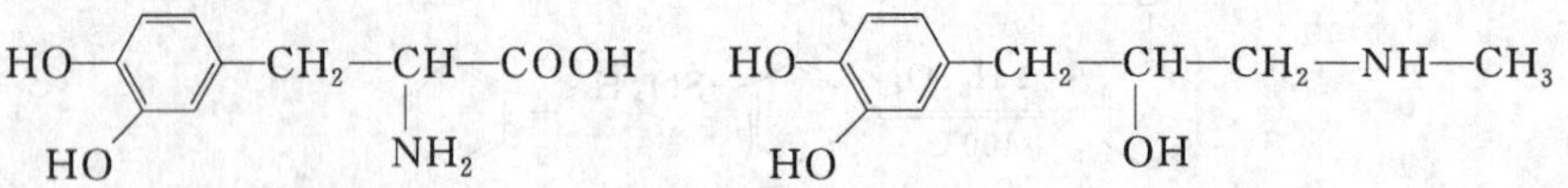

DOPA　　　　　　　　肾上腺素

（四）萘酚

萘酚有 α-萘酚和 β-萘酚两种异构体。α-萘酚是黄色结晶，与三氯化铁溶液作用生成紫色沉淀，是鉴定糖的莫立许（Molisch）试剂的主要成分。β-萘酚是无色结晶，遇三氯化铁溶液，生成绿色沉淀。β-萘酚在医药上具有抗霉菌、细菌和寄生虫的作用。

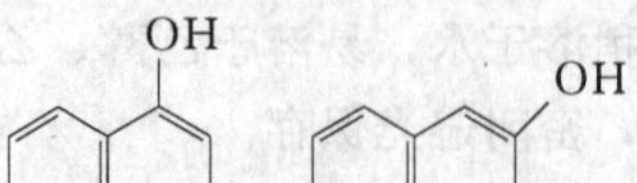

α-萘酚　　β-萘酚

> **知识链接**
>
> **维生素E**
>
> 维生素E是一种天然存在的酚,广泛存在于各种食物中,在麦胚油中含量最高,各种油料种子、坚果类、谷类、豆类中含量也很丰富。因它与动物生殖功能有关,故又称为生育酚。生育酚在自然界中有 α、β、γ、δ 等多种异构体,其中 α-生育酚(即维生素E)活性最高。临床上常用维生素E治疗先兆流产和习惯性流产。近年来还用于治疗痔疮、冻疮、各种类型的肌痉挛、胃及十二指肠溃疡等。维生素E可作为体内自由基的清除剂或抗氧化剂,具有延缓衰老的作用。

*第三节 醚

一、醚的结构和命名

两个烃基通过一个氧原子连接起来的化合物称为醚,或者说是水分子中的两个氢原子被烃基取代后生成的化合物;也可以看作是醇或酚羟基上的氢原子被烃基取代后的产物。醚的官能团称为醚键,开链醚的结构通式为:(Ar) R—O—R′ (Ar′)。

醚可分为单醚、混醚和环醚。与氧原子相连的两个烃基相同的醚称为单醚,如甲醚;两个烃基不同时称为混醚,如甲乙醚;烃基与氧原子形成环状结构的醚称为环醚,如环氧乙烷。另外醚还可分为脂肪醚和芳香醚。两个烃基都是脂肪烃基的为脂肪醚;一个或两个烃基是芳香烃基的称芳香醚。

常见的醚通常采用普通命名法命名。单醚可根据烃基的名称,称为二某基醚,常把"二"和"基"字省略,直接称为"某醚";混醚一般按由小到大的顺序先命名烃基,最后加个"醚"字;命名芳香混醚时,要把芳香烃基的名称放在脂肪烃基名称的前面。例如:

$$CH_3CH_2OCH_2CH_3$$
乙醚

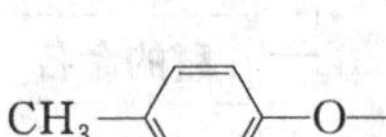

二苯醚

$$CH_3OCH_2CH_3$$
甲乙醚

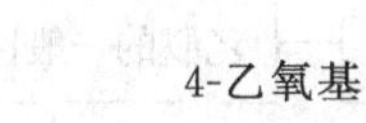

苯甲醚

结构复杂的醚采用系统命名法命名,以较大的烃基为母体,较小的烃基与氧合并作为取代基(称为烷氧基)。例如:

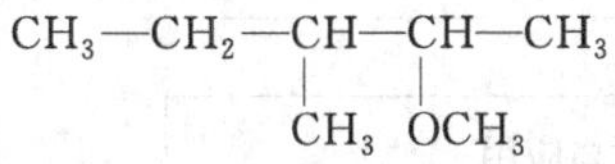

$$CH_3—CH_2—CH—CH—CH_3$$
$$\quad\quad\quad\quad\quad\ \ |\quad\ |$$
$$\quad\quad\quad\quad\quad CH_3\ OCH_3$$
3-甲基-2-甲氧基戊烷

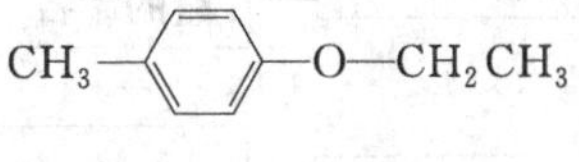

4-乙氧基甲苯

环醚的命名则通常称为环氧某烷。例如:

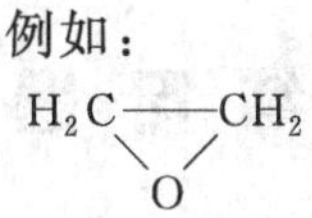

$$H_2C\!\!-\!\!-\!\!-\!\!CH_2$$
$$\ \ \ \backslash\ \ /$$
$$\ \ \ \ O$$
环氧乙烷

二、重要的醚

乙醚($CH_3CH_2OCH_2CH_3$)是具有特殊气味的无色液体,沸点为 34.5℃,易挥发,易燃。乙醚在空气中的爆炸极限是 1.85%～36.5%（体积分数），操作时必须注意安全。乙醚微溶于水，易溶于有机溶剂，与乙醇等有机溶剂混溶，是常用的优良溶剂。乙醚具有麻醉作用，在医药上曾作为麻醉剂。大量吸入乙醚蒸气能使人失去知觉，甚至死亡。

> **课堂互动**
>
> 1. 说出下列现象，并写出相应的化学方程式
> (1) 在苯酚溶液中滴加溴水；
> (2) 在浑浊的苯酚溶液中滴加氢氧化钠溶液，然后再通入二氧化碳。
> 2. 回答下列问题
> (1) "来苏儿"的主要成分是什么？有哪些用途？
> (2) 乙醚曾作为麻醉剂，为什么目前被其他药品所代替？

本章小结

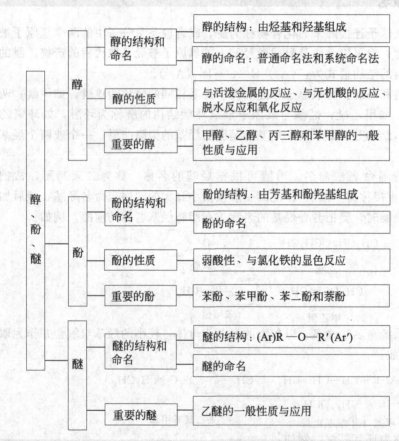

练 习 题

一、选择题

1. 下列有机化合物不是醇类的是（　　）。
   A. 芳环侧链上的氢原子被羟基取代后的化合物
   B. 脂环烃分子中的氢原子被羟基取代后的化合物

C. 饱和烃分子中的氢原子被羟基取代后的化合物
D. 芳环上的氢原子被羟基取代后的化合物

2. 下列有机化合物中属于仲醇的是（　　）。
   A. 丁醇　　　　B. 异丙醇　　　　C. 异丁醇　　　　D. 乙二醇
3. 能与溴水反应产生白色沉淀的是（　　）。
   A. 苯　　　　　B. 乙醇　　　　　C. 苯酚　　　　　D. 乙烯
4. 临床上作为外用消毒剂的酒精浓度为（　　）。
   A. 25%　　　　B. 50%　　　　　C. 95%　　　　　D. 75%
5. 三硝酸甘油酯常用作缓解心绞痛的药物，它是甘油与下列哪种试剂经酯化反应后得到的（　　）。
   A. 硫酸　　　　B. 硝酸　　　　　C. 亚硝酸　　　　D. 盐酸
6. 2-丁醇发生分子内脱水反应时，主要产物是（　　）。
   A. 2-丁烯　　　B. 1-丁炔　　　　C. 1-丁烯　　　　D. 2-丁炔
7. 下列何种试剂可用于鉴别正丁醇和仲丁醇（　　）。
   A. 氯化铁　　　B. 卢卡斯试剂　　C. 溴水　　　　　D. 硫酸
8. 下列溶液中通入二氧化碳后能使溶液变浑浊的是（　　）。
   A. 氢氧化钠溶液　B. 碳酸钠溶液　　C. 苯酚钠溶液　　D. 苯酚溶液
9. 下列可以用来区分苄醇和对甲酚的试剂是（　　）。
   A. 氢氧化铜　　B. 硝酸银溶液　　C. 氯化铁溶液　　D. 金属钠
10. 下列物质：①苯酚，②水，③乙醇，④碳酸，其酸性由强到弱的顺序为（　　）。
    A. ①②③④　　B. ④①②③　　　C. ②③④①　　　D. ①②④③
11. "来苏尔"常用于医疗器械和环境消毒，其主要成分是（　　）。
    A. 苯酚　　　　B. 肥皂　　　　　C. 甘油　　　　　D. 甲酚
12. 下列化合物与卢卡斯试剂作用，最快呈现浑浊的是（　　）。
    A. 1-戊醇　　　B. 2-戊醇　　　　C. 3-戊醇　　　　D. 2-甲基-2-丁醇
13. 临床上把加入少量苯甲醇的注射剂称为"无痛水"，是因为苯甲醇具有（　　）。
    A. 麻醉作用　　B. 氧化作用　　　C. 还原作用　　　D. 防腐作用
14. 下列物质中，既能与溴水反应又能与三氯化铁发生显色反应的是（　　）。
    A. 苄醇　　　　B. 甲苯　　　　　C. 苯酚　　　　　D. 甘油
15. 下列物质中，互为同分异构体的是（　　）。
    A. 甲醇和甲醚　B. 乙醇和乙醚　　C. 苯酚和苯甲醇　D. 甲醚和乙醇

二、填空题

1. 在醇分子中，直接与羟基相连的碳原子称为_____碳原子，该碳原子上的氢称为_____，有此种氢原子的醇____氧化，无此种氢原子的醇____氧化。
2. 乙醇与浓硫酸共热，140℃时生成_____，170℃时生成_____。
3. 伯、仲、叔醇与卢卡斯试剂反应的活性由小到大的顺序为_____。
4. 苯酚俗称_____，为_____色针状晶体，在空气中易被_____而呈_____色。苯酚能凝固蛋白质，具有_____作用，在医药上常用作_____。
5. 在一定条件下醇可以被氧化，其中伯醇氧化生成_____，仲醇氧化生成_____，不易被氧化的醇是_____。

6. 在适当的条件下，从一个有机化合物分子内脱去一个小分子，生成不饱和化合物的反应称为_____。

7. 三硝酸甘油酯俗称_____，能松弛平滑肌，具有扩张_____、_____作用，可用作_____病的急救药物。

8. 酸和醇反应脱水生成酯和水的反应称为_____。

三、写出下列化合物的名称

1. CH₃CHOH
        |
        CH₃

2. CH₃CH₂CH₂
        | |
        OH   OH

3. 环己基-CHCH₃
            |
            OH

4. HO—⟨⟩—OH

5. ⟨⟩—OH
      |
      CH₃

6. HO—⟨⟩—OH (间苯二酚，另有一个OH)

7. 苯基-CHCH₂OH
        |
        CH₃

8. ⟨⟩—O—CH₃

四、写出下列化合物的结构式

1. 酒精 2. 甘油 3. 乙醚 4. 苯甲醇 5. 2-甲基-1,3-戊二醇
6. 苯酚 7. 邻羟基苯磺酸 8. α-萘酚

五、完成下列反应式

1. $CH_3COOH + CH_3CH_2CH_2OH \underset{\triangle}{\overset{H^+}{\rightleftharpoons}}$

2. $2CH_3CH_2OH \xrightarrow[140℃]{浓 H_2SO_4}$

3. ⟨⟩—OH + Br₂ ⟶

4. $CH_3CH_2CHCH_2CH_3 \xrightarrow{[O]}$
              |
              OH

5. $CH_3CH_2CHCH_3 \xrightarrow[170℃]{62\% H_2SO_4}$
              |
              OH

6. $CH_3\underset{CH_3}{\overset{CH_3}{\underset{|}{\overset{|}{C}}}}—OH + HCl \xrightarrow[20℃]{ZnCl_2}$

六、用化学方法鉴别下列各组化合物

1. 苯甲醇和对甲苯酚

2. 正丁醇、仲丁醇和叔丁醇

七、推断题

1. 某化合物 $C_4H_{10}O$（A），能与金属钠反应放出氢气，与浓硫酸共热生成 C_4H_8（B），B 与 HBr 作用生成 C_4H_9Br（C），C 与 NaOH 醇溶液共热生成 C_4H_8（D），D 与 B 为同分异构体，D 经 $KMnO_4$ 酸性溶液氧化只有一种产物。试写出 A、B、C、D 的结构式和有关反应式。

2. 分子式为 C_3H_8O 的三种有机化合物 A、B、C，A 与金属钠不反应；C 和 B 都能与金属钠反应放出氢气；B 氧化生成醛，C 氧化生成酮。根据上述性质试写出 A、B、C 的结构简式和名称。

第十二章 醛、酮

当我们走进新装修的房屋时，常常能闻到一种刺激性的气味，这是由于装修房屋时，新式家具的制作及墙面、地面的装饰都要使用黏合剂。凡是大量使用黏合剂的地方，总会有这种带刺激性气味的物质释放出来。这种物质是什么呢？就是我们本章要学习的醛和酮有机化合物中的一种——甲醛。本章主要介绍的是醛和酮这两类羰基化合物的结构、命名、性质及其重要化合物在医学上的应用。

学习目标

1. 能够说出醛、酮的结构、分类、命名。
2. 学会并掌握醛、酮的共性及醛的特性。
3. 知道重要醛、酮及其在医学上的用途。

第一节 醛、酮的结构和命名

醛和酮是醇的氧化产物，也是烃的含氧衍生物。在醛和酮的分子结构中，都含有羰基，所以统称为羰基化合物。羰基（$-\overset{\overset{O}{\|}}{C}-$）是由一个碳原子与一个氧原子以双键相连而成的原子团。羰基化合物不仅是有机化学和有机合成中十分重要的物质，而且也是动植物代谢过程中重要的中间体。

一、醛、酮的结构

羰基的碳原子分别与烃基和氢原子相连形成的化合物称为醛（甲醛例外，甲醛是羰基和2个氢原子相连）。把连有1个氢原子的羰基称为醛基（$-\overset{\overset{O}{\|}}{C}-H$ 或 —CHO）。醛基是醛的官能团。羰基与2个烃基相连的化合物称为酮。酮分子中的羰基又叫酮基（$-\overset{\overset{O}{\|}}{C}-$ 或 —CO—）。酮基是酮的官能团。醛和酮的结构通式如下：

$$(Ar)R-\overset{\overset{O}{\|}}{C}-H \quad \text{或}(Ar)R-CHO \qquad (Ar)R-\overset{\overset{O}{\|}}{C}-R'(Ar') \quad \text{或}(Ar)R-CO-R'(Ar')$$

      醛   酮

醛、酮有多种分类方式，但常见的是按照分子中烃基的结构分为脂肪醛、酮，芳香醛、酮和脂环醛、酮。

脂肪醛、酮（官能团直接与脂肪烃基相连）：

$$CH_3-\overset{O}{\overset{\|}{C}}-H \qquad CH_3-\overset{O}{\overset{\|}{C}}-CH_3$$

芳香醛、酮（官能团直接与芳基相连）：

$$C_6H_5-\overset{O}{\overset{\|}{C}}-H \qquad C_6H_5-\overset{O}{\overset{\|}{C}}-CH_3$$

脂环醛、酮（官能团直接与脂环基相连）：

环己基-CHO   环己酮

二、醛、酮的命名

简单的醛、酮使用普通命名法。结构复杂的醛、酮则使用系统命名法。

（一）普通命名法

醛的普通命名法与醇相似，只需根据碳原子数称为"某醛"。例如：

HCHO   CH$_3$CHO   CH$_3$CH$_2$CHO   (CH$_3$)$_2$CHCHO

甲醛　　　乙醛　　　　丙醛　　　　　异丁醛

酮的命名法与醚相似，按酮基所连的两个烃基来命名。例如：

$$CH_3-\overset{O}{\overset{\|}{C}}-CH_2CH_3 \qquad CH_3CH_2-\overset{O}{\overset{\|}{C}}-CH_2CH_3$$

甲(基)乙(基)酮　　　　　　　二乙(基)酮

$$C_6H_5-\overset{O}{\overset{\|}{C}}-CH_2CH_3 \qquad C_6H_5-\overset{O}{\overset{\|}{C}}-C_6H_5$$

苯(基)乙(基)酮　　　　　　　二苯(基)酮

（二）系统命名法

（1）脂肪醛、酮命名时，选择含有羰基的最长碳链为主链，根据主链碳原子数目称为"某醛"或"某酮"；醛的编号从醛基碳原子开始，由于醛基总是在碳链首端，因此不必标明醛基的位次（醛基碳原子永远是第一位）。酮则从靠近酮基的一端开始依次将主链碳原子编号，酮基的位次必须标明（酮基碳原子永远不是第一位），写在酮名前面；如有取代基，则将取代基的位次、数目、名称写在醛或酮基位次的前面。编号时，也可采用希腊字母标注，与羰基相连的碳原子依次用α、β、γ、δ…等表示。例如：

$$\overset{4}{C}H_3\overset{3}{C}H_2\overset{2}{\underset{\underset{CH_3}{|}}{C}H}\overset{1}{C}HO \qquad \overset{1}{C}H_3-\overset{O}{\overset{\|}{\underset{2}{C}}}-\overset{3}{C}H_2\overset{4}{C}H_2\overset{5}{C}H_3 \qquad \overset{1}{C}H_3-\overset{O}{\overset{\|}{\underset{2}{C}}}-\overset{3}{C}H_2\overset{4}{\underset{\underset{CH_3}{|}}{C}H}\overset{5}{C}H_3$$

2-甲基丁醛（或 α-甲基丁醛）　　　　　2-戊酮　　　　　　　4-甲基-2-戊酮

(2) 芳香醛、酮命名时，以脂肪醛、酮为母体，芳香烃为取代基来命名。例如：

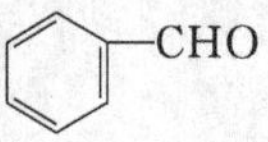

苯甲醛 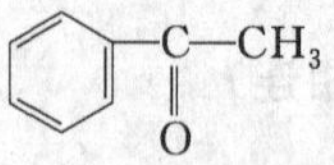　　　苯乙酮 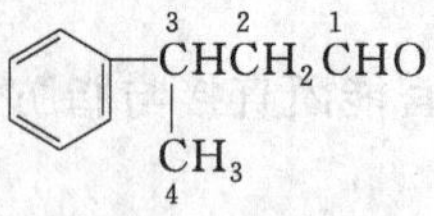　　　3-苯基丁醛

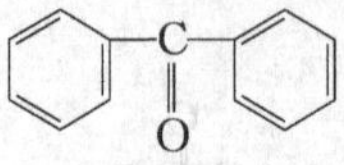

二苯甲酮 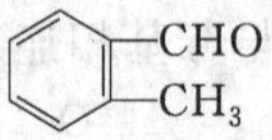　　2-甲基苯甲醛

(3) 脂环醛命名与芳香醛命名相似，以脂肪醛为母体，环基为取代基来命名。例如：

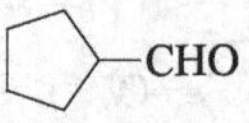

环戊基甲醛 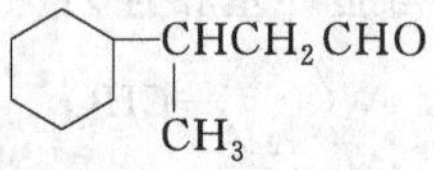　　3-环己基丁醛

脂环酮的命名仅在前面加一"环"字。若环上有其他取代基，则从酮基起编号，并使其取代基的位次最小。例如：

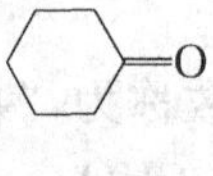

环己酮 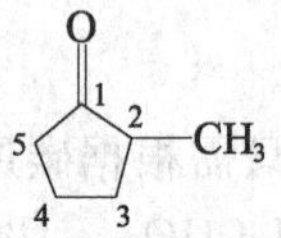　　2-甲基环戊酮

课堂互动

1. 写出下列化合物的名称

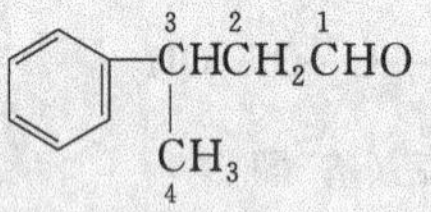

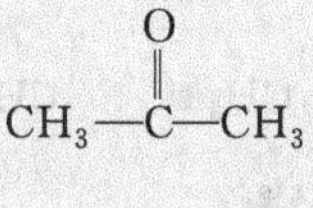

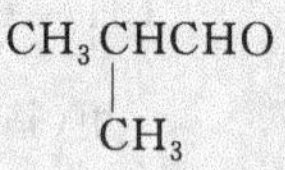

$$\underset{4}{C}H_3-\overset{3}{C}H-\overset{2}{C}H_2-\overset{1}{C}HO\text{（带苯基）}\qquad CH_3-CO-CH_3 \qquad CH_3-CHCHO|CH_3$$

2. 根据名称写出下列化合物结构式
   (1) 4-甲基-2-戊酮　　(2) 3-甲基-4-苯基丁醛

第二节　醛、酮的性质

室温下，甲醛为气体，其他醛、酮是液体或固体。醛、酮分子间不能形成氢键因此其沸点比相对分子质量相近的醇低得多，但羰基具有极性，使得分子间作用力增大，因此其沸点高于相对分子质量相近的烷烃和醚。

低级醛、酮能与水分子形成分子间氢键，故易溶于水，甲醛、乙醛和丙酮能与水混溶。其他醛、酮在水中溶解度随烃基部分增大而减小，大多数微溶或不溶于水，而易溶于苯、醚、四氯化碳等有机溶剂。

醛和酮是两类不同的化合物。醛酮的化学性质主要取决于羰基，因为醛、酮都含有羰基，决定了它们具有许多相似的化学性质。但醛和酮的结构并不完全相同，醛基中的羰基与氢原子相连，而酮基则没有与氢原子相连。因此醛和酮的化学性质上又存在着明显的差异。醛和酮的主要反应部位如下：

$$\text{α-氢的反应} \longrightarrow \underset{\underset{H}{|}}{\overset{\overset{H}{|}}{R-C}}-\underset{\text{羰基的加成}}{\overset{\overset{O}{\|}}{C}}-\underset{(R')}{H} \longleftarrow \text{醛的特殊反应}$$

一、醛、酮相似的性质

（一）加成反应

羰基的碳氧双键与碳碳双键结构相似，也是由一个 σ 键和一个 π 键组成，因此容易和一些试剂发生加成反应。

1. 与氢氰酸（HCN）加成

醛、脂肪族甲基酮和 8 个碳原子以下的环酮能与氢氰酸加成，生成 α-羟基腈，又称 α-氰醇。芳香族甲基酮则难以反应。

$$R-\overset{\overset{O}{\|}}{C}-H(CH_3) + HCN \longrightarrow R-\underset{\underset{CN}{|}}{\overset{\overset{OH}{|}}{C}}-H(CH_3)$$

$$CH_3-\overset{\overset{O}{\|}}{C}-H + HCN \longrightarrow CH_3-\underset{\underset{CN}{|}}{\overset{\overset{OH}{|}}{C}}-H$$

氢氰酸易挥发且有剧毒，因此在实验室中常用醛、酮与氰化钾（钠）水溶液的混合物，再滴加硫酸以生成氢氰酸。操作须在通风橱中进行。α-羟基腈在酸性条件下可以水解生成 α-羟基酸或不饱和烯酸。

2. 与亚硫酸氢钠（NaHSO$_3$）加成

醛、脂肪族甲基酮和 8 个碳原子以下的环酮能与饱和亚硫酸氢钠溶液发生加成反应，生成 α-羟基磺酸钠。α-羟基磺酸钠不溶于饱和亚硫酸氢钠溶液而析出结晶。

$$R-\overset{\overset{O}{\|}}{C}-H(CH_3) + HSO_3Na \rightleftharpoons R-\underset{\underset{SO_3Na}{|}}{\overset{\overset{OH}{|}}{C}}-H(CH_3)\downarrow$$

此反应为可逆反应，反应中需加入过量的饱和亚硫酸氢钠溶液，使平衡向右移动。α-羟基磺酸钠若与酸或碱共热，又能分解为原来的醛和酮。因此常利用此反应鉴别、分离和提纯醛、酮。其反应过程如下：

$$R-\underset{\underset{SO_3Na}{|}}{\overset{\overset{OH}{|}}{C}}-H(CH_3) \begin{array}{c} \xrightarrow{HCl,\,\Delta} \\ \xrightarrow{Na_2CO_3,\,\Delta} \end{array} \begin{array}{l} R-\overset{\overset{O}{\|}}{C}-H(CH_3) + SO_2\uparrow + NaCl + H_2O \\ R-\overset{\overset{O}{\|}}{C}-H(CH_3) + Na_2SO_3 + NaHCO_3 \end{array}$$

3. 与氨的衍生物（NH$_2$—G）加成

氨分子的氢原子被其他原子或原子团取代的产物称为氨的衍生物，常用通式 NH$_2$—G

表示。醛、酮能与许多氨的衍生物加成，继而消除一分子水，形成含有碳氮双键（>C=N—）的化合物。反应过程如下：

$$R-\underset{H(R')}{\overset{O}{C}}-H(R') + H-\underset{}{N}-G \longrightarrow R-\underset{H(R')}{\overset{OH}{C}}-\underset{H}{N}-G \xrightarrow{-H_2O} R-\underset{H(R')}{C}=N-G$$

G 代表不同的取代基，常见的氨的衍生物及其产物见表 12-1。

表 12-1　氨的衍生物及其与醛、酮反应的产物

氨的衍生物	与醛、酮反应的产物
H_2N-OH　羟胺	$R-\underset{}{\overset{H(R')}{C}}=N-OH$　肟
H_2N-NH_2　肼	$R-\overset{H(R')}{C}=N-NH_2$　腙
$H_2N-HN-C_6H_5$　苯肼	$R-\overset{H(R')}{C}=N-HN-C_6H_5$　苯腙
$H_2N-HN-C_6H_3(NO_2)_2$　2,4-二硝基苯肼	$R-\overset{H(R')}{C}=N-HN-C_6H_3(NO_2)_2$　2,4-二硝基苯腙

所得产物为鲜明的黄色晶体，易于观察，常用于醛、酮的鉴定。临床上用 2,4-二硝基苯肼试剂与转氨酶作用的产物——丙酮酸（$CH_3COCOOH$）起反应，来测定转氨酶的活性。此外，肟、腙等在稀酸作用下水解为原来的醛或酮，因此也常用此反应分离和提纯醛、酮。

4. 与醇加成

醛在干燥氯化氢存在下，与醇发生加成反应生成半缩醛，半缩醛一般不稳定（环状半缩醛较稳定），它和另一分子醇继续作用，失去一分子水，得到稳定的缩醛。

$$R-\underset{}{\overset{O}{C}}-H + H-OR' \xrightleftharpoons{\text{干燥 HCl}} R-\underset{H}{\overset{OH}{\underset{|}{C}}}-OR'$$
半缩醛

$$R-\underset{H}{\overset{OH}{\underset{|}{C}}}-OR' + H-OR' \xrightleftharpoons{\text{干燥 HCl}} R-\underset{H}{\overset{OR'}{\underset{|}{C}}}-OR' + H_2O$$
缩醛

缩醛对碱及氧化剂相当稳定，但在酸性溶液中易水解为原来的醛。常用此反应在有机合成中保护醛基。

(二) α-氢的反应

醛、酮分子中与羰基直接相连的碳原子，称为α-碳原子，α-碳原子上的氢原子称为α-氢原子（α-H）。受羰基影响，使醛、酮α-碳原子上的碳氢键极性增大，使α-H比较活泼，能发生卤代反应和羟醛缩合反应。

1. 卤代反应和卤仿反应

在酸或碱催化下，醛、酮的α-氢原子被卤原子取代的反应叫卤代反应。在酸催化下，可通过控制反应条件，得到一卤代物。例如：

$$RCH_2CHO \xrightarrow[X_2]{H^+} RCHCHO$$
$$\quad\quad\quad\quad\quad\quad\quad |$$
$$\quad\quad\quad\quad\quad\quad\quad X$$

在碱催化下，很难控制在一卤代物阶段，反应产物为α-氢原子全部被卤代的羰基化合物。具有 $CH_3-\overset{O}{\underset{\parallel}{C}}-$ 结构的醛、酮（即乙醛和甲基酮），与卤素的氢氧化钠溶液作用，甲基的3个氢原子都被卤原子取代，生成三卤代物，三卤代物在碱性溶液中不稳定，立即分解为三卤甲烷（卤仿）和羧酸盐，此反应称为卤仿反应。反应过程如下：

$$H(R)-\overset{O}{\underset{\parallel}{C}}-CH_3 \xrightarrow{X_2+NaOH} H(R)-\overset{O}{\underset{\parallel}{C}}-CX_3 \xrightarrow{NaOH} H(R)COONa+CHX_3$$

如果所用的卤素为碘，则生成碘仿，称为碘仿反应。碘仿不溶于水，以浅黄色固体沉淀析出，反应现象明显，可用于乙醛、甲基酮的定性鉴别。反应过程如下：

$$H(R)-\overset{O}{\underset{\parallel}{C}}-CH_3 \xrightarrow{I_2+NaOH} H(R)-\overset{O}{\underset{\parallel}{C}}-CI_3 \xrightarrow{NaOH} H(R)COONa+CHI_3\downarrow$$

因碱溶液中卤素与碱作用可生成次卤酸盐，次卤酸盐是氧化剂，能把（ $CH_3-\overset{OH}{\underset{|}{CH}}-$ ）型的醇氧化为乙醛或甲基酮，所以这类醇也能发生碘仿反应。

$$I_2+NaOH \longrightarrow NaOI+NaI+H_2O$$

$$CH_3-\overset{OH}{\underset{|}{CH}}-H \xrightarrow{NaOI} CH_3-\overset{O}{\underset{\parallel}{C}}-H \xrightarrow{I_2+NaOH} CHI_3\downarrow + HCOONa$$

$$CH_3-\overset{OH}{\underset{|}{CH}}-CH_2CH_3 \xrightarrow{NaOI} CH_3-\overset{O}{\underset{\parallel}{C}}-CH_2CH_3 \xrightarrow{I_2+NaOH} CHI_3\downarrow + CH_3CH_2COONa$$

2. 羟醛缩合反应

在稀碱的催化下，一个醛的α-氢原子加到另一个醛的羰基氧原子上，其余部分则加到羰基的碳原子上，生成 β-羟基醛的反应叫做醇醛缩合反应，又叫羟醛缩合反应。例如：

$$CH_3-\underset{\underset{}{}}{\overset{O}{C}}-H + CH_2-\overset{O}{C}-H \longrightarrow CH_3-\underset{\underset{H}{}}{\overset{OH}{C}}-CH_2-\overset{O}{C}-H$$

羟醛缩合反应是增长碳链的一种方法，在有机合成中具有重要的用途。

二、醛的特性

醛易氧化为羧酸，酮则较难氧化，只有在强烈的条件下氧化，才发生碳链的断裂。因此，可采用氧化性不强，而现象明显的试剂作为区别醛、酮的试剂，如托伦（Tollens）试剂（硝酸银的氨溶液）、斐林（Fehling）试剂（酒石酸钾钠的碱性硫酸铜溶液）等。

（一）与托伦试剂的反应

> **观察与思考**
>
> 在洁净的试管中加入 2mL 0.05mol/L $AgNO_3$ 溶液，再加入 1 滴 2mol/L NaOH，然后边滴加稀氨水边振摇直至生成沉淀恰好溶解为止，这时得到的澄清溶液称为托伦试剂或银氨溶液{主要成分是 $[Ag(NH_3)_2]OH$}。将此溶液分别装入 2 支试管中，然后分别加入 1mL 乙醛和 1mL 丙酮，混匀，放入 60℃ 的水浴中静置加热几分钟，不久可以观察到加入乙醛的试管内壁上附着一层光亮如镜的金属银，而加入酮的试管无变化。

$$(Ar)R-CHO + 2[Ag(NH_3)_2]OH \xrightarrow{\triangle} (Ar)R-COONH_4 + 2Ag\downarrow + 2NH_3 + H_2O$$

托伦试剂是无色的银氨配合物，它能将醛氧化成羧酸，而本身被还原成金属银沉积在试管壁上形成银镜，称为银镜反应。

醛能被托伦试剂氧化，而酮不能，所以用托伦试剂可区别醛和酮。

（二）与斐林试剂的反应

> **观察与思考**
>
> 在洁净的试管中加入 2mL 斐林试剂甲（0.2mol/L $CuSO_4$ 溶液）和 2mL 斐林试剂乙（0.8mol/L 酒石酸钾钠的氢氧化钠溶液），摇匀得到一种深蓝色溶液，称为斐林试剂（主要成分为可溶性的 Cu^{2+} 的配合物）。将此溶液分别装于洁净的已编号的 4 支试管中，再向这 4 支试管中分别加入 1mL 甲醛、1mL 乙醛、1mL 苯甲醛和 1mL 丙酮，振摇，沸水浴几分钟后，可以观察到 1♯ 试管的内壁上附着一层光亮的金属铜，2♯ 试管内有砖红色沉淀产生，3♯ 和 4♯ 试管无变化。

$$R-CHO + 2Cu^{2+}（配离子）\xrightarrow{\triangle} R-COO^- + Cu_2O\downarrow + H_2O$$

$$HCHO + 2Cu^{2+}（配离子）\xrightarrow{\triangle} HCOO^- + Cu\downarrow + H_2O$$

斐林试剂是碱性铜配离子的溶液,具有弱氧化性,可将脂肪醛氧化成相应的羧酸,而 Cu^{2+} 被还原为砖红色的 Cu_2O 沉淀。甲醛因还原性强,可进一步把 Cu_2O 还原为 Cu,在洁净试管上形成铜镜。因此可用斐林试剂鉴别脂肪醛和芳香醛、脂肪醛和酮以及甲醛和其他的醛。

(三) 与班氏试剂的反应

班氏试剂为硫酸铜、碳酸钠和柠檬酸钠的混合液。反应原理、现象和用途均与斐林试剂相同。试剂稳定性好,是临床化验常用的试剂,可用来检出尿糖和血糖,也可定量检测。

(四) 与希夫试剂的反应

将二氧化硫通入红色的品红水溶液中,至红色刚好消失为止,所得的无色溶液称为品红亚硫酸试剂,又称为希夫(Schiff)试剂。醛与希夫试剂作用可显示紫红色,而酮则不显色,这一显色反应非常灵敏,因此可用这种试剂来鉴别醛和酮。

三、重要的醛、酮

(一) 甲醛 (HCHO)

甲醛俗称蚁醛,是一种具有强烈刺激性气味的气体(沸点 $-21°C$),易溶于水,能使蛋白质凝固。质量分数为 0.35~0.4 的甲醛水溶液称为福尔马林(Formalin),是一种消毒剂和防腐剂,可用于传染病房的消毒和解剖标本的防腐。

甲醛水溶液长时间放置,可产生浑浊或出现白色沉淀,这是由于甲醛自动聚合形成多聚甲醛。多聚甲醛加热可解聚重新生成甲醛。为防止甲醛水溶液发生聚合,常加入少量甲醇或乙醇。

甲醛与浓氨水作用生成一种环状结构的白色晶体,称为六亚甲基四胺($C_6H_{12}N_4$),药品名为乌洛托品,在医药上用作利尿剂和尿道消毒剂。

(二) 乙醛 (CH_3CHO)

乙醛是无色有刺激性气味的液体,沸点 $21°C$,易挥发,易溶于水、乙醇和乙醚中。往乙醛中通入氯气可生成三氯乙醛(CCl_3CHO)。三氯乙醛是具有刺激性气味的无色液体,能与水反应生成水合三氯乙醛。水合三氯乙醛为白色固体,用作催眠药和抗惊厥药。

(三) 苯甲醛 (⌬—CHO)

苯甲醛是最简单的芳香醛,为无色液体,沸点 $179°C$,微溶于水,易溶于乙醇和乙醚中,具有苦杏仁味,又名苦杏仁油,存在于杏、桃、梅子的核仁中。可作为香料和调味剂。苯甲醛非常容易被氧化,久露于空气中就能被氧化成白色的苯甲酸固体。

(四) 丙酮 (CH_3COCH_3)

丙酮为无色液体,沸点为 $56°C$,易溶于水,易挥发,几乎能与所有有机溶剂混溶,是常用的有机溶剂,也是重要的有机合成原料。

> **化学与医学**
>
> 糖尿病患者体内脂肪加速分解,产生过量的丙酮,从尿中或随呼吸排出。临床上常用两种方法检查尿中丙酮,一种是碘仿反应,如有黄色沉淀析出,则有丙酮存在;另一种是滴加亚硝酰铁氰化钠溶液和氨水,若出现鲜红色,则有丙酮存在。

本章小结

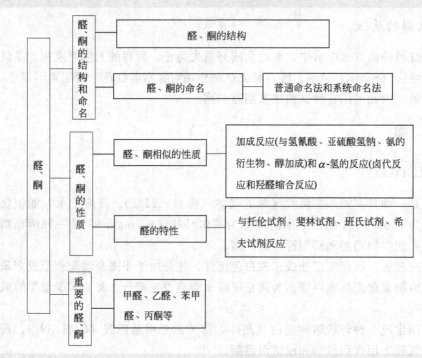

练习题

一、选择题

1. 可用于表示脂肪酮的是（　　）。
   A. RCOR　　　　B. RCOOR　　　　C. ROR　　　　D. RCOOH

2. 下列物质中,属于芳香醛的是（　　）。
   A. $CH_3-\underset{\underset{O}{\|}}{C}-H$　　B. ⬡=O　　C. ⬡-CHO　　D. ⬡-CHO

3. 下列物质能与醛反应显紫红色的是（　　）。
   A. 希夫试剂　　B. 斐林试剂　　C. 氯化铁　　D. 硝酸银

4. 能将甲醛、乙醛和苯甲醛区分开的试剂是（　　）。
   A. 托伦试剂　　B. 斐林试剂　　C. 羰基试剂　　D. 希夫试剂

5. 醛与羟胺作用生成（　　）。
   A. 肼　　B. 腙　　C. 苯腙　　D. 肟

6. 在稀酸或稀碱作用下,含α-H的醛分子之间发生加成,生成β-羟基醛的反应为（　　）。

A. 银镜反应　　　　B. 缩醛反应　　　　C. 碘仿反应　　　　D. 醇醛缩合反应
7. 在强碱存在下，能发生碘仿反应的是（　　）。
　A. C_6H_5CHO　　　　　　　　B. CH_3COCH_3
　C. $CH_3CH_2CH_2OH$　　　　　D. $CH_3CH_2COCH_2CH_3$
8. 检查糖尿病患者尿液中的丙酮，可采用的试剂是（　　）。
　A. 斐林试剂　　　　　　　　　B. 希夫试剂
　C. 新制氢氧化铜　　　　　　　D. 亚硝酰铁氰化钠溶液和稀氨水
9. 生物标本防腐剂"福尔马林"的成分是（　　）。
　A. 40％甲醛水溶液　　　　　　B. 40％甲酸水溶液
　C. 40％乙醛水溶液　　　　　　D. 40％丙酮溶液
10. 鉴别醛和酮最快的试剂是（　　）。
　A. 希夫试剂　　　B. 托伦试剂　　　C. 斐林试剂　　　D. 卢卡斯试剂
11. 能区分芳香醛和脂肪醛的试剂是（　　）。
　A. 托伦试剂　　　B. 斐林试剂　　　C. 希夫试剂　　　D. 高锰酸钾
12. 下列化合物不能与 HCN 发生加成反应的是（　　）。
　A. 2-戊酮　　　　B. 3-戊酮　　　　C. 环己酮　　　　D. 丙酮

二、填空题

1. 羰基的碳原子与_____及氢相连的化合物称为_____。羰基与两个_____相连的化合物称为_____。
2. 醛与托伦试剂的反应因由单质银生成，所以又称为_____反应。斐林试剂只能与_____醛反应，不能与_____醛和_____反应。
3. 临床上糖尿病患者尿液中丙酮的检验方法是向尿液中滴加_____和_____，如果有丙酮存在，即显_____色。
4. _____称为福尔马林，它在医学上用作_____剂和_____剂。

三、命名或写出结构式

1. C₆H₅—CHO　　2. $CH_3-\overset{O}{\underset{}{C}}-H$　　3. $CH_3-\overset{O}{\underset{}{C}}-CH_3$

4. C₆H₅—C(O)—CH₃　　5. 环己酮　　6. 环己基—CHO

7. 3-苯基丁醛　　　8. 2-甲基苯甲醛　　　9. 二苯甲酮
10. 3-环己基丁醛　　11. 3-甲基环戊酮

四、完成下列反应式

1. 环己酮 + HCN ⟶

2. $CH_3CH_2OH \xrightarrow{I_2+NaOH}$

3. $CH_3CHO \xrightarrow{I_2+NaOH}$

4. 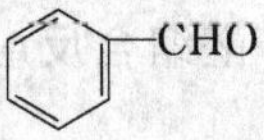 C₆H₅—CHO + 2[Ag(NH₃)₂]OH $\xrightarrow{\triangle}$

5. HCHO + 2Cu²⁺（配离子）$\xrightarrow{\triangle}$

五、用化学方法鉴别下列各组化合物

1. 乙醛、丙酮
2. 甲醛、乙醛
3. 乙醛、苯甲醛
4. 丙醛、2-丙醇

第十三章
羧酸、羟基酸、酮酸

在日常生活中，我们经常会在吃饺子或烹饪菜肴时用到醋；当我们在剧烈运动后，会感到全身肌肉酸痛；不小心被蚂蚁或蜂类蛰咬后发现皮肤红肿、痛痒难忍！其实这些物质或现象都与羧酸和取代羧酸有着密切的关系。这类物质广泛地存在于自然界中，其中有些物质具有显著的生物活性，在动物代谢、医药工业、工农业生产等方面具有重要的作用。

> **学习目标**
>
> 1. 能够说出羧酸、羟基酸、酮酸的定义、结构、命名。
> 2. 学会并掌握羧酸、羟基酸、酮酸的主要化学性质。
> 3. 知道重要的羧酸、羟基酸和酮酸。

第一节 羧酸

一、羧酸的结构

羧酸分子内都含有羧基（—COOH），其官能团是羧基。在结构上，羧酸可看成是烃分子中的氢原子被羧基取代后生成的化合物（甲酸除外）。羧酸的结构通式是：

$$(Ar)R-\overset{\overset{O}{\|}}{C}-OH \text{ 或 } (Ar)RCOOH$$

（R：脂肪烃基；Ar：芳香烃基）

从结构形式上看，羧基由羰基和羟基组成，实际上并非二者简单的组合。

二、羧酸的命名

（一）习惯命名法

许多羧酸最初是由其来源而得名的，如甲酸最初来自于蚂蚁，故称为蚁酸；乙酸存在于食醋中，故称为醋酸；苯甲酸是由安息香胶制得的，因此也叫安息香酸。

（二）系统命名法

(1) 命名饱和脂肪酸时，选择含有羧基的最长碳链作为主链，按主链碳原子的数目称为

"某酸"；编号从羧基碳原子开始，用阿拉伯数字（或从羧基相邻的碳原子开始用希腊字母 α、β、δ、γ 等）表明取代基的位次，并将取代基的位次、数目、名称写于酸名称之前。例如：

$$\overset{4}{C}H_3-\overset{3}{C}H-\overset{2}{C}H_2-\overset{1}{C}OOH \qquad \overset{5}{C}H_3-\overset{4}{C}H_2-\overset{3}{C}H-\overset{2}{C}H-\overset{1}{C}OOH$$
$$\qquad\quad |\qquad\qquad\qquad\qquad\qquad\qquad |\quad\ |$$
$$\qquad\quad CH_3\qquad\qquad\qquad\qquad\qquad CH_3\ CH_2CH_3$$

3-甲基丁酸　　　　　　　　　　3-甲基-2-乙基戊酸

（β-甲基丁酸）　　　　　　　　（β-甲基-α-乙基戊酸）

（2）命名不饱和羧酸时，选择包含羧基和不饱和键的最长碳链为主链，称为"某烯（炔）酸"，从羧基碳原子开始编号，命名时须标明不饱和键的位次。例如：

$$CH_3-CH-CH=CH-COOH \qquad CH_3CH=CHCOOH$$
$$\qquad\quad |$$
$$\qquad\quad CH_3$$

4-甲基-2-戊烯酸　　　　　　　　2-丁烯酸

（3）命名脂肪二元羧酸时，主链中应含有两个羧基，称为某二酸。例如：

$$HOOC-CH-CH_2-COOH \qquad HOOC-CH_2-COOH$$
$$\qquad\quad |$$
$$\qquad\quad CH_3$$

2-甲基丁二酸　　　　　　　　　　丙二酸

（4）命名芳香酸和脂环酸时，将芳环或脂环看作取代基，以脂肪酸为母体进行命名。例如：

苯甲酸　　　　3-苯基丙烯酸

环己甲酸　　　对苯二甲酸

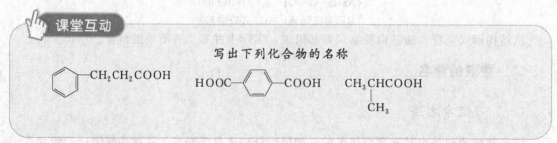

写出下列化合物的名称

三、羧酸的性质

直链饱和脂肪酸中，$C_1 \sim C_3$ 酸有刺激性的酸味；$C_4 \sim C_9$ 酸为有腐败气味的油状液体，C_{10} 以上的羧酸为石蜡状固体；芳香酸和脂肪族二元酸常温下都是结晶状固体。固态羧酸基本上没有气味。

羧酸分子中羧基是亲水基团，可与水形成氢键，所以 $C_1 \sim C_4$ 酸能与水混溶。随着相对分子质量的增大，非极性的烃基愈来愈大，使羧酸在水中的溶解度逐渐减小，含 6 个碳原子以上的羧酸难溶于水而易溶于有机溶剂。

直链饱和脂肪酸的沸点随相对分子质量增大而升高；熔点则随碳原子数增加而呈锯齿状变化，含偶数碳原子的羧酸熔点比前、后两个相邻的奇数碳原子的羧酸的熔点都高。羧酸的熔点与沸点比相对分子质量相近的醇高，例如相对分子质量均为 46 的甲酸和乙醇沸点相差 22℃，这是由于羧酸分子间可以形成两个氢键而缔合成较稳定的二聚体。

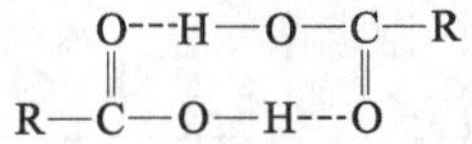

$$R-C\overset{O--H-O}{\underset{O-H---O}{}}C-R$$

二聚体缔合

羧酸的化学性质主要取决于其官能团羧基。羧基形式上是由羰基和羟基组成，所以在一定程度上反映了羰基和羟基的某些性质，但又与醛、酮中的羰基和醇中的羟基有明显的差别。由于羰基与羟基的相互作用，致使羧酸又具有某些特殊的性质。羧酸的化学性质可从结构上预测，有以下几类：

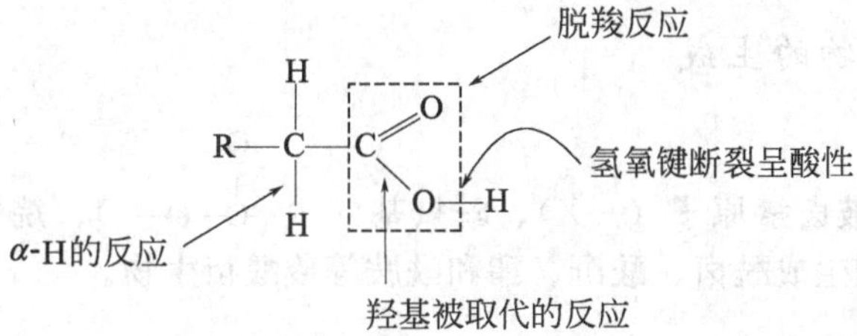

（一）酸性

羧酸由于羧基中羰基和羟基之间的相互影响，使得羟基可解离出氢离子，在水溶液中表现出酸性，可使蓝色石蕊试纸变红。大多数一元酸 pK_a 值在 3.5～5 范围内，与无机强酸相比为弱酸，但比碳酸（$pK_a=6.38$）和酚（$pK_a \approx 10$）强，比醇的酸性强 10^{10} 倍以上。一般情况下在 RCOOH 中，R 越大，酸性越弱；一元羧酸的酸性比二元羧酸的酸性弱。

羧酸能与碱反应生成羧酸盐和水，能与碳酸盐或碳酸氢盐反应放出二氧化碳；在羧酸盐中加入无机强酸时，羧酸又游离出来。利用这一性质，不仅可以区别羧酸和苯酚，还可用于分离提纯有关化合物。

$$RCOOH \rightleftharpoons RCOO^- + H^+$$

$$RCOOH + NaOH \longrightarrow RCOONa + H_2O$$

$$RCOOH + NaHCO_3 \longrightarrow RCOONa + H_2O + CO_2 \uparrow$$

$$2RCOOH + Na_2CO_3 \longrightarrow 2RCOONa + H_2O + CO_2 \uparrow$$

羧酸的钠盐、钾盐、铵盐易溶于水，医药上常将一些含有羧基的、水溶性较差的药物转变成可溶性的羧酸盐，以便制成水剂或注射剂使用，如含有羧基的青霉素和氨苄青霉素，临床使用的就是其钠盐或钾盐。

> **化学与医学**
>
> 高级羧酸在水中溶解度较小,成盐可增大药物的水溶性。如含有羧基的青霉素和氨苄青霉素难溶于水,临床上将其转变为青霉素钠或青霉素钾以增大其水溶性,便于临床使用。

> **课堂互动**
>
> 判断下列化合物的酸性强弱,试说明判断依据:
> (1) 乙酸、苯酚和乙醇
> (2) 甲酸和乙酸

(二) 羧酸衍生物的生成

羧基中的羟基可被卤素原子(—X)、酰氧基($R-\overset{O}{\underset{\|}{C}}-O-$)、烷氧基(—OR)和氨基(—$NH_2$)取代,分别生成酰卤、酸酐、酯和酰胺等羧酸衍生物。

1. 酯的生成

在强酸(如浓 H_2SO_4、对甲基苯磺酸或强酸性离子交换树脂)的催化下,羧酸与醇作用脱水生成羧酸酯的反应,称为酯化反应。这是制备酯的最重要的方法。

$$R-\overset{O}{\underset{\|}{C}}-OH + HOR' \underset{}{\overset{H^+}{\rightleftharpoons}} R-\overset{O}{\underset{\|}{C}}-OR' + H_2O$$

酯化反应是可逆反应。为了提高酯的产率,通常采用加过量的酸或醇,在大多数情况下,是加过量的醇,它既可作为试剂又可作为溶剂。

$$C_6H_5-\overset{O}{\underset{\|}{C}}-OH + HOCH_3 \longrightarrow C_6H_5-\overset{O}{\underset{\|}{C}}-OCH_3$$

实验证明:羧酸与醇的脱水反应,是羧酸失去羟基,醇失去氢原子,其余部分结合生成酯。

$$\underset{\text{乙酸}}{CH_3-\overset{O}{\underset{\|}{C}}-\boxed{OH + H}-O-CH_2CH_3} \xrightarrow{\text{浓}H_2SO_4} \underset{\text{乙酸乙酯}}{CH_3-\overset{O}{\underset{\|}{C}}-OCH_2CH_3} + H_2O$$

酯的结构通式为 RCOOR'。其中 R 与 R' 可以相同也可以不同。低级酯是具有芳香气味的液体,存在于各种水果和花草中。如梨中含有乙酸异戊酯,苹果和香蕉中含有异戊酸异戊酯等。

2. 酸酐的生成

羧酸(除甲酸外)在脱水剂作用下,加热脱水生成酸酐。常用的脱水剂有五氧化二磷和乙酸酐等。例如：

$$2CH_3COOH \xrightarrow[\Delta]{P_2O_5} (CH_3CO)_2O + H_2O$$

两个羧基相隔 2～3 个碳原子的二元酸，不需要任何脱水剂，加热就能脱水生成五元或六元环酐等。

3. 酰卤的生成

羧酸（除甲酸外）与 PCl_3、PCl_5、$SOCl_2$ 等作用，羧基中的羟基被氯原子取代生成相应的酰氯。

$$3RCOOH + PCl_3 \longrightarrow 3RCOCl + H_3PO_3$$
$$RCOOH + PCl_5 \longrightarrow RCOCl + POCl_3 + HCl$$
$$RCOOH + SOCl_2 \longrightarrow RCOCl + SO_2\uparrow + HCl$$

4. 酰胺的生成

羧酸与氨或胺反应，首先生成铵盐，然后高温（150℃以上）分解得到酰胺。这个反应是可逆的，在反应过程中不断蒸出所生成的水，可使平衡右移，产率很高。

$$RCOOH \xrightarrow{NH_3} RC(=O)-ONH_4 \xrightarrow[\Delta]{-H_2O} RC(=O)-NH_2$$

例如：

$$CH_3-C(=O)-OH + NH_3 \rightleftharpoons CH_3-C(=O)-ONH_4 \xrightarrow[\Delta]{150℃} CH_3-C(=O)-NH_2 + H_2O$$

（三）脱羧反应

羧酸分子脱去羧基放出二氧化碳的反应称为脱羧反应。低级羧酸的碱金属盐与碱石灰（NaOH+CaO）共热，则发生脱羧生成烃，这是实验室用来制备甲烷的方法。

$$CH_3COONa + NaOH \xrightarrow[\Delta]{CaO} CH_4\uparrow + Na_2CO_3$$

饱和一元羧酸较稳定，不易脱羧；只有在特殊条件下，一元羧酸才能进行脱羧反应。例如甲酸与浓硫酸共热能脱水生成一氧化碳，实验室常用此法制取少量的一氧化碳。

$$HCOOH \xrightarrow[\Delta]{浓 H_2SO_4} H_2O + CO\uparrow$$

二元羧酸对热比较敏感，易脱羧。不同的二元羧酸加热脱羧的产物不同。乙二酸和丙二酸加热脱羧生成一元酸。丁二酸和戊二酸加热脱水生成环状酸酐。己二酸和庚二酸加热脱羧、脱水生成环酮。

$$\begin{array}{c} COOH \\ | \\ COOH \end{array} \xrightarrow{\Delta} HCOOH + CO_2\uparrow$$

$$\begin{array}{c} CH_2COOH \\ | \\ CH_2COOH \end{array} \xrightarrow{300℃} \begin{array}{c} CH_2-C(=O) \\ | \quad\quad\quad\quad >O \\ CH_2-C(=O) \end{array} + H_2O$$

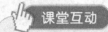

写出己二酸和庚二酸加热脱羧、脱水生成环酮的反应式。

四、重要的羧酸

（一）甲酸（HCOOH）

甲酸俗称蚁酸。存在于蚂蚁体液中，也是蜂毒的主要成分。甲酸是具有刺激性臭味的无色液体，沸点100.5℃，能与水、乙醇、乙醚混溶。甲酸的酸性（$pK_a = 3.76$）比其他饱和一元酸强。甲酸的腐蚀性很强，能刺激皮肤，使其红肿、痛痒，使用时要避免与皮肤接触。

甲酸的结构比较特殊。

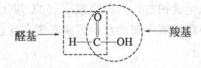

羧基与氢原子相连，既有羧基结构，又有醛基结构，能被托伦试剂和斐林试剂氧化，也易被高锰酸钾等氧化剂氧化，生成二氧化碳和水，是一种良好的酸性还原剂。还可以作为消毒防腐剂。

（二）乙酸（CH₃COOH）

乙酸俗称醋酸，是食醋的主要成分，食醋中约含3%～8%的乙酸。常温时为无色透明具有刺激性气味的液体，沸点118℃，熔点16.6℃。当室温低于16.6℃时，无水乙酸凝结成冰状固体，俗称冰醋酸。乙酸能与水、乙醇、乙醚、四氯化碳等混溶。医药上常用0.5%～2%的溶液作为消毒防腐剂，用于烫伤或灼伤感染的创面洗涤。乙酸是重要的有机化工原料，可用来合成乙酸酐、乙酸酯、醋酸纤维、胶卷、喷漆溶剂和香料等。

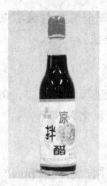

（三）乙二酸（HOOC—COOH）

乙二酸俗称草酸，广泛存在于多种植物体内。为无色透明单斜晶体，常含两分子结晶水，其熔点为101.5℃，无水草酸的熔点为189.5℃。可溶于水和乙醇，不溶于乙醚。其酸性比一元酸和其他二元酸强（$pK_a = 1.23$）。

草酸分子中两个羧基直接相连，碳碳单键稳定性降低，易被氧化成二氧化碳和水，因此可作为还原剂。例如：

$$5HOOC-COOH + 2KMnO_4 + 3H_2SO_4 \longrightarrow K_2SO_4 + 2MnSO_4 + 10CO_2\uparrow + 8H_2O$$

此反应是定量进行的，常用来标定高锰酸钾溶液的浓度。

草酸能与多种金属离子形成水溶性配合物，例如草酸能与Fe^{3+}生成易溶于水的配离子，因此草酸在纺织、印染、服装工业中广泛用作除铁迹用剂。

（四）苯甲酸（⌬—COOH）

苯甲酸俗称安息香酸，常以苯甲酸苄酯形式存在于安息香胶中。苯甲酸为无色晶体，略有特殊气味，熔点121.7℃，微溶于水，能溶于乙醇、乙醚、氯仿等有机溶剂。苯甲酸的酸性（$pK_a=4.19$）比一般脂肪酸（除甲酸外）的酸性强。苯甲酸具有抑菌防腐能力，且毒性低，故苯甲酸及其钠盐广泛用于食品、医药和日常化妆品的防腐，也作为治疗疥癣的药物。

> **化学与医学**
>
> **用途广泛的食醋**
>
> 食醋（米醋或白醋）的主要成分是乙酸，是常用的酸性调味品，除食用外还有非常广泛的用途：(1) 家用水壶使用久了会结水垢，利用食醋可有效除去；(2) 毛料织品穿着时间长了或经常摩擦的地方会发生光亮，可用白醋喷洒光亮部位后用熨斗熨下即可除去；(3) 洗涤丝绸织品时放点白醋能恢复丝绸织品的原有光泽；(4) 烹饪时加醋，不仅能保护维生素C少受破坏，同时还可以提高食品的营养价值；(5) 吃腌菜时加点醋既能调味又能杀菌，从而防止肠道传染病，还可降低亚硝酸盐的含量。

第二节 羟基酸、酮酸

羧酸分子中烃基上的氢原子被其他原子或原子团取代后生成的化合物称为取代羧酸。常见的取代羧酸有卤代酸、羟基酸、醛酸、酮酸和氨基酸等几大类。取代羧酸具有2种或2种以上的官能团。由于官能团的相互影响，它们不仅表现出各官能团的典型性质，而且也表现出一些特殊性质。本节主要介绍羟基酸和酮酸。

一、羟基酸和酮酸的结构

（一）羟基酸的结构

羧酸分子中烃基上的氢原子被羟基取代后生成的化合物称为羟基酸，或分子中既有羧基又有羟基的化合物称为羟基酸。羟基酸中的羟基有醇羟基和酚羟基之分，所以羟基酸可分为醇酸和酚酸。羟基连在脂肪碳链上的称为醇酸；羟基连在芳香环上的称为酚酸。在结构上，由于羟基与羧基的相对位置不同，羟基酸可分为α、β、γ等羟基酸。例如：

$$CH_3—CH—COOH \qquad HO—CH—COOH \qquad HO—CH—COOH$$
$$\quad\quad |\quad\quad\quad\quad\quad\quad\quad\quad\quad\quad |\quad\quad\quad\quad\quad\quad\quad\quad\quad\quad |$$
$$\quad\quad OH\quad\quad\quad\quad\quad\quad\quad CH_2—COOH\quad\quad HO—CH—COOH$$

α-羟基丙酸　　　　α-羟基丁二酸　　　2,3-二羟基丁二酸
（乳酸）　　　　　（苹果酸）　　　　　（酒石酸）

（二）酮酸的结构

分子中既含有羧基又含有羰基的化合物称为羰基酸。根据羰基的位置不同，羰基酸可分为醛酸和酮酸。羰基连在碳链端位的称为醛酸；羰基连在碳链中其他位置的都称为酮酸。根

据羰基与羧基的相对位置不同,酮酸可分为 α、β、γ 等酮酸。人体内糖、脂肪和蛋白质代谢的中间产物里就有 α-酮酸和 β-酮酸。例如:

$$CH_3-\overset{O}{\underset{\|}{C}}-COOH \qquad CH_3-CH_2-\overset{O}{\underset{\|}{C}}-COOH \qquad CH_3-\overset{O}{\underset{\|}{C}}-CH_2-COOH$$
丙酮酸　　　　　　　　α-丁酮酸　　　　　　　　β-丁酮酸

二、酮体的概念

临床上把 β-丁酮酸、β-羟基丁酸和丙酮三者合称为酮体。酮体是脂肪酸在体内不能完全氧化为二氧化碳和水的中间产物,正常人血液中的酮体含量很少。

β-丁酮酸为无色黏稠的液体,是 β-酮酸中最简单的化合物。在受热或脱羧酶的作用下,β-丁酮酸能发生脱羧反应生成丙酮。

$$CH_3-\overset{O}{\underset{\|}{C}}-CH_2-COOH \xrightarrow{\text{加热}\atop\text{或脱羧酶}} CH_3-\overset{O}{\underset{\|}{C}}-CH_3 + CO_2\uparrow$$
β-丁酮酸　　　　　　　　　　　　　丙酮

β-丁酮酸加氢或在体内还原酶的作用下,可还原生成 β-羟基丁酸。

$$CH_3-\overset{O}{\underset{\|}{C}}-CH_2-COOH \underset{-2H}{\overset{+2H}{\rightleftharpoons}} CH_3-\overset{OH}{\underset{|}{CH}}-CH_2-COOH$$
β-丁酮酸　　　　　　　　　　　β-羟基丁酸

糖尿病患者就是因为其代谢作用发生障碍,血液中酮体含量增加,会从尿中排出,称为酮尿。临床上为了证明患者是否患有糖尿病时,除检查患者尿糖外,还要检查酮体,可帮助对疾病的诊断。此外,血液中酮体的增加会使血液的酸性增强,发生酸中毒。

> ▶ 知识链接
>
> **尿液中酮体的检验**
>
> 正常人尿液中不含酮体。检验尿液中酮体的具体方法是:在一支试管中加入尿液 10mL,然后加入 10% 的 CH_3COOH 10 滴、新配制的 0.05mol/L 亚硝酰铁氰化钠 10 滴,充分混匀后用移液管沿管壁慢慢加入 1mL 氨水溶液流至液面。静置 5min。若试管中颜色无变化,则无酮体;若尿液上面出现紫色环,则有酮体存在。
>
> 提示:上述阳性反应及现象是酮体的特性,因此常用作尿液酮体的检验。

三、重要的羟基酸和酮酸

(一) 乳酸 $\left(\begin{array}{c}CH_3-CH-COOH\\|\\OH\end{array}\right)$

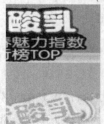

最初是从牛奶中发现的,因而得名。乳酸是肌肉中糖代谢的中间产物。人在剧烈运动时,糖分解成乳酸,肌肉中的乳酸含量增多,肌肉感觉"酸胀"。休息后,肌肉中的乳酸一部分就会转化为水、二氧化碳和糖原,另一部分被氧化为丙酮酸,酸胀感消失。乳酸有很强的吸湿性,一般呈糖浆状液体,易溶于水、乙醇和乙醚。在医药上,乳酸可作为消毒剂和外用防腐剂,用于治疗阴道滴虫;乳酸钙用于治疗佝偻病等缺钙

疾病；乳酸钠用于纠正酸中毒。

（二）苹果酸（ $\begin{matrix} HO-CH-COOH \\ CH_2-COOH \end{matrix}$ ）

因在未成熟的苹果中含量较多而得名。天然苹果酸为无色针状晶体，熔点100℃。易溶于水和乙醇，是人体糖代谢的中间产物，脱氢氧化生成草酰乙酸。苹果酸的钠盐可用作禁盐病人的食盐代用品。

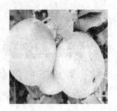

（三）柠檬酸（ $\begin{matrix} CH_2-COOH \\ HO-C-COOH \\ CH_2-COOH \end{matrix}$ ）

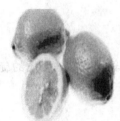

柠檬酸也称枸橼酸，存在于柑橘等水果中，以柠檬中含量最多。柠檬酸通常含一分子结晶水，为无色透明晶体，熔点100℃，易溶于水，有酸味。内服有清凉解渴作用，常用来配制饮料。柠檬酸钠有防止血液凝固的作用，医药上用作抗凝血剂。柠檬酸铁铵常用作补血剂，治疗缺铁性贫血。

（四）水杨酸（ 苯环-COOH, OH ）

水杨酸也称柳酸，存在于柳树或水杨树皮中。水杨酸为白色针状结晶，熔点159℃，微溶于冷水，易溶于沸水、乙醇和乙醚中。水杨酸分子中含酚羟基，遇三氯化铁溶液显紫色。水杨酸具有杀菌、防腐能力，用作消毒剂和食品防腐剂。由于直接内服对胃有强烈的刺激作用，常用其衍生物——乙酰水杨酸（阿司匹林）作为解热镇痛剂和抗风湿药物。

苯环-COOH, OCCH₃ 乙酰水杨酸

由阿司匹林、非那西丁与咖啡因三者配制的制剂为复方阿司匹林，常称APC。近年来，阿司匹林多用于治疗和预防心脑血管疾病，是典型的老药新用的例子。

（五）丙酮酸（ $CH_3-\overset{O}{\underset{\parallel}{C}}-COOH$ ）

丙酮酸是最简单的酮酸，是人体内糖、脂肪、蛋白质代谢的中间产物，为无色有刺激性气味的液体，沸点165℃（分解），可与水混溶，酸性比乳酸强，易发生脱羧反应等。丙酮酸也是乳酸在人体内氧化的产物，丙酮酸和乳酸在体内酶的作用下，可以相互转化。

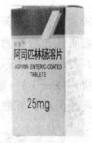

$CH_3\overset{OH}{\underset{|}{CH}}COOH \xrightleftharpoons[H]{[O]} CH_3\overset{O}{\underset{\parallel}{C}}COOH$

（六）β-丁酮酸（ $CH_3-\overset{O}{\underset{\parallel}{C}}-CH_2-COOH$ ）

β-丁酮酸又称乙酰乙酸，是无色黏稠液体，可与水或乙醇混溶，酸性比β-羟基丁酸强。为人体内脂肪代谢的中间产物，在体内由于酶的作用能与β-羟基丁酸互变。

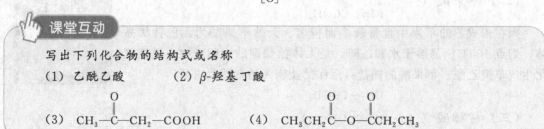

> **课堂互动**
>
> 写出下列化合物的结构式或名称
> (1) 乙酰乙酸　　　(2) β-羟基丁酸
> (3) CH₃—C(O)—CH₂—COOH　　　(4) CH₃CH₂C(O)—O—C(O)CH₂CH₃

*第三节　对映异构体简介

对映异构也称旋光异构或光学异构，是构型异构的一种类型。这种异构现象与物质的旋光性有关，而物质的旋光性与生理、病理和药理现象都有着密切关系。

一、偏振光和旋光性

（一）偏振光

光是一种电磁波，其振动方向与前进方向垂直，且在垂直于传播方向的各个方向上的振动的光量是相等的。当其通过尼科尔（Nicol）棱晶后，光强明显减弱，这是因为只有与尼科尔棱晶上光栅平行的光才能通过，而其他方向上振动的光不能通过，这时所得到的光的振动平面只在一个方向上，把这种光称为平面偏振光，简称偏振光（图13-1）。

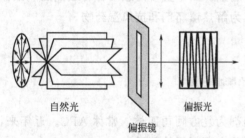

图 13-1　偏振光的产生示意图

（二）旋光性

实验发现，当偏振光通过某些天然有机物（如糖、酒石酸等）的溶液时会发生一定角度的偏转。这种能使偏振光的振动平面发生旋转的性质称为旋光性。具有旋光性的物质称为旋光性物质或光活性物质。有些物质能使偏振光的振动方向向右旋转，称为右旋物质，用"＋"或 d 表示；反之称为左旋物质，用"－"或 l 表示。例如，从自然界得到的葡萄糖为右旋葡萄糖，或（＋）-葡萄糖；从自然界得到的果糖为左旋果糖，或（－）-果糖；从肌肉中得到的乳酸为右旋乳酸，或（＋）-乳酸；葡萄糖发酵得到的乳酸为左旋乳酸，或（－）-乳酸。

（三）旋光仪

旋光性物质使偏振光振动平面旋转的角度称为旋光度，用符号 α 表示。测定物质旋光度所用的仪器称为旋光仪。旋光仪主要元器件包括一个单色光源、两个尼科尔棱晶和一个盛测试液的盛液管。从光源发生的一定波长的光通过第一个尼科尔棱晶（起偏镜）后变成偏振光，偏振光通过盛有旋光性物质溶液的盛液管后，其振动平面发生偏转，然后旋转第二个尼科尔棱晶（检偏镜），使旋转的角度与偏振光的偏转角度相等（这时通过第二个尼科尔棱晶的光最强），检偏镜旋转的角度和方向就是偏振光旋转的角度和方向。检偏镜与刻度盘相连，相关的数值可从刻度盘上读出。旋光仪不仅能测出物质是否具有旋光性及旋光度的大小，还能检测出旋光方向。见图 13-2。

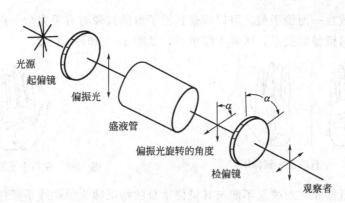

图 13-2　旋光仪示意图

（四）比旋光度

在一定条件下，每一种旋光物质都有一定的旋光度。但测定旋光度时，盛液管的长度、溶液的浓度、光源的波长、测定时的温度以及所用的溶剂都会影响旋光度的数值，甚至改变旋光的方向。为了消除这些因素的影响，通常用比旋光度[α]进行表示。即在一定温度下用一定波长的光，通过 1dm 长盛满浓度为 1g/mL 旋光性物质的盛液管时所测定的旋光度，称为比旋光度，用 $[\alpha]_\lambda^t$ 表示。公式如下：

$$[\alpha]_\lambda^t = \frac{\alpha}{\rho(B)l}$$

式中，[α]代表比旋光度；t 是测定时的温度；λ 是所用光源的波长；α 是旋光仪中测出的旋光度；$\rho(B)$ 是溶液的质量浓度（单位为 g/mL）；l 是盛液管的长度（单位为 dm）。光源一般是钠光，波长为 589.3nm，用 D 表示；实验温度常为 20℃ 或 25℃。所以 $[\alpha]_\lambda^t$ 通常表示成 $[\alpha]_D^{20}$ 或 $[\alpha]_D^{25}$。

【例 13-1】 20℃，将 50g 果糖溶于水中配成 1000mL 溶液，现取少量溶液装满 10cm 长的盛液管，测得其旋光度为 -4.64°，试计算该果糖溶液的比旋光度（用钠光作为光源）。

解 果糖的质量浓度为：

$$\rho(B) = \frac{m}{V} = \frac{50g}{1000mL} = 0.05g/mL$$

已知 $l=10cm=1dm$，$\alpha = -4.64°$，则 20℃ 时果糖在水溶液中的比旋光度为：

$$[\alpha]_D^t = \frac{\alpha}{l\rho(B)} = \frac{-4.64°}{1dm \times 0.05g/mL} = -92.8° mL/(g \cdot dm)$$

比旋光度是重要的物理参数，有关数据可在手册和文献中查到。利用比旋光度可以进行旋光性物质的定性鉴定及纯度和含量的分析。

二、手性碳原子和对映异构现象

（一）手性与手性碳原子

如果把左手放在一面镜子前，可以观察到镜子里的镜像与右手完全一样。所以左手和右手具有互为实物与镜像的关系，两者不能重合，见图 13-3 和图 13-4。

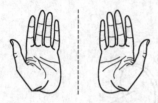

图 13-3　左右手互为镜像图

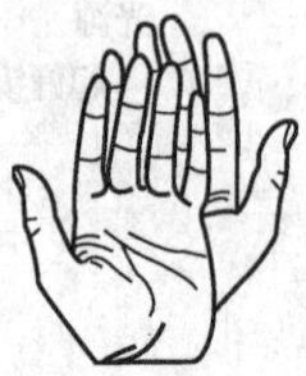

图 13-4　左右手不能重合

人们把这种既能相互对映又不能与其镜像重合的特征称为手性或手征性。这种有手性的分子称为手性分子，没有手性的分子称为非手性分子。如乳酸分子、苹果酸分子就是手性分子，而乙醇、丙酸等是非手性分子。因此，手性是产生对映异构的必要充分条件。有手性的分子一定有对映异构体存在。

> **课堂互动**
>
> 下列哪些物体是手性的？
> （1）钉子；（2）剪刀；（3）你的手和脚；（4）螺丝钉；（5）眼镜；（6）耳朵和鼻子

现以乳酸为例加以说明：在乳酸分子中，α 碳原子上连有（—H、—OH、—CH_3、—COOH）

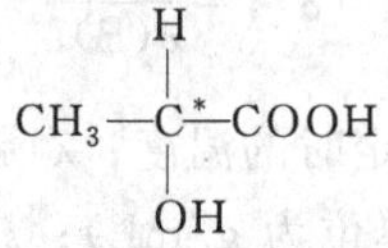

$$\underset{\text{乳酸}}{CH_3-\overset{H}{\underset{OH}{C^*}}-COOH}$$

四个不同的原子或基团，这种与 4 个各不相同的原子或基团相连接的碳原子称为手性碳原子或不对称碳原子（用 C^* 表示）。在构成分子的过程中，这些原子或基团在空间的排布上有 2 种不同的排布方式（或称构型），两者互为对映体。可用球棒表示式表示或用透视式表示（图 13-5）。

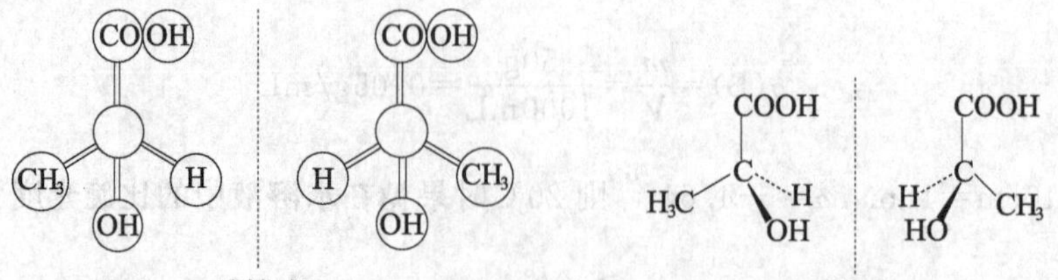

球棒式　　　　　透视式

图 13-5　乳酸分子的构型表示

透视式主要运用不同形状的线表示基团的伸展方向。将手性碳原子表示在纸面上，用实线表示在纸面上的键，虚线表示伸向纸后方的键，用楔形实线表示伸向纸前方的键。这种表示法清晰直观，但书写较麻烦。

像乳酸这样具有相同的分子构造，但构成分子的原子或基团在空间的排列互为实物与镜像的现象称为对映异构现象。两个互为对映异构关系的异构体称为对映异构体，简称异构体。对映体是成对出现的，在一定条件下，它们的旋光度相同，但是旋光方向相反。

（二）费舍尔投影式

对映体在结构上的区别仅在于原子基团的空间排布方式的不同，用平面结构式无法表示。费舍尔（Fischer E）投影式是采用投影的方式将分子的构型表示在纸面上。投影的规则是：手性碳原子置于纸面上，用横竖两线的交点代表这个手性碳原子，横向的两个原子或基团指向纸面的前面，竖向的两个原子或基团指向纸面的后面。投影时，把含手性碳原子的主链放在竖向方向，并把命名时编号最小的碳原子放在上端，其他原子或基团放在水平方向上。见图 13-6。

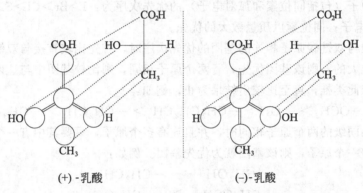

(+)-乳酸　　　　　　　　　(−)-乳酸

图 13-6　乳酸两种构型的费舍尔投影式

使用费舍尔投影式时，要注意投影式不能离开纸面翻转，可以在纸面上旋转 180°，但不能旋转 90°或 270°。

三、对映异构体的构型表示法

目前，标记旋光异构体的方法有 D/L 标记法和 R/S 标记法，R/S 构型标记法是普遍使用的一种方法。

（一）D/L 标记法

在使用 R/S 标记法之前，人们使用 D/L 标记法。D 是拉丁语 Dextro 的字首，意为"右"；L 是拉丁语 Laevo 的字首，意为"左"。在 1951 年以前，没有实验方法可测定分子中基团在空间的排列状况，为了避免混淆，人为地以甘油醛为标准做了规定。甘油醛有如下两种构型：

$$\begin{array}{cc} \text{CHO} & \text{CHO} \\ \text{H}\!\!-\!\!\!\!\!-\!\!\!\!\!-\!\!\text{OH} & \text{HO}\!\!-\!\!\!\!\!-\!\!\!\!\!-\!\!\text{H} \\ \text{CH}_2\text{OH} & \text{CH}_2\text{OH} \end{array}$$

（Ⅰ）D-(+)-甘油醛　　　（Ⅱ）L-(−)-甘油醛

人为规定右旋甘油醛以（Ⅰ）的形式进行表示，左旋甘油醛以（Ⅱ）的形式进行表示。并把投影式中手性碳原子上的羟基在右边的称为 D-型；在左边的称为 L-型。

D/L 构型标记法只能标记一个手性碳原子的构型,而对于含多个手性碳原子的化合物就无能为力了,使用起来很不方便。由于长期习惯,现在糖类和氨基酸类化合物尚沿用 D/L 构型标记法。1970 年以来,国际上逐渐采用 R/S 标记法。

(二) R/S 标记法

R/S 标记法可以标记化合物中任何一个手性碳原子的构型,是一种目前广泛使用的方法。其主要内容如下:

1. 次序规则

将手性碳原子上连接的四个不同原子或基团 a、b、c、d,按优先次序进行排列,并假设它们的优先次序为 a>b>c>d("$>$"表示优先于)。

要判断 1 个分子的构型,必须准确使用"次序规则"确定基团 a、b、c 的大小顺序。下面简要介绍"次序规则":

(1) 常见原子(包括同位素和孤对电子)的优先次序为:I>Br>Cl>S>P>F>O>N>C>H>孤对电子;同位素以质量数大的优先。

(2) 在比较与双键碳原子相连的基团的优先次序时,首先比较直接与双键碳原子相连的原子。原子序数大的,则该基团优先,若两个原子相同,则比较基团中与这两个原子相连的第二级原子,依此类推,直至比较出结果为止。例如:

$$-OCH_3 > -OH > -CH_2CH_2CH_3 > -CH_2CH_3 > -CH_3$$

(3) 如果某同级的两个原子相同时,并且连有多个原子,只要其中有一个原子的原子序数超过对方任何一个原子,则该基团就为优先基团。例如:

$$-CH_2OH > -CH_2CH_3$$
$$-CH_2OCH_3 > -CH_2OH$$
$$-CH_2Br > -CCl_3$$

(4) 如果基团中存在双键或三键时,则可认为该原子连有两个或三个相同的原子。例如:

$$-OH > -CHO > -CH_2OH$$

2. 手性碳原子构型的判断规则

在 d 与手性碳原子两线的延长线上来观察其余三个原子或基团的排列情况,即以 a→b→c 的顺序划圆,如果为顺时针,则该手性碳原子为 R 构型;如果为逆时针,则该手性碳原子为 S 构型。见图 13-7。

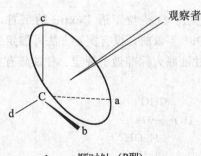 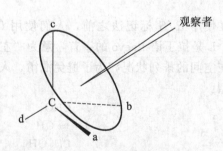

a→b→c 顺时针 (R 型)　　　　　　a→b→c 逆时针 (S 型)

图 13-7 R-S 标记法

R/S 标记法是基于手性碳原子的实际构型的，因此所标示的是绝对构型。值得注意的是，D/L 构型、R/S 构型以及旋光方向之间并没有必然的相应关系。旋光化合物的完整系统命名，应该标出构型和旋光方向。例如，右旋乳酸应写为 (S)-$(+)$-2-羟基丙酸；左旋乳酸应写为 (R)-$(-)$-2-羟基丙酸；外消旋体应写为$(\pm)$-2-羟基丙酸。

> **课堂互动**
>
> 用 R/S 标记并命名下列化合物：
>
>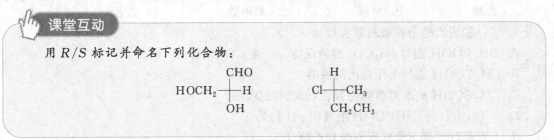

本章小结

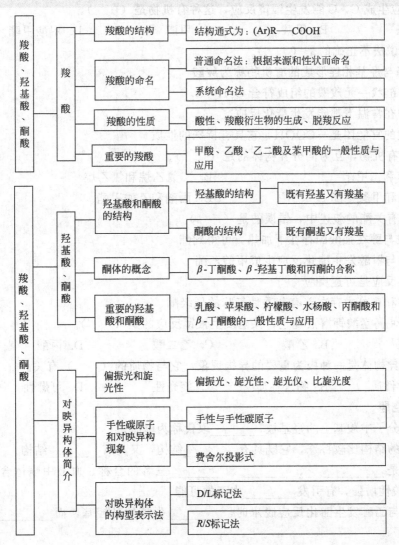

练 习 题

一、选择题

1. 受热可发生脱羧反应的是（　　）。
   A. 乙酸　　　B. 草酸　　　C. 苯甲酸　　　D. 蚁酸

2. 可以说明乙酸是弱酸的事实是（　　）。
   A. CH_3COOH 能与 Na_2CO_3 溶液反应，产生 CO_2 气体
   B. CH_3COOH 能与水任意比例混溶
   C. CH_3COOH 的水溶液能使紫色石蕊试液变红
   D. 0.1mol/L 的 CH_3COOH 溶液的 pH 约为 3

3. 下列哪种试剂不能鉴别甲酸和乙酸（　　）。
   A. $KMnO_4$　　　B. 托伦试剂　　　C. 斐林试剂　　　D. Br_2/H_2O

4. 某种有机物的氧化产物 A 和还原产物 B 都能与金属钠反应放出氢气，A、B 在浓硫酸催化下反应生成 C，C 能发生银镜反应，这种有机物是（　　）。
   A. 甲醛　　　B. 甲酸　　　C. 甲醇　　　D. 甲酸甲酯

5. 下列说法不正确的是（　　）。
   A. 羧基与烃基相连形成的有机物称为羧酸
   B. 饱和链状一元羧酸的组成符合 $C_nH_{2n}O_2$
   C. 羧酸在常温下都能发生酯化反应
   D. 羧酸的官能团是—COOH，它具有特殊的性质

6. 下列有机物，互为同分异构体的是（　　）。
   A. 甲苯和二甲苯　　　B. 二氯乙烷和氯乙烷
   C. 丁酸和甲酸甲酯　　　D. 丙酸和乙酸甲酯

7. 下列有关酯的叙述中，错误的是（　　）。
   A. 羧酸与醇在强酸的存在下加热，可得到酯
   B. 乙酸与甲醇发生酯化反应生成甲酸乙酯
   C. 酯化反应是可逆反应
   D. 果类和花草中存在着有芳香性气味的低级酯

8. 既能使高锰酸钾溶液褪色，又能发生银镜反应的是（　　）。
   A. 甲醛　　　B. 乙酸　　　C. 乙二酸　　　D. 丙酸

9. 对映异构体是一种极为重要的异构现象，它与物质的（　　）有关。
   A. 化学性质　　　B. 物理性质　　　C. 旋光性　　　D. 可燃性

二、填空题

1. 羧酸分子中羧基上的羟基被_____取代称为酰胺。

2. 甲酸的结构比较特殊，它既具有_____结构，又具有_____结构。

3. 酮体是_____、_____、_____三者的合称。血液中酮体含量增高，将会使血液中酸性增强，有引发_____中毒的可能。

4. 乙酸与乙醇发生酯化反应脱水时，_____失掉的是羟基，而_____失掉的是羟基上的氢原子。

5. 羧酸的官能团_____在其结构中既不存在典型的_____，也不存在典型的

_____，而是两者相互影响的统一体，是一种键长"平均化"了的结构。

6. 乙酸是弱酸，能使紫色石蕊试液变为_____。

7. 手性碳原子是指_____。

三、写出下列化合物的名称

1. $CH_3CH_2CH_2CHCOOH$
　　　　　　　　$|$
　　　　　　　　OH

2. $CH_3CHCH_2CHCOOH$
　　$|$　　　　$|$
　　CH_3　　CH_2CH_3

（注：第2题结构为 CH_3 在上方连接于 CH，CH_2CH_3 连接于另一 CH）

3. $HO-CH-COOH$
　　　　$|$
　　　CH_2-COOH

4. $CH_3-C-COOH$
　　　　　$\|$
　　　　　O

5. $CH_3C-O-CH_2CH_3$
　　　$\|$
　　　O

6.
$$\begin{array}{c} COOH \\ \diagup\!\!\!\diagdown\!\!-CH_3 \\ \diagdown\!\!\!\diagup \\ OH \end{array}$$

7.
$$\begin{array}{c} CH_3 \\ | \\ Cl-C-H \\ | \\ COOH \end{array}$$

8.
$$\begin{array}{c} Cl \\ | \\ H-C-CH_3 \\ | \\ CH_2CH_3 \end{array}$$

四、写出下列化合物的结构简式

1. 乳酸　　2. 邻苯二甲酸酐　　3. 环己基乙酸　　4. β-丁酮酸

5. 甲酸乙酯　6. 苯甲酸　　7. 2-丁烯酸　　8. 水杨酸

五、完成下列反应式

1. $C_6H_5CH_2COOH \xrightarrow{SOCl_2}$

2. $\begin{array}{c} \quad\quad COOH \\ H_2C \diagup \\ \quad| \\ H_2C \diagdown \\ \quad\quad COOH \end{array} \xrightarrow{\Delta}$

3. $HCOOH + CH_3OH \underset{\Delta}{\overset{浓 H_2SO_4}{\rightleftharpoons}}$

4. $CH_3COOH + NaOH \longrightarrow$

5. $CH_3COOH + NH_3 \longrightarrow \xrightarrow{\Delta}$

六、用化学方法鉴别下列各组化合物

1. 乙酸、乙醇和乙醛　　2. 甲酸与乙酸

七、推断题

某无色液体有机物，其相对分子质量为 88，与金属钠反应可产生氢气，能发生酯化反应生成有香味的液体，与碳酸钠反应放出 CO_2 气体。

(1) 推断该物质属于哪类有机化合物。
(2) 写出该物质的分子式。
(3) 写出可能的同分异构体。

第十四章 含氮有机化合物

含有氮元素（即含有碳氮键）的有机化合物，称为含氮有机物。它们在自然界分布很广，且与医药有密切的关系。如乙酰苯胺类清热解毒药、巴比妥类镇静催眠药、磺胺类杀菌消炎药、消毒剂新洁尔灭和杜米芬等都是含氮有机物。还有存在于动物胆汁中的胆碱以及神经传导物乙酰胆碱也是含氮有机物。

学习目标

1. 说出胺的结构、分类、命名和酰胺的结构。
2. 学会并掌握胺的主要化学性质，会用化学方法鉴别各种胺类化合物。
3. 知道尿素的结构和性质。

第一节　胺

一、胺的结构、分类、命名和主要性质

（一）胺的结构

胺与氨的结构相似。胺可以看作是氨的烃基衍生物，即氨分子中的氢原子被一个或几个烃基取代而生成的化合物。

$$\underset{\text{H}}{\overset{\text{H}}{\text{H}-\text{N}-\text{H}}} \qquad \underset{\text{H}}{\overset{\text{H}}{(\text{Ar})\text{R}-\text{N}-\text{H}}} \qquad \underset{\text{H}}{\overset{(\text{Ar}')\text{R}'}{(\text{Ar})\text{R}-\text{N}-\text{H}}} \qquad \underset{\text{R}''(\text{Ar}'')}{\overset{(\text{Ar}')\text{R}'}{(\text{Ar})\text{R}-\text{N}-}}$$

（二）胺的分类

（1）根据分子中氮原子所连烃基种类不同胺可分为脂肪胺和芳香胺；氮原子与脂肪烃基相连称为脂肪胺；氮原子直接与芳香环相连称为芳香胺。

$$\text{R}-\text{NH}_2 \qquad \underset{\text{芳香胺}}{\text{C}_6\text{H}_5-\text{NH}_2}$$

脂肪胺　　芳香胺

（2）根据胺分子中与氮原子相连的烃基数目不同胺可分为伯胺（1°胺）、仲胺（2°胺）、叔胺（3°胺）。

伯胺氮原子与 1 个烃基相连，通式为：

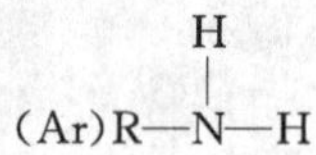

$$(Ar)R-\overset{H}{\underset{}{N}}-H$$

官能团为氨基（—NH_2）。

仲胺氮原子与 2 个烃基相连，通式为：

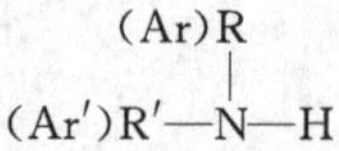

$$(Ar')R'-\overset{(Ar)R}{\underset{}{N}}-H$$

叔胺氮原子与 3 个烃基相连，通式为：

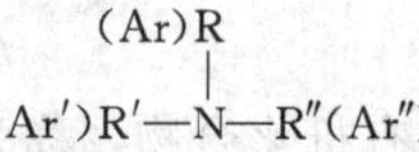

$$(Ar')R'-\overset{(Ar)R}{\underset{}{N}}-R''(Ar'')$$

注意："氨"、"胺"、"铵"字的用法是不同的。"氨"用来表示"NH_3"及"NH_3的基团"。"胺"用来表示氨的烃基衍生物，如甲胺（CH_3NH_2）；而"铵"用来表示 NH_4^+ 或其中的氢被烃基取代后的产物，如卤化铵（NH_4Cl）、季铵碱（$R_4N^+OH^-$）、季铵盐（$R_4N^+X^-$）。

（3）根据分子中氨基的数目不同胺还可分为一元胺和多元胺。

一元胺：CH_3NH_2　　　　　$CH_3CH_2NH_2$
　　　　甲胺　　　　　　　乙胺

二元胺：$H_2NCH_2CH_2NH_2$　　　$H_2NCH_2CH_2CH_2CH_2NH_2$
　　　　乙二胺　　　　　　　　1，4-丁二胺（腐胺）

（三）胺的命名

（1）简单的胺命名时，以胺为母体，烃基作为取代基称为"某胺"。如

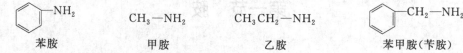

　苯胺　　　　　甲胺　　　　　乙胺　　　　　苯甲胺（苄胺）

（2）氮原子上连有两个或三个烃基的胺。

① 如果所连烃基相同，用数字"二"或"三"表示烃基的数目。

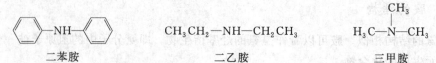

　　二苯胺　　　　　　二乙胺　　　　　　三甲胺

② 如果所连烃基不同，则把简单的烃基名称写在前面，复杂的烃基名称写在后面。如

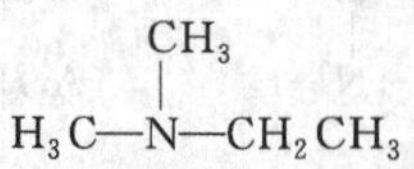

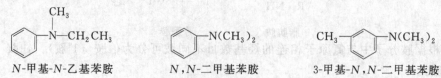

　　　二甲乙胺 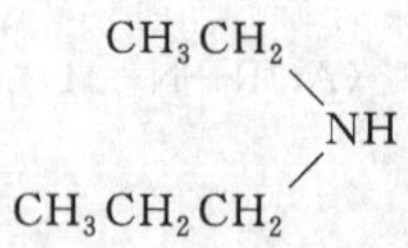　　　　　　　乙丙胺

（3）芳香胺的氮原子上连有烃基时，以芳香胺为母体，在脂肪烃基的前面加上字母"N"，表示该脂肪烃基直接连接在氮原子上。

N-甲基-N-乙基苯胺　　　N,N-二甲基苯胺　　　3-甲基-N,N-二甲基苯胺

> **课堂互动**
>
> 用系统命名法命名下列化合物
>
>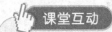

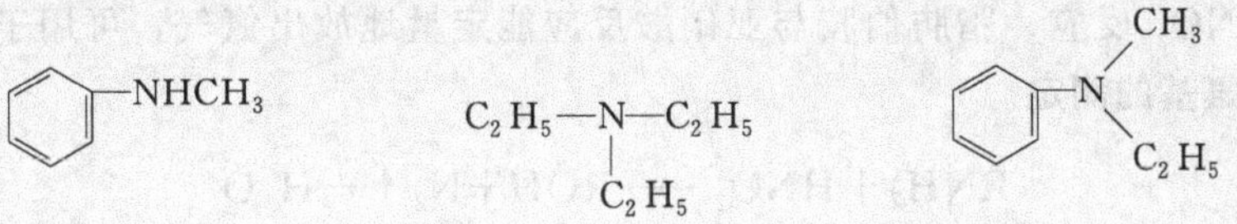

（四）胺的性质

1. 胺的物理性质

胺和氨一样是极性分子。伯胺、仲胺分子间都可形成分子间氢键，沸点比相对分子质量相近的烷烃高，比相应的醇和羧酸低。低级胺能与水形成氢键而易溶于水，随着相对分子质量的增大，溶解度降低。

芳香胺是无色液体或固体，有特殊臭味，有毒，使用时应予注意。

2. 胺的化学性质

胺与氨相似，氮原子上都具有孤对电子，所以它们的化学性质有相似之处。

（1）**碱性** 氮原子上的孤对电子对，能接受质子，因此水溶液呈碱性。

$$CH_3-NH_2 + HOH \rightleftharpoons CH_3-\overset{+}{N}H_3 + OH^-$$

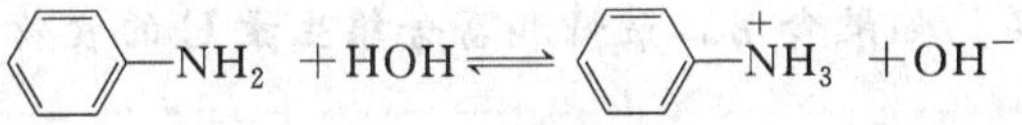

$$C_6H_5-NH_2 + HOH \rightleftharpoons C_6H_5-\overset{+}{N}H_3 + OH^-$$

脂肪族胺中仲胺碱性最强，伯胺次之，叔胺最弱，并且它们的碱性都比氨强。其碱性按大小顺序如下：

$$(CH_3)_2NH > CH_3NH_2 > (CH_3)_3N > NH_3$$

芳香胺的碱性比氨弱，而且三苯胺的碱性比二苯胺弱，二苯胺比苯胺弱。芳香胺的碱性顺序是：

$NH_3 >$ 苯胺 $>$ 二苯胺 $>$ 三苯胺

> **课堂互动**
>
> 写出下列化合物结构式并按碱性由强到弱排序排列：
> 二苯胺、氨、丙胺、三丙胺、二丙胺、苯胺

> **化学与生活**
>
> **除去鱼类腥味的方法**
>
> 鱼类腥味的产生主要是因为鱼身上含有甲胺、二甲胺、三甲胺等含氮有机化合物。其中尤以三甲胺含量最多。由于三种胺都能溶于乙醇，因此煮鱼时加入一定量的酒，能使胺类溶于乙醇并随加热沸腾后挥发逸出。葱、姜、蒜中都含有易挥发性有机物，具有和乙醇同样的作用。另外，胺类显碱性，加入食醋，胺能和醋酸反应生成醋酸盐，也能除去腥味。

（2）**与亚硝酸的反应** 胺可与亚硝酸反应，不同的胺各有不同的反应产物和现象。

由于亚硝酸不稳定，在反应中实际使用的是亚硝酸钠与盐酸的混合物。

$$NaNO_2 + HCl \longrightarrow HNO_2 + NaCl$$

伯胺与 HNO_2 反应　脂肪伯胺与亚硝酸反应能定量地放出氮气，可用于脂肪胺和其他有机化合物中氨基的测定。

$$RNH_2 + HNO_2 \longrightarrow ROH + N_2 \uparrow + H_2O$$

仲胺与 HNO_2 反应　脂肪仲胺或芳香仲胺与亚硝酸作用都生成 N-亚硝基胺。

$$(CH_3)_2NH + HNO_2 \longrightarrow (CH_3)_2N-NO + H_2O$$
　　二甲胺　　　　　　　　　N-亚硝基二甲胺（黄色油状液体）

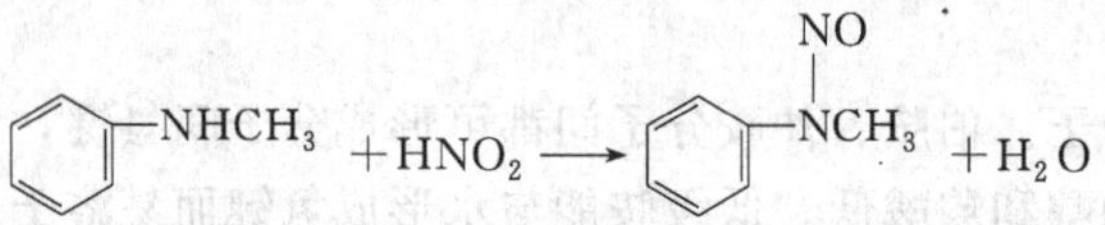

C₆H₅—NHCH₃ + HNO₂ ⟶ C₆H₅—N(NO)CH₃ + H₂O
　N-甲基苯胺　　　　　　N-亚硝基-N-甲基苯胺（棕黄色固体）

> **化学与生活**
>
> 　　亚硝基胺是黄色物质，具有致癌性。大多数经过加工的肉制品如火腿、熟肉类中含亚硝酸钠（$NaNO_2$），作为着色剂和防腐剂。当食用这些肉制品时，亚硝酸钠进入胃中与胃酸反应形成亚硝酸，亚硝酸再与体内存在的仲胺反应，生成具有致癌性的亚硝基胺。服用维生素 C 可阻断亚硝基胺在体内的合成。因此，为了自身的健康，尽量少食用含有亚硝酸钠的食品。如果食用，最好和富含维生素 C 的食物搭配。

二、苯胺（C₆H₅—NH₂）

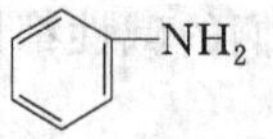

苯胺是最简单的也是最重要的芳香伯胺。常温下是无色油状液体，沸点 184.4℃，微溶于水，易溶于酒精、乙醚等有机溶剂。具有特殊气味，有剧毒。通过皮肤或其蒸气被吸入都会使人中毒。若空气中苯胺的浓度达到万分之一时，几个小时就会出现中毒症状，使人头晕，全身无力面目苍白，这是因为苯胺能使血红蛋白氧化为高铁血红蛋白，使中枢神经系统受到抑制。因此，使用时一定要小心。

苯胺与溴水的反应非常快，生成 2,4,6-三溴苯胺的白色沉淀，可用于检验苯胺，

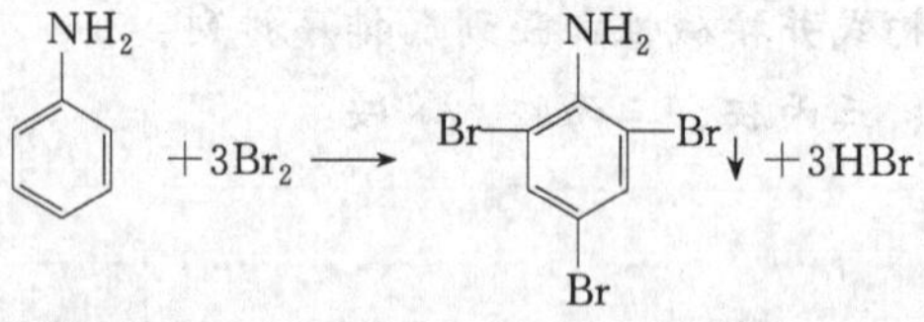

C₆H₅NH₂ + 3Br₂ ⟶ 2,4,6-Br₃C₆H₂NH₂↓ + 3HBr
　苯胺　　　　　　2,4,6-三溴苯胺（白色）

三、季铵盐和季铵碱

氮原子上连有四个烃基的离子型化合物，称为季铵类化合物。季铵类化合物分为季铵盐和季铵碱。

（一）季铵盐

结构式为：$[R_4N]^+ X^-$。

四个烃基可以相同，也可以不同。X 一般是卤素负离子，也可以是其他酸根离子。季铵盐是离子型化合物，为结晶性固体，易溶于水等极性溶剂，不易溶于氯仿、乙醚等非极性溶剂。多数季铵盐的毒性较胺低。

季铵盐的命名原则与"铵盐"的命名相似，将负离子和烃基名称放在"铵"字之前。

$$[(CH_3)_4N]^+Cl^- \qquad [(CH_3)_3N(C_2H_5)]^+Br^-$$
$$\text{氯化四甲铵} \qquad\qquad \text{溴化三甲基乙基铵}$$

（二）季铵碱

结构式为：$[R_4N]^+OH^-$。

季铵碱是强碱，碱性与 NaOH 和 KOH 相近。四个烃基可以相同，也可以不同。季铵碱也是离子型化合物，为结晶性固体，易溶于水，不易溶于非极性溶剂。

季铵碱的命名和"碱"的命名相同。

$$[(CH_3CH_2)_4N]^+OH^- \qquad [HO-CH_2CH_2-N(CH_3)_3]^+OH^-$$
$$\text{氢氧化四乙铵} \qquad\qquad \text{氢氧化三甲基-2-羟基乙铵（胆碱）}$$

生物体内也存在季铵碱，如胆碱。因为最初是从胆汁中发现的，故称为胆碱。它能调节肝中脂肪代谢，促进血脂很快转化成磷脂，防止脂肪在肝中大量积存，影响肝功能。临床上用来治疗肝炎、肝中毒。胆碱还能和乙酰基结合，生成乙酰胆碱。乙酰胆碱是一种具有显著生理作用的神经传导物质。

$$\left[HOCH_2CH_2-\overset{\overset{\displaystyle CH_3}{|}}{\underset{\underset{\displaystyle CH_3}{|}}{N}}-CH_3\right]^+ OH^- \qquad \left[CH_3\overset{\displaystyle O}{\overset{\|}{C}}-O-CH_2CH_2-\overset{\overset{\displaystyle CH_3}{|}}{\underset{\underset{\displaystyle CH_3}{|}}{N}}-CH_3\right]^+ OH^-$$

$$\text{胆碱} \qquad\qquad\qquad \text{乙酰胆碱}$$

化学与医学

常见季铵盐类消毒剂

1. 新洁尔灭

$$\left[\!\!\!\bigcirc\!\!\!-CH_2-\overset{\overset{\displaystyle CH_3}{|}}{\underset{\underset{\displaystyle CH_3}{|}}{N}}-C_{12}H_{25}\right]^+ Br^-$$

化学名称是溴化二甲基十二烷基苄铵。俗称苯扎溴铵。临床上常用于皮肤、黏膜、创面、手术器械和术前消毒，是一种较好的消毒防腐剂。

2. 杜米芬

$$\left[\!\!\!\bigcirc\!\!\!-OCH_2CH_2-\overset{\overset{\displaystyle CH_3}{|}}{\underset{\underset{\displaystyle CH_3}{|}}{N}}-C_{12}H_{25}\right]^+ Br^-$$

化学名称是溴化二甲基十二烷基-(2-苯氧乙基)铵。其特点是对皮肤黏膜无刺激性，毒性小，稳定性好，对消毒物品无损害。并具有清热解毒、消炎杀菌、润喉止痛的作用，对于咽喉炎、扁桃体炎、口疮、口臭等病症有良好的疗效。

第二节 酰 胺

一、酰胺

(一) 酰胺的结构

酰胺可以看作是羧酸分子中羧基上的羟基被氨基或烃氨基取代后生成的化合物。也可以看作是氨或胺分子中氮原子上的氢原子被酰基取代后的化合物。

通式为：

$$R-\overset{O}{\underset{}{C}}-NH_2 \qquad R-\overset{O}{\underset{}{C}}-NHR \qquad R-\overset{O}{\underset{}{C}}-N\overset{R}{\underset{R'}{}}$$

R、R′可以相同，也可以不同。

(二) 酰胺的命名

(1) 氮原子上没有烃基的简单酰胺，根据氨基（—NH_2）所连的酰基名称来命名，称为某酰胺。例如：

$$CH_3-\overset{O}{\underset{}{C}}-NH_2 \qquad C_6H_5-\overset{O}{\underset{}{C}}-NH_2$$

乙酰胺　　　　　　　苯甲酰胺

(2) 氮原子上连有取代基的酰胺，将取代基的名称写在"某酰胺"之前，并以"N"或"N,N"表示该取代基是连接在氮原子上。例如：

$$CH_3-\overset{O}{\underset{}{C}}-NH-CH_3 \qquad C_6H_5-\overset{O}{\underset{}{C}}-N\overset{CH_3}{\underset{CH_3}{}}$$

N-甲基乙酰胺　　　　　　N,N-二甲基苯甲酰胺

(三) 酰胺的化学性质

1. 弱酸性和弱碱性

一般认为，酰胺是近中性化合物，其水溶液并不显碱性，不能使石蕊试纸变色；酰胺遇酸不能形成稳定的盐。即使与强酸成盐，加水后也会水解。

2. 水解反应

$$R-\overset{O}{\underset{}{C}}-NH_2 + H_2O \longrightarrow \begin{cases} \xrightarrow{HCl,\Delta} RCOOH + NH_4Cl \\ \xrightarrow{NaOH,\Delta} RCOONa + NH_3\uparrow \\ \xrightarrow{酶} RCOOH + NH_3\uparrow \end{cases}$$

二、尿素

(一) 尿素的结构

尿素又称为脲。学名是碳酰二胺。是碳酸的最重要的衍生物，1773年由尿液中提取而得名。结构式为：

$$H_2N-\overset{\overset{O}{\|}}{C}-NH_2$$

尿素是人类及其他哺乳动物体内蛋白质代谢的最终产物之一。成人每天可排泄大约30g尿素。

(二) 尿素的性质

1. 弱碱性

尿素分子中有两个氨基，具有弱碱性，能与强酸形成盐。

$$H_2N-\overset{\overset{O}{\|}}{C}-NH_2 + HNO_3 \longrightarrow H_2N-\overset{\overset{O}{\|}}{C}-NH_2 \cdot HNO_3 \downarrow$$

2. 水解反应

$$H_2N-\overset{\overset{O}{\|}}{C}-NH_2 + H_2O \begin{cases} \xrightarrow[\triangle]{HCl} 2NH_4Cl + CO_2 \uparrow \\ \xrightarrow[\triangle]{NaOH} Na_2CO_3 + NH_3 \uparrow \\ \xrightarrow{酶} 2NH_3 + CO_2 \uparrow \end{cases}$$

3. 缩二脲反应

将固体尿素慢慢加热到150～160℃，稍高于它的熔点时，两分子尿素脱去一分子氨，生成缩二脲。

$$H_2N-\overset{\overset{O}{\|}}{C}-(\overline{NH_2+H})N-\overset{\overset{H}{|}}{\underset{}{}}-\overset{\overset{O}{\|}}{C}-NH_2 \xrightarrow[\triangle]{150\sim160℃} H_2N-\overset{\overset{O}{\|}}{C}-\overset{\overset{H}{|}}{N}-\overset{\overset{O}{\|}}{C}-NH_2 + NH_3 \uparrow$$

缩二脲不溶于水，但能溶于碱。缩二脲溶于碱后，加入少量的稀$CuSO_4$溶液，呈现出紫红色。这个颜色反应称为缩二脲反应。可利用这一反应鉴定尿素。

凡分子中含有两个或两个以上的酰胺键（又名肽键）（$-\overset{\overset{O}{\|}}{C}-\overset{\overset{H}{|}}{N}-$）的化合物，如多肽、蛋白质等，都能发生缩二脲反应。

(三) 尿素的用途

尿素是含氮量很高的氮肥，也是合成某些药物的原料。药用尿素注射液对降低颅内压及眼内压有显著疗效，可用于治疗青光眼和脑外伤引起的脑水肿等疾病。

本章小结

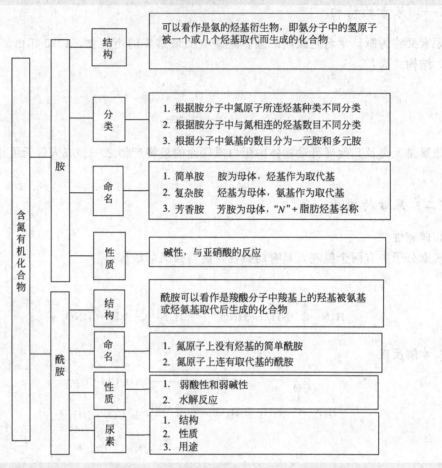

练 习 题

一、选择题

1. 下列属于伯胺的是（ ）。
   A. 乙胺　　　　　　B. 二甲胺　　　　　　C. 三乙胺　　　　　　D. N-乙基苯胺

2. 能与苯胺反应生成白色沉淀的是（ ）。
   A. 盐酸　　　　　　B. 溴水　　　　　　　C. 乙酰氯　　　　　　D. 亚硝酸

3. 甲胺的官能团是（ ）。
   A. 甲基　　　　　　B. 氨基　　　　　　　C. 亚氨基　　　　　　D. 次氨基

4. 氨、甲胺、苯胺三者碱性相比较，由强到弱排列正确的是（ ）。
   A. 甲胺、氨、苯胺　B. 甲胺、苯胺、氨　C. 苯胺、氨、甲胺　D. 氨、苯胺、甲胺

5. 下列属于季铵盐的是（ ）。
   A. 碘化四甲铵　　　B. 苯胺　　　　　　　C. 氢氧化四甲胺　　　D. 二乙胺

6. 下列对人体有毒害的物质是（ ）。
   A. 苯胺　　　　　　B. 乙酸　　　　　　　C. 氮气　　　　　　　D. 乙醇

7. 不能与亚硝酸反应的是（　　）。
A. 伯胺　　　　　　B. 仲胺　　　　　　C. 叔胺　　　　　　D. 苯酚

二、命名下列化合物或写出结构式

1. $(CH_3)_3N$
2. 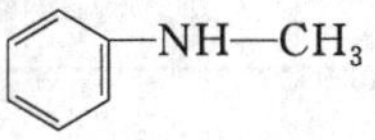 C$_6$H$_5$—NH—CH$_3$
3. $[(CH_3CH_2)_4N]^+OH^-$
4. 乙胺
5. 碘化四甲铵
6. 苯胺
7. 邻甲基苯胺

*第十五章
杂环化合物和生物碱

第一节 杂环化合物

杂环化合物是指构成环的原子除碳原子外,还含有非碳原子的化合物。非碳原子又称为杂原子。最常见的杂原子包括氧、硫、氮。

杂环化合物广泛存在于自然界中,与生物有关的重要化合物结构中多数含有杂环化合物,如天然中草药中的有效成分生物碱大多含有含氮杂环化合物;核酸的碱基都是含氮杂环化合物;某些维生素、抗生素等也含有杂环化合物;组成蛋白质的色氨酸、组氨酸也都是杂环化合物。中国药典中收载的有机原料药中,约有300种含有杂环化合物,因此,杂环化合物在医药卫生方面占有重要的地位。

学习目标

1. 说出杂环化合物的定义、分类和一般命名。
2. 知道生物碱的一般性质。
3. 知道常见杂环化合物并且认识毒品的危害。

一、杂环化合物的分类、结构和命名

杂环化合物数量很大(约占有机物1/3以上),有的杂环化合物没有芳香性,如环醚、内酯、内酰胺等,这类化合物的性质一般不稳定,易开环和与其含有相同官能团的化合物性质相似;有的杂环化合物有芳香性,在结构上与芳香环相似,性质比较稳定,具有闭合的共轭体系,我们把这类杂环化合物称为芳香杂环化合物。杂环化合物主要指芳香杂环化合物。本章主要介绍芳香杂环化合物。

(一)杂环化合物的分类、结构

杂环化合物可以按照环的大小分为五元杂环和六元杂环两大类;也可按杂原子的数目分为含一个、两个和多个杂原子的杂环;还可以按环的多少分为单杂环和稠杂环。见表15-1。

第十五章 杂环化合物和生物碱

表 15-1 杂环化合物的分类、名称和标位

类别	杂环母环
含一个杂原子的五元杂环	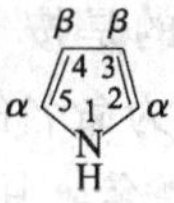 吡咯 pyrrole 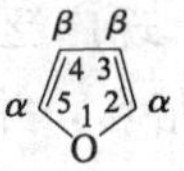　　呋喃 furan 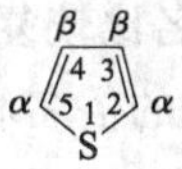　　噻吩 thiophene
含两个杂原子的五元杂环	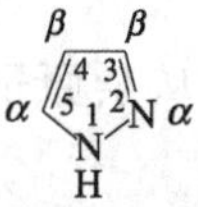 吡唑 pyrazole 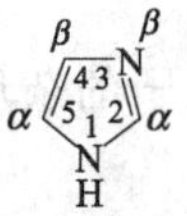　　咪唑 imidazole 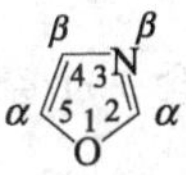　　噁唑 oxazole 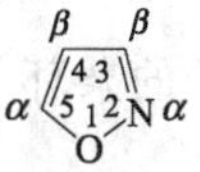　　异噁唑 isoxazole 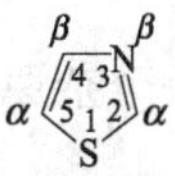　　噻唑 thiazole
五元稠杂环	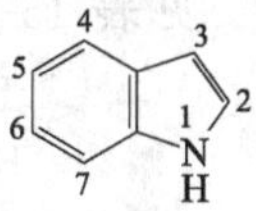 吲哚 indole 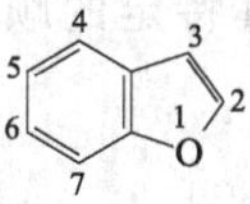　　苯并呋喃 benzofuran 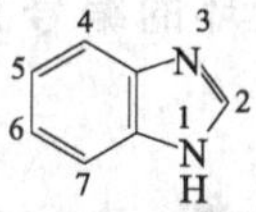　　苯并咪唑 benzimdazole 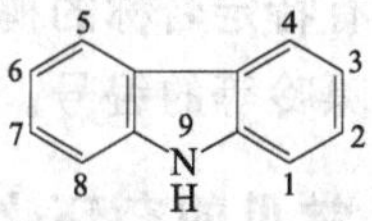　　咔唑 carbazole
含一个杂原子的六元杂环	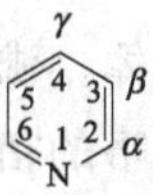 吡啶 pyridine 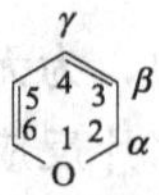　　2H-吡喃 2H-pyran 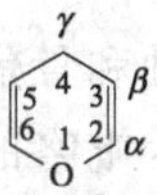　　4H-吡喃 4H-pyran
含两个杂原子的六元杂环	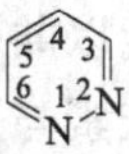 哒嗪 pyridazine 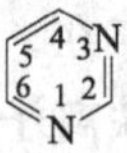　　嘧啶 pyrimidine 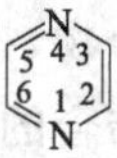　　吡嗪 pyrazine
六元稠杂环	喹啉 quinoline　　异喹啉 isoquinoline　　喋啶 pteridine　　嘌呤 purine
	吖啶 acridine　　吩嗪 phenazine　　吩噻嗪 phenothiazine

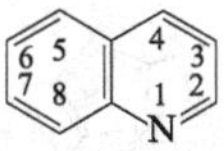

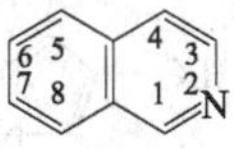

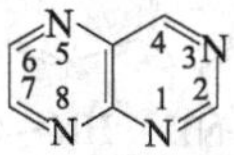

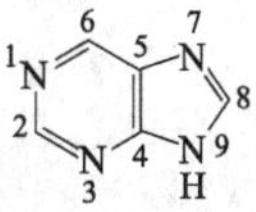

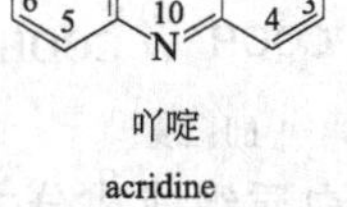

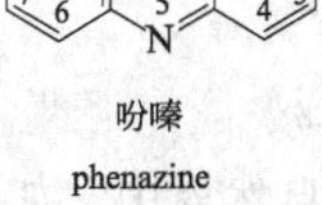

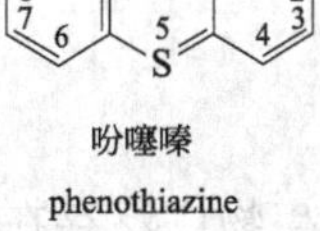

（二）杂环化合物的命名

1. 杂环母环的命名

杂环化合物的命名比较复杂。现广泛应用的是按 IUPAC（1979）命名原则规定，保留特定的 45 个杂环化合物的俗名和半俗名，并以此为命名的基础。我国采用"音译法"，按照英文名称的读音，选用同音汉字加"口"旁组成音译名，其中"口"代表环的结构。见表 15-1。

2. 杂环母环的编号规则

当杂环上连有取代基时，为了标明取代基的位置，必须将杂环母体编号。杂环母体的编号原则是：

（1）含一个杂原子的杂环　含一个杂原子的杂环从杂原子开始编号。见表 15-1 中吡咯、吡啶等编号。

（2）含两个或多个杂原子的杂环　含两个或多个杂原子的杂环编号时应使杂原子位次尽可能小，并按 O、S、N 的优先顺序决定优先的杂原子，见表 15-1 中咪唑、噻唑的编号。

（3）有特定名称的稠杂环的编号有其特定的顺序　见表 15-1 中喹啉、异喹啉、吖啶、吩噻嗪、嘌呤等的编号。

二、常见的杂环化合物

（一）吡咯、咪唑及其衍生物

吡咯存在于煤焦油和骨焦油中，为无色液体，沸点 131℃。吡咯的蒸气可使浸有盐酸的松木片产生红色，称为吡咯的松木片反应。吡咯的衍生物广泛分布于自然界，叶绿素、血红素、维生素 B_{12} 及许多生物碱中都含有吡咯环。

四个吡咯环的 α 碳原子通过四个次甲基（—CH=）交替连接构成的大环叫卟吩环，卟吩的成环原子都在同一平面上，是一个复杂的共轭体系。卟吩本身在自然界中不存在，它的取代物称为卟啉类化合物，广泛存在。卟吩能以共价键和配位键与不同的金属原子结合，如血红素的分子结构中结合的是亚铁离子。血红素与蛋白质结合成为血红蛋白，存在于哺乳动物的红细胞中，是运输氧气的物质。

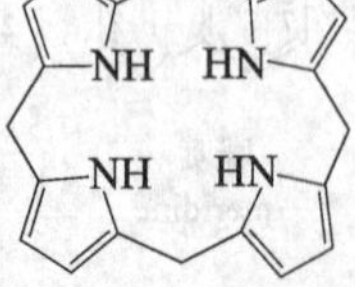

卟吩 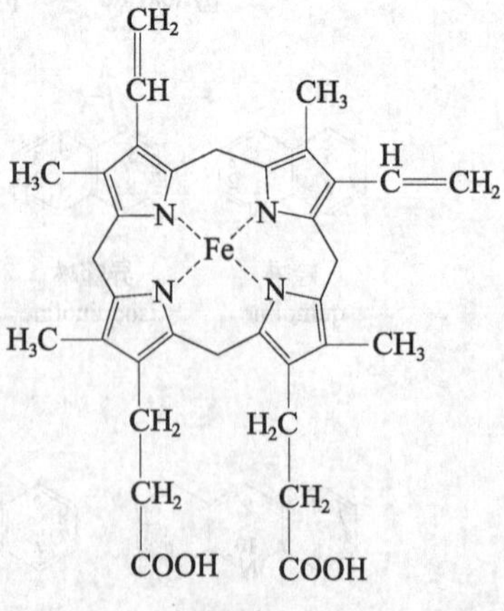　　　　　　　血红素

咪唑的衍生物广泛存在于自然界中，如蛋白质组成成分之一的组氨酸。组氨酸经酶的作用或体内分解，可脱羧变成组胺。

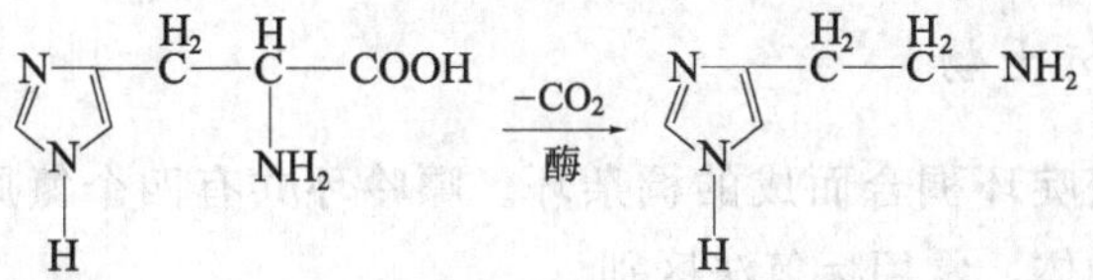

组氨酸 →(-CO₂, 酶) 组胺

组胺有收缩血管的作用。人体内组胺含量过多时会发生过敏反应。

（二）吡啶及其衍生物

吡啶最初是从干馏动物的骨骼而得，煤焦油和页岩油中含有吡啶及其同系物。生物碱中常含有吡啶或氢化吡啶。

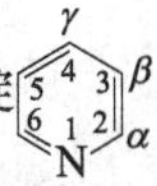

吡啶的重要衍生物有烟酸、烟酰胺、异烟肼等。

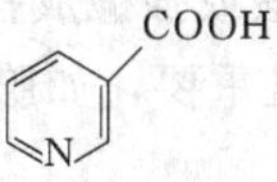

烟酸（β-吡啶甲酸）　烟酰胺（β-吡啶甲酰胺）　异烟肼（β-吡啶甲酰肼）

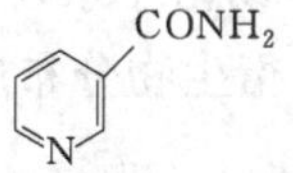

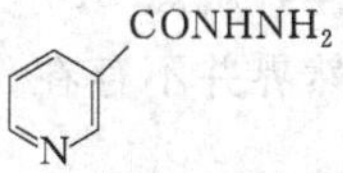

烟酸和烟酰胺两者组成维生素 PP，是 B 族维生素之一，体内缺乏时能引起糙皮病。烟酸还具有扩张血管及降低血胆固醇的作用。

异烟肼又叫雷米封（Rimifon），为无色晶体或粉末，易溶于水，微溶于乙醇而不溶于乙醚。异烟肼具有较强的抗结核作用，是常用治疗结核病的口服药。

（三）嘧啶及其衍生物

嘧啶是含有两个氮原子的六元杂环化合物。它是无色固体，熔点 22℃，易溶于水，具有弱碱性。

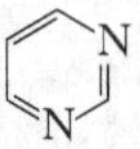

嘧啶可以单独存在，也可与其他环系稠合而存在于维生素、生物碱及蛋白质中。许多合成药物如巴比妥类药物、磺胺嘧啶等，都含有嘧啶环。

嘧啶的衍生物如胞嘧啶、尿嘧啶和胸腺嘧啶是核酸的组成成分。

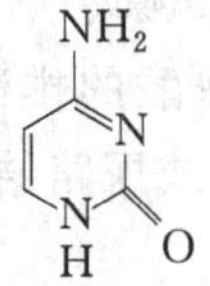

胞嘧啶　　　　尿嘧啶　　　　胸腺嘧啶
4-氨基-2-氧嘧啶　2,4-二氧嘧啶　5-甲基-2,4-二氧嘧啶

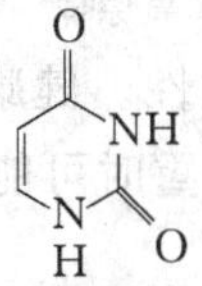

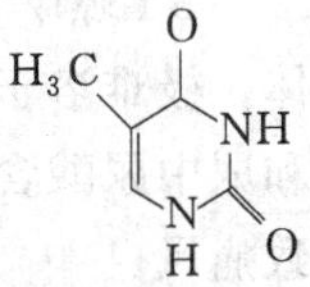

上述嘧啶衍生物有酮式和烯醇式的互变异构现象。如尿嘧啶的互变异构：

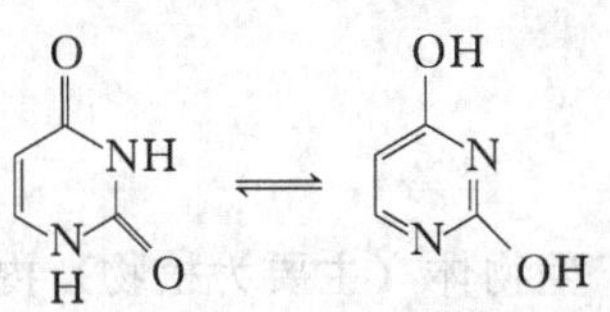

酮式　　　　　烯醇式
2,4-二氧嘧啶　2,4-二羟基嘧啶

（四）嘌呤及其衍生物

嘌呤是咪唑环和嘧啶环稠合而成的稠杂环。嘌呤环共有四个氮原子，环的编号比较特殊，它有两种互变异构体，常用标氢法区别。

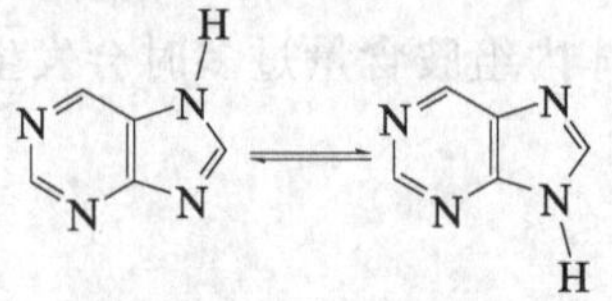

$7H$-嘌呤
(1)

$9H$-嘌呤
(2)

结晶态嘌呤为（1）式，在水溶液中（1）式与（2）式共存。药物分子中一般多为 $7H$-嘌呤（1式）衍生物，生物体中则 $9H$-嘌呤（2式）更为常见。

嘌呤为无色晶体，熔点 216～217℃，易溶于水，能与强酸或强碱成盐。

嘌呤本身在自然界并不存在，但它的衍生物分布广，而且重要，如腺嘌呤、鸟嘌呤等都是核酸的组成成分。

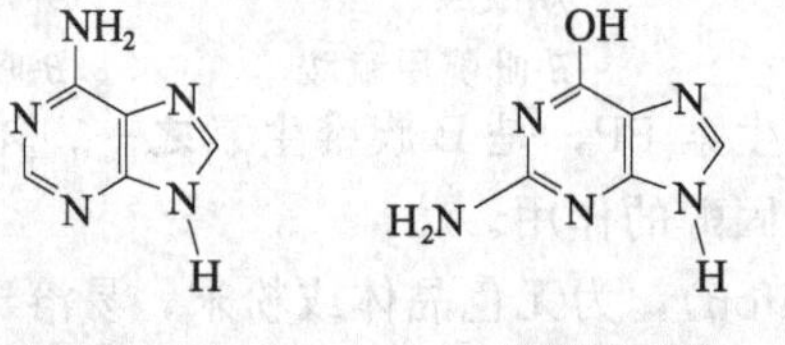

腺嘌呤 (A)
6-氨基嘌呤

鸟嘌呤 (G)
2-氨基-6-羟基嘌呤

次黄嘌呤、黄嘌呤和尿酸是腺嘌呤和鸟嘌呤在体内的代谢产物，存在于哺乳动物的尿和血中。

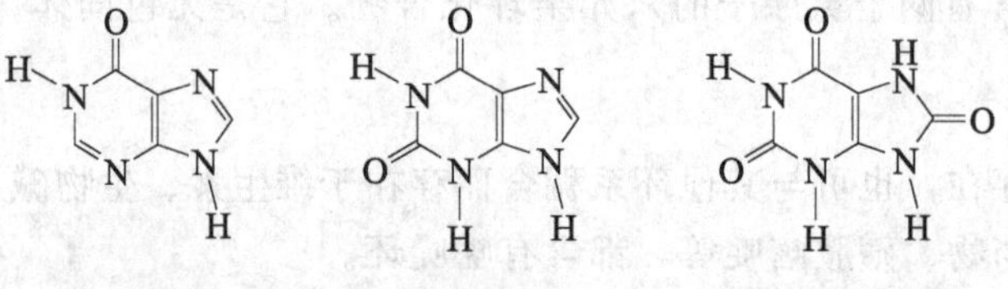

次黄嘌呤
6-氧嘌呤

黄嘌呤
2,6-二氧嘌呤

尿酸
2,6,8-三氧嘌呤

尿酸为无色晶体，极难溶于水，有弱酸性。健康的人每天尿酸的排泄量约为 0.5～1g。如代谢紊乱导致血和尿中尿酸含量过高，严重时可能沉积形成肾或尿路结石。尿酸沉积在软骨及关节等处，导致痛风。

第二节　生物碱

一、生物碱的一般性质

生物碱（alkaloids）是存在于生物体（主要为植物）内，对人和动物有强烈生理作用的一类含氮碱性有机化合物。大多数有复杂的含氮环状结构，是中草药的有效成分之一。如黄连中的小檗碱（黄连素）、麻黄中的麻黄碱、萝芙木中的利血平、喜树中的喜树碱、长春花中的长春新碱等。

同一种植物在不同的季节、不同的部位含生物碱的量不同。如有的中草药要采集春天的嫩芽，有的要采集秋天成熟部分。有的要采集花、有的要采集果、有的要采集根等。

（一）生物碱的通性

（1）大多数生物碱为结晶性物质，味苦，少数为液体（如烟碱、槟榔碱）。

（2）一般生物碱均无色，具旋光性（多数呈左旋光性）。但有少数例外，如小檗碱为黄色，胡椒碱无旋光性等，个别生物碱有挥发性，如麻黄碱。

（3）大多数生物碱呈碱性反应。生物碱的碱性强弱，与它们分子中氮原子存在的状态有密切的关系。一般季铵碱＞仲胺碱＞叔胺碱。如氮原子呈酰胺状态，则碱性极弱或消失。有的生物碱分子具有酚羟基或羧基，因而具有酸碱两性。

（4）生物碱大多数不溶或难溶于水而溶于乙醇、氯仿、乙醚、苯等有机溶剂。而生物碱盐类除了在乙醇中能溶解外，还易溶于水。利用这一性质，可以使生物碱和酸性溶液反应生成生物碱盐而溶于水中。

（二）生物碱的检验

有些生物碱能和某些试剂反应生成特殊的颜色，叫做显色反应，常用于鉴识某种生物碱。但显色反应受生物碱纯度的影响很大，生物碱愈纯，颜色愈明显。常用的显色剂有：

（1）矾酸铵-浓硫酸溶液（Mandelin 试剂）　为 1％矾酸铵的浓硫酸溶液。如遇阿托品显红色、可待因显蓝色、士的宁显紫色到红色。

（2）钼酸铵-浓硫酸溶液（Frohde 试剂）　为 1％钼酸钠或钼酸铵的浓硫酸溶液。如遇乌头碱显黄棕色、小檗碱显棕绿色、阿托品不显色。

（3）甲醛-浓硫酸试剂（Marquis 试剂）　为 30％甲醛溶液 0.2mL 与 10mL 浓硫酸的混合溶液。如遇吗啡显橙色至紫色、可待因显红色至黄棕色。

（4）浓硫酸　如遇乌头碱显紫色、小檗碱显绿色、阿托品不显色。

（5）浓硝酸　如遇小檗碱显棕红色、秋水仙碱显蓝色、咖啡碱不显色。

二、常见的生物碱

（一）烟碱（尼古丁）

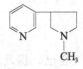

烟碱主要存在于烟草叶中，味辛辣，易溶于水、乙醇及氯仿中。烟碱毒性很强，少量吸入能刺激中枢神经、增高血压；大量吸入能抑制中枢神经系统，致使心脏麻痹以致死亡。

（二）吡咯烷类生物碱

吡咯里西啶类：两个吡咯烷共用一个氮原子稠合而成，生物活性较强，但毒性也大，尤其导致肝中毒。

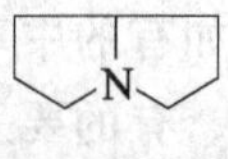

吡咯里西啶 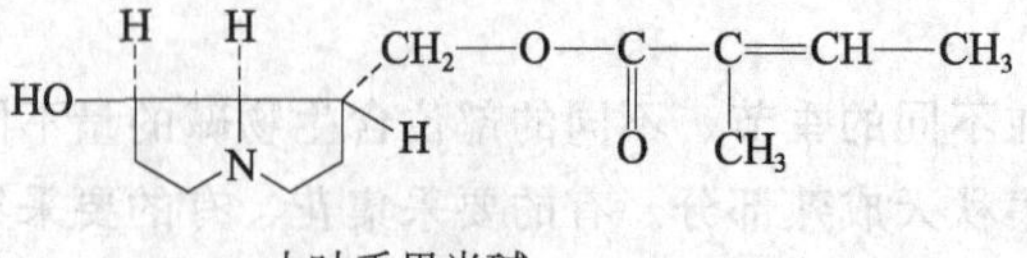　　　　大叶千里光碱

（三）原小檗碱

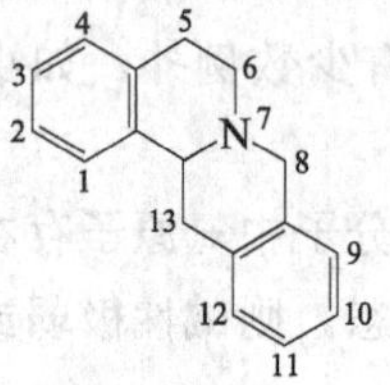

原小檗碱 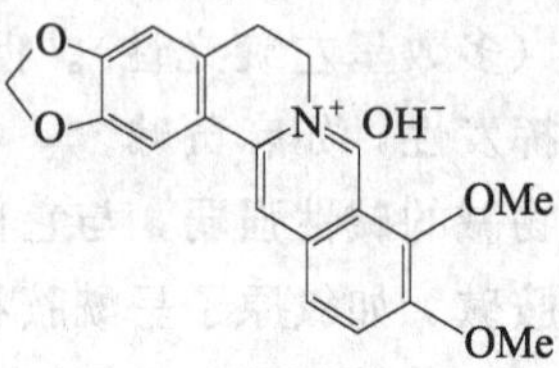　　　小檗碱 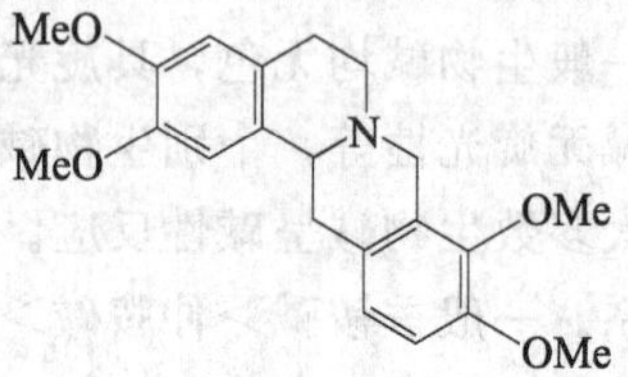　　　延胡索乙素

（四）吗啡类

具有部分饱和的菲核

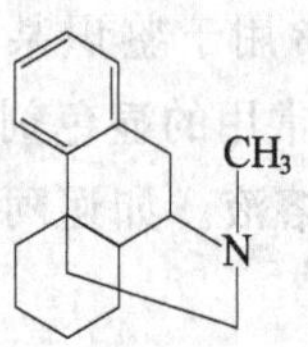

吗啡 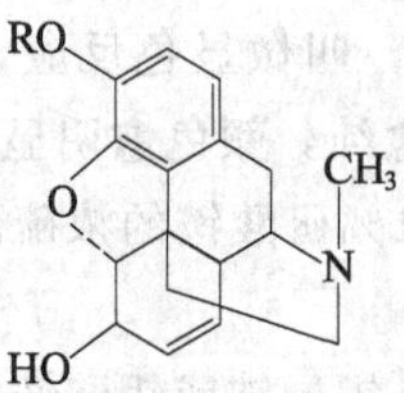　　可待因 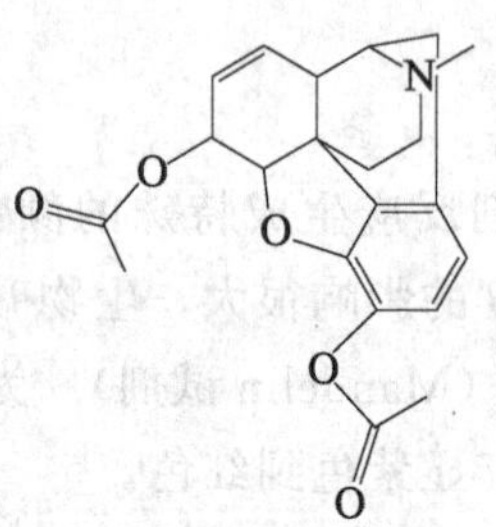　　海洛因 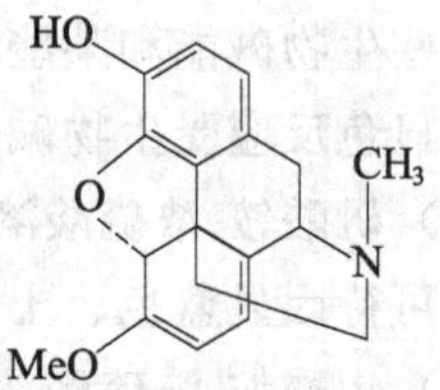　　蒂巴因

吗啡存在于鸦片中，为白色结晶。吗啡对中枢神经有麻醉作用，镇痛作用强，但易成瘾，使用时要严格控制。

吗啡的甲基衍生物称为可待因；吗啡分子中的羟基经乙酰化反应后，生成二乙酰吗啡即海洛因。它们都是对人类危害很大的毒品。

（五）有机胺类

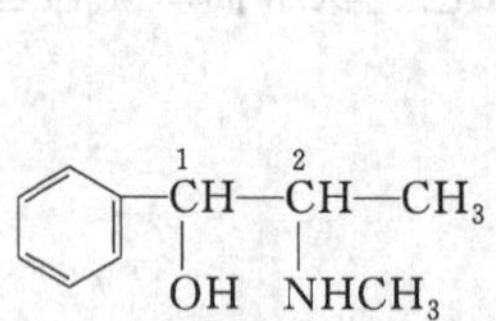

麻黄碱

三、珍爱生命，远离毒品

说起毒品的危害，可以概括为"毁灭自己，祸及家庭，危害社会"十二个字。

（一）毁灭自己

（1）不同的毒品摄入体内，都有各自的毒副反应及产生戒断症状，对健康形成直接而严重的损害，吸毒过量以致死亡。此外，由于毒品对消化系统、呼吸系统、心血管系统、免疫系统的影响，滥用毒品可导致多种并发症的发生。如急慢性肝炎、肺炎、败血症、心内膜炎、肾功能衰竭、心律失常、血栓性静脉炎、动脉炎、支气管炎、肺气肿、各种皮肤病、慢性器质性脑损害、中毒性精神病、性病及艾滋病。百年前就有曰"剜骨剃髓不用刀，请君夜吸相思膏（相思膏，即鸦片）"。

（2）毒品不仅对躯体造成巨大的损害，由于毒品的生理依赖性与心理依赖性，使得吸毒者成为毒品的奴隶，他们生活的唯一目标就是设法获得毒品，为此失去工作、生活的兴趣与能力。长期吸毒精神萎靡，形销骨立，人不像人，鬼不像鬼。因此，对于吸毒者"吸进的是白色粉末，吐出来的却是自己的生命"。

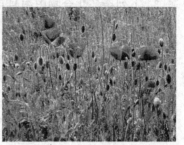

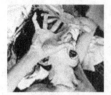
吸毒者的惨状

（二）祸及家庭

一个人一旦吸毒成瘾，就会人格丧失，道德沦落，为购买毒品耗尽正当收入后，就会变卖家产，四处举债，倾家荡产，六亲不认，"烟瘾一来人似狼，卖儿卖女不认娘"。家中只要有了一个吸毒者，从此全家就会永无宁日，就意味着家庭贫穷和充满矛盾的开始。妻离子散，家破人亡往往就是吸毒者的家庭结局。

（三）危害社会

（1）吸毒与犯罪如一对孪生兄弟。吸毒者为获毒资往往置道德、法律于不顾，越轨犯罪，严重危害人民生命与社会治安。据报道，在英国有一半吸毒者是靠犯罪获得买毒品的钱。

（2）吸毒者丧失工作能力与正常生活能力，对吸毒者的各种医疗费用，缉毒、戒毒力量的投入，药物滥用防治工作的开展，这些都给社会经济带来严重的损失。如今，吸毒成为社会痼疾，在全世界蔓延，人类社会因此背上了沉重的社会包袱。

本章小结

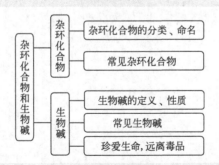

练 习 题

一、选择题

1. 下列不属于五元杂环化合物的是（　　）。

A．吡咯　　　B．噻吩　　　C．呋喃　　　D．吡啶

2. 下列不属于六元杂环化合物的是（　　）。

A．吡啶　　　B．2H-吡喃　　C．4H-吡喃　　D．吡咯

3. 下列杂环化合物中编号正确的是（　　）。

A. 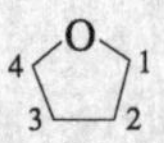 [呋喃，编号4,3,2,1，O在1位]   B. 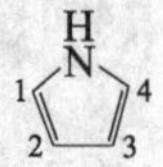 [吡咯，NH，1,2,3,4]   C. 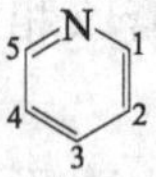 [吡啶，N在1位，5,4,3,2,1]   D. 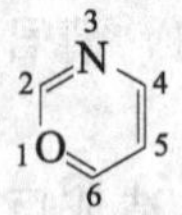 [1,3-噁嗪，3,2,1,6,5,4]

4. 下列命名错误的是（　　）。

A. 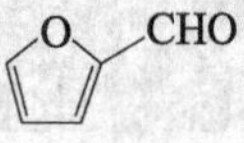 [呋喃-CHO] 1-呋喃甲醛   B. 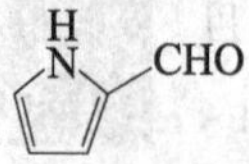 [吡咯-CHO] 2-吡咯甲醛   C. 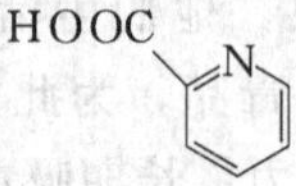 [吡啶-COOH] 2-吡啶甲酸   D. 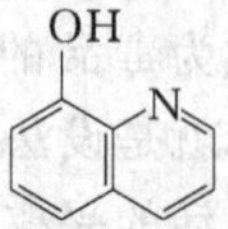 [8-羟基喹啉] 8-羟基喹啉

二、填空题

1. 一般将杂环化合物分为两大类：一类_____，如环醚、内酯、内酰胺等，这类化合物的性质一般不稳定，易开环和与其含有相同官能团的化合物性质相似；另一类则在结构上与芳香环相似，并且性质比较稳定的杂环化合物称_____。

2. 芳杂环化合物可以按照环的大小分为_____杂环和_____杂环两大类。

3. 杂环化合物的命名比较复杂。现广泛应用的是按_____命名原则规定，保留特定的 45 个杂环化合物的俗名和半俗名，并以此为命名的基础。我国采用_____，按照英文名称的读音，选用同音汉字加"口"旁组成音译名，其中"口"代表环的结构。

4. 杂环化合物编号规则

(1) 含一个杂原子的杂环从_____开始编号。

(2) 含两个或多个杂原子的杂环编号时应使_____尽可能小，并按_____的优先顺序决定优先的杂原子。

5. 甲醛-浓硫酸试剂（Marquis试剂）为 0.2mL 30%甲醛溶液与 10mL 浓硫酸的混合溶液。如遇吗啡显_____，可卡因显_____。

6. 浓硫酸，如遇乌头碱_____、小檗碱_____、阿托品_____。

第十六章
酯和脂类

同学们，我们闻到的水果香味、花草香味以及炒菜时加入的食用油而散发出来的香味都是由什么物质发出的呢？这些发出香味的物质就是本章要学习的酯和脂类。

学习目标

1. 学会并掌握酯、油脂的定义、结构、命名和性质。
2. 说出表面活性剂和磷脂。

一、酯

（一）酯的结构

酯是羧酸和醇脱水反应的产物。由无机酸和醇反应生成的酯，叫做无机酸酯，由羧酸和醇反应生成的酯，叫做有机酸酯。本章主要学习有机酸酯，通常简称酯。

酯可以看作是羧酸分子中羧基上的羟基被烃氧基取代后生成的化合物。一元酸酯的结构通式为：

$$(Ar)R-\overset{\overset{\displaystyle O}{\|}}{C}-O-R'$$

$\qquad\qquad\qquad$ 酰基 $\quad$ 烃氧基

从结构上看，酯是由酰基（由羧酸提供）和烃氧基（由醇提供）共同组成的。

（二）酯的命名

酯的命名是根据生成酯的羧酸和醇的名称而命名。由一元醇和羧酸形成的酯，命名时羧酸的名称在前，醇的名称在后，把"醇"字改成"酯"字，称为"某酸某酯"。例如：

$$H-\overset{\overset{\displaystyle O}{\|}}{C}-O-CH_3 \text{ 或 }(CH_3-O-\overset{\overset{\displaystyle O}{\|}}{C}-H)$$
甲酸甲酯

$$H-\overset{\overset{\displaystyle O}{\|}}{C}-O-CH_2CH_3 \text{ 或 }(CH_3CH_2-O-\overset{\overset{\displaystyle O}{\|}}{C}-H)$$
甲酸乙酯

$$CH_3-\overset{\overset{\displaystyle O}{\|}}{C}-O-CH_3 \text{ 或 }(CH_3COOCH_3)$$
乙酸甲酯

$$CH_3-\overset{\overset{\displaystyle O}{\|}}{C}-O-CH_2CH_3 \text{ 或 }(CH_3COOCH_2CH_3)$$
乙酸乙酯

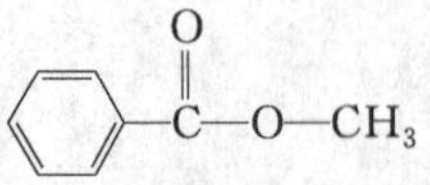

苯甲酸甲酯 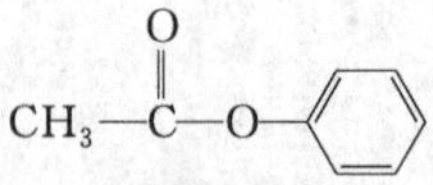   乙酸苯甲酯

CH₃COOCH₂CH₂CH₃   CH₃CH₂COOCH₂CH₃
乙酸丙酯   丙酸乙酯

课堂互动

1. 说出下列酯的名称

(1) 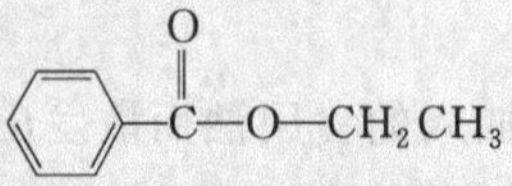 C₆H₅—CO—OCH₂CH₃ (2) 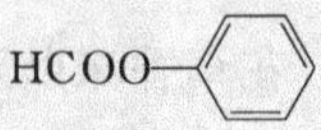 HCOO—C₆H₅ (3) CH₃COOCH₂CH₃

2. 写出下列化合物的结构式
 (1) 菠萝里含有丁酸乙酯   (2) 橘子里含有丁酸辛酯

(三) 酯的性质

1. 物理性质

低级酯为易挥发的无色液体，高级酯为蜡状固体。酯一般比水轻，难溶于水，易溶于有机溶剂。低级酯能溶解很多有机化合物，是良好的有机溶剂。

低级酯为无色有香味的液体，存在于各种水果和花草中，如乙酸乙酯有苹果香味，乙酸异戊酯有香蕉味，乙酸甲酯有菠萝香味，乙酸戊酯有梨的香味，苯甲酸甲酯有茉莉花香味。酯可作为食品和饮料及日用品的香料。

2. 化学性质

酯的化学性质主要是水解反应，生成羧酸和醇。通常情况下，酯的水解反应速率较慢。在酸性或碱性条件下加热，可加快其反应速率。酯在酸催化下的水解，是酯化反应的逆反应，但水解不完全。在碱作用下水解时，产生的酸可与碱生成盐而破坏平衡体系，实验证明在足够量的碱存在时，水解可以进行到底。

$$R-CO-OR' + H_2O \xrightleftharpoons{HCl} R-COOH + R'OH$$

$$R-CO-OR' + H_2O \xrightarrow{NaOH} R-COONa + R'OH$$

二、油脂的组成和结构

油脂是特殊结构的酯类化合物，是油和脂肪的总称。室温下呈液态的称为油，如花生油、菜籽油、芝麻油等，通常来源于植物；室温下呈固态的称为脂肪，如猪脂、牛脂、羊脂等，通常来源于动物。图 16-1 是日常生活中常用的油脂。油脂是动植物体内的重要成分。人体内油脂一般储存于皮下、肠系膜等组织，含量变化较大，不仅在体内氧化时放出大量热能，而且又是脂溶性维生素 A、D、E、K 等的良好溶剂。

从化学结构和组成上看，油脂的主要成分是高级脂肪酸的甘油酯。由于甘油分子中含有

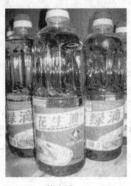 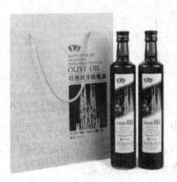 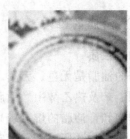

花生油　　　　　　　　　　橄榄油　　　　　　　　　　猪脂

图 16-1　常用油脂

3 个羟基，因此，它可以和 3 分子的高级脂肪酸结合生成酯。其结构通式如下：

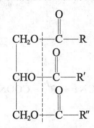

甘油部分　脂肪酸部分

R、R′、R″代表高级脂肪酸的烃基。在脂肪酸甘油酯的分子中，3 个脂肪酸的烃基可以是相同的，也可以是不相同的。如果 3 个脂肪酸的烃基是相同的，这种甘油酯称为单甘油酯。如果 3 个脂肪酸的烃基是不相同的，这种甘油酯称为混甘油酯。自然界存在的油脂中，大多数是混甘油酯。天然油脂实际上是各种混甘油酯的混合物。

组成油脂的脂肪酸种类很多，但绝大多数是偶数碳原子的直链羧酸，这些高级脂肪酸可以是饱和的也可以是不饱和的。在高等动植物体内主要存在 12 个碳以上的高级脂肪酸，12 个碳以下的低级脂肪酸存在于哺乳动物的乳脂中。

多数脂肪酸在人体内可以进行合成，只有亚油酸、亚麻酸等少数脂肪酸在人体内不能合成，它们又是营养上不可缺少的脂肪酸，必须要由食物供给，因而称为"必需脂肪酸"。

表 16-1 列出了油脂的常见脂肪酸。标"*"的为"必需脂肪酸"。

表 16-1　油脂中常见的脂肪酸

分类	俗名	系统名称	结构式
饱和脂肪酸	软脂酸	十六酸	$CH_3(CH_2)_{14}COOH$
	硬脂酸	十八酸	$CH_3(CH_2)_{16}COOH$
不饱和脂肪酸	油酸	9-十八烯酸	$CH_3(CH_2)_7CH=CH(CH_2)_7COOH$
	*亚油酸	9,12-十八碳二烯酸	$CH_3(CH_2)_4CH=CHCH_2CH=CH(CH_2)_7COOH$
	*亚麻酸	9,12,15-十八碳三烯酸	$CH_2CH=CH(CH_2)_7COOH$ $\|$ $CH=CHCH_2CH=CHCH_2CH_3$
	*花生四烯酸	5,8,11,14-二十碳四烯酸	$CHCH_2CH=CH(CH_2)_3COOH$ $\|\|$ $CHCH_2CH=CHCH_2CH=CH(CH_2)_4CH_3$

三、油脂的性质和用途

（一）油脂的性质

1. 物理性质

纯净的油脂是无色、无臭、无味的物质，相对密度比水小，不溶于水，易溶于乙醚、氯仿、丙酮、苯及热乙醇中。油脂的熔点和沸点与组成甘油酯的脂肪酸的结构有关，脂肪酸的链越长越饱和，油脂的熔点越高；脂肪酸的链越短越不饱和，油脂的熔点则越低。由于天然油脂都是混合物，所以没有恒定的沸点和熔点。

2. 化学性质

（1）皂化反应　将油脂用氢氧化钠（或氢氧化钾）水解，就得到脂肪酸的钠盐（或钾盐）和甘油，这种高级脂肪酸盐通常称为肥皂。因此把油脂放在碱性溶液中水解的反应称为皂化反应。

$$\begin{matrix} CH_2O-C-R \\ | \\ CHO-C-R' \\ | \\ CH_2O-C-R'' \end{matrix} + 3NaOH \xrightarrow{\triangle} RCOONa + R'-COONa + R''-COONa + \begin{matrix} CH_2OH \\ | \\ CHOH \\ | \\ CH_2OH \end{matrix}$$

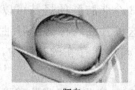
肥皂

高级脂肪酸钠，称为钠肥皂，就是常用的普通肥皂；高级脂肪酸钾就是医药上常用的软皂。由于软皂对人体组织、黏膜刺激性小，医药上常用作灌肠剂或乳化剂。

油脂不仅在碱的作用下能被水解，在酸或某些酶的作用下，也同样能被水解。

使1g油脂完全皂化所需要的氢氧化钾的毫克数称为皂化值。根据皂化值的大小，可以判断油脂中所含脂肪酸的平均相对分子质量大小。皂化值越大，脂肪酸的平均相对分子质量越小。

（2）加成反应　含不饱和脂肪酸的油脂，分子里的碳碳双键可以和氢、碘等加成。

① 加氢　含不饱和脂肪酸较多的油脂，可以通过催化加氢使油脂的不饱和程度降低，液态的油就能转化为半固态或固态的脂肪。这种加氢反应称为油脂的硬化。当油脂含不饱和脂肪酸较多时，容易氧化变质，经氢化后的油脂不易被氧化，而且因熔点提高，有利于储存和运输。

② 加碘　不饱和脂肪酸甘油酯的碳碳双键也可以和碘发生加成反应。根据一定量油脂所能吸收碘的数量，可以判断油脂组成中脂肪酸的不饱和程度。一般把100g油脂所吸收碘的克数称为碘值。碘值大，表示油脂的不饱和度大。碘值是油脂分析的重要指标之一。

硬化油

（3）酸败　油脂经长期储存，逐渐变质，便会产生难闻的气味，这种变化称为油脂的酸败。引起油脂酸败的原因有两个：一是空气中的氧使油脂氧化生成过氧化物，再分解成低级醛、酮、酸等；二是微生物（酶）的作用，使油脂水解为甘油和游离的脂肪酸，脂肪酸再经微生物作用，进一步氧化和分解，生成一些有特殊气味的小分子化合物。在有水、光、热及微生物的条件下，油脂很容易发生这些反应。中和1g油脂中的脂肪酸所需要的氢氧化钾的毫克数称为油脂的酸值。酸值越大，说明油脂酸败程度越严重。

（二）油脂的用途

脂类是组成生物细胞的重要成分，是生物体维持正常生命活动不可缺少的物质和人体能量的主要来源。在生物体内的主要用途如下：

1. 储能和供能

油脂是动物体内储存和供给能量的重要物质之一。人体所需总热量的20%~30%来自脂肪，每克脂肪氧化产生38.91kJ热能，是糖类物质的两倍。在饥饿或禁食时，脂肪成为机体所需能量的主要来源。

2. 保护脏器、防止热量散失

脂肪不易导热，分布于皮下的脂肪组织可以防止热量散失而保持体温，一般肥胖的人比瘦小的人在夏天更怕热冬天更能抗冻是体内脂肪多的缘故。脏器周围的脂肪组织可对撞击起缓冲和保护脏器的作用。

3. 构成生物膜

脂蛋白是构成生物膜的物质之一。细胞膜的完整性是维持细胞正常功能的重要保证。

4. 油脂与人体脂溶性维生素的吸收、代谢和多种激素的生成以及神经介质的传递等都密切相关

油脂除可食用外，还可用于工业生产，如制造肥皂等。油脂也广泛地用于医药工业中，如蓖麻油一般用作泻剂，麻油则用作膏药的基质原料。

*四、表面活性剂

表面活性剂分子是由两种水溶性截然不同的基团构成的，一种基团是非极性的，不易溶于水，易溶于非极性的物质（油）中，具有亲油性，叫做亲油基，亲油基一般是烃基；另一种基团是极性的，易溶于水，不溶于油中，具有亲水性，叫做亲水基，亲水基一般是羟基、氨基、磺酸基、羧基等极性基团。例如肥皂（$C_{17}H_{35}COONa$）分子中的 $C_{17}H_{35}$—为亲油基；—COONa为亲水基。表面活性剂溶解于水中以后，能降低水的表面张力，并提高有机化合物的可溶性。人们把表面活性剂溶解于水后，根据是否能解离成离子，分为离子型表面活性剂和非离子型表面活性剂。日常生活中用的肥皂、洗衣粉等即是阴离子型表面活性剂，而洗洁净等一般是非离子型表面活性剂。

*五、磷脂

磷脂是含有一个磷酸基团的类脂化合物。磷脂存在于绝大多数细胞膜中，是细胞膜特有的主要组分，而在细胞的其他部分含量则很小。尤其在脑和神经组织以及植物的种子和果实中有广泛分布。按照和磷酸酯化的醇不同，可得到多种磷脂，主要有甘油磷脂和鞘磷脂（神经磷脂）。

甘油磷脂是最常见的磷脂，它可被看作是磷脂酸的衍生物。常见的磷脂酸衍生物有卵磷脂和脑磷脂。其结构式如下：

卵磷脂   脑磷脂

卵磷脂又叫磷脂酰胆碱，是磷脂酸中磷酸的羟基与胆碱通过酯键结合而形成的化合物。卵磷脂是白色蜡状固体，不溶于水，易溶于乙醚、乙醇和氯仿。卵磷脂不稳定，在空气中易变为黄色或褐色。卵磷脂中胆碱部分能促进脂肪在人体内的代谢，防止脂肪在肝脏中大量存积，因此卵磷脂常用作抗脂肪肝的药物，从大豆中提取制得的卵磷脂也有保护肝的作用。

脑磷脂也称为磷脂酰乙醇胺，因在脑组织中含量多而得名。是磷脂酸中磷酸的羟基和乙醇胺（胆胺）通过酯键结合而形成的化合物。脑磷脂是无色固体，不溶于水和丙酮，微溶于乙醇。脑磷脂很不稳定，在空气中易氧化成棕黑色，可用作抗氧剂。脑磷脂可由家畜屠宰后的新鲜大脑或大豆榨油后的副产物中提取而得。脑磷脂与凝血有关，血小板内能促使血液凝固的凝血激酶是由脑磷脂和蛋白质组成的。

本章小结

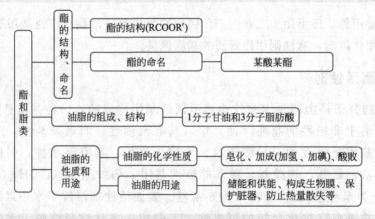

练 习 题

一、选择题

1. 一元酸酯的结构通式是（　　）。
   A. RCOR′　　　　B. ROR′　　　　C. RCOOR′　　　　D. RCOOH

2. 1mol 油脂完全水解后能生成（　　）。
   A. 11mol 甘油和 1mol 甘油二酯
   B. 1mol 甘油和 1mol 脂肪酸
   C. 3mol 甘油和 1mol 脂肪酸
   D. 1mol 甘油和 3mol 脂肪酸

3. 加热油脂与氢氧化钠溶液的混合物，可生成甘油和脂肪酸钠，这个反应称为油脂的

( )。
　　A. 皂化　　　　　B. 酯化　　　C. 氢化　　　　　D. 乳化
4. 油脂碘值的大小可以用来判断油脂的（　　）。
　　A. 相对分子质量　B. 酸败程度　C. 不饱和度　　　D. 溶解度
5. 油脂皂化值的大小可以用来判断油脂的（　　）。
　　A. 平均相对分子质量　B. 酸败程度　C. 不饱和度　D. 在水中的溶解度
6. 下列物质能与乙醇发生酯化反应的是（　　）。
　　A. 乙醚　　　　　B. 乙酸　　　C. 丙酮　　　　　D. 苯酚

二、填空题

1. 从结构上看，酯是由_____基和_____基连接而成的化合物。例如：$CH_3-\overset{O}{\underset{\|}{C}}-O-CH_2CH_3$ 可以看作是由_____基和_____基连接而成。

2. 油脂是_____和_____的总称。

3. 酯在酸性条件下发生水解反应生成_____和_____。

4. 脂类在生物体内的主要用途有_____、_____和_____（写出三项即可）。

三、写出下列化合物的结构式或名称

1. 乙酸乙酯　　　　　　2. 油脂的结构通式

3. $H-\overset{O}{\underset{\|}{C}}-O-CH_3$　　　　4. $CH_3COOCH_2CH_3$

5. 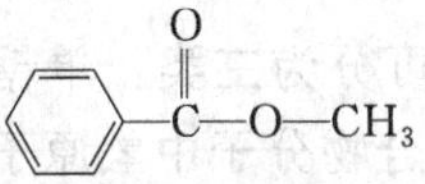 $C_6H_5-\overset{O}{\underset{\|}{C}}-O-CH_3$　　6. 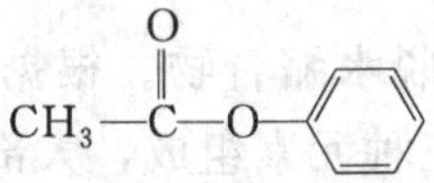 $CH_3-\overset{O}{\underset{\|}{C}}-O-C_6H_5$

四、完成下列反应式

1. $CH_3-\overset{O}{\underset{\|}{C}}-O-CH_2CH_3 + H_2O \xrightarrow{NaOH}$

2. 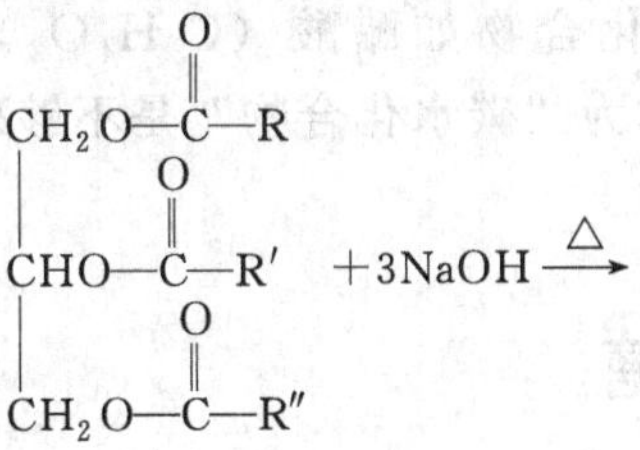 $\begin{array}{l} CH_2O-\overset{O}{\underset{\|}{C}}-R \\ CHO-\overset{O}{\underset{\|}{C}}-R' \\ CH_2O-\overset{O}{\underset{\|}{C}}-R'' \end{array} + 3NaOH \xrightarrow{\Delta}$

第十七章 糖类化合物

糖类是自然界中分布广泛的一类重要的有机化合物,是一切生命体维持生命活动所需能量的主要来源。人体血液中的葡萄糖、日常食用的蔗糖、粮食中的淀粉、植物体中的纤维素等均属糖类。在医药上,50g/L 的葡萄糖溶液是临床上常用的等渗溶液。本章将帮助我们进一步了解糖类化合物的结构、分类、性质和应用。

学习目标

1. 能够说出糖的定义、分类、结构特点。
2. 学会并掌握糖的主要化学性质及糖类化合物的鉴别。
3. 知道常见的糖类化合物在生活及医药上的应用。

糖类是多羟基醛、多羟基酮及其脱水缩合物。根据水解情况可分为三类:单糖、低聚糖、多糖。糖类化合物由 C、H、O 三种元素组成,大部分糖类化合物分子中氢原子和氧原子的数目是 2∶1,与水中氢和氧的原子比例一致,所以曾经把糖类物质称为"碳水化合物",组成通式为 $C_m(H_2O)_n$。但是后来的结构研究发现,有些糖类物质如岩藻糖或鼠李糖($C_6H_{12}O_5$)、脱氧核糖($C_5H_{10}O_4$),其分子中氢原子和氧原子数目比不等于 2∶1,不符合"碳水化合物"组成通式;而有些不具有糖类性质的化合物如醋酸($C_2H_4O_2$)、甲醛(CH_2O),其分子组成却符合 $C_m(H_2O)_n$。因此,把糖称为"碳水化合物"是不够确切的,但由于习惯,这一名称现在仍然使用。

第一节 单 糖

一、单糖的分类和结构

(一)单糖的分类

葡萄糖、果糖都是单糖。单糖是不能水解的糖,是含有 3~6 个碳原子的多羟基醛或多羟基酮。根据所含碳原子数目,单糖可分为丙糖、丁糖、戊糖、己糖等;根据结构可分为醛糖(多羟基醛)和酮糖(多羟基酮)。自然界所发现的单糖,主要是戊糖(如核糖和脱氧核糖)和己糖(如葡萄糖和果糖)。最简单的糖是丙糖:

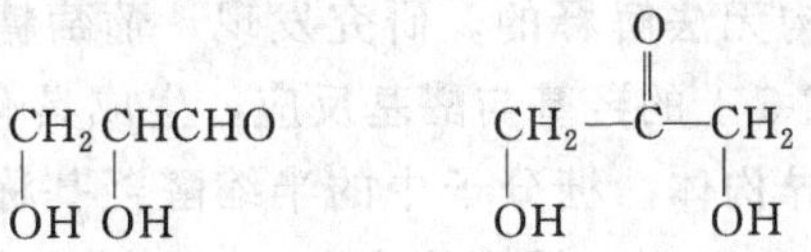

$$\underset{\underset{\text{甘油醛}}{OH\quad OH}}{CH_2-CHCHO} \qquad \underset{\underset{1,3\text{-二羟基丙酮}}{OH\quad\quad OH}}{CH_2-\overset{\overset{O}{\|}}{C}-CH_2}$$

（二）单糖的结构

糖都具有手性中心，分子有旋光性。一般的单糖碳链无分支，含有多个手性碳原子，有 n 个手性碳原子的糖具有 2^n 个旋光异构体。

1. 单糖的开链结构及构型

葡萄糖分子式为 $C_6H_{12}O_6$，是一个五羟基己醛糖，分子中 6 个碳原子连接成直链，有 4 个手性碳原子。

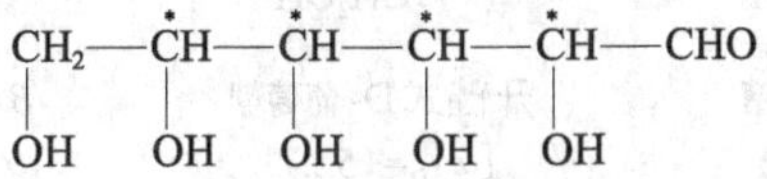

$$\underset{OH\ \ OH\ \ OH\ \ OH\ \ OH}{CH_2-\overset{*}{C}H-\overset{*}{C}H-\overset{*}{C}H-\overset{*}{C}H-CHO}$$

果糖分子式为 $C_6H_{12}O_6$，和葡萄糖互为同分异构体。果糖是一个直链型五羟基己酮糖，有 3 个手性碳原子。

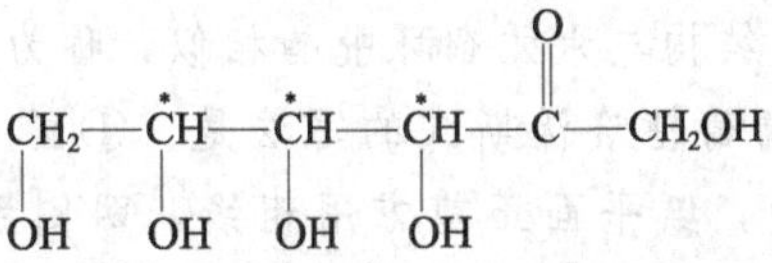

$$\underset{OH\ \ OH\ \ OH\ \ OH}{CH_2-\overset{*}{C}H-\overset{*}{C}H-\overset{*}{C}H-\overset{\overset{O}{\|}}{C}-CH_2OH}$$

糖类化合物的开链结构一般用费歇尔投影式表示，有 3 种表示方法。①将碳链垂直放置，醛基或酮基放在上方，省略中间手性碳原子，把氢原子和羟基分列在碳链两侧；②主链不变，竖线代表碳链，每一横线代表一个羟基，标在羟基所在的一侧，省略手性碳原子上的氢；③主链不变，用"△"代表醛基，用"○"代表羟甲基（—CH_2OH）。则葡萄糖开链结构的费歇尔投影式表示如下：

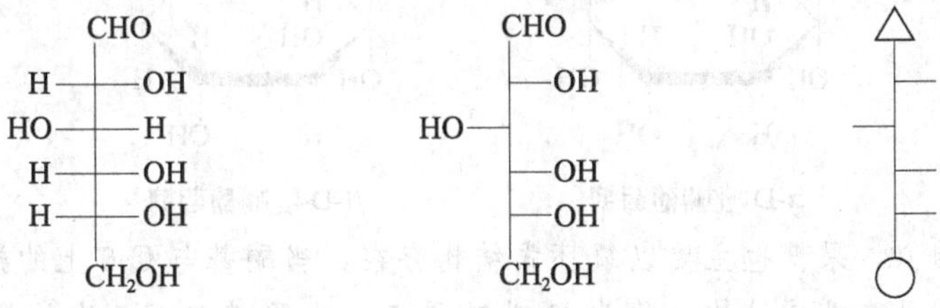

糖分子中编号最大的手性碳原子（即 C-5）的构型和 D-甘油醛构型相同者（羟基在右），称为 D 型。所以葡萄糖和果糖均为 D 构型，分别称 D-葡萄糖、D-果糖。此外，核糖、脱氧核糖也是 D 型。

2. 环状结构

通过实验证明，新配制的葡萄糖水溶液的旋光度，随时间变化而变化。最后达到恒定值。

溶液的比旋光度随时间而变化的现象称为变旋光现象。葡萄糖分子中含有醛基，但却不与希夫试剂发生显色反应；在无水酸性条件下，1 分子葡萄糖只与 1 分子甲醇反应。葡萄糖的这些性质都是其开链式结构无法解释的。研究发现，葡萄糖分子中同时存在着醛基和羟基，可以发生分子内反应，C-5 上的羟基与醛基反应，生成具有半缩醛结构的含氧六元环状化合物，有 α- 和 β- 两种光学异构体。糖分子中的半缩醛羟基称为苷羟基。通常把苷羟基和 C-5 上原有的羟基在同侧的称为 α-型，异侧的称为 β-型。这两种异构体在溶液中可以通过开链式结构相互转变，达到动态平衡。

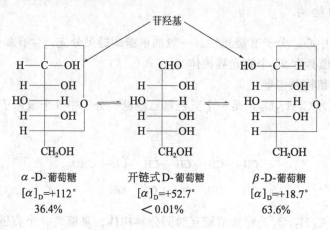

α-D-葡萄糖　　　开链式 D-葡萄糖　　　β-D-葡萄糖
$[α]_D=+112°$　　　$[α]_D=+52.7°$　　　$[α]_D=+18.7°$
36.4%　　　　　　<0.01%　　　　　　63.6%

> **知识拓展**
>
> 葡萄糖的含氧六元环状结构与六元杂环吡喃相似，称为吡喃葡萄糖，一般用哈沃斯（Haworth）透视式表示。葡萄糖哈沃斯式的写法是：①画一个含 1 个氧原子的六边形平面，环平面垂直于纸平面，纸平面正前方用粗线，两侧用楔形线，纸平面后方用细线；②环上碳原子省略，氧原子写在环平面的后右上方，按顺时针方向从氧原子右下侧的碳原子开始编号；③将费歇尔投影式中位于碳链左侧的基团写在环平面上方，碳链右侧的基团写在环平面下方。C-1 上的半缩醛羟基与 C-5 上的羟甲基在环的异侧的为 α-型，在环的同侧的为 β-型。
>
>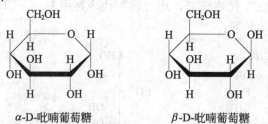
>
> α-D-吡喃葡萄糖　　　　　β-D-吡喃葡萄糖
>
> 与葡萄糖相似，果糖也主要以氧环式结构存在，当酮基与 C-6 上的羟基结合形成六元环状半缩酮，具有吡喃结构，称为 D-吡喃果糖；当酮基与 C-5 上的羟基结合形成五元环状半缩酮，具有呋喃结构，称为 D-呋喃果糖。
>
> α-D-吡喃果糖　　　　　β-D-吡喃果糖

二、单糖的性质

(一) 单糖的物理性质

单糖都是无色晶体，有甜味，具有吸湿性，易溶于水，难溶于乙醇等有机溶剂。除丙酮糖外，单糖都具有旋光性，溶于水时出现变旋光现象。

(二) 单糖的化学性质

单糖是多羟基醛或多羟基酮，为多官能团化合物。由于单糖水溶液中存在开链结构与环状结构的互变平衡，所以既具有开链醛（酮）的性质，可进行加成和氧化还原等反应；也具有环状半缩醛（酮）的性质，可进一步生成缩醛（酮），即成苷反应。

1. 氧化反应

单糖都能被碱性的弱氧化剂如托伦试剂、斐林试剂和班氏试剂氧化，分别生成银镜和砖红色的氧化亚铜沉淀，说明单糖具有较强的还原性。具有还原性的糖称为还原性糖，没有还原性的糖称为非还原性糖。

$$单糖 + [Ag(NH_3)_2]OH \xrightarrow[\triangle]{OH^-} Ag\downarrow + 复杂的氧化产物$$

$$单糖 + Cu^{2+}(配离子) \xrightarrow[\triangle]{OH^-} Cu_2O\downarrow + 复杂的氧化产物$$

使用斐林试剂时一般为现用现配。班氏试剂是斐林溶液的改良试剂，含有 Cu^{2+} 配离子，它与醛或还原性糖反应也生成 Cu_2O 砖红色沉淀。班氏试剂是由硫酸铜、碳酸钠和柠檬酸钠配制成的蓝色溶液，可存放备用，不需临时配制，临床上常用它来检验糖尿病患者的尿液中是否含有葡萄糖，并根据产生的 Cu_2O 沉淀的颜色深浅以及量的多少来判断葡萄糖的含量。

醛糖可在酸性条件下被溴水氧化为糖酸，溴水褪色，酮糖则不被氧化，可以此来区分醛糖和酮糖。

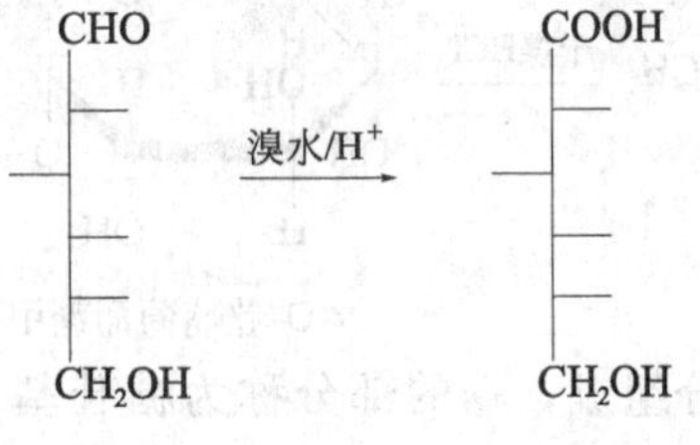

葡萄糖 → 溴水/H^+ → 葡萄糖酸

在体内酶催化下，葡萄糖的伯醇羟基可以被氧化为羧基，生成葡萄糖醛酸。葡萄糖醛酸能与肝、胆中的有毒物质如醇、酚等结合成无毒化合物，随尿排出体外，因此葡萄糖醛酸是体内重要的解毒物质。

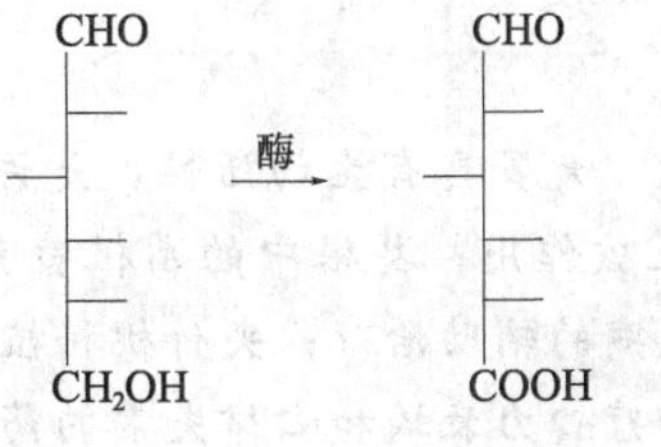

葡萄糖 → 酶 → 葡萄糖醛酸

> **化学与医学**
>
> 1. 葡萄糖醛酸可分子内成酯，称葡萄糖内酯，是非处方类保肝药品"肝泰乐"的主要成分。肝泰乐进入机体后可与含有羟基或羧基的有毒物质结合，形成低毒或无毒结合物随尿排出，有保护肝脏及解毒作用。另外，葡萄糖醛酸可使肝糖原含量增加，脂肪储量减小，可用于急慢性肝炎的辅助治疗，对食物或药物中毒时保肝及解毒有辅助作用。
>
> 2. 葡萄糖酸在人体新陈代谢中起着重要作用，如葡萄糖酸钾、葡萄糖酸钠、葡萄糖酸钙、葡萄糖酸锌等作为人体营养强化剂及药用补充剂，均有很好的治疗效果。

2. 成酯反应

单糖分子中的多个羟基都可以被酯化。例如，人体内的葡萄糖在体内酶的作用下可与磷酸作用生成葡萄糖-1-磷酸酯（俗称 1-磷酸葡萄糖）、葡萄糖-6-磷酸酯（俗称 6-磷酸葡萄糖）。

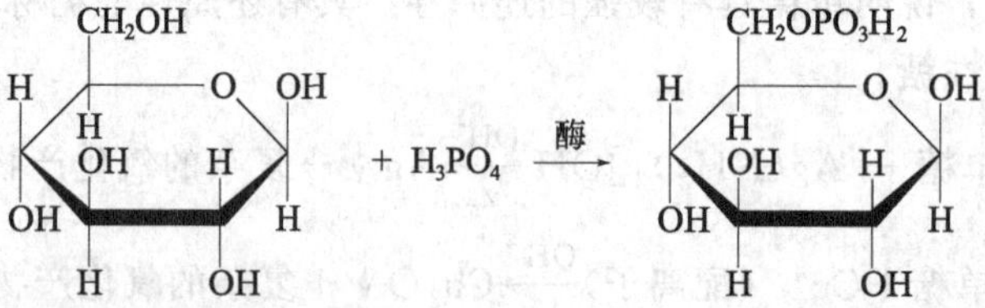

β-D-葡萄糖 + H_3PO_4 $\xrightarrow{\text{酶}}$ β-D-6-磷酸葡萄糖

3. 成苷反应

与半缩醛（酮）一样，单糖环状结构中的半缩醛（酮）羟基（即苷羟基）较活泼，能与一些含有羟基的化合物脱水生成缩醛（酮）形式的产物，称为糖苷。例如，D-葡萄糖在干燥 HCl 的条件下，与甲醇回流加热，生成 α-型和 β-型的 D-葡萄糖甲苷的混合物。

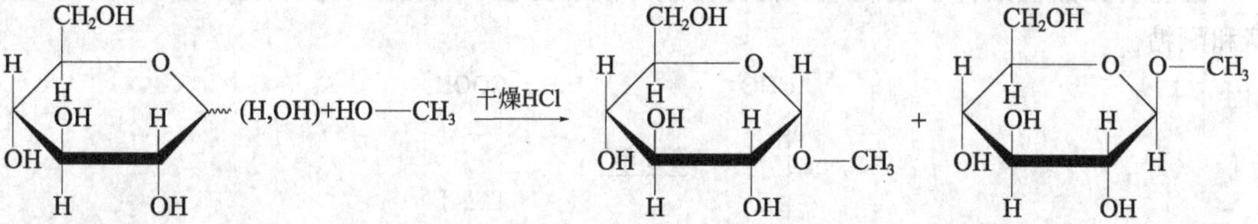

D-吡喃葡萄糖 + (H,OH)+HO—CH_3 $\xrightarrow{\text{干燥HCl}}$ α-D-吡喃葡萄糖甲苷 + β-D-吡喃葡萄糖甲苷

糖苷通常由糖和非糖两部分组成，糖的部分称为糖苷基，非糖部分称为苷元或配糖基，二者通过氧原子相连的键称为氧苷键。根据成苷的半缩醛羟基是 α-型或 β-型，可将苷键分为 α-苷键和 β-苷键两类。糖苷分子中没有半缩醛羟基，因此没有变旋光现象和还原性，不能与托伦试剂、斐林试剂、班氏试剂发生反应。但在稀酸或酶的催化作用下，易水解成原来的糖和苷元。

> **化学与医学**
>
> 糖苷广泛存在于自然界中，大多具有生物活性，是许多中草药的有效成分。例如，苦杏仁中含有的苦杏仁苷有止咳作用；葛根中的葛根黄素具有明显的扩张冠状动脉作用，临床上用于冠心病、心绞痛的辅助治疗；夹竹桃科植物黄花夹竹桃果仁中含的甾体苷类化合物，是临床上用来治疗心力衰竭和心律失常的药物，称为"强心灵"；人参中

的人参皂苷有较强的抑制肿瘤细胞生长作用，能够促进癌细胞再分化并逆转为非癌细胞。

苦杏仁苷

葛根黄素

黄花夹竹桃糖-葡萄糖-葡萄糖
黄花夹竹桃苷A

4. 颜色反应

糖能与某些试剂发生特殊的颜色反应，常用于糖类物质的鉴别。

（1）莫立许（Molisch）反应　在糖的水溶液中加入 α-萘酚的酒精溶液，然后沿容器壁慢慢加入浓硫酸，不得振摇，使浓硫酸沉到底部，在浓硫酸和糖溶液的交界面很快出现紫色环。所有糖，包括单糖、低聚糖和多糖，都能发生此反应，而且反应很灵敏，常用于糖类物质的鉴别。

（2）塞利凡诺夫（Seliwanoff）反应　用盐酸作为脱水剂，用间苯二酚作为显色剂，生成鲜红色缩合物。间苯二酚的盐酸溶液称为塞利凡诺夫试剂。在酮糖（游离酮糖或双糖分子中的酮糖）的溶液中，加入塞利凡诺夫试剂，加热，很快出现红色。在相同条件下，醛糖缓慢显现淡红色，或观察不到变化。所以，可用此反应来鉴别酮糖和醛糖。

三、重要的单糖

（一）D-葡萄糖（$C_6H_{12}O_6$）

见图 17-1。

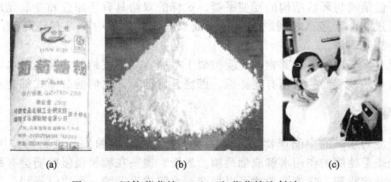

图 17-1　固体葡萄糖（a,b）和葡萄糖注射液（c）

因在葡萄中含量丰富而得名。葡萄糖为白色结晶性粉末，熔点为146℃，易溶于水，微溶于酒精，难溶于乙醚等有机溶剂，甜度为蔗糖的60%，比旋光度为+52.7°。人体血液中的葡萄糖称为血糖，是人体所需能量的主要来源。正常人血糖浓度为3.9~6.1mmol/L，保持血糖浓度的恒定具有重要的生理意义。葡萄糖具有强心、利尿和解毒作用，在医学上主要用作注射用营养剂，其浓度为50g/L。

（二）D-果糖（$C_6H_{12}O_6$）

果糖是最甜的一种单糖，广泛分布于水果和蜂蜜中。天然果糖具有左旋性，比旋光度为−92°。果糖是白色晶体或结晶性粉末，熔点为102℃，易溶于水，可溶于乙醇。人体内果糖也能与磷酸形成酯，如：果糖-6-磷酸酯和果糖-1,6-二磷酸酯，是体内糖代谢的中间产物，在糖代谢过程中有着重要作用。果糖-1,6-二磷酸酯还是一种高能营养性药物，有增强细胞活力和保护细胞的功能，可作为心肌梗死及各类休克的辅助药物。

（三）D-核糖（$C_5H_{10}O_5$）和 D-脱氧核糖（$C_5H_{10}O_4$）

核糖和脱氧核糖是生物体内重要的戊醛糖，均为结晶固体，具有左旋性，比旋光度分别为−21.5°和−60°。在自然界中均不以游离态存在，常与磷酸和一些有机含氮杂环结合而存在于核蛋白中，是组成核糖核酸（RNA）和脱氧核糖核酸（DNA）的重要成分，在细胞中起遗传作用，与生命现象有着密切联系。

（四）D-半乳糖（$C_6H_{12}O_6$）

D-半乳糖是D-葡萄糖的C-4差向异构体，是乳糖、琼脂、树胶等的组成成分。半乳糖为无色结晶，熔点为165~166℃，能溶于水和乙醇，其水溶液比旋光度为+83.8°。奶和乳制品含有的乳糖是饮食中半乳糖的主要来源。半乳糖通过转化为葡萄糖-1-磷酸为细胞代谢提供能量，但是体内某些酶的缺失可引起血液中半乳糖水平升高，即半乳糖血症。

第二节 双 糖

由2~10个单糖通过苷键结合而成的糖称为低聚糖。根据分子中所含单糖个数，可将低聚糖分为二糖、三糖、四糖等。二糖又称为双糖，它是一分子单糖的半缩醛羟基与另一分子单糖的羟基脱水缩合而成的产物。双糖也是成苷反应的产物，只是其配糖基为另一分子单糖而已。如果双糖分子是通过一分子单糖的苷羟基与另一分子单糖的非苷羟基之间脱水缩合而成的，双糖分子中的配糖基部分仍保留一个苷羟基，则在溶液中可以开环转变为开链式结构，并形成开链结构与环状结构的互变平衡，这样的双糖具有还原性和变旋光现象。如果两个单糖分子通过2个苷羟基之间脱水缩合形成双糖，其分子中不再有苷羟基，则没有还原性，也没有变旋光现象。

双糖广泛存在于自然界，其物理性质类似于单糖，能形成结晶，易溶于水，有甜味，有旋光性等。常见的较重要的双糖有麦芽糖、蔗糖、乳糖等，它们的分子式都是$C_{12}H_{22}O_{11}$。

一、麦芽糖

麦芽糖是淀粉水解的中间产物，主要存在于麦芽中。淀粉先经淀粉酶作用水解成麦芽糖，然后再经麦芽糖酶的作用水解成葡萄糖。米饭、馒头在嘴里慢慢咀嚼会有甜味，就是因为唾液里有唾液淀粉酶，唾液淀粉酶可以把淀粉水解成麦芽糖，所以觉得甜。

麦芽糖为白色晶体，易溶于水，甜度约为蔗糖的70%，具有右旋性，在水溶液中的比旋光度为+136°。

(一) 麦芽糖的结构

麦芽糖由一分子 α-D-吡喃葡萄糖 C-1 上的苷羟基与另一分子 α-D-吡喃葡萄糖 C-4 上的醇羟基脱水，通过 α-1,4-苷键结合而成。麦芽糖结构为：

(二) 麦芽糖的制法

$$C_m(H_2O)_n + nH_2O \xrightarrow{\text{淀粉酶}} C_{12}H_{22}O_{11}$$

即：

$$\text{淀粉} + nH_2O \xrightarrow{\text{淀粉酶}} \text{麦芽糖}$$

(三) 麦芽糖的性质

1. 变旋光现象和还原性

麦芽糖分子中还保留 1 个苷羟基，在水溶液中存在开链结构与环状结构的互变平衡，因而具有变旋光现象和还原性，是还原性双糖，能与弱氧化剂托伦试剂、斐林试剂、班氏试剂等反应。

2. 水解反应

在酸或酶的作用下，1 分子麦芽糖可水解生成 2 分子葡萄糖。

$$\underset{\text{麦芽糖}}{C_{12}H_{22}O_{11}} + H_2O \xrightarrow{H^+ \text{或酶}} \underset{\text{葡萄糖}}{2C_6H_{12}O_6}$$

(四) 用途

麦芽糖有营养价值，可做糖果，是市售饴糖的主要成分，还可用作细菌的培养基（图 17-2）。

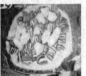

图 17-2 麦芽糖制品

二、蔗糖

蔗糖就是普通的食用糖，是自然界中分布最广的双糖，主要来源于甘蔗和甜菜中（图 17-3）。因此，蔗糖又名甜菜糖。蔗糖为白色晶体，熔点 186℃，甜度仅次于果糖，易溶于水而难溶于乙醇，具有右旋性，在水溶液中的比旋光度为 +66.7°。蔗糖是由甘蔗或甜菜压榨成汁，然后把汁浓缩结晶而得到的。

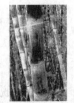

甘蔗　　　甜菜

图 17-3 富含蔗糖的植物

(一) 蔗糖的结构

蔗糖是由 1 分子 α-D-吡喃葡萄糖 C-1 上的苷羟基与 1 分子 β-D-呋喃果糖 C-2 上的苷羟基通过 α-1,2-苷键结合而成的双糖。其结构式为：

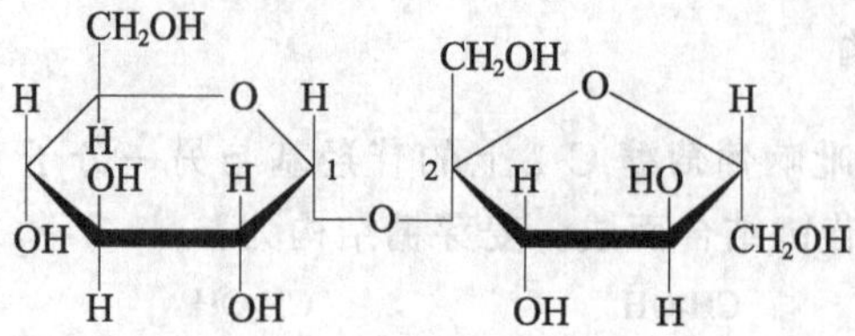

（二）蔗糖的性质

1. 无变旋光现象和还原性

蔗糖分子中无苷羟基，因而没有还原性，无变旋光现象，为非还原性双糖，不能被托伦试剂、斐林试剂、班氏试剂氧化。

2. 水解反应

蔗糖在酸或转化酶的作用下，水解生成等量的葡萄糖和果糖的混合物，其比旋光度为 $-19.7°$。蔗糖具有右旋性，而水解后的混合物是左旋的，因此常将蔗糖的水解反应称为蔗糖的转化，水解产物称为转化糖。蜂蜜中大部分是转化糖。

$$蔗糖 + H_2O \xrightarrow{酸或酶} 葡萄糖 + 果糖$$

（三）用途

蔗糖主要供食用，在医药上主要用作矫味剂和配制糖浆。蔗糖高浓度时能抑制细菌生长，因此又可作为食品、药品的防腐剂和抗氧剂。将蔗糖加热到200℃以上，可得到褐色焦糖，常用作饮料和食品的着色剂。

> **化学与生活**
>
> 你知道红糖、白糖、冰糖、方糖、饴糖的主要成分是什么吗？红糖是甘蔗经压榨取汁炼制而成的赤色结晶体，有促进造血的功能；方糖和白糖是同一种，是红糖经洗涤、离心、脱色等工序制成的；冰糖则是白糖在一定条件下，通过重结晶后形成的，有养阴生津、润肺止咳的作用。饴糖的主要成分是麦芽糖，可作为食品添加剂和药品辅料。

三、乳糖

乳糖存在于哺乳动物的乳汁中，人乳中约含6%～8%，牛乳中约含4%～6%，是婴儿发育必需的营养物质，工业上可从乳酪的副产品乳清中得到。

乳糖为白色晶体，微甜，水溶性较小，无吸湿性。

（一）乳糖的结构

乳糖由1分子 β-D-吡喃半乳糖 C-1 上的苷羟基与一分子 D-吡喃葡萄糖 C-4 的醇羟基脱水，通过 β-1,4-苷键结合而成，在稀酸或酶的作用下，乳糖水解生成半乳糖和葡萄糖。乳糖结构如下：

$$\text{(structure shown)}\quad\text{(H,OH)}$$

（二）乳糖的性质

1. 变旋光现象和还原性

乳糖分子中的葡萄糖部分仍保留有苷羟基，所以乳糖具有还原性，是还原性双糖，有变旋光现象，比旋光度为 +53.5°。

2. 水解反应

$$C_{12}H_{22}O_{11} + H_2O \xrightarrow{H^+ 或酶} C_6H_{12}O_6 + C_6H_{12}O_6$$
$$\text{乳糖} \qquad\qquad\qquad \text{半乳糖} \quad \text{葡萄糖}$$

（三）用途

在食品工业中，乳糖用于婴儿食品及炼乳中；在医药上，用作散剂和片剂的填充剂。

第三节 多 糖

多糖是天然高分子化合物，由成千上万个单糖分子之间脱水通过苷键缩合而成，相对分子质量为几万甚至更多。由同种单糖组成的多糖称匀多糖，如淀粉、纤维素、糖原等，它们都是由葡萄糖分子脱水缩合而成；由不同种单糖组成的多糖称杂多糖，如魔芋甘露聚糖，它由甘露糖和葡萄糖组成。

多糖分子中的苷羟基几乎都被结合成苷键，因此，多糖的性质与单糖、双糖的性质有较大的差别。多糖一般为白色粉末，没有甜味，大多数不溶于水，少数能溶于水形成胶体溶液。多糖没有还原性，也没有变旋光现象，可在酸或酶的作用下逐步水解，水解的最终产物为单糖。

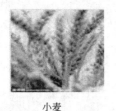
小麦

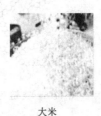
玉米

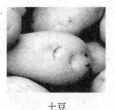
大米

土豆

图 17-4 富含淀粉的植物

一、淀粉

淀粉是人类最主要的食物之一，也是绿色植物光合作用的产物，广泛存在于植物的茎、块根和种子中，是植物储存的养分。稻米、小麦、玉米及薯类中淀粉含量较丰富（图 17-

4)。淀粉是无臭无味的白色粉末状物质,是由 α-D-葡萄糖脱水缩合而成的多糖。

淀粉用热水处理后,可溶解部分为直链淀粉,又称为糖淀粉或可溶性淀粉;不溶而膨胀的部分为支链淀粉,又称为胶淀粉。一般淀粉中含直链淀粉 10%～30%,支链淀粉含量 70%～90%。

(一) 直链淀粉

直链淀粉存在于淀粉的内层,难溶于冷水,可溶于热水,由几百个或上千个 α-D-吡喃葡萄糖通过 α-1,4-苷键结合而成。直链淀粉的多糖链很少有分支,但也不是直线型的,而是卷曲成有规则的螺旋状(见图 17-5),这是由于分子内氢键的作用。每个螺旋圈含六个 D-葡萄糖单位。直链淀粉的分子结构见图 17-5。

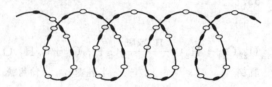

图 17-5　直链淀粉结构示意图

直链淀粉溶液遇碘显深蓝色,加热后颜色消失,冷却后蓝色复现。这是因为直链淀粉的螺旋状结构存在空隙,恰好容纳碘分子进入,碘分子通过范德华力与淀粉作用生成蓝色配合物。利用这个性质,可以定性鉴别淀粉。

(二) 支链淀粉

支链淀粉存在于淀粉的外层,组成淀粉的皮质,难溶于热水,可膨胀成糊状。支链淀粉所含葡萄糖单位比直链淀粉多,一般有 1000～300000 个左右,相对分子质量也更大,有的可达几百万。支链淀粉的结构非常复杂,具有树枝形分支(见图 17-6),它是由几十个 α-D-吡喃葡萄糖通过 α-1,4-苷键结合而成的短的直链,此直链上又可通过 α-1,6-苷键形成侧链,在侧链上又会出现另一个分支侧链,每一个支链平均含有约 15～18 个葡萄糖单位。支链淀粉遇碘显蓝紫色。支链淀粉的分子结构见图 17-6。

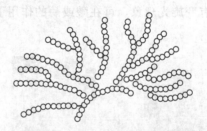

图 17-6　支链淀粉结构示意图

淀粉在酸或酶的作用下可逐步水解,先生成相对分子质量比淀粉小的多糖(糊精),最终生成 α-D-葡萄糖。

$$(C_6H_{10}O_5)_n \longrightarrow (C_6H_{10}O_5)_m \longrightarrow C_{12}H_{22}O_{11} \longrightarrow C_6H_{12}O_6$$
　　　淀粉　　　　　　糊精　　　　　　麦芽糖　　　　葡萄糖

糊精是淀粉水解的中间产物,它是白色或淡黄色粉末,溶于冷水,有黏性,可作为黏合剂。淀粉无明显药理作用,大量用于制取葡萄糖,在药物制剂中常作为赋形剂、润滑剂等。

二、糖原

糖原是在人和动物体内储存的一种多糖，又称动物淀粉或肝糖，主要储存于肝脏和骨骼肌中，分别称为肝糖原和肌糖原。肝糖原分解主要维持血糖浓度，当血糖浓度增高时，多余的葡萄糖就聚合成糖原储存于肝内；当血糖浓度降低时，肝糖原就会分解成葡萄糖进入血液，以保持血糖浓度正常，为各组织提供能量。肌糖原分解为肌肉自身收缩供给能量。正常成年人体内约含糖原400g。

糖原的结构与支链淀粉相似（见图17-7），也是由 α-D-吡喃葡萄糖通过 α-1,4-苷键和 α-1,6-苷键结合而成，但其分支程度更高，每隔3～4个葡萄糖单位就出现一个分支，其相对分子质量在几百万至几千万之间。

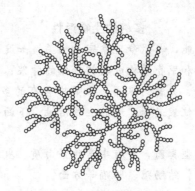

图17-7　糖原结构示意图

糖原是白色无定形粉末，可溶于热水而形成透明胶体溶液，遇碘显红色。

三、右旋糖酐

右旋糖酐也是高分子多糖化合物，是白色无定形粉末，无臭、无味，易溶于水，常温时稳定，加热后逐渐变色或分解。临床上常用的有两种右旋糖酐。一种是平均相对分子质量约为4万的右旋糖酐，称为低分子右旋糖酐，即右旋糖酐40。另一种是平均相对分子质量为7万的右旋糖酐，称为中分子右旋糖酐，即右旋糖酐70。右旋糖酐40有降低血液黏度、改善微循环和抗血栓的作用。右旋糖酐70是一种重要的血容量扩充剂，当丧失全血、血浆等而引起血容量不足时，可用右旋糖酐70补充。临床上作为血浆代用品，提高血液胶体渗透压。

四、纤维素

纤维素是自然界中分布最广、含量最多的多糖，它是植物细胞壁的主要成分。木材中纤维素含量约为50%～70%，棉花中高达90%以上。纯的纤维素由棉纤维获得，医用脱脂棉和纱布、实验用滤纸几乎是纯的纤维素制品。

纤维素是由几千至上万个 β-D-葡萄糖单位通过 β-1,4-苷键结合而成的直链分子，无分支。纤维素分子链通过氢键相互扭合形成绳索状纤维素链（见图17-8）。

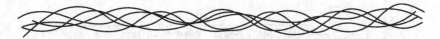

图17-8　绳索状纤维素链结构示意图

纤维素是白色固体，不溶于水，韧性很强，在高温、高压下经酸水解的最终产物是 β-D-葡萄糖。虽然纤维素和淀粉一样都是由 D-葡萄糖组成，但由于人体内的淀粉酶只能水解 α-1,4-苷键，不能水解 β-1,4-苷键，因此，纤维素不能被人体消化吸收，不可直接作为人体的营养物质。但纤维素有刺激胃肠蠕动、抗肠癌、防止便秘、降低血清胆固醇等作用，所以食物中保持一定量的纤维素有益于人体健康。食草动物如牛、马、羊等胃中的微生物能分泌出水解 β-1,4-苷键的酶，将纤维素水解成葡萄糖，所以纤维素可作为食草动物的饲料。

纤维素及其衍生物的用途很广，在纺织、化工、国防、食品、医药等方面均有应用。在药物制剂中，纤维素可用作片剂的黏合剂、填充剂、崩解剂、润滑剂和赋形剂。临床上，纤维素可用作医用脱脂棉和纱布。

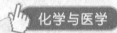
化学与医学

多糖的生物活性

多糖具有重要的生理功能，与生命现象密切相关。如淀粉和糖原是植物和动物体内葡萄糖的储存形式；纤维素和甲壳质构成动植物体的骨架；许多酶和激素的作用也与其所含的糖有关；人参、黄芪、灵芝、银耳、香菇中含有的多糖具有抗肿瘤、增强免疫、降血脂、降血糖、抗肝炎、抗衰老等广泛的生物活性。下面介绍几个重要的多糖。

1. 食用菌多糖

食用菌是可供食用的大型真菌，含有丰富的蛋白质、氨基酸、维生素和人体必需的微量元素，可用于治疗胃癌、结肠癌、肺癌等方面。

2. 甲壳素

甲壳素主要存在于昆虫、甲壳类动物（如虾、蟹）的外壳中，许多真菌和酵母菌的细胞壁中也有，具有抗菌抗感染、降血压、降血脂和防止动脉硬化、抗病毒等作用，小分子甲壳素还具有抗癌作用。

3. 透明质酸

透明质酸是由 D-葡萄糖醛酸和 N-乙酰氨基葡萄糖聚合而形成的酸性黏多糖，存在于眼球玻璃体、关节液、皮肤中，其主要功能是润滑关节、调节血管壁的通透性、阻滞微生物的入侵和毒性物质的扩散等。

本章小结

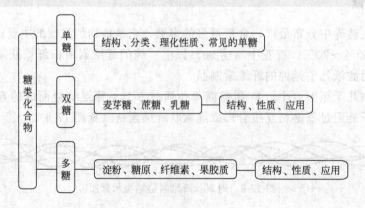

练 习 题

一、选择题

1. 下列说法正确的是（　　）。
   A. 糖类都符合通式 $C_m(H_2O)_n$
   B. 糖类都有甜味
   C. 糖类一般都含有碳、氢、氧三种元素
   D. 糖类都能发生水解反应
2. 自然界存在的葡萄糖都是（　　）。
   A. D构型
   B. 绝大多数是D构型
   C. L构型
   D. 绝大多数是L构型
3. 下列糖属于酮糖的是（　　）。
   A. 葡萄糖　　B. 果糖　　C. D-半乳糖　　D. 核糖
4. 可用于区分葡萄糖和果糖的试剂是（　　）。
   A. 托伦试剂　　B. 斐林试剂　　C. 塞利凡诺夫试剂　　D. 莫立许试剂
5. 下列糖中最甜的是（　　）。
   A. 葡萄糖　　B. 果糖　　C. 蔗糖　　D. 核糖
6. 血糖通常是指血液中的（　　）。
   A. 葡萄糖　　B. 果糖　　C. 半乳糖　　D. 糖原
7. 下列糖属于非还原性糖的是（　　）。
   A. 蔗糖　　B. 葡萄糖　　C. 麦芽糖　　D. 果糖
8. 临床上检验糖尿病患者尿糖的常用试剂是（　　）。
   A. 班氏试剂　　B. 托伦试剂　　C. 溴水　　D. 斐林试剂
9. 下列化合物存在苷羟基的是（　　）。
   A. β-D-吡喃葡萄糖
   B. α-D-吡喃葡萄糖-1-磷酸酯
   C. β-D-吡喃葡萄糖甲苷
   D. 蔗糖
10. 蔗糖的水解产物是（　　）。
    A. 葡萄糖
    B. 葡萄糖和果糖
    C. 葡萄糖和半乳糖
    D. 果糖
11. 糖在人体内的储存形式是（　　）。
    A. 葡萄糖　　B. 蔗糖　　C. 纤维素　　D. 糖原
12. 下列化合物既有还原性，又能水解的是（　　）。
    A. 果糖　　B. 蔗糖　　C. 麦芽糖　　D. 淀粉
13. 下列糖中，不能直接作为人类营养物质的是（　　）。
    A. 糖原　　B. 淀粉　　C. 纤维素　　D. 葡萄糖
14. 下列糖遇碘显蓝色的是（　　）。
    A. 果糖　　B. 淀粉　　C. 葡萄糖　　D. 纤维素
15. 下列化合物中，具有还原性的是（　　）。
    A. 纤维素　　B. 糖原　　C. 淀粉　　D. 乳糖

二、填空题

1. 糖类是_____，由_____、_____、_____三种元素组成，根据水解情况可分为三类：_____、_____、_____。

2. 葡萄糖具有_____、_____、_____作用，_____称为血糖。正常人血糖浓度为_____。

3. 糖原又称_____，主要储存于_____和_____中，分别称为_____和_____。

4. 糖苷分子中没有_____，因此没有变旋光现象和还原性，不能与_____试剂发生反应。在稀酸或酶的催化作用下，易水解成_____和_____。

5. 单 糖 是 _____，根据所含碳原子数目，单糖可分为_____；根据结构可分为_____和_____。

6. 糖苷通常由_____和_____两部分组成，糖的部分称为_____，非糖部分称为_____，二者通过氧原子相连的键称为_____。

三、用化学方法鉴别下列各组化合物

1. 果糖和蔗糖
2. 葡萄糖、蔗糖和淀粉
3. 糖原和淀粉
4. 蔗糖、果糖和葡萄糖

四、完成下列反应式

1. 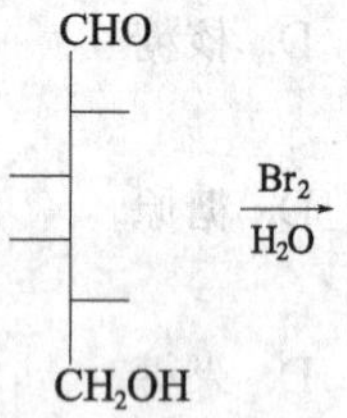 [CHO—...—CH$_2$OH] $\xrightarrow{Br_2/H_2O}$

2. [CHO—...—CH$_2$OH] $\xrightarrow{酶}$

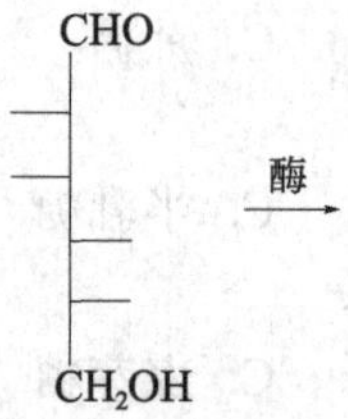

3. 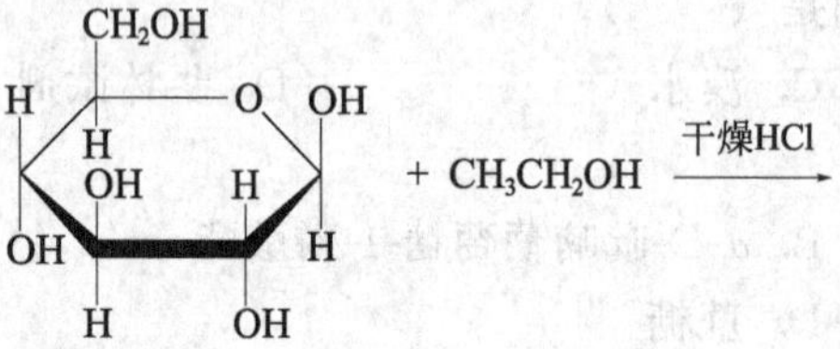 [吡喃糖结构] + CH$_3$CH$_2$OH $\xrightarrow{干燥HCl}$

第十八章
氨基酸和蛋白质

我们人类的生存，离不开三大能量物质，即糖类、油脂、蛋白质。蛋白质是大家熟悉而又陌生的，我们每天食用的肉类、鱼类中都含有丰富的蛋白质，但它是如何为人体所利用的？你知道它的化学组成、结构、性质和用途吗？你知道我们人类生命的物质基础是什么吗？生物遗传的物质基础又是什么？本章氨基酸和蛋白质将帮助我们了解和解决这些问题。

学习目标

1. 能够说出氨基酸、蛋白质及核酸的概念、结构、分类、命名以及蛋白质的化学组成。
2. 学会并掌握氨基酸的主要化学性质。
3. 说出不同酸碱性溶液中氨基酸、蛋白质的存在方式。
4. 学会利用所学物质性质解释生活中、医学上的有关现象。

第一节　氨基酸

一、氨基酸的结构、分类和命名

（一）氨基酸的结构

氨基酸可以看成是羧酸分子中烃基上的氢原子被氨基取代而形成的化合物。氨基酸分子中同时含有羧基和氨基两种基团，是具有复合官能团的化合物。如：

$$H_2NCH_2COOH \qquad CH_3\underset{NH_2}{C}HCOOH \qquad C_6H_5CH_2\underset{NH_2}{C}HCOOH$$

氨基酸是生物体内构成蛋白质分子的基本单位，与生物的生命活动有着密切的关系。

自然界存在的氨基酸约有 300 种，由蛋白质水解得到的氨基酸仅约 20 余种（见表 18-1），各种蛋白质中所含氨基酸的种类和数量各不相同。有 8 种氨基酸在人体内不能合成，但又是人体所必需的，只有依靠食物供给，称为必需氨基酸（见表 18-1 中带*者）。因此，人们不能偏食，保证食物的多样化以获得足够的人体必需氨基酸。

(二) 氨基酸的分类

根据氨基和羧基的相对位置不同，氨基酸可分为 α-氨基酸、β-氨基酸、γ-氨基酸等。构成蛋白质的氨基酸都是 α-氨基酸，其结构通式为：

$$\underset{\underset{NH_2}{|}}{R}CHCOOH$$

根据分子中烃基的结构不同，氨基酸可分为脂肪族氨基酸、芳香族氨基酸和杂环氨基酸。

根据分子中所含氨基和羧基的相对数目不同，氨基酸又可分为中性氨基酸（氨基和羧基的数目相等）、碱性氨基酸（氨基的数目多于羧基的数目）、酸性氨基酸（羧基的数目多于氨基的数目）。现将重要的 α-氨基酸分类介绍，见表 18-1。

表 18-1　常见的 α-氨基酸

名称	缩写符号	结构式	等电点
酸性氨基酸			
天冬氨酸(α-氨基丁二酸)	天冬或 Asp	$HOOCCH_2\underset{\underset{NH_2}{\|}}{C}HCOOH$	2.77
谷氨酸(α-氨基戊二酸)	谷或 Glu	$HOOCCH_2CH_2\underset{\underset{NH_2}{\|}}{C}HCOOH$	3.22
碱性氨基酸			
*赖氨酸(α,ω-二氨基己酸)	赖或 Lys	$H_2NCH_2(CH_2)_3\underset{\underset{NH_2}{\|}}{C}HCOOH$	9.74
精氨酸(α-氨基-δ-胍基戊酸)	精或 Arg	$H_2N\underset{\underset{NH}{\|}}{C}NH(CH_2)_3\underset{\underset{NH_2}{\|}}{C}HCOOH$	10.76
组氨酸[α-氨基-β-(5-咪唑)丙酸]	组或 His	咪唑环-$CH_2\underset{\underset{NH_2}{\|}}{C}HCOOH$	7.59
中性氨基酸			
甘氨酸(氨基乙酸)	甘或 Gly	$CH_2(NH_2)COOH$	5.97
丙氨酸(α-氨基丙酸)	丙或 Ala	$CH_3CH(NH_2)COOH$	6.00
丝氨酸(α-氨基-β-羟基丙酸)	丝或 Ser	$CH_2(OH)CH(NH_2)COOH$	5.68
半胱氨酸(α-氨基-β-巯基丙酸)	半胱或 Cys	$CH_2(SH)CH(NH_2)COOH$	5.05
胱氨酸(双-β-硫代-α-氨基丙酸)	胱或 Cys-Cys	$\begin{matrix}S-CH_2CH(NH_2)COOH\\ \|\\ S-CH_2CH(NH_2)COOH\end{matrix}$	4.80
*苏氨酸(α-氨基-β-羟基丁酸)	苏或 Thr	$CH_3CH(OH)CH(NH_2)COOH$	5.70
*蛋氨酸(α-氨基-γ-甲硫基丁酸)	蛋或 Met	$CH_3SCH_2CH_2CH(NH_2)COOH$	5.74
*缬氨酸(α-氨基-β-甲基丁酸)	缬或 Val	$(CH_3)_2CHCH(NH_2)COOH$	5.96
*亮氨酸(α-氨基-γ-甲基戊酸)	亮或 Leu	$(CH_3)_2CHCH_2CH(NH_2)COOH$	6.02
*异亮氨酸(α-氨基-β-甲基戊酸)	异亮或 Ile	$CH_3CH_2CH(CH_3)CH(NH_2)COOH$	5.98
*苯丙氨酸(α-氨基-β-苯基丙酸)	苯丙或 Phe	$C_6H_5CH_2CH(NH_2)COOH$	5.48

续表

名称	缩写符号	结构式	等电点
酪氨酸(α-氨基-β-对羟苯基丙酸)	酪或 Tyr	p-HOC$_6$H$_4$CH$_2$CH(NH$_2$)COOH	5.66
脯氨酸(α-吡咯啶甲酸)	脯或 Pro	(结构式：吡咯烷-2-甲酸)	6.30
*色氨酸[α-氨基-β-(3-吲哚)丙酸]	色或 Try	(结构式：吲哚-CH$_2$CHCOOH，带NH$_2$)	5.80

注：表中带 * 者为必需氨基酸。

(三) 氨基酸的命名

氨基酸的系统命名法与羟基酸相似。一般以羧酸为母体（其碳原子的位次以阿拉伯数字标示，习惯用希腊字母 α、β、γ 等标示），氨基作为取代基来命名。但氨基酸通常根据其来源或某些特性而采用俗名，如天冬氨酸源于天冬植物；甘氨酸因具甜味而得名；胱氨酸最先得自尿结石。如：

$$\text{CH}_3\text{CHCOOH} \qquad \text{HOOCCH}_2\text{CHCOOH}$$
$$\quad\;\; |\qquad\qquad\qquad\qquad\quad |$$
$$\;\;\text{NH}_2\qquad\qquad\qquad\qquad\text{NH}_2$$

α-氨基丙酸(丙氨酸)　　　α-氨基丁二酸(天冬氨酸)

二、氨基酸的性质

(一) 氨基酸的物理性质

α-氨基酸都是无色晶体，熔点较高，一般在 200～300℃，加热至熔点易分解脱羧放出 CO_2，其味有鲜、甜、苦及无味等。如谷氨酸的钠盐有鲜味，是味精的主要成分。它们都能溶于酸或碱中，除少数外，一般能溶于水，难溶于乙醇、乙醚、苯等有机溶剂。自然界中存在的氨基酸，除甘氨酸外，分子中的 α-碳原子都是手性碳原子，具有旋光性，天然蛋白质水解得到的氨基酸都是 L 型。

(二) 氨基酸的化学性质

氨基酸分子中既含有羧基又含有氨基，因此具有酸和胺的一些典型性质。但由于羧基和氨基的相互影响，氨基酸又具有一些特殊性质。

1. 脱羧反应

氨基酸在氢氧化钡存在下加热，可脱羧生成胺。

$$\text{RCHCOOH} \xrightarrow[\triangle]{\text{Ba(OH)}_2} \text{RCH}_2\text{NH}_2 + \text{CO}_2\uparrow$$
$$\;\;\;|$$
$$\;\text{NH}_2$$

> **化学与生活**
>
> **组氨酸脱羧生成组胺——营养变中毒**
>
> 海产鱼中的青皮红鱼类，如鲐鱼、青鱼、秋刀鱼、鲣鱼、鱼参、沙丁鱼、金枪鱼等及河产鱼鲫鱼中富含组氨酸。当鱼不新鲜或发生腐败时，细菌在其中大量生产繁殖，鱼体内游离的组氨酸经脱羧酶作用脱去羧基变成组胺。一般食用0.5~1h后就可出现中毒症状，最快的5min，最慢的4h。此外，腌制咸鱼时，如原料不新鲜或腌得不透，鱼体内也会含较多的组胺，人食用后可能会中毒。

2. 两性解离和等电点

氨基酸分子中含有酸性的羧基和碱性的氨基，故既可以与碱反应又可以与酸反应，是两性化合物。

在水溶液中氨基酸可以发生两性解离：

酸式解离：

$$\underset{NH_2}{RCHCOOH} \rightleftharpoons \underset{NH_2}{RCHCOO^-} + H^+$$

碱式解离：

$$\underset{NH_2}{RCHCOOH} \underset{-H_2O}{\overset{+H_2O}{\rightleftharpoons}} \underset{NH_3^+}{RCHCOOH} + OH^-$$

氨基酸能与强酸或强碱反应生成盐。

$$\underset{NH_2}{RCHCOOH} + HCl \longrightarrow \underset{NH_3^+Cl^-}{RCHCOOH}$$

$$\underset{NH_2}{RCHCOOH} + NaOH \longrightarrow \underset{NH_2}{RCHCOONa} + H_2O$$

氨基酸分子中的羧基与氨基可以相互作用而成盐，这种由分子内部酸性基团和碱性基团相互作用所形成的盐，称为内盐（或称两性离子、偶极离子）。

$$\underset{NH_2}{RCHCOOH} \rightleftharpoons \underset{NH_3^+}{RCHCOO^-}$$

（两性离子）

因此，氨基酸在水溶液中有三种存在方式，即两性离子、阴离子、阳离子。这三种存在方式的比例，可以通过调节溶液的pH来改变其主要存在方式。酸性溶液中主要以阳离子形式存在，在电场中向负极移动；碱性溶液中主要以阴离子形式存在，在电场中向正极移动。当将溶液的pH调节到某一特定值时，氨基酸的碱式解离和酸式解离程度相等，分子中的阳离子和阴离子数目相等，氨基酸主要以两性离子形式存在，在电场中既不向负极移动又不向正极移动，这个特定的pH就称为氨基酸的等电点，常用pI表示。

氨基酸在水溶液的存在形式随pH的变化可表示如下：

$$\text{RCHCOOH} \atop \text{NH}_2$$

$$\underset{\text{NH}_2}{\text{RCHCOO}^-} \underset{\text{OH}^-}{\overset{\text{H}^+}{\rightleftharpoons}} \underset{\text{NH}_3^+}{\text{RCHCOO}^-} \underset{\text{OH}^-}{\overset{\text{H}^+}{\rightleftharpoons}} \underset{\text{NH}_3^+}{\text{RCHCOOH}}$$

阴离子   两性离子   阳离子
pH＞pI   pH＝pI   pH＜pI

> **课堂互动**
>
> 谷氨酸水溶液中存在哪些离子？哪些分子？调节 pH＞3.22 时，谷氨酸主要以什么形式存在？调节 pH＜3.22 时，谷氨酸又主要以什么形式存在？

等电点是氨基酸的一个重要理化常数，不同结构的氨基酸等电点不同（见表 18-1）。一般酸性氨基酸的等电点约为 2.8～3.2；碱性氨基酸的等电点约为 7.6～10.8；中性氨基酸的等电点约为 5.0～6.5。由于氨基酸的酸式解离程度略大于碱式解离程度，故中性氨基酸的等电点一般小于 7。

在等电点时，氨基酸的溶解度最小，最易从溶液中沉淀析出。因此，根据不同氨基酸具有不同的等电点这一特性，可通过调节溶液的 pH 使不同的氨基酸在各自的等电点结晶析出以分离提纯氨基酸。

3. 成肽反应

一分子 α-氨基酸中的羧基和另一分子 α-氨基酸中的氨基之间脱水缩合所形成的化合物，称为肽。该反应称为成肽反应。例如：

$$\underset{R'}{\text{H}_2\text{NCHC}} \boxed{-\text{OH} + \text{H}-} \underset{H}{\text{NCHCOOH}} \longrightarrow \underset{R'}{\text{H}_2\text{NCH}} \boxed{-\text{C}-\text{N}-} \underset{R''}{\text{CHCOOH}} + \text{H}_2\text{O}$$

分子中的酰胺键（—CONH—）又称为肽键。由 2 分子氨基酸形成的肽称为二肽。2 个以上氨基酸由多个肽键结合起来形成的肽称为多肽，相对分子质量高于 10000 的肽一般称为蛋白质。

2 种不同氨基酸成肽时，由于结合方式和排列顺序不同而形成 2 种互为异构体的二肽。如甘氨酸和丙氨酸组成的二肽有以下 2 种异构体：

$$\underset{\text{CH}_3}{\text{H}_2\text{NCH}_2\text{CNHCHCOOH}} \qquad \underset{\text{CH}_3}{\text{H}_2\text{NCHCNHCH}_2\text{COOH}}$$

甘氨酰丙氨酸   丙氨酰甘氨酸

同理，由 3 种不同的氨基酸组成的三肽可有 6 种异构体；由 4 种不同的氨基酸组成的四肽可有 24 种异构体。可见，多种氨基酸分子由于连接方式和数量的不同可以形成成千上万个多肽，这也是只有 20 余种 α-氨基酸就能形成种类繁多的蛋白质群的原因。

在多肽中，常将带有游离氨基的一端写在左边称为 N-端，带有游离羧基的一端写在右边称为 C-端。多肽中的每个氨基酸单位称为氨基酸残基，氨基酸残基的数目等于成肽的氨基酸分子数目。多肽命名时以含有完整羧基的氨基酸（即 C-端氨基酸）为母体，从 N-端开始，将其他氨基酸的"酸"字改为"酰"字，依次列在母体名称前，称为某氨酰某氨酸。

如：甘氨酰丙氨酸，丙氨酰甘氨酸。

> **知识拓展**
>
> ### 多肽的生理活性
>
> 自然界中存在很多多肽，它们在生物体内起着各种不同的作用。例如，γ-谷氨酰半胱氨酰甘氨酸是广泛存在于生物细胞中的一种三肽，俗名谷胱甘肽。谷胱甘肽因含有巯基，易氧化。它在生物体内的主要生理作用是防止氧化剂对其他生理活性物质的氧化，对细胞膜上含有巯基的膜蛋白和体内某些含有巯基的酶起到保护作用。在药物中，有些抗生素和激素也是多肽化合物。如能促分娩、产后止血和子宫恢复的催产素；能促进糖代谢的胰岛素；能扩张血管、降低压力、改善心律的心钠素；能治疗尿崩症、食管静脉曲张出血的加压素等。

4. 茚三酮反应

α-氨基酸与茚三酮的水合物在溶液中共热，发生一系列反应，最终生成蓝紫色的化合物（称为罗曼紫），并放出 CO_2。含有亚氨基的氨基酸如脯氨酸与茚三酮反应呈黄色。这是鉴别 α-氨基酸最灵敏、最简便的方法。凡含有 α-氨酰基结构的化合物，如多肽和蛋白质都能发生此显色反应。

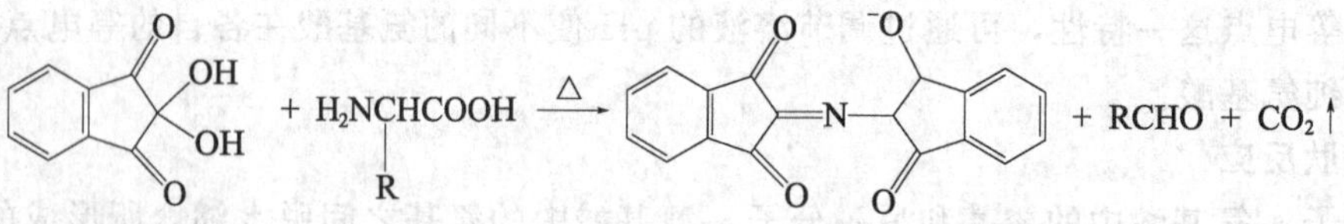

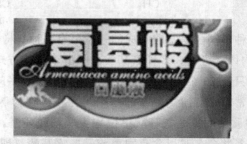

水合茚三酮　　　　　　　　　　　　　蓝紫色

该反应释放的 CO_2 量与氨基酸的量成正比，故又可作为氨基酸的定量分析方法。

> **课堂互动**
>
> 简述氨基酸的主要化学性质。

> **化学与医学**
>
> ### 氨基酸在医学中的应用
>
> 在医药上氨基酸主要用来制备复方氨基酸注射液，由多种氨基酸组成的复方制剂在现代静脉营养液以及"要素饮食"疗法中占有非常重要的地位，对维持危重病人的营养，抢救患者生命起到积极作用，成为现代医学中不可少的医药品种之一。
>
>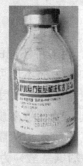
>
> 复方氨基酸注射液　　　　　　　　氨基酸口服液

第二节 蛋白质

蛋白质是由许多 α-氨基酸通过肽键连接而成的生物高分子化合物,相对分子质量一般是一万到几百万,有的甚至达几千万。蛋白质是组成一切细胞和组织的重要成分,约占人体干重的 45%。一切最基本的生命活动几乎都离不开蛋白质。如具有催化和调节功能的各种酶,调节体内物质代谢和生理活性的激素,输送氧气的血红蛋白等都是蛋白质。可以说,蛋白质是生命的物质基础,没有蛋白质就没有生命。见图 18-1。

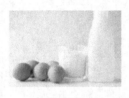
蛋、奶

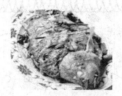
鱼

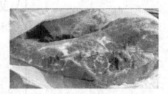
瘦肉

图 18-1 富含蛋白质的食物

一、蛋白质的组成元素

蛋白质是由多种 α-氨基酸通过肽键连接而成的化合物。蛋白质虽然种类繁多,但其组成元素却不多,且不同来源的蛋白质,组成元素都很相似,主要有:碳 50%~55%,氢 6%~7%,氧 19%~24%,氮 13%~19%,硫 0%~4%;有些蛋白质还含有磷、铁、碘、镁、锌、铜等元素。

大多数蛋白质的含氮量很接近,平均约为 16%,即任何生物样品中,每克氮相当于 6.25g 蛋白质,因此,6.25 称为蛋白质系数。化学分析时,只要测定生物样品中的含氮量,就可以计算出其中蛋白质的大致含量。

样品中蛋白质的百分含量=每克样品含氮的克数×6.25×100%

 资料

查阅资料,了解"三聚氰胺"事件。

二、蛋白质的结构

蛋白质的结构极其复杂。各种蛋白质的特定结构,决定其特定的生理功能。一般分为一级结构、二级结构、三级结构、四级结构。

(一)蛋白质的一级结构

蛋白质分子中各种 α-氨基酸的排列顺序和连接方式称为蛋白质的一级结构。如图 18-2 所示。在一级结构中,氨基酸通过肽键(—CONH—)相互连接成多肽链,多肽链是蛋白质分子的基本结构,肽键是主键。有些蛋白质就是一条多肽链,有些蛋白质则由两条或两条以上的多肽链构成,多肽和蛋白质没有严格的区别,一般是将相对分子质量 10000 以上的称为蛋白质。如胰岛素是由 A、B 两条多肽链,共

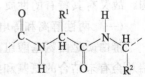
图 18-2 一级结构(多肽链)

51个氨基酸残基构成。A链由11种氨基酸共21个氨基酸残基构成，B链由16种氨基酸共30个氨基酸残基构成。A链和B链之间通过两个二硫键（—S—S—）连接在一起。

（二）蛋白质的空间结构

蛋白质的二级、三级、四级结构统称为蛋白质的空间结构，又称分子构象或立体结构，是由多肽链在空间折叠卷曲而成。维系和固定蛋白质空间结构的是氢键、二硫键、盐键、疏水键和范德华力等副键。如图18-3所示。

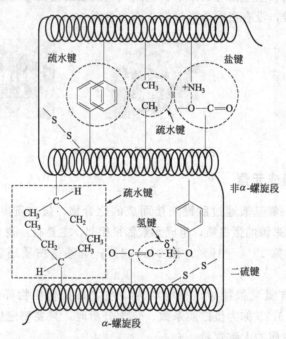

图18-3 维系蛋白质空间结构的副键

蛋白质分子以螺旋方式卷曲而成的空间结构，称为蛋白质的二级结构。主要以氢键维持它的稳定性。如图18-4所示。

在二级结构的基础上，多肽链进一步卷曲、折叠形成更复杂的空间结构，称为蛋白质的三级、四级结构。维系三级、四级结构稳定的主要是靠多肽链侧链上各种功能基团之间形成的氢键、离子键、疏水键、二硫键等副键。

三、蛋白质的性质

蛋白质由氨基酸组成，因此，蛋白质具有一些与氨基酸相似的性质，如两性解离、等电点及某些颜色反应等。蛋白质是一种高分子化合物，相对分子质量大，有复杂的空间结构，故又有其特有的性质，如胶体性质、沉淀、变性等。

（一）两性解离和等电点

蛋白质是由氨基酸组成的，不论肽链多长，在其链的两端总会有未结合的氨基和羧基存在。因此，和氨基酸一样也产生两性解离。调节蛋白质溶液pH至某适宜值，使酸式解

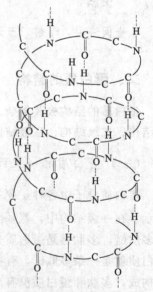

图18-4 蛋白质的二级结构

离和碱式解离程度相等，则蛋白质主要以两性离子形式存在，此时溶液的 pH 称为蛋白质的等电点，用 pI 表示。

若用 P$\begin{matrix}NH_2\\COOH\end{matrix}$ 代表蛋白质分子，则它在不同 pH 时的解离情况如下：

$$P\begin{matrix}NH_3^+\\COOH\end{matrix} \underset{H^+}{\overset{OH^-}{\rightleftharpoons}} P\begin{matrix}NH_3^+\\COO^-\end{matrix} \underset{H^+}{\overset{OH^-}{\rightleftharpoons}} P\begin{matrix}NH_2\\COO^-\end{matrix}$$

蛋白质阳离子　　蛋白质两性离子　　蛋白质阴离子
　pH<pI　　　　　　pH=pI　　　　　　pH>pI

每种蛋白质因其所含游离的氨基和羧基数目不同，其等电点也不同（见表 18-2）。在等电点时，蛋白质分子呈电中性，其溶解度、渗透压等都最小，可用于分离、纯化和分析鉴定蛋白质。如血清蛋白电泳是临床检验中常用的项目之一。大多数蛋白质的 pI 在 5 左右。因此，在人的体液和血液、组织液中（pH 约为 7.4），大多数蛋白质以阴离子形式存在，与体内的 K^+、Na^+、Ca^{2+}、Mg^{2+} 等阳离子结合成盐。

表 18-2　一些蛋白质的等电点

蛋白质	来源	等电点	蛋白质	来源	等电点
白明胶	动物皮	4.8～4.85	血清蛋白	马血	4.8
乳球蛋白	牛乳	4.5～5.5	血清球蛋白	马血	5.4～5.5
酪蛋白	牛乳	4.6	胃蛋白酶	猪胃	2.75～3.0
卵清蛋白	鸡卵	4.84～4.90	胰蛋白酶	胰液	5.0～8.0

（二）蛋白质的沉淀

蛋白质是高分子化合物，其分子颗粒直径在 1～100nm 的胶粒范围内，因此蛋白质溶液具有胶体溶液的性质。蛋白质分子在 pH 不等于等电点的溶液中常带有相同电荷（一般酸性介质中带正电荷，碱性介质中带负电荷），因同性相斥，使蛋白质分子不易凝聚；另外蛋白质多肽链上含有多种亲水基团（如肽键、氨基、羧基、羟基等），使蛋白质分子颗粒外面形成一层水化膜，这是蛋白质溶液稳定的两个主要因素。

如果改变这种相对稳定的条件，如除去蛋白质分子外层的水化膜或者中和蛋白质离子的电荷，蛋白质分子就会聚集而沉淀。使蛋白质沉淀的方法有：

1. 盐析

向蛋白质溶液中加入大量的无机盐（如硫酸铵、氯化钠等），蛋白质从溶液中沉淀析出的现象称为蛋白质的盐析。盐析是个可逆过程，盐析出来的蛋白质仍可溶于水，仍有生物活性。因此，采用盐析可以分离提纯蛋白质。

不同的蛋白质，盐析需要盐的浓度不同，可用不同浓度的盐溶液，使同一溶液中的不同蛋白质分段析出，达到分离的目的，这种方法称为分段盐析。如血清中加硫酸铵至 50％饱和度，则球蛋白先沉淀析出，继续加硫酸铵至饱和，则白蛋白（即清蛋白）沉淀析出。盐析时，若先把蛋白质溶液的 pH 调到等电点附近，则盐析效果会更好。

> **课堂互动**
> 在用豆类制作豆腐的过程中，使用石膏的作用是什么？

2. 脱水剂沉淀法

乙醇、丙酮等极性较大的有机溶剂，对水的亲和力较大，能破坏蛋白质分子的水化膜。在等电点时加入这些脱水剂可使蛋白质沉淀析出。沉淀后若迅速将蛋白质与脱水剂分离，仍可保持蛋白质原来的性质。95% 酒精比 75% 酒精脱水能力强，但 95% 酒精与细菌接触时，其表面的蛋白质立即凝固，使得酒精不能继续扩散到细胞内部，细菌只是暂时丧失活性，并未死亡，而 75% 酒精可继续扩散到细菌内部，故消毒效果好。

3. 重金属盐沉淀法

蛋白质在其 pH＞pI 的溶液中带负电荷，可与 Hg^{2+}、Pb^{2+}、Cu^{2+}、Ag^+ 等重金属离子结合，生成不溶性沉淀物质。

$$P\begin{matrix}NH_3^+\\COO^-\end{matrix} \xrightarrow{OH^-} P\begin{matrix}NH_2\\COO^-\end{matrix} \xrightarrow{Ag^+} P\begin{matrix}NH_2\\COOAg\end{matrix} \downarrow$$

重金属的杀菌作用是由于它能沉淀蛋白质，蛋清或牛乳对重金属中毒的解毒作用也是利用了这一点。

> **课堂互动**
> 临床上在解救误服重金属盐的病人时，为何采用让病人喝大量的牛奶、蛋清或豆浆的方法？

4. 生物碱试剂沉淀法

蛋白质在其 pH＜pI 的溶液中带正电荷，可与苦味酸、鞣酸、磷钨酸等生物碱沉淀剂的酸根（用 Y^- 表示）结合，生成不溶性蛋白质盐。

$$P\begin{matrix}NH_3^+\\COO^-\end{matrix} \xrightarrow{H^+} P\begin{matrix}NH_3^+\\COOH\end{matrix} \xrightarrow{Y^-} P\begin{matrix}NH_3^+Y^-\\COOH\end{matrix} \downarrow$$

（三）蛋白质的变性

蛋白质分子受某些物理因素（如加热、高压、紫外线、X 射线、超声波等）和化学因素（如酸、碱、有机溶剂、重金属盐、表面活性剂等）的影响，使蛋白质分子的空间结构发生改变，从而导致其理化性质的改变和生物活性的丧失，这种现象称为蛋白质的变性。

蛋白质变性的实质是维系蛋白质分子空间结构的副键遭到破坏，使其正常的空间结构松弛。部分肽链失去折叠及螺旋状态而展开，肽链的伸展使得溶液的黏度升高；分子的疏水基趋向表面，使蛋白质的水化作用减小，表现为溶解度的降低；空间结构的破坏，使得由蛋白质构成的酶、抗体、某些激素失去生物活性。变性后的蛋白质称为变性蛋白质，变性蛋白质比天然蛋白质易于消化吸收。

> **课堂互动**
>
> 蛋白质是人类生存所必需的三大能量物质之一，含蛋白质丰富的食物为何熟食而非生食？

蛋白质的变性应用广泛。如在医药上，采用加热、高压、紫外线、消毒剂等消毒杀菌；加热法检查胃蛋白等；在食品加工中，制作豆腐时利用钙盐使大豆蛋白质凝固，制作干酪时利用凝乳酶使酪蛋白凝固等；在制备或保存具有生物活性的蛋白质制品（酶、疫苗、免疫血清等）时，应选择适宜的条件，以防失去活性。

> **知识拓展**
>
> **蛋白质的复性**
>
> 蛋白质的变性条件如果不剧烈，其变性作用是可逆的，说明蛋白质分子内部结构变化不大。这时，若除去变性因素，在适当条件下变性蛋白质可恢复天然构象和生物活性，这种现象称为蛋白质的复性。如蛋白酶加热至80～90℃时，失去溶解性，也无消化蛋白质的能力，若其温度再降低到37℃，则又可恢复其溶解性和消化蛋白质。

（四）蛋白质的水解

蛋白质在酸、碱的水溶液中加热或在酶的催化作用下能够水解，经过一系列中间产物后，最终生成α-氨基酸。其水解过程如下：

蛋白质→䏡（初解蛋白质）→胨（消化蛋白质）→多肽→二肽→α-氨基酸

食入的蛋白质在酶的催化作用下，水解成各种α-氨基酸后，才能被人体吸收，然后在体内重新合成人体所需的蛋白质。

（五）蛋白质的颜色反应

蛋白质分子是由α-氨基酸通过肽键构成的，其分子中的肽键和氨基酸残基能与某些试剂发生作用，生成有颜色的化合物。利用这些性质，可对蛋白质进行定性鉴定和定量分析。

1. 缩二脲反应

蛋白质分子结构中含有多个肽键，故能发生缩二脲反应，即蛋白质在碱性溶液中与硫酸铜溶液作用呈红紫色。

2. 茚三酮反应

蛋白质分子中仍存在α-氨基酸残基，故能与茚三酮水溶液共热呈现蓝紫色。

3. 黄蛋白反应

蛋白质分子中含有苯丙氨酸、色氨酸、酪氨酸等含有苯环的氨基酸残基时，在其溶液中加入浓硝酸，再加热，沉淀变为黄色，此反应称为黄蛋白反应。这是因为氨基酸残基中的苯环与浓硝酸发生硝化反应，生成黄色的硝基化合物。

指甲、皮肤不慎接触浓硝酸会出现黄色就是这个原因。

4. 米伦反应

蛋白质分子中含有酪氨酸残基时，在其溶液中加入米伦试剂（硝酸汞和硝酸亚汞的硝酸溶液）即产生白色沉淀，再加热则变暗红色，此反应称为米伦反应。这是酪氨酸分子中酚羟基所特有的反应。多数蛋白质都含有酪氨酸残基，故此反应也可以鉴别蛋白质。

> **化学与生活**
>
> **热量营养素构成平衡**
>
> 营养素是维持正常生命活动所需摄入生物体的食物成分。包括蛋白质、油脂、糖类、维生素、矿物质、水和膳食纤维 7 大类。其中糖类、油脂、蛋白质均能为机体提供热量，称为热量营养素。当这三种物质摄入量适当、热量营养素提供的总热量与机体消耗的能量平衡时，各自的特殊作用发挥并互相起到促进和保护作用，这种热量营养素摄入量的比例平衡、总热量也平衡的情况称为热量营养素构成平衡。三种热量比例不平衡，热量营养素供给过多或过少，都将会对机体产生不利影响。
>
> 要满足生活工作的正常需要，保证一天的热量平衡，通常一日三餐热量分配应为：早餐占 30%，午餐占 40%，晚餐占 30%。

第三节 核 酸

核酸是生物体内一类具有复杂空间结构的生物大分子物质。它既可以和蛋白质结合成核蛋白，也可以游离态存在。它是在 1868 年由瑞士的外科医生米歇尔从细胞核里分离出来的酸性物质，故称核酸。核酸与生命活动密切相关，如生长、发育、遗传等生命现象，核酸都起着决定作用。

核酸根据化学组成的不同可分为核糖核酸（RNA）和脱氧核糖核酸（DNA）两类。RNA 主要存在于细胞质中，参与遗传信息的表达过程及蛋白质的生物合成。DNA 主要存在于细胞核内的染色体中，是生命遗传的物质基础，具有储存和遗传信息功能，并决定生物体的遗传性状。

一、核酸的水解

核酸在酸、碱或酶的作用下，可以逐步水解。核酸经水解可得到很多核苷酸，核苷酸可被水解产生核苷和磷酸，核苷再进一步水解，产生戊糖和含氮碱。因此核苷酸是核酸的基本单位，核酸是由很多核苷酸聚合形成的多聚核苷酸。核酸完全水解得到的最终产物磷酸、戊糖、含氮碱是组成核酸的基本成分。

核酸的水解过程可表示如下：

$$核酸 \xrightarrow{水解} 核苷酸 \xrightarrow{水解} \begin{cases} 磷酸 \\ 核苷 \xrightarrow{水解} \begin{cases} 戊糖 \\ 含氮碱（碱基）\end{cases} \end{cases}$$

二、核苷

核苷是由 D-核糖或 D-2-脱氧核糖上的羟基与嘌呤碱或嘧啶碱上的氢原子脱水而成的糖苷。两种戊糖在形成糖苷时，均以其 β-苷羟基与嘌呤碱的 9 位氮或嘧啶碱的 1 位氮上的氢脱水生成含氮糖苷。

三、核苷酸

核苷酸是核苷中戊糖上的羟基与磷酸缩合而成的酯，是一种强酸性化合物。由核糖核苷形成的磷酸酯称为核糖核苷酸，由脱氧核糖核苷形成的磷酸酯称为脱氧核糖核苷酸。核苷酸的分子中，磷酸主要结合在戊糖的 3′和 5′位上。如腺苷和磷酸酯化生成腺嘌呤核苷酸，脱氧胸苷与磷酸酯化生成脱氧胸腺嘧啶核苷酸。

由于 RNA 和 DNA 所含的嘌呤碱与嘧啶碱各有两种，所以各有四种相应的核苷酸。

RNA：腺嘌呤核苷酸、鸟嘌呤核苷酸、胞嘧啶核苷酸、尿嘧啶核苷酸。

DNA：脱氧腺嘌呤核苷酸、脱氧鸟嘌呤核苷酸、脱氧胞嘧啶核苷酸、脱氧胸腺嘧啶核苷酸。

DNA 与 RNA 在化学组成上的异同见表 18-3。

表 18-3　DNA 与 RNA 在化学组成上的异同

类　别		RNA	DNA
含氮碱（碱基）	嘧啶碱	尿嘧啶、胞嘧啶	胸腺嘧啶、胞嘧啶
	嘌呤碱	腺嘌呤、鸟嘌呤	腺嘌呤、鸟嘌呤
磷酸		H_3PO_4	H_3PO_4
戊糖		核糖	2-脱氧核糖

DNA 和 RNA 在化学组成上的主要区别是什么？

四、核酸

各种核苷酸之间通过磷酸酯键相互连接起来的高分子就是核酸。组成核酸的基本单位是核苷酸，存在于 DNA 和 RNA 中常见的核苷酸虽各有四种，但由于 DNA 和 RNA 都是高分子化合物，故核酸分子中的核苷酸数目可高达几万个，且都按一定的顺序连接而成，并有一定的三维结构。

本章小结

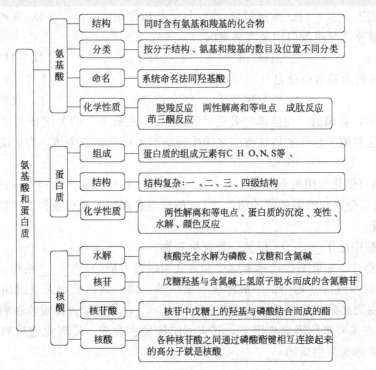

练 习 题

一、选择题

1. 组成蛋白质的氨基酸都是（　　）。
   A. α-氨基酸　　　B. β-氨基酸　　　C. γ-氨基酸　　　D. δ-氨基酸
2. 谷氨酸（pI=3.22）在 pH 为 5 的介质中的主要存在形式是（　　）。
   A. 阳离子　　　B. 阴离子　　　C. 偶极离子　　　D. 中性分子
3. 氨基酸与 $Ba(OH)_2$ 共热或在脱羧酶的作用下，发生（　　）。
   A. 脱羧反应　　　B. 酯化反应　　　C. 酰化反应　　　D. 缩二脲反应
4. 下列物质与茚三酮水溶液共热生成蓝紫色物质的是（　　）。
   A. 非 N-取代的 α-氨基酸　　　B. β-氨基酸
   C. γ-氨基酸　　　D. N-取代的 α-氨基酸
5. 用缩二脲反应可以证明下列何种物质已经水解完全（　　）。
   A. 淀粉　　　B. 蛋白质　　　C. 核酸　　　D. 油脂
6. 重金属盐使人体中毒的原因是由于它使人体内的蛋白质（　　）。
   A. 发生了盐析作用　　B. 发生了水解　　C. 发生了不可逆沉淀　　D. 发生了颜色反应
7. 下列关于蛋白质的叙述不正确的是（　　）。
   A. 在等电点时溶解度最小　　　B. 氯化钠可用于分离提纯蛋白质
   C. 加热变性的蛋白质可再次溶于水　　　D. 70%～75%的酒精可用于消毒杀菌
8. 构成蛋白质一级结构的主键是（　　）。
   A. 氢键　　　B. 盐键　　　C. 二硫键　　　D. 肽键
9. 临床上检验患者尿中的蛋白质是利用蛋白质受热凝固的性质，这属于蛋白质的（　　）。
   A. 显色反应　　　B. 水解反应　　　C. 盐析作用　　　D. 变性作用
10. 下列哪种情况使蛋白质最容易聚沉（　　）。
    A. pH=pI　　　B. pH≤pI　　　C. pH≥pI　　　D. pH>pI
11. 组成核酸的基本单位是（　　）。
    A. 磷酸　　　B. 核苷酸　　　C. 核苷　　　D. 戊糖
12. 1997 年，英国的"克隆羊"备受世界关注。"克隆羊"的关键技术之一是找到了一些特殊的酶，这些酶激活普通体细胞使之像生殖细胞一样发育成个体，有关酶的说法错误的是（　　）。
    A. 酶是具有催化作用的蛋白质　　　B. 由题可知酶具有选择性和专一性
    C. 高温或重金属盐能降低酶的活性　　　D. 酶只有在强酸、强碱条件下才能发挥作用

二、填空题

1. α-氨基酸中除了_____以外，都有旋光性。
2. 在多肽链中，α-氨基酸的排列顺序和方式叫做蛋白质的_____结构。
3. 我们平时所吃的食物中，一般都含有蛋白质，肉、蛋、奶和大豆制品中蛋白质含量尤其丰富。蛋白质必须经过消化，成为各种_____，才能被人体吸收和利用。
4. 蛋白质在某些理化因素作用下，其空间结构发生改变，使理化性质和生物活性发生变化，这种现象称为蛋白质的_____。

5. 人体血液的 pH 约为 7.4，大多数蛋白质的等电点接近 5，所以，大多数蛋白质在血液中以_____形式存在，并与血液中的_____等离子结合成盐，称为蛋白质盐，它与_____组成缓冲对。

6. 核酸的基本单位是_____，组成核酸的基本成分有_____。

7. 核酸根据戊糖种类不同，可分为_____和_____两大类。

三、判断题

1. 中性氨基酸的水溶液一定是中性的。（　　）
2. 在氨基酸中，只有 α-氨基酸才能发生茚三酮反应。（　　）
3. 蛋白质的变性就是变质，因此变性后的蛋白质不能食用。（　　）
4. 蛋白质的变性实质是空间结构发生了改变，而肽键并未断裂。（　　）
5. 蛋白质在等电点时不稳定，溶解度最小，容易析出沉淀。（　　）

四、用化学方法鉴别下列各组化合物

1. 淀粉、纤维素和酪氨酸　2. 甘氨酸、色氨酸和蛋白质

五、简答题

1. 某氨基酸（pI＝9）溶液的 pH 等于 5，试问：

(1) 此氨基酸溶液显什么性质？该氨基酸以何种状态存在？

(2) 带什么电荷？在电场中向哪极移动？

(3) 若要使此氨基酸从溶液中沉淀出来，必须将 pH 调节到多少？如何调节？

2. 蛋白质变性在临床上有哪些应用？举例说明。

第四部分

化学实验

实验室规则

一、实验规则

1. 实验前应结合讲授课内容认真预习，明确实验的目的要求，了解实验的步骤、方法和基本原理。

2. 实验开始前要清点仪器，如有短缺或破损，应立即报告教师要求补领。

3. 实验过程中要正确操作，正确使用各种仪器和药品，仔细观察，认真记录和思考。随时把观察到的现象、反应式、数据、计算和结论等正确而简明地记录在实验记录本上。

4. 严格遵守实验室各项制度。爱护公共财物，注意安全，爱护仪器，节约药品，不浪费水、电、煤气等。保持实验室的安静和整洁。

5. 公用仪器和药品用毕要随时放回原处。废物、废液、火柴梗等应倒入废物缸内，严禁扔出窗外，不准倒入水槽内，以免水槽淤塞和腐蚀。

6. 实验结束时，要把所用仪器洗净，放置整齐，并将实验桌面清理整洁。仪器如有破损，必须当时补领齐全。离开实验室时要检查煤气、自来水、电以及门窗是否关好。

二、药品使用规则

1. 必须遵守实验指导中所规定的剂量进行实验。如果没有注明剂量，应尽可能取用小量药品进行实验。

2. 药品和试剂用毕应立即盖好瓶塞，放还原处。

3. 固体药品要用药匙或者用纸槽来取用，药匙必须保持清洁和干燥，用后应立即擦拭干净。

4. 如用吸管吸取试剂时，不得用未经洗净或吸过其他试剂的吸管去吸取。从试剂瓶中取用试剂时，应防止插错滴管，以免污染试剂。

三、实验室安全措施

1. 如用挥发性和易燃物质进行实验时，应在离火较远的地方进行。如遇酒精、汽油、乙醚等易燃物质着火时，应立即用湿布或砂盖灭火焰，切勿用水浇灭。
2. 浓酸、浓碱具有强腐蚀性，取用时应注意，切勿使其溅在皮肤或衣服上。万一强酸溅到皮肤上，应立即擦去酸滴，用水冲洗，并用 20g/L 的 $NaHCO_3$ 溶液清洗；强碱溅到皮肤上，立即用水冲洗，并用 20g/L 的醋酸溶液清洗。稀释浓硫酸时，应将酸慢慢注入水中，切勿把水注入酸中。
3. 倾注试剂或正在加热液体时，切勿俯视容器，以免液体溅在脸上。
4. 当加热试管时，切勿使试管口对着人。
5. 在嗅气体时，要用手把离开容器的气流扇向自己，不要直接对着容器去嗅。
6. 如有液体飞沫落到皮肤上或衣服上时，必须立即用水洗净。

化学实验常用仪器简介

仪器名称	用途	使用方法及注意事项
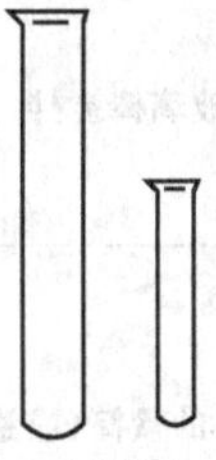 试管	1. 盛放少量固体或液体； 2. 用作少量物质的反应容器	1. 试管可以直接加热，加热时外壁不能有水； 2. 装液体时不超过试管容量的 1/2，加热时不超过试管容量的 1/3； 3. 加热时先使试管均匀受热，然后在试管有药品的部位集中加热，试管应与水平面成 45°，管口不要对着人； 4. 加热固体时，管口应向下倾斜； 5. 加热后的试管不能骤冷，防止炸裂
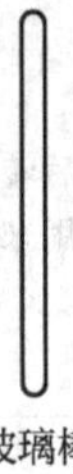 玻璃棒	1. 用于搅拌； 2. 过滤时引流； 3. 蘸取少量固体或液体	1. 实验中使用的玻璃棒必须洁净，用过的玻璃棒必须用水洗涤后才能与另一种物质接触，以免污染试剂； 2. 使用玻璃棒搅拌液体时，应右手持棒，转动手腕，使玻璃棒在容器内绕圈转动，不要使玻璃棒和容器撞击，以防将容器打破或损坏玻璃棒； 3. 若用玻璃棒帮助转移液体时，应将盛放液体的容器口贴紧玻璃棒，棒的下端靠在接收容器的内壁上，使液体沿玻璃棒缓缓流下
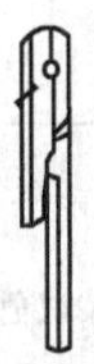 试管夹	用来夹持试管	1. 试管夹从试管底部向上套，取的时候也从试管下部取出，夹在试管口中上部 2/3 处； 2. 加热时只能握住长柄，或握住长柄的同时，拇指插入长柄与短柄之间，不应同时持握试管夹的长、短柄，以防无意间用力捏夹时使试管脱落； 3. 要防止烧损和腐蚀

续表

仪器名称	用　途	使用方法及注意事项
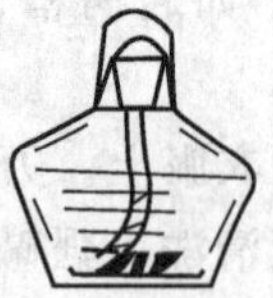 酒精灯	加热时常用的热源	1. 使用前应检查灯芯顶端要平齐,其下端一定要浸润在酒精中; 2. 检查灯内酒精的量是否在灯体容积的 1/4～2/3; 3. 向灯内添加酒精时要使用漏斗,绝不能向燃着的灯内添加酒精
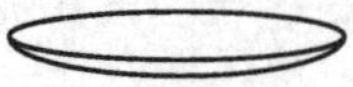 表面皿	用于覆盖烧杯、漏斗或做气室实验等	不能用火直接加热
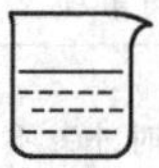 烧杯	1. 配制溶液; 2. 用作较多试剂的反应	1. 加热时应垫石棉网,不可直接用火加热; 2. 加热液体时,液体的量不要超过容积的 1/2,不可蒸干; 3. 溶解固体物质时,要用玻璃棒搅拌
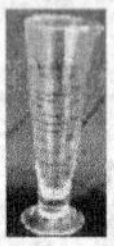 量杯 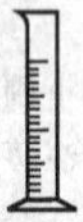　量筒	用于粗略量取一定体积的液体	1. 根据需要选用不同规格的量筒(或量杯); 2. 不能加热,不能作为反应器皿
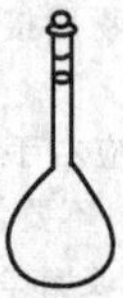 容量瓶	用于配制准确浓度的溶液	1. 将溶质先在烧杯中溶解,然后转入容量瓶中; 2. 不能加热,不能代替试剂瓶用来存放溶液
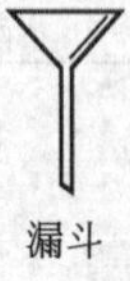 漏斗	1. 过滤液体; 2. 倾注液体	1. 不能直接加热; 2. 过滤时,滤纸边缘要低于漏斗边缘,液面不能超过滤纸边缘
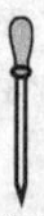 滴管	1. 吸取或滴加少量液体; 2. 吸取沉淀上清液	1. 滴加试剂时,滴管不能插入试管中,滴管口要垂直向下,不能接触容器壁; 2. 滴管不能混用

续表

仪器名称	用　途	使用方法及注意事项
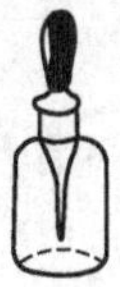 滴瓶	盛液体试剂	1. 滴管和滴瓶要配套,用后立即将滴管插入原滴瓶; 2. 见光易分解的物质放在棕色滴瓶中
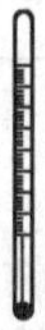 温度计	测量物质的温度	1. 温度计的玻璃泡全部浸入被测的液体中,不要碰到容器底或容器壁; 2. 温度计玻璃泡浸入被测液体后要稍等几分钟,待温度计的示数稳定后再读数; 3. 读数时玻璃泡要继续留在被测液体中,视线与温度计中液柱的上表面平行
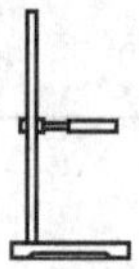 铁架台	1. 固定反应容器; 2. 铁圈可代替漏斗架用于过滤	1. 铁夹夹持仪器时力度要适中; 2. 加热后的铁圈要避免撞击或骤冷
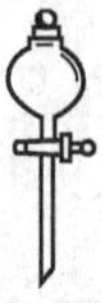 分液漏斗	1. 用于互不相溶液-液的分离; 2. 气体发生装置中加入液体	1. 不能加热; 2. 活塞处要涂一层凡士林,不能漏液; 3. 分液时,下层液体从漏斗管流出,上层液体从上口倒出; 4. 为气体发生器加溶液时,漏斗颈要插入液面下
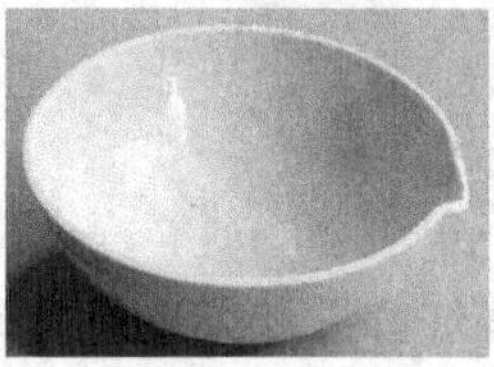 蒸发皿	1. 用于溶液的蒸发、浓缩; 2. 焙干物质	1. 盛液量不得超过容积的2/3,可垫石棉网加热; 2. 加热过程中要不断搅拌; 3. 临近蒸干时,停止加热,靠余热蒸干
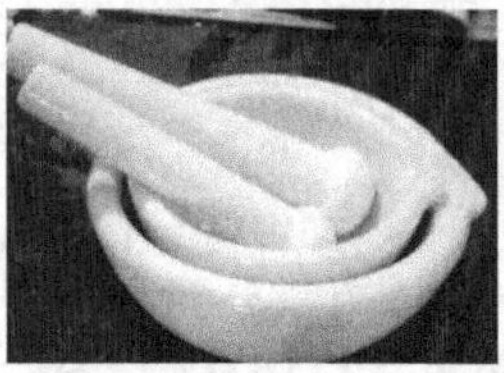 研钵	1. 研碎固体物质; 2. 混合固体物质	1. 不能加热或用作反应器皿; 2. 不能将易爆物质混合研磨; 3. 盛放固体物质的量不要超过研钵容积的1/3; 4. 不能敲击,只能研磨、挤压
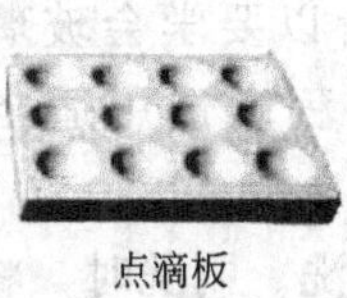 点滴板	用于有颜色的反应或有色沉淀的点滴反应	1. 常用白色点滴板,白色沉淀用黑色点滴板; 2. 试剂用量一般 2~3 滴

续表

仪器名称	用　　途	使用方法及注意事项
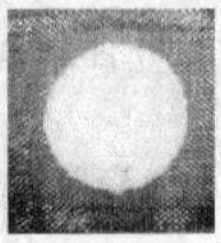 石棉网	使受热物体均匀受热	1. 石棉网不能有破损； 2. 不能与水接触； 3. 不能卷折
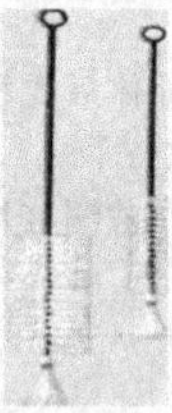 试管刷	洗刷试管等玻璃器皿	1. 手持试管的位置要合适； 2. 小心试管刷顶部的铁丝撞破试管底

实验一　化学实验的基本操作

一、实验目的

1. 学会试管、烧杯等玻璃仪器的洗涤和干燥。
2. 学会正确使用托盘天平和量筒等仪器。
3. 通过粗盐的提纯实验，掌握研磨、称量、溶解、搅拌、加热、过滤、蒸发等基本操作。
4. 养成严谨、求实的学习态度。

二、实验用品

1. 仪器　试管、试管夹、试管刷、烧杯、漏斗及漏斗架、酒精灯、托盘天平及砝码、药匙、蒸发皿、研钵、玻璃棒、铁架台（附铁圈、铁夹）、石棉网、量筒。
2. 试剂　粗食盐、蒸馏水。
3. 其他　洗衣粉、去污粉。

三、实验内容

（一）玻璃仪器的洗涤和干燥

1. 洗涤

为了保证实验结果的准确，实验所用的玻璃仪器都应该洁净，所以要学会玻璃仪器的洗涤方法。要洗净玻璃仪器，应根据实验要求、污物性质和污染程度选用适当洗涤方法。

（1）用水刷洗　一般的玻璃仪器可先用自来水冲洗，再用试管刷刷洗。刷洗时，将试管刷在器皿里转动或上下移动，然后再用自来水冲洗几次，最后用少量蒸馏水淋洗2～3次。

此方法可洗去器皿上的可溶物，但往往洗不去油污和有机物质。

（2）用去污粉（或洗衣粉）洗　先把器皿用水润湿，用试管刷蘸少量去污粉刷洗，再依次用自来水、蒸馏水冲洗，此法适宜洗涤油污。

（3）用铬酸洗液洗　如果玻璃仪器污染严重，可用铬酸洗液洗涤。洗液有强烈的腐蚀性，使用时要注意安全，防止溅到皮肤或衣服上。

把洗涤过的仪器倒置，如果内壁附有一层均匀的水膜，证明仪器已经洗净；如果挂有水珠，表明仍有残存油污，还要洗涤。

2. 干燥

（1）晾干　不急用的仪器可放置于干燥处，任其自然晾干。

（2）烘干　把仪器内的水倒干后放进电烘箱内烘干。

（3）烤干　急用的烧杯、蒸发皿可置于石棉网上用小火烤干；试管可直接烤干，但要从底部加热，试管口向下，以免水珠倒流炸裂试管。不断来回移动试管，不见水珠后，将试管口向上赶尽水汽。

（4）吹干　带有刻度的计量仪器，不能用加热的方法进行干燥，而应在洗净的仪器中加入少量易挥发的有机溶剂（酒精或酒精与丙酮按体积比 1∶1 的混合物），用电吹风吹干，如不急用可晾干。

（二）托盘天平的使用

托盘天平用于精密度不高的称量，能准确到 0.1g。它附有一套砝码，放在砝码盒中。砝码的总重量等于天平的最大载重量。砝码须用镊子夹取。托盘天平使用步骤如下：

1. 调零点

在称量前，先检查天平的指针是否停在刻度盘上的中间位置，若不在中间，调节天平托盘下面两端的平衡螺丝，使指针指在中间的零点。

2. 称量

左盘放物品，右盘放砝码。如果要称量一定质量的药品，则先在右盘加够砝码，在左盘加减药品，使天平平衡；如果称量某药品的质量，则先将药品放在左盘，在右盘加减砝码，使天平至平衡为止。有些托盘天平附有游码及刻度尺，称少量药品可用游码，游码标度尺上每一大格表示 1g。称量时不可将药品直接放在天平盘上，可在两盘放等量的纸片或用已称过质量的小烧杯盛放药品。

3. 称量完毕

把砝码放回砝码盒中，并将天平两盘重叠一起，以免天平摆动磨损刀口。

（三）量筒的使用

量筒是常用的有刻度的量器，用于较粗略地量取一定体积的液体，可根据需要选用不同容积的量筒，可准确到 0.1mL。

量取液体时，要根据所量的体积来选择大小恰当的量筒。读数时应将量筒垂直平稳地放置在桌面上（或手持量筒使量筒自然下垂），应使视线与量筒内液体凹液面底部处于同一水平面，凹液面所切的刻度为所取溶液的体积。见实验图 1-1。若视线偏高或偏低都会造成误差。量筒不得加热，也不能在

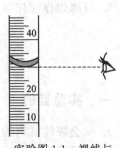

实验图 1-1　视线与量筒中液面的关系

量筒内稀释或配制液体,更不能当作反应容器。

(四) 食盐的提纯

1. 研磨

将约 10g 粗食盐放入研钵中,研成细粉。

2. 称量

用托盘天平称取 5g 研细的粗食盐。

3. 溶解

把称好的粗食盐细粉置于小烧杯中,加蒸馏水约 20mL,搅拌使其溶解。为了加速溶解,可边搅拌边加热。

4. 过滤

根据漏斗大小取滤纸一张,先对折成半圆,再对折成四等份,打开成锥形体,使锥体尖端向下放入漏斗内(滤纸边缘应低于漏斗口约 0.5～1cm,如果高出应剪去)。用手指压住滤纸并用蒸馏水润湿,使其紧贴在漏斗内壁上,并将漏斗固定在漏斗架或铁架台的铁圈上。见实验图 1-2。另取一干净烧杯放在漏斗下面接收滤液。将粗盐溶液沿玻璃棒慢慢倾入漏斗内进行过滤。倾注液体时,玻璃棒下端应朝着滤纸的重叠层,先倾入上层清液,后倾入残渣,并使漏斗内的液面低于滤纸的边缘。

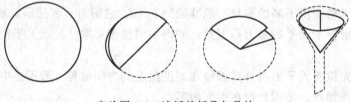

实验图 1-2　滤纸的折叠与叠放

5. 蒸发

将澄清的食盐滤液倾入干净的蒸发皿内,放在铁架台的铁环上,垫上石棉网,用酒精灯加热蒸发浓缩。当蒸发皿的底部出现食盐的结晶时,用玻璃棒不断地搅拌溶液,即将干涸时再用漏斗将蒸发皿罩住,并继续加热,直到水完全蒸发,即得纯白色的精制食盐。

四、思考题

1. 玻璃仪器的洗涤方法有哪些?何以说明仪器已经洗涤干净?
2. 过滤操作应注意哪些问题?

实验二　溶液的配制和稀释

一、实验目的

1. 学会液体试剂的量取和固体试剂的称量。
2. 会进行物质的量浓度、质量浓度、体积分数溶液的配制。
3. 会进行溶液的稀释。

二、实验原理

溶液的配制和稀释主要分以下步骤：
1. 计算；
2. 称量或量取；
3. 溶解；
4. 转移；
5. 定容。

三、实验仪器和试剂

1. 仪器　托盘天平、烧杯、玻璃棒、量筒或量杯、滴管、移液管、容量瓶。
2. 试剂　固体氯化钠、固体氢氧化钠、1mol/L盐酸、体积分数为0.95的酒精。

四、实验步骤

（一）溶液的配制

1. 物质的量浓度溶液的配制

配制0.1mol/L的NaCl溶液50mL。

（1）计算配制50mL NaCl溶液需要NaCl多少克？

（2）用托盘天平准确称量所需要的NaCl，放入烧杯中，加入20mL蒸馏水，搅拌溶解，静置。

（3）将烧杯中的溶液转移到量筒中，用蒸馏水洗涤烧杯2~3次，洗液均转移至量筒中，摇匀。

（4）慢慢加蒸馏水至刻度，混合均匀。

（5）将配制好的溶液倒入试剂瓶中保存。

2. 质量浓度溶液的配制

配制质量浓度为10g/L的NaOH溶液50mL。

（1）计算配制50mL质量浓度为10g/L NaOH溶液需要NaOH多少克？

（2）用托盘天平准确称量所需要的NaOH的克数，加入盛有约20mL蒸馏水的烧杯中，搅拌溶解，静置，冷却至室温。

（3）将烧杯中的溶液转移到量筒中，用蒸馏水洗涤烧杯2~3次，洗液均转移至量筒中，摇匀。

（4）慢慢加蒸馏水至刻度，混合均匀。

（5）保存　将配制好的溶液倒入试剂瓶中保存。

3. 体积分数溶液的配制

用体积分数为0.95的酒精配制体积分数为0.75的酒精50mL。

（1）计算配制0.75的酒精50mL需要0.95的酒精多少毫升？

（2）用量筒准确量取所需0.95的酒精的体积，然后加蒸馏水至刻度，摇匀，即得所需要的0.75的酒精。

（3）保存　将配制好的溶液倒入试剂瓶中保存。

（二）溶液的稀释

用 1mol/L 的盐酸溶液配制 0.5mol/L 盐酸溶液 50mL。

（1）计算　配制 0.5mol/L 盐酸溶液 50mL，需要 1mol/L 的盐酸溶液多少毫升？

（2）量取　用移液管准确量取所需 1mol/L 的盐酸溶液的体积

（3）转移　将量取的 1mol/L 的盐酸溶液完全转移至 50mL 容量瓶中。

（4）定容　向容量瓶中缓慢加入蒸馏水至刻度 1cm 时，改用胶头滴管加蒸馏水至溶液的凹液面与刻度线相切，摇匀即可。

（5）保存　将配制好的溶液倒入试剂瓶中保存。

五、思考题

1. 在烧杯中溶解后，转移至量筒或容量瓶后，为什么还要将烧杯洗涤 2～3 次将洗液也倒入量筒或容量瓶中？

2. 用容量瓶配制溶液时，容量瓶内部是否必须保持干燥？

实验三　常见的非金属及其重要的化合物

一、实验目的

1. 会进行氯、溴、碘和漂白粉的性质实验。
2. 会进行 H_2O_2 氧化性和还原性以及浓硫酸的性质实验。
3. 会进行 Cl^-、Br^-、I^-、SO_4^{2-}、NH_4^+ 的鉴别。

二、实验原理

1. 氯、溴、碘在同一主族，非金属性依次减弱。

2. H_2O_2 中氧的化合价在中间价态，既有氧化性，又有还原性，H_2O_2 以氧化性为主。

3. 浓硫酸有三个特性：氧化性、吸水性、脱水性。

4. Cl^-、Br^-、I^- 能和 $AgNO_3$ 反应生成沉淀，沉淀不溶于 HNO_3；SO_4^{2-} 和 Ba^{2+} 反应生成不溶于水也不溶于稀盐酸的白色 $BaSO_4$ 沉淀；铵盐能和碱反应，放出氨气，氨气能使湿润的红色石蕊试纸变蓝。

三、实验仪器和试剂

1. 仪器　试管、酒精灯、点滴板。

2. 试剂　铜片、漂白粉、固体氯化铵、固体硝酸铵、固体硫酸铵、$CuSO_4·5H_2O$、食糖、浓硫酸、氯水（新制的）、溴水、碘水、0.1mol/L NaCl 溶液、0.1mol/L NaBr 溶液、0.1mol/L KI 溶液、0.1mol/L $AgNO_3$ 溶液、10g/L 淀粉溶液、0.1mol/L H_2SO_4 溶液、0.01mol/L $KMnO_4$ 溶液、品红溶液、30g/L H_2O_2 溶液、0.1mol/L $BaCl_2$ 溶液、0.1mol/L Na_2SO_4 溶液、0.2mol/L HCl 溶液、6mol/L HNO_3 溶液、6mol/L NaOH 溶液、6mol/LHCl、6mol/L $NH_3·H_2O$、蒸馏水、红色石蕊试纸、淀粉碘化钾试纸。

四、实验内容

（一）卤素的性质

1. 氯水的颜色和气味

将盛有氯水的试剂瓶盖打开，小心地扇闻氯气的气味，并观察氯水的颜色。

2. 碘的特性反应

取两支试管各加入 10g/L 的淀粉溶液 2mL，向其中一支试管加入碘水 1 滴，另一支试管加入 0.1mol/L KI 溶液 1 滴，振荡，观察现象并解释。

3. 氯、溴、碘之间的置换反应

(1) 将 3mL 0.1mol/L KI 溶液和 0.5mL 10g/L 淀粉溶液混合，分装在 2 支试管里。向其中一支试管中加入 0.5mL 氯水，另一支试管中加入 0.5mL 溴水。观察现象，解释原因并写出有关化学反应方程式。

(2) 取 2 支试管，分别加入 1mL 0.1mol/L NaBr 溶液，然后向其中一支试管加入 1mL 氯水；另一支试管中加入 1mL 碘水，观察现象，解释原因并写出有关化学反应方程式。

4. 卤离子（Cl^-、Br^-、I^-）的鉴别

取 3 支试管，分别加入 0.1mol/L NaCl 溶液、0.1mol/L NaBr 溶液、0.1mol/L KI 溶液各 1mL，然后各加入 0.1mol/L $AgNO_3$ 溶液 3~4 滴，观察析出沉淀的颜色，写出有关化学反应方程式。

将上面每支试管中的沉淀分装于 2 支试管，在其中的 3 支试管中加入 6mol/L HNO_3 数滴，观察沉淀是否溶解？在另外 3 支试管中加入 6mol/L $NH_3 \cdot H_2O$ 数滴，观察沉淀是否溶解，写出有关化学反应方程式。

5. 漂白粉的性质

(1) 取少量的漂白粉固体放入试管中，加入 0.2mol/L HCl 2mL 振荡后，小心地扇闻试管口处有何气味？并将湿润的碘化钾淀粉试纸放在试管口，观察试纸颜色的变化，解释原因并写出有关化学反应方程式。

(2) 取少量的漂白粉放入试管中，加入 2mL 水，再加入品红溶液 1 滴，观察现象并解释原因。

（二）氧族元素的性质

1. H_2O_2 的氧化性、还原性

(1) 氧化性 在试管中加入 1mL 0.1mol/L KI 溶液，用 0.1mol/L H_2SO_4 酸化后，加入 3~4 滴 30g/L H_2O_2 溶液，观察现象。再加入 2 滴淀粉溶液，观察现象，写出有关化学反应方程式。

(2) 还原性 取试管一支，加入 0.01mol/L $KMnO_4$ 溶液 1mL，加入 0.1mol/L H_2SO_4 溶液 2mL，然后逐滴加入 30g/L H_2O_2 溶液，边加边振荡，直到溶液颜色消失为止。写出有关化学反应方程式。

2. 浓硫酸的特性

(1) 浓硫酸的稀释 取试管一支，加入 5mL 蒸馏水，然后沿试管壁慢慢加入浓硫酸约 1mL，轻轻振荡，用手触摸试管外壁，感觉温度的变化。

(2) 浓硫酸的脱水性　在一白色的点滴板孔穴处分别加入少量的蔗糖、五水硫酸铜（$CuSO_4 \cdot 5H_2O$），然后向上述物品中加入几滴浓硫酸。观察现象并解释。

(3) 浓硫酸的氧化性　取一小块铜片放入试管中，加入 2mL 浓硫酸，用酒精灯小心加热试管，观察现象，写出有关化学反应方程式。

3. SO_4^{2-} 的鉴别

取一支试管，加入 10 滴 0.1mol/L Na_2SO_4 溶液和 2 滴 0.1mol/L $BaCl_2$ 溶液，放置 5min 沉淀，用滴管吸去上清液，在沉淀中加入 10 滴 6mol/L HCl，观察沉淀是否溶解。如果不溶，说明原溶液中含有 SO_4^{2-}。

4. NH_4^+ 的鉴别

取洁净试管三支，分别加入 NH_4Cl、NH_4NO_3、$(NH_4)_2SO_4$ 晶体少许，再各加入蒸馏水 1mL，各加入 6mol/L NaOH 2mL。分别在酒精灯上加热，并在试管口用湿润的红色石蕊试纸检验生成的气体。观察试纸的颜色变化并解析原因，写出有关化学反应方程式。

五、思考题

1. 碘化钾淀粉试纸可用来检验氯气，能否用来检验 NaCl 中的氯？
2. 怎样鉴别 SO_4^{2-}、NH_4^+、Cl^-、Br^-、I^-？
3. 简述浓硫酸的特性？如何稀释浓硫酸？为什么？

实验四　常见的金属及其重要的化合物

一、实验目的

1. 验证钠、镁、氢氧化钠、氢氧化镁、氢氧化铝等物质的性质。
2. 观察钙、镁、钡盐的生成和性质。
3. 掌握 Fe^{3+} 的鉴别及 $K_2Cr_2O_7$ 和 $KMnO_4$ 的氧化性。

二、实验原理

1. 钠、镁、铝是同一周期金属，从左向右金属性依次减弱。对应碱的碱性也依次减弱。
2. $K_2Cr_2O_7$ 和 $KMnO_4$ 中的 Cr 和 Mn 都是最高正价，有较强的氧化性，在医药上是常用的氧化剂。
3. Fe^{3+} 和 KSCN 反应，溶液显血红色。

三、实验仪器和试剂

1. 仪器　试管、试管夹、酒精灯、镊子、滤纸、100mL 烧杯、漏斗。
2. 试剂　金属钠、镁粉、酚酞溶液、0.1mol/L $MgSO_4$、0.1mol/L Na_2SO_4、0.1mol/L NaOH、2mol/L NaOH、6mol/L NaOH、0.5mol/L $MgCl_2$、0.5mol/L $CaCl_2$、0.5mol/L $BaCl_2$、0.5mol/L $AlCl_3$、0.5mol/L Na_2CO_3、2mol/L HCl、0.1mol/L $FeCl_3$、0.1mol/L KSCN、0.1mol/L $K_2Cr_2O_7$、2g/L $KMnO_4$、3mol/L H_2SO_4、0.5mol/L Na_2SO_3、1mol/L KI、30% H_2O_2。

四、实验内容

（一）钠、镁与水反应

1. 钠与水反应

用镊子从煤油中取出一小块金属钠，用滤纸吸干煤油，小心放入盛有 30mL 水的 100mL 烧杯中，盖上漏斗，观察现象。反应完毕，滴入 2 滴酚酞，观察溶液颜色的变化，写出有关化学反应方程式。

2. 镁与水反应

在试管中加入少量镁粉，再加入 2mL 水，振荡，观察反应的速率；然后加热至沸，观察反应速率。再加入 2 滴酚酞，观察现象，写出有关化学反应方程式。

（二）氢氧化镁、氢氧化铝碱性强弱比较

1. 氢氧化镁的制备和性质实验

取两支试管，各加入 0.5mol/L $MgCl_2$ 溶液 1mL，再加入 0.1mol/L NaOH 溶液至沉淀生成。然后向两支试管中分别加入 2mol/L NaOH 2mL 和 2mol/L HCl 2mL，观察现象，写出有关化学反应方程式。

2. 氢氧化铝的制备和性质实验

取两支试管，各加入 0.5mol/L $AlCl_3$ 溶液 1mL，再小心慢慢滴加 0.1mol/L NaOH 溶液（每加一滴 NaOH 振摇试管），至沉淀生成，写出有关化学反应方程式。

然后，往一支试管中继续加入 2mol/L NaOH 溶液，至沉淀溶解。写出化学反应方程式。在另一支试管中加入 2mol/L HCl 溶液，至沉淀溶解。写出化学反应方程式。

3. 碳酸钙、碳酸镁、碳酸钡的生成和性质

在 3 支试管中各加入 0.5mol/L $MgCl_2$、0.5mol/L $CaCl_2$、0.5mol/L $BaCl_2$ 溶液 10 滴，再各加入 0.5mol/L Na_2CO_3 10 滴，观察现象。再向沉淀中分别加入 2mol/L HCl 溶液 2mL，观察现象，写出有关化学反应方程式。

4. 硫酸钡的生成和性质

取一支试管加入 0.1mol/L Na_2SO_4 溶液 0.5mL，滴入 0.5mol/L $BaCl_2$ 5 滴，静置几分钟，用滴管吸出上清液，再向沉淀中加入 2mol/L HCl 溶液 1mL，观察沉淀是否溶解，解释原因，写出有关化学反应方程式。

（三）Fe^{3+} 的特性反应

在一支试管中加入 0.1mol/L $FeCl_3$ 1mL，再加入 0.1mol/L KSCN 溶液 1~2 滴，观察现象，写出有关化学反应方程式。

（四）$K_2Cr_2O_7$ 和 $KMnO_4$ 的氧化性

1. $K_2Cr_2O_7$ 的氧化性

（1）取 1 支试管加入 0.1mol/L $K_2Cr_2O_7$ 溶液 0.5mL，再加入 3mol/L H_2SO_4 10 滴，0.5mol/L Na_2SO_3 1mL，振摇，观察现象，写出有关化学反应方程式。

（2）取 1 支试管加入 0.1mol/L $K_2Cr_2O_7$ 溶液 0.5mL，再加入 3mol/L H_2SO_4 10 滴，

1mol/L 的 KI 溶液 1mL，振摇，观察现象，写出有关化学反应方程式。

2. KMnO₄ 的氧化性

取 1 支试管，加入 0.2g/L 的 $KMnO_4$ 溶液 2 滴，再加入 3mol/L H_2SO_4 10 滴，30g/L 的 H_2O_2 溶液 1mL，振摇，观察现象，写出有关化学反应方程式。

五、注意事项

钠和水反应生成氢气，氢气和空气的混合气体易发生爆炸，本实验要严格注意安全。

六、思考题

1. 金属钠为什么要保存在煤油或液体石蜡中？
2. 铝制品是否可以长期盛放加了食醋的酸性食物？
3. 怎样鉴别 NaCl 和 $BaCl_2$？

实验五　化学反应速率和化学平衡

一、实验目的

1. 掌握浓度、温度、催化剂对化学反应速率的影响规律。
2. 掌握浓度、温度对化学平衡影响的规律。
3. 培养观察问题和分析问题的能力，养成严谨求实的工作作风。

二、实验原理

1. 影响化学反应速率的因素有浓度、温度、压力和催化剂。其规律是：反应物浓度越大，反应速率越快，反应物浓度越小，反应速率越慢；反应体系温度越高，反应速率越快，温度越低，反应速率越慢；对于有气体参加的化学反应，由于压力的改变能改变气体的体积因而改变气体的浓度，所以化学反应速率也改变；催化剂是能大大改变反应速率，而本身组成、质量和性质都不变化的物质。

2. 影响化学平衡的因素有浓度、温度、压力。根据化学平衡移动原理，增大反应物浓度或减小生成物浓度，化学平衡向正方向移动，减小反应物浓度或增大生成物浓度，化学平衡向逆方向移动；升高温度，化学平衡向吸热的方向移动，降低温度，化学平衡向放热的方向移动；对于有气体参加且反应前后气体分子数不等的已达平衡的可逆反应，增大压力，平衡向气体分子数减少的方向移动，减小压力，平衡向气体分子数增多的方向移动。

三、实验仪器和试剂

1. **仪器**　试管、试管夹、100mL 烧杯、10mL 量筒、电热水浴箱、二氧化氮平衡球。
2. **试剂**　蒸馏水、0.1mol/L $Na_2S_2O_3$ 溶液、0.1mol/L H_2SO_4 溶液、0.1mol/L $FeCl_3$ 溶液、0.1mol/L KSCN 溶液、30g/L H_2O_2 溶液、合成洗涤剂水、固体 MnO_2、固体 KCl。

四、实验内容

（一）影响化学反应速率的因素

1. 浓度对化学反应速率的影响

取 3 支试管编号 1 号、2 号、3 号。1 号试管加入 3mL 0.1mol/L $Na_2S_2O_3$ 溶液，2 号试管加入 2mL 0.1mol/L $Na_2S_2O_3$ 溶液和 1mL 蒸馏水，3 号试管加入 1mL 0.1mol/L $Na_2S_2O_3$ 溶液和 2mL 蒸馏水。

另取 3 支试管各加入 2mL 0.1mol/L H_2SO_4 溶液，然后将 H_2SO_4 溶液分别同时加入前面的 3 支试管中，充分振荡。观察浑浊出现的快慢，写出化学反应方程式，并解释原因。

2. 温度对化学反应速率的影响

（1）取一支试管，加入 2mL 0.1mol/L $Na_2S_2O_3$ 溶液，再加入 2mL 0.1mol/L H_2SO_4，摇匀，室温放置，观察浑浊出现的时间。

（2）另取一支试管，加入 2mL 0.1mol/L $Na_2S_2O_3$ 溶液，再加入 2mL 0.1mol/L H_2SO_4，摇匀，60℃水浴放置，观察浑浊出现的时间。

比较上面两支试管出现浑浊的时间，解释原因。

3. 催化剂对化学反应速率的影响

（1）取一支试管加入 2mL 30% H_2O_2 溶液，3 滴洗涤剂溶液（作为起泡剂），观察试管中泡沫的大小和数量。

（2）另取一支试管加入 2mL 30% H_2O_2 溶液，3 滴洗涤剂溶液（作为起泡剂），再加入少量的固体 MnO_2 粉末，观察试管中泡沫的大小和数量。

比较上面两支试管泡沫的大小和数量，解释原因。

（二）影响化学平衡的因素

1. 浓度对化学平衡的影响

在烧杯中加入 20mL 蒸馏水，再加入 0.1mol/L $FeCl_3$ 溶液 5 滴，0.1mol/L KSCN 溶液 5 滴，混合均匀，溶液显红色，将溶液分装在 4 支试管中，编号 1 号、2 号、3 号、4 号。1 号试管再滴加 0.1mol/L $FeCl_3$ 溶液 2 滴，2 号试管再滴加 0.1mol/L KSCN 溶液 2 滴，3 号试管加入少量固体 KCl，振荡溶解，4 号试管作为对照。观察 1 号、2 号、3 号试管中溶液颜色的变化，并解释原因。

2. 温度对化学平衡的影响

取二氧化氮平衡球一支，观察颜色。然后将平衡球分别放入盛有热水和冷水的烧杯中，观察颜色的变化，解释原因。

五、思考题

1. 影响化学反应速率的因素有哪些？
2. 影响化学平衡的因素有哪些？
3. 举出日常生活中，影响化学反应速率的实例。

实验六 电解质溶液

一、实验目标

1. 知道强、弱电解质的比较方法。
2. 掌握测定溶液 pH 的操作方法，并会判断溶液的酸碱性。
3. 掌握同离子效应的实验操作。
4. 学会观察离子反应中气体的生成及沉淀的生成和溶解。
5. 掌握盐类水解的实验操作，并知道不同类型盐类水溶液的酸碱性。
6. 掌握缓冲溶液的配制方法。
7. 知道缓冲溶液的组成和缓冲溶液的缓冲作用。
8. 培养学生观察、分析、研究问题的能力及严肃认真的科学态度。

二、实验原理

1. 相同浓度的强酸和弱酸由于解离程度不同，溶液中的 $[H^+]$ 不同，pH 也不同，与相关物质反应的速率也不相同。
2. 同离子效应可使弱电解质的解离度降低，溶液中的 $[H^+]$ 和 $[OH^-]$ 发生改变。
3. 根据酸碱指示剂的颜色变化，可判断溶液的酸碱性。用 pH 试纸可近似测出溶液的 pH 值。
4. 要发生离子反应至少应具备下列三个条件之一：有沉淀生成、有气体生成、有弱电解质生成。
5. 不同类型盐类水解情况不同，溶液的酸碱性也不同。
6. 缓冲溶液可以抗酸、抗碱和适当稀释而使溶液的 pH 几乎不变。

三、实验仪器与试剂

1. 仪器 试管、烧杯、滴管、点滴板等。
2. 试剂 NH_4Cl 晶体、锌粒、粒状大理石、0.1mol/L HCl 溶液、0.1mol/L CH_3COOH 溶液、0.1mol/L $NH_3·H_2O$ 溶液、蒸馏水、0.1mol/L NaOH 溶液、酚酞试液、甲基橙试液、石蕊试液、0.1mol/L NaCl 溶液、0.1mol/L $AgNO_3$ 溶液、0.1mol/L $CuSO_4$ 溶液、6mol/L HCl 溶液、0.1mol/L CH_3COONa 溶液、0.1mol/L NH_4Cl 溶液、广泛 pH 试纸、红色石蕊试纸、蓝色石蕊试纸。

四、实验内容

（一）强电解质和弱电解质的比较

取 2 支试管，分别加入同样大小的大理石一块，然后向其中 1 支试管中加入 0.1mol/L HCl 2mL，另 1 支试管中加入 0.1mol/L CH_3COOH 2mL，观察现象。比较实验现象并解释原因。

(二) 同离子效应

取 2 支试管，各加入 0.1mol/L $NH_3·H_2O$ 1mL 和酚酞试液 1 滴，振荡均匀，观察溶液颜色。向其中 1 支试管中加入少量 NH_4Cl 晶体，振荡后与另一试管比较，观察颜色有何变化。解释原因。

(三) 溶液的酸碱性及酸碱指示剂

1. 常用酸碱指示剂在酸碱溶液中颜色的变化

(1) 取 2 支试管，均加入蒸馏水 1mL 与酚酞试液 1 滴，观察其颜色。然后向 1 支试管中加入 2 滴 0.1mol/L HCl 溶液，另 1 支试管中加入 2 滴 0.1mol/L NaOH，观察颜色的变化。

(2) 取 2 支试管，均加入蒸馏水 1mL 与甲基橙试液 1 滴，观察其颜色。然后向 1 支试管中加入 2 滴 0.1mol/L HCl 溶液，另 1 支试管中加入 2 滴 0.1mol/L NaOH，观察颜色的变化。

(3) 取 2 支试管，均加入蒸馏水 1mL 与石蕊试液 2 滴，观察其颜色。然后向 1 支试管中加入 2 滴 0.1mol/L HCl 溶液，另 1 支试管中加入 2 滴 0.1mol/L NaOH，观察颜色的变化。

2. 用广泛 pH 试纸测定溶液近似 pH 值

在白色点滴板的五个凹穴内，各放入一小片广泛 pH 试纸，在每片试纸上分别滴加蒸馏水、0.1mol/L HCl、0.1mol/L NaOH、0.1mol/L CH_3COOH、0.1mol/L $NH_3·H_2O$ 各 1 滴，将 pH 试纸显现的颜色与标准比色板对照，测出溶液的近似 pH 值。

(四) 离子反应

1. 气体的生成

在试管中加入锌粒 1 粒，然后加入 0.1mol/L HCl 1mL，观察现象。写出反应的离子方程式。

2. 沉淀的生成和溶解

(1) 在试管中加入 0.1mol/L NaCl 溶液 1mL 和 0.1mol/L $AgNO_3$ 溶液 5 滴，观察现象。写出离子方程式。再向生成的沉淀中滴加 0.1mol/L $NH_3·H_2O$ 溶液，充分振荡，观察现象。写出有关反应的离子方程式。

(2) 在试管中加入 0.1mol/L $CuSO_4$ 溶液 1mL 和 0.1mol/L NaOH 溶液 5 滴，振荡，观察现象。写出离子方程式。再向生成的沉淀中滴加 6mol/L HCl 溶液，充分振荡，观察现象。写出有关反应的离子方程式。

(五) 盐的水解

在白色点滴板凹穴内，分别放入红色石蕊试纸、蓝色石蕊试纸、广泛 pH 试纸各 3 片，每穴一片，在每片试纸上分别滴加 1 滴 0.1mol/L NaCl 溶液、0.1mol/L CH_3COONa 溶液、0.1mol/L NH_4Cl 溶液，用红、蓝色石蕊测得溶液的酸碱性，用广泛 pH 试纸测定溶液的近似 pH 值。将实验结果填入下表中。

溶液	红色石蕊试纸	蓝色石蕊试纸	pH	酸碱性	原因
氯化钠					
醋酸钠					
氯化铵					

（六）缓冲溶液的配制

取洁净的小烧杯 1 只，加入蒸馏水 10mL、0.1mol/L CH_3COOH 溶液 5mL 和 0.1mol/L CH_3COONa 溶液 5mL，混匀，配成 $CH_3COOH-CH_3COONa$ 缓冲溶液。并用精密 pH 试纸测其 pH 值。

（七）缓冲溶液的缓冲作用

取 4 支干净试管并编号，向 1、2 号试管中各加入自制的 $CH_3COOH-CH_3COONa$ 缓冲溶液 5mL，3、4 号试管中各加入蒸馏水 5mL。按下表进行实验，并将有关数据填入下表。

试管编号	pH	加入的酸或碱	pH	pH 的变化值
1		1 滴 0.1mol/L HCl		
2		1 滴 0.1mol/L NaOH		
3		1 滴 0.1mol/L HCl		
4		1 滴 0.1mol/L NaOH		

五、实验注意事项

1. 本次实验所用药品较多，应耐心细致以免用错试剂。
2. 本次实验所用试纸较多，用后应扔入废物缸中，不可抛入水槽中，以防水槽和下水道堵塞或腐蚀。
3. 不能将试纸直接插入试剂瓶中。点滴板每次用完要注意冲洗干净再用。
4. 本次实验所用试管较多，实验时要将试管编号，按要求的顺序做实验，以免混淆。
5. 实验中要认真观察实验现象，并及时做好记录。

六、思考题

1. 用化学法鉴别四种白色粉末：氯化钠、氯化铵、碳酸钠、硫酸钠。
2. 盐类水解的实质是什么？举例说明不同类型盐类水解情况及溶液的酸碱性。
3. 0.1mol/L CH_3COONa 溶液中，有哪几种粒子存在？浓度最大的是哪种粒子？

实验七　熔点的测定

一、实验目的

1. 熟悉熔点测定的原理以及影响准确测定熔点的因素。
2. 正确选用和装配仪器、选择传热液。
3. 掌握熔点测定操作技术。

二、实验原理

在大气压下，物质的固态和液态建立起平衡时的温度称为该物质的熔点。

纯净化合物从开始熔化（始熔）到完全熔化的温度变化范围（称为熔点距）很小，一般在 0.5~1℃。若化合物中混入少量的杂质，熔点即可下降，熔点距增大，所以测定熔点可以鉴定固体化合物的纯度。

如果两种物质具有相同或相近的熔点，可以测定其混合物熔点来判别它们是否为同一物质。因为相同物质的两份样品以任何比例混合时，都是同一种物质，其熔点不变；相反，两种不同物质的混合物，通常熔点会降低，熔点范围也会增大。

影响测定熔点准确性的因素很多，如温度计的误差、读数的准确性、样品的干燥程度、毛细管的口径和圆匀性、样品填入毛细管是否均匀紧密、所用传热液是否合适以及加热速率是否适当等，因此进行实验时，必须认真仔细。

三、实验仪器和试剂

1. 仪器　熔点管（提勒管或 b 形管）、带缺口的橡皮塞、表面皿、温度计、铁架台、烧瓶夹、酒精灯、长玻璃管（约 60cm）、毛细管（内径约 1mm、长约 60~70mm）。
2. 试剂　苯甲酸（A.R.）。

四、实验步骤

（一）传热液的选择

测量熔点在 200℃以下的样品，可以用液体石蜡作传为热液；熔点在 220℃左右的样品，可采用浓硫酸作为传热液；熔点较低的样品也可以选用甘油作为传热液。

（二）样品的填装

取少量的干燥苯甲酸样品，放于研钵中研成细末，然后取绿豆粒大小的苯甲酸细末置于表面皿上。取毛细管一支（一端加热熔化封闭），把毛细管开口一端插入表面皿的样品中，使样品进入毛细管。取一根长玻璃管竖在表面皿上，把装有样品的毛细管（封闭一端朝下），从玻璃管中自由落下，反复几次，使样品紧密地填在毛细管底部。直至毛细管内样品高度约为 2.5~3.5mm。以同样的方法填装两根毛细管。

（三）测定熔点的装置

按实验图 7-1 和实验图 7-2 安装好仪器。用烧瓶夹夹紧熔点测定管管颈的上部，并固定在铁架台上。传热液的液面加到和测定管的上侧管口一致。把填装好样品的毛细管用小橡皮

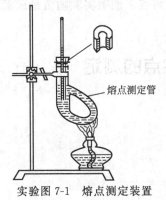

实验图 7-1　熔点测定装置

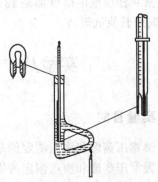

实验图 7-2　样品毛细管的位置

圈（用橡胶管剪切即可）固定在温度计上，毛细管中的样品，位于温度计水银球的侧面中部（见实验图 7-2）。温度计插在缺口的橡皮塞中，温度计刻度朝向橡皮塞缺口处。温度计水银球位于测定管两侧管 1/2 处。

（四）加热

用酒精灯在熔点管弯曲支管的底部缓慢加热，开始时温度变化每分钟上升 5~6℃，当距熔点 10~15℃时，则改用小火加热，控制在每分钟上升 1~2℃。当毛细管中的样品开始塌落出现小液滴时，表示样品开始熔化（即始熔），记下始熔的温度，继续小火加热观察，待固体样品恰好完全消失，熔化成透明液体（即全熔）时，再记下全熔时的温度。从始熔到全熔的温度即为熔点（全熔与始熔的温度差值，称为熔程）。

（五）样品的测定

本实验以苯甲酸为样品，测定两次。第一次为粗测，加热可以稍快些，测得大约熔点范围后，待传热液温度降到低于熔点 30℃时，再取另一根新的毛细管，按上述同样方法进行第二次精确测定。

测定完毕，待传热液冷却后再倒回原瓶中；温度计冷却至室温，用纸擦去传热液再冲洗干净，否则温度计易炸裂。

五、注意事项

1. 要测得准确熔点，样品一定要研得极细，装得结实，使热量的传导迅速均匀。
2. 掌握升温速率是准确测定熔点的关键。这一方面是为了保证有充分的时间让热量由管外传至管内，以使固体熔化；另一方面因实验者不能同时观察温度计所示度数和样品的变化情况。只有缓慢加热，才能使此项误差减小。
3. 注意橡胶塞子一定要开口，否则易产生暴沸现象。
4. 样品不干燥或含有杂质，会使熔点偏低，熔程变大。

六、思考题

1. 有两种样品，测定其熔点数据相同，如何证明它们是相同还是不同的物质？为什么？
2. 熔点测定中加热的部位为什么要选择在 b 形管的外拐弯处？
3. 尿素和桂皮酸的熔点都是 133℃，如何通过测定熔点来证明实验物质是尿素还是桂皮酸（可以选用其他试剂）？

实验八 常压蒸馏和沸点的测定

一、实验目的

1. 了解常压蒸馏和沸点测定的基本原理。
2. 掌握常压蒸馏和沸点测定的操作方法。
3. 了解测定沸点的意义。

二、实验原理

将液体物质加热到沸腾变成蒸气,然后再使蒸气冷凝成液体的过程称为蒸馏。在常压下蒸馏称为常压蒸馏。当加热液体物质时,随着温度的升高其蒸气压增大,当其蒸气压增大到与外界施于液面的总压力(通常是大气压力)相等时,就有大量气泡从液体内部逸出,即液体沸腾。此时的温度称为液体的沸点。

为了消除在蒸馏过程中的过热现象和保证沸腾的平稳进行,以免液体突然暴沸,冲进冷凝管或冲出瓶外,造成损失甚至酿成火灾事故,通常在加热前向蒸馏烧瓶内加入2~3粒沸石,以便加热时形成液体的汽化中心,避免液体暴沸。若加热后发觉没有加沸石时,必须先移去热源,待液体冷却到沸点以下方可加入沸石。

三、实验仪器与试剂

1. 仪器 热源(电炉、电热套或酒精灯)、铁架台、铁圈、石棉网、烧瓶夹、十字夹、100mL圆底蒸馏烧瓶、直形冷凝管、橡皮管、100℃温度计、100mL锥形瓶、100mL量筒、接液管。

2. 试剂 70%乙醇、沸石。

四、实验步骤

(一)蒸馏装置的安装

1. 应首先选好合适的仪器和塞子,安装时遵循"从下而上、自左向右"的原则。一般顺序是:热源→铁圈→石棉网或热浴→蒸馏烧瓶→冷凝管(事先配上橡皮管)→接液管→接收器。用烧瓶夹夹住蒸馏烧瓶的瓶颈和冷凝管的管体时,松紧要适宜。即夹住后适当用力上下不能移动,左右尚可旋转为宜。见实验图8-1。

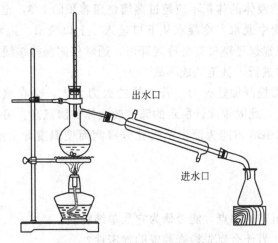

实验图8-1 常压蒸馏装置简图

2. 安装冷凝管时,要先调整好位置使其与蒸馏烧瓶支管同轴,然后使冷凝管沿此轴移动至和蒸馏烧瓶相连,把冷凝管夹夹在冷凝管中心处使之固定,再在其尾部连接接液管和锥形瓶。整个装置要求准确端正,无论从下面或侧面观察,全套仪器的轴线都在同一平面内,

（二）蒸馏操作与沸点测定

1. 加料

把长颈漏斗放入 100mL 蒸馏烧瓶中，经漏斗加入 50mL 70％乙醇溶液（或沿蒸馏烧瓶瓶颈无支管的一侧加入），再加入 2~3 粒沸石。塞好装有温度计的橡皮塞，要求温度计水银球上端与蒸馏烧瓶支管的下缘处于同一水平线上。装置好仪器，检查装置连接是否紧密不漏气。不漏气后，方可进行加热操作。

2. 加热

加热前，先向冷凝管慢慢通入冷却水，把上口流出的水引入水槽中，然后用热源慢慢加热蒸馏烧瓶，注意观察蒸馏烧瓶中的现象和温度计读数的变化。当瓶内液体开始沸腾时，蒸气前沿逐渐上升，待达到温度计水银球时，温度计读数急剧上升，水银球上有液滴出现，蒸馏烧瓶支管末端会出现第一滴馏出液，蒸馏开始，此时应控制好加热速率，以控制馏出的液滴以 1~2 滴/s 为宜。

3. 蒸馏过程

准备两个 100mL 锥形瓶（接收器），一般来说，蒸馏液体在达到沸点之前都会有液体馏出，称为前馏分，应弃去。当温度计读数上升至 77℃ 时，换一个干燥洁净的锥形瓶作为接收器，收集 77~79℃ 的馏分。当蒸馏烧瓶内剩下少量液体时，若维持原来的加热速率温度计的读数突然下降，即可停止蒸馏。注意不应将瓶内液体完全蒸干，以免发生意外。用量筒量出回收锥形瓶中 77~79℃ 的馏分体积，并计算回收率。

4. 蒸馏结束

蒸馏结束后，先停止加热，后停止通水，然后拆卸仪器，拆卸仪器顺序与安装时相反。

五、注意事项

1. 蒸馏烧瓶内蒸馏液体的体积不应超过蒸馏烧瓶容积的 2/3，也不应少于 1/3。

2. 直形冷凝管外套中通水，冷凝水从下口进入，上口流出。进水口应向下，出水口应向上。冷凝水的流速以能保证蒸气充分冷凝即可，通常仅需保持缓缓水流。水流太急会冲脱橡皮管，妨碍实验正常进行，甚至造成事故。

3. 蒸馏时，要注意控制加热火力，若加热的火力太大，会在蒸馏烧瓶颈部造成过热，水银球上的液珠会消失，此时温度计所示的温度较液体的沸点高。另一方面，火力也不能太弱，否则由于温度计水银球不能为馏出蒸气充分浸润而使温度计上所读得的沸点偏低或不规则。

六、思考题

1. 如果液体具有恒定的沸点，能否认为它是单纯物质？
2. 开始加热之前，为什么要先检查装置的气密性？
3. 若温度计水银球上缘高于或低于蒸馏烧瓶支管下缘的水平线，对蒸馏液体测得的沸点有何影响？
4. 沸石在蒸馏时起什么作用？加沸石要注意哪些问题？
5. 当加热后有馏液出来时，才发觉冷凝管未通水，应如何处理？

实验九　烃和卤代烃的性质

一、实验目的

1. 验证并掌握烃和卤代烃的主要化学性质。
2. 掌握饱和烃与不饱和烃的鉴别方法。
3. 提高分析问题和解决问题的能力。

二、实验原理

1. 烷烃分子中含碳碳单键和碳氢单键，是饱和烃，一般条件下性质稳定，不与强酸、强碱、强氧化剂作用。

2. 烯烃分子中含有碳碳双键 —C=C—，炔烃分子中含有碳碳三键（—C≡C—），是不饱和烃，化学性质都比烷烃活泼，容易发生加成反应、聚合反应和氧化反应等。如烯烃、炔烃与溴发生加成反应，使溴水的颜色褪去。可用来鉴别不饱和烃。

$$—C=C— + Br_2 \longrightarrow —\underset{Br}{\overset{}{C}}—\underset{Br}{\overset{}{C}}—$$

$$—C≡C— + 2Br_2 \longrightarrow —\underset{Br}{\overset{Br}{C}}—\underset{Br}{\overset{Br}{C}}—$$

烯烃、炔烃易被酸性高锰酸钾氧化，酸性高锰酸钾溶液的紫红色褪去。可用来鉴别饱和烃与不饱和烃。

3. R—C≡C—H 型的炔烃，因其含有活泼氢，可与一价银离子生成白色的炔化银沉淀（或与一价铜离子生成红色的炔化亚铜沉淀）。借此可将 R—C≡C—H 型的炔烃与其他炔烃和烯烃区别开来。

$$RC≡CH + [Ag(NH_3)_2]NO_3 \longrightarrow RC≡CAg\downarrow + NH_4NO_3 + NH_3$$

4. 苯及苯的低级同系物都是无色有特殊气味的液体，比水轻，不溶于水，易溶于有机溶剂。苯的性质稳定，一般情况下，不与强酸、强碱及强氧化剂作用。苯的同系物能使酸性高锰酸钾溶液褪色。可用来鉴别苯和苯的同系物。

5. 卤代烷的官能团是卤原子，卤烷与硝酸银的醇溶液反应生成卤化银沉淀，伯卤代烷一般需要在加热的条件下反应。

$$R—X + AgNO_3 \xrightarrow{C_2H_5OH} R—O—NO_2 + AgX\downarrow$$

R—CH=CH—CH$_2$—X 型化合物的卤原子连在和双键相隔一个碳的碳原子上，此卤原子很活泼，很容易发生取代反应，该类型化合物遇硝酸银的醇溶液，常温下即能产生卤化银沉淀。

三、实验仪器与试剂

1. 仪器　试管夹、试管、胶头滴管、洗瓶、酒精灯。

2. 试剂 1g/L KMnO$_4$、2mol/L H$_2$SO$_4$、0.1mol/L AgNO$_3$、1mol/L NaOH、2mol/L NH$_3$·H$_2$O、1mol/L HNO$_3$、苯、甲苯、1-己烯、1-己炔、1-氯丁烷、1-氯-2-丁烯、四氯化碳、精制石油醚、溴水、无水乙醇、蒸馏水。

四、实验内容

（一）饱和烃与不饱和烃

1. 饱和烃的性质

在1支干燥的试管中加入1mL溴水和1mL四氯化碳，然后滴入3滴精制石油醚，摇荡，观察试管中溴的橙红色是否褪去。解释观察到的现象。

在另1支干燥的试管中加入1mL的1g/L KMnO$_4$和2滴2mol/L H$_2$SO$_4$，然后滴入3滴精制石油醚，摇荡，观察试管中高锰酸钾的紫色是否褪去。解释观察到的现象。

2. 不饱和烃的性质

在1支干燥的试管中加入1mL溴水和1mL四氯化碳，然后滴入3滴1-己烯，摇荡，观察试管中溴的橙红色是否褪去。解释观察到的现象。

在另1支干燥的试管中加入1mL的1g/L KMnO$_4$和2滴2mol/L H$_2$SO$_4$，然后滴入3滴1-己烯，摇荡，观察试管中高锰酸钾的紫色是否褪去。解释观察到的现象。

3. R—C≡C—H 型炔烃的性质

（1）银氨溶液的配制 在1支洁净的试管中加入2mL的0.1mol/L AgNO$_3$和1滴1mol/L NaOH，再逐滴加入2mol/L NH$_3$·H$_2$O，边加边振荡，至生成的沉淀恰好溶解为止，即得银氨溶液。

（2）1-己炔的性质 在上述试管中加入2滴1-己炔，观察试管中是否有白色沉淀生成。解释观察到的现象。观察完毕，立即在试管中加入稀硝酸溶液分解炔化银，以免炔化银在干燥的条件下爆炸。

（二）芳香烃

1. 苯和苯的同系物的溶解性

取2支试管，在1支试管中加入1mL苯，另1支试管中加入1mL甲苯，然后在2支试管中分别加入1mL蒸馏水，振荡，静置，观察试管中的溶液是否分层。解释观察到的现象。

另取2支试管，在1支试管中加入1mL苯，另1支试管中加入1mL甲苯，然后在2支试管中分别加入1mL四氯化碳，振荡，静置，观察试管中的溶液是否分层。解释观察到的现象。

2. 苯的同系物与高锰酸钾作用

在1支试管中加入1mL的1g/L KMnO$_4$和5滴2mol/L H$_2$SO$_4$，然后滴入5滴苯，摇荡，观察试管中高锰酸钾的紫色是否褪去。解释观察到的现象。

在另1支试管中加入1mL的1g/L KMnO$_4$和5滴2mol/L H$_2$SO$_4$，然后滴入5滴甲苯，摇荡，观察试管中高锰酸钾的紫色是否褪去。解释观察到的现象。

（三）卤代烃的性质

1. 卤代烷与硝酸银的醇溶液反应

在1支试管中加入1mL的0.1mol/L AgNO$_3$和1mL无水乙醇，然后滴入3～5滴1-氯丁烷，摇荡，加热，静置，观察试管中是否产生白色沉淀。解释观察到的现象。

2. 1-氯-2-丁烯与硝酸银的醇溶液反应

在 1 支试管中加入 1mL 的 0.1mol/L $AgNO_3$ 和 1mL 无水乙醇，然后滴入 3~5 滴 1-氯-2-丁烯，摇荡，静置 5min，观察试管中是否产生白色沉淀。解释观察到的现象。

五、注意事项

1. 银氨溶液要现用现配。
2. 因炔化银在干燥的条件下受热或震动易爆炸，实验完毕，应立即在试管中加入稀硝酸溶液分解炔化银。

六、思考题

1. 怎样鉴别烷烃和烯烃？
2. 怎样鉴别苯和甲苯？

实验十　醇和酚的性质

一、实验目的

1. 验证并掌握醇和酚的主要化学性质。
2. 学会用化学方法鉴别一元醇和多元醇及苯酚等物质。

二、实验原理

（一）醇的化学性质

1. 醇与金属、氢氧化铜的反应

一元醇是中性化合物，与碱的水溶液不起作用，但是金属钠或钾易置换醇羟基中的氢原子，生成醇钠或醇钾。醇钠遇水则水解成醇和氢氧化钠。

$$2R-OH + 2Na \longrightarrow 2R-ONa + H_2 \uparrow$$

$$R-ONa + H_2O \longrightarrow R-OH + NaOH$$

多元醇由于分子中羟基数目的增多，羟基中氢的解离度增大，因此，多元醇具有很弱的酸性。但不能使指示剂显色，可与重金属的氢氧化物（如新制的氢氧化铜）反应而表现出来。

$$\begin{array}{c} CH_2-OH \\ | \\ CH-OH \\ | \\ CH_2-OH \end{array} + Cu(OH)_2 \longrightarrow \begin{array}{c} CH_2-O \\ | \quad\quad\,\diagdown \\ CH-O \quad\,Cu \\ | \quad\quad\,\diagup \\ CH_2-OH \end{array} + 2H_2O$$

2. 氧化作用

在强氧化剂的作用下，伯醇氧化成醛，仲醇氧化成酮。

$$R\text{—}CH_2\text{—}OH \xrightarrow{\text{氧化剂}} R\overset{O}{\underset{}{\text{—}C\text{—}H}}$$

$$R\text{—}\underset{OH}{\underset{|}{CH}}\text{—}R' \xrightarrow{\text{氧化剂}} R\overset{O}{\underset{}{\text{—}C\text{—}R'}}$$

叔醇因连接羟基的碳上没有氢，一般不易氧化。

（二）酚的性质

1. 溶解性

苯酚微溶于水，溶解度随温度的升高而增大。

2. 弱酸性

苯酚在水溶液中可解离出少量氢离子而显弱酸性，与氢氧化钠作用生成酚钠，酚钠是一种盐，易溶于水，在酚钠的水溶液中加入比苯酚酸性强的酸又会析出苯酚。

$$C_6H_5OH + NaOH \longrightarrow C_6H_5ONa + H_2O$$

$$C_6H_5ONa + HCl \longrightarrow C_6H_5OH + NaCl$$

3. 与溴水的取代反应

苯酚分子中的羟基，能影响苯环中邻位和对位上的氢原子，使其具有较大的活泼性，因此能被溴取代而生成 2,4,6 三溴苯酚的白色沉淀。

$$C_6H_5OH + 3Br_2 \longrightarrow C_6H_2Br_3OH \downarrow + 3HBr$$

4. 酚与 $FeCl_3$ 溶液的显色反应

醇和酚的分子中都含有羟基，但由于两者结构不同，性质也有区别。含有酚羟基的化合物大多能与 $FeCl_3$ 溶液反应而显不同的颜色。显色的原因主要是生成了酚铁配离子。如苯酚与 $FeCl_3$ 溶液作用显紫色。

$$6C_6H_5OH + FeCl_3 \longrightarrow [Fe(OC_6H_5)_6]^{3-} + 6H^+ + 3Cl^-$$

饱和醇不与 $FeCl_3$ 发生颜色反应，因此，可区别饱和醇与酚以及区别不同的酚。

三、实验仪器与试剂

1. 仪器 试管夹、试管、试管架、烧杯、角匙、镊子、滤纸、酒精灯。

2. 试剂 无水乙醇、正丁醇、仲丁醇、叔丁醇、甘油、苯酚、饱和溴水、金属钠、0.2mol/L 苯酚溶液、0.2mol/L 邻苯二酚溶液、0.5mol/L $CuSO_4$、1mol/L NaOH、2mol/

L HCl、0.3mol/L FeCl$_3$、3mol/L H$_2$SO$_4$、1g/L KMnO$_4$。

四、实验内容

(一) 醇的化学性质

1. 醇与金属钠的反应

取试管一支加水 1mL，加绿豆大小金属钠 1 粒，用拇指按住试管口，待生成较多气体时，用点燃的火柴接近管口，有无爆鸣声。冷却后，加酚酞试液 1 滴，观察并解释变化。

取干燥试管一支，将上述操作中的水改为无水乙醇，再做该实验，观察现象并解释。写出上述有关化学反应方程式。

2. 醇的氧化反应

取试管三支，编号。在 1、2、3 号试管中分别加入正丁醇、仲丁醇、叔丁醇 10 滴，1g/L KMnO$_4$ 5 滴和 3mol/L H$_2$SO$_4$ 2 滴，振荡、观察并解释现象，写出有关反应方程式。

3. 多元醇与氢氧化铜的反应

取一支试管加入 0.5mol/L CuSO$_4$ 溶液 10 滴，1mol/L NaOH 10 滴，沉淀完成后，逐滴加入甘油，振荡，观察现象并写出有关反应方程式。

用乙醇代替甘油做以上实验，观察、解释。

(二) 酚的性质

1. 酚的溶解性

在一支试管中加少量苯酚，加水 4mL，振荡后得浑浊液，加热观察，冷却再观察并解释变化，溶液留用。

2. 酚的弱酸性

取上述浑浊液 2mL，再滴加 1mol/L NaOH 数滴，边滴边振荡，观察。在上述澄清溶液里，滴入 2mol/L HCl 数滴，边滴边振荡，观察并写出有关反应方程式。

3. 酚与 FeCl$_3$ 的反应

取试管三支，编号。在 1、2、3 号试管中，分别加入 0.2mol/L 苯酚溶液、0.2mol/L 邻苯二酚溶液、乙醇各 1mL，再各滴入 0.3mol/L FeCl$_3$ 1 滴，观察现象。

4. 苯酚与溴水的反应

在一支试管中加入饱和溴水 1mL，再滴入苯酚溶液 2 滴，观察并写出有关反应方程式。

五、思考题

1. 有一瓶无色溶液，试用两种化学方法证明它是苯酚溶液而不是乙醇。
2. 醇与金属钠的反应所用试管为何必须是干燥的？
3. 怎样用化学方法鉴别甘油和酒精？

实验十一 醛和酮的性质

一、实验目的

1. 验证并掌握醛、酮的主要化学性质。

2. 熟悉醛、酮的鉴别实验操作。
3. 学会配制托伦试剂和斐林试剂。
4. 掌握水浴加热的操作。

二、实验原理

醛和酮属于羰基化合物，具有相似的化学性质，如羰基上的加成反应、α-H 的反应等；但醛分子中，醛基上的氢由于受到羰基的影响变得比较活泼，易被氧化，即使是一些弱氧化剂也能将其氧化，因此醛具有还原性，能发生银镜反应、斐林反应与希夫试剂显色反应等。但酮没有以上性质。

三、实验仪器与试剂

1. 仪器　试管夹、试管、酒精灯、点滴板。
2. 试剂　福尔马林、乙醛、丙酮、希夫试剂、碘试剂、乙醇、苯甲醛、斐林试剂甲、斐林试剂乙、2,4-二硝基苯肼溶液、饱和亚硫酸氢钠（$NaHSO_3$）溶液、2.5mol/L HCl、1mol/L 氨水、2mol/L NaOH 溶液、0.05mol/L $AgNO_3$ 溶液、0.05mol/L 亚硝酰铁氰化钠。

四、实验内容

（一）醛、酮相似的性质

1. 与饱和 $NaHSO_3$ 的反应

取 3 支试管，各加入 1mL 饱和 $NaHSO_3$ 溶液，然后分别加入 5 滴乙醛、丙酮和苯甲醛，振摇；待析出晶体后，再往试管中逐滴加入 2.5mol/L 盐酸溶液，观察并解释发生变化的原因。

2. 与 2,4-二硝基苯肼的反应

取 4 支试管，各加入 10 滴 2,4-二硝基苯肼溶液，然后分别加入 5 滴甲醛、乙醛、丙酮和苯甲醛，振摇；水浴加热，观察并解释发生变化的原因。

3. 碘仿反应

在试管内滴加 2mL 碘试剂，再逐滴加入 2mol/L NaOH 溶液至碘的颜色恰好褪去，即得碘仿试剂。备用。

取 4 支试管，分别加入 5 滴甲醛、乙醛、丙酮和苯甲醛，然后再各加入 10 滴碘仿试剂，振摇，观察现象。再将它们都进行温热水浴，观察并解释发生变化的原因。

（二）醛的特性

1. 银镜反应

在洁净的试管中加入 2mL 0.05mol/L $AgNO_3$ 溶液，再加入 1 滴 2mol/L NaOH，然后边滴加 1mol/L 氨水边振摇直至生成沉淀恰好溶解为止，即得托伦试剂。把配好的溶液分装于 4 支试管中，然后分别加入 5 滴甲醛、乙醛、丙酮和苯甲醛，摇匀后放入 60℃ 水浴中静置加热几分钟，然后观察现象并解释发生变化的原因。

2. 斐林反应

在洁净的大试管中分别加入斐林试剂甲和斐林试剂乙各 2mL 混匀，配成斐林试剂。把配好的斐林试剂分装于 4 支试管中，然后分别加入 5 滴甲醛、乙醛、丙酮和苯甲醛，摇匀后放入 80℃水浴中静置加热几分钟，然后观察现象并解释发生变化的原因。

3. 希夫反应

取 4 支试管，分别加入 5 滴甲醛、乙醛、丙酮和乙醇。然后再各加入 10 滴希夫试剂，振摇，观察现象。

（三）丙酮的显色反应

往洁净的试管中加入 10 滴丙酮，再滴入 5 滴 0.05mol/L 亚硝酰铁氰化钠和 3 滴 2mol/L NaOH 溶液，振摇，观察现象。

五、思考题

1. 进行银镜反应时应注意什么？进行银镜反应后，如何洗净试管壁上的银镜？
2. 具有怎样结构的化合物才能发生碘仿反应？
3. 如何鉴别下列各组物质甲醛、乙醛、丙酮和苯甲醛？

实验十二　羧酸和取代羧酸的性质

一、实验目的

1. 进行羧酸、重要取代羧酸的主要化学性质实验操作。
2. 熟练进行羧酸和取代羧酸的鉴别，并比较它们的酸性强弱。
3. 进一步练习点滴板操作和 pH 试纸、滴管等基本操作。
4. 认真操作，仔细观察现象，正确判断实验结果。

二、实验原理

1. 羧酸分子中含有羧基，显酸性。羧酸中所含羧基越多，酸性就越强；羧酸分子中含有吸电子基也使酸性增强，含有供电子基使酸性减弱。
2. 羧酸一般无还原性，由于甲酸分子中含有—CHO 结构，草酸分子中含有—COCOOH 结构，这两种基团均能被氧化而具有还原性。

三、实验仪器与试剂

1. 仪器　试管夹、试管、酒精灯、点滴板、烧杯、锥形瓶、表面皿、水浴锅、铁架台、导气管。
2. 试剂　0.1mol/L 甲酸溶液、0.1mol/L 乙酸溶液、0.1mol/L 乙二酸溶液、0.1mol/L 丁二酸溶液、50g/L $AgNO_3$ 溶液、2mol/L 氨水、3mol/L H_2SO_4、10g/L NaOH 溶液、蒸馏水、乙二酸（草酸固体）、2g/L 酸性 $KMnO_4$ 溶液、乙醇、石灰水、0.1mol/L 氯乙酸溶液、0.1mol/L 三氯乙酸、10g/L 水杨酸、阿司匹林饱和悬浊液、4g/L NaOH 溶液、10g/L $FeCl_3$ 溶液、甲基紫指示剂、pH 试纸。

四、实验内容

（一）羧酸的性质

1. 羧酸的酸性

取洁净的白色点滴板一块，在四个凹穴中各放入一小片 pH 试纸，然后分别滴加一滴

0.1mol/L 甲酸溶液、0.1mol/L 乙酸溶液、0.1mol/L 乙二酸溶液、0.1mol/L 丁二酸溶液，比较各 pH 试纸的颜色，并解释。

2. 甲酸的还原性

在洁净的试管中加入 50g/L $AgNO_3$ 溶液 5 滴和 10g/L NaOH 溶液 1 滴，在不断振摇下滴加 2mol/L 氨水，直至生成的氧化银沉淀恰好溶解为止。加入 0.1mol/L 甲酸溶液 5 滴，振摇，在 50~60℃ 水浴加热数分钟，观察现象并解释结果。

3. 羧酸的还原性

取 4 支试管，分别加入 5 滴 0.1mol/L 甲酸溶液、5 滴 0.1mol/L 乙酸溶液、5 滴蒸馏水和少许乙二酸晶体。然后各加入 5 滴 2g/L $KMnO_4$ 溶液和 10 滴 3mol/L H_2SO_4 振摇，观察现象并解释结果。

4. 脱羧反应

在大试管中放入 3g 草酸，装上导气管，夹持在铁架上（试管口低于试管底部），导气管插入另一支装有石灰水的试管中。加热大试管底部使草酸分解，观察石灰水的变化。让导气管离开石灰水，点燃从管口喷出的气体，观察并解释发生的变化。

（二）取代羧酸的性质

1. 氯代羧酸的酸性比较

取 3 支试管，分别加入 5 滴 0.1mol/L 醋酸、0.1mol/L 氯乙酸、0.1mol/L 三氯乙酸溶液，用玻棒蘸取于 pH 试纸上，比色，比较三者的酸性并解释，然后往 3 支试管再各滴加 2 滴甲基紫指示剂（pH=0.2~1.5 黄—绿；pH=1.5~3.2 绿—紫），观察并解释指示剂颜色的变化。

2. 酚酸与 $FeCl_3$ 的显色反应

取 3 支洁净的试管，分别加入 5 滴 10g/L 水杨酸、5 滴 0.1mol/L 乙酸、3 滴阿司匹林饱和悬浊液，再各加入 4g/L NaOH 溶液至澄清，然后各滴 1~2 滴 10g/L $FeCl_3$ 溶液，振摇，观察现象。

五、思考题

1. 如何鉴别甲酸、乙酸、草酸？
2. 比较甲酸、乙酸、氯乙酸、乙二酸、丁二酸、三氯乙酸的酸性强弱。

实验十三　糖的性质

一、实验目的

1. 能熟练配制托伦试剂并检验葡萄糖的还原性。
2. 会进行蔗糖、淀粉水解的实训操作。
3. 能进行淀粉性质的实训操作。

二、实验原理

1. 糖的还原性

单糖均具有还原性，是还原性糖；分子中含有苷羟基的双糖（如乳糖、麦芽糖）也是还原性糖；多糖都是非还原性糖。用托伦试剂和班氏试剂，可区别还原性糖和非还原性糖。

2. 蔗糖的水解

蔗糖无还原性，但蔗糖在酸或酶的作用下水解生成的单糖具有还原性，能与班氏试剂作用，产生砖红色的氧化亚铜沉淀，又能与托伦试剂反应，生成明亮的银镜。

$$蔗糖 + H_2O \xrightarrow{酸或酶} 葡萄糖 + 果糖$$

3. 淀粉的性质

淀粉遇碘变蓝色，可用于二者的相互鉴别。淀粉是多糖，无还原性，但当淀粉水解生成麦芽糖、葡萄糖时，则具有还原性，能与班氏试剂反应。

$$(C_6H_{10}O_5)_n \longrightarrow (C_6H_{10}O_5)_m \longrightarrow C_{12}H_{22}O_{11} \longrightarrow C_6H_{12}O_6$$
$$\text{淀粉} \qquad\qquad \text{糊精} \qquad\qquad \text{麦芽糖} \qquad\quad \text{葡萄糖}$$

三、实验仪器与试剂

1. **仪器**　试管夹、试管、试管架、白瓷点滴板、玻璃棒、酒精灯、石棉网、铁三角架、烧杯、水浴箱。

2. **试剂**　0.1mol/L $AgNO_3$ 溶液、2mol/L 氨水、0.3mol/L 葡萄糖溶液、0.3mol/L 果糖、0.3mol/L 蔗糖溶液、0.3mol/L 麦芽糖、0.3mol/L 蔗糖溶液、20g/L 淀粉溶液、班氏试剂、碘试剂、2mol/L NaOH 溶液、浓硫酸、浓盐酸、莫立许试剂、塞利凡诺夫试剂、红色石蕊试纸。

四、实验内容

（一）葡萄糖的还原性

1. 银镜反应

取洁净的试管一支，加入 0.1mol/L $AgNO_3$ 溶液 2mL，10g/L NaOH 溶液 1 滴，在不断振摇下逐滴加入 2mol/L 氨水，边加边振荡，直到生成的沉淀刚好溶解为止，即得托伦试剂。再加入 0.3mol/L 葡萄糖溶液 1mL，混匀，置于 60℃ 水浴中加热数分钟，观察现象并解释，写出有关的化学反应方程式。

2. 与班氏试剂的反应

在洁净的试管中加入班氏试剂 2mL，0.3mol/L 葡萄糖溶液 1mL，混匀，沸水浴中加热 2min，观察现象并解释，写出有关的化学反应方程式。

（二）蔗糖的水解

1. 取洁净的试管一支，加入 0.3mol/L 蔗糖溶液 1mL，班氏试剂 2mL，混匀，沸水浴中加热 2min，观察现象并解释。

2. 另取洁净试管一支，加入 0.3mol/L 蔗糖溶液 1mL，浓硫酸 2 滴，混匀，沸水浴中加热 5min，冷却，滴入 2mol/L NaOH 溶液至红色石蕊试纸变蓝，加班氏试剂 1mL，沸水浴中加热 2min，观察现象并解释。

（三）淀粉和碘试液的显色反应

取洁净试管一支，加入 20g/L 淀粉溶液 10 滴，滴入碘试剂 1 滴，观察现象并解释。

(四) 淀粉水解

1. 取洁净试管一支，加入 20g/L 淀粉溶液和班氏试剂各 1mL，沸水浴中加热 2min，观察现象并解释。
2. 取洁净试管一支，加入 20g/L 淀粉溶液 2mL，滴入浓硫酸 4 滴，混匀，热水浴中加热 6min 后，每隔 2min 用玻棒取出一滴在点滴板上，用碘试剂检验水解进行的程度，直至溶液呈黄色，再加热 2min。冷却，滴加 2mol/L NaOH 溶液至红色石蕊试纸变蓝。

取上述水解液 1mL，加班氏试剂 1mL，沸水浴中加热，观察现象并解释。

(五) 莫立许反应

取洁净的试管 5 支，编号。分别加入 2mL 0.3mol/L 葡萄糖溶液、0.3mol/L 果糖、0.3mol/L 蔗糖溶液、0.3mol/L 麦芽糖、20g/L 淀粉溶液，再各加入 2 滴莫立许试剂，摇匀。把试管倾斜成 45°角，沿试管壁慢慢加入浓硫酸 1mL（不要振摇，此时浓硫酸沉到试管底部），使浓硫酸和糖溶液之间有明显的分层，观察两层之间有无颜色的变化？若数分钟仍无颜色变化，可在水浴上温热，再观察。

(六) 塞利凡诺夫反应

取 5 支试管，编号。各加入塞利凡诺夫试剂 1mL，再加入 0.3mol/L 葡萄糖溶液、0.3mol/L 果糖、0.3mol/L 蔗糖溶液、0.3mol/L 麦芽糖、20g/L 淀粉溶液各 5 滴，摇匀，在沸水浴中加热 2min，观察并解释发生的变化。

五、思考题

1. 如何鉴别葡萄糖、蔗糖、淀粉？
2. 能使班氏试剂还原的物质是否可以肯定是还原性糖？为什么？
3. 临床上一般用什么试剂检查病人尿液中是否含有葡萄糖？为什么？

实验十四 氨基酸和蛋白质的性质

一、实验目的

1. 学会鸡蛋白溶液分段盐析的实验操作。
2. 进行蛋白质的变性实验。
3. 会用颜色反应来鉴别氨基酸和蛋白质。

二、实验原理

1. 蛋白质的盐析

因盐的离子结合水的能力大于蛋白质，所以蛋白质溶液中加入大量无机盐，破坏蛋白质的水化膜并中和蛋白质的电荷，使蛋白质胶粒因失去这两种稳定因素而沉淀。这种用大量盐使蛋白质从溶液中析出的过程，叫盐析。盐析出来的蛋白质加适量水仍可重新溶解。

由于盐析过程中，不同的蛋白质所需盐的浓度不同，因此，不同浓度的盐可分离不同的蛋白质，如球蛋白盐析浓度小于白蛋白，可利用硫酸铵将两者分离。

2. 蛋白质的变性

蛋白质在某些条件下，如加热、强酸、强碱、酒精和重金属盐等，都可使蛋白质变性，变性后的蛋白质不能再溶于水。

3. 氨基酸和蛋白质的颜色反应

蛋白质的分子中含有多个肽键，能发生缩二脲反应，可用此鉴别蛋白质。氨基酸分子中无肽键，不能发生缩二脲反应。但实验中应防止加入过多的硫酸铜溶液，否则生成过多的氢氧化铜沉淀，影响紫色或淡红色的观察。

所有 α-氨基酸都能与茚三酮水溶液反应。蛋白质分子中仍存在 α-氨基酸残基，故能与茚三酮水溶液共热呈现蓝紫色。

含有苯环的氨基酸（α-氨基苯丙酸、酪氨酸、色氨酸）和含有这些氨基酸残基的蛋白质遇浓硝酸变成黄色（苯环的硝化反应），再加碱又变橙色（黄色的硝化产物在碱性溶液中进一步形成硝醌衍生物）。这个反应叫黄蛋白反应。可用于鉴别含有苯环的氨基酸和蛋白质。

三、实验仪器与试剂

1. 仪器 试管、试管夹、漏斗、漏斗架、滤纸、酒精灯、烧杯、火柴、玻璃棒。
2. 试剂 0.1%甘氨酸溶液、0.1%酪氨酸溶液、鸡蛋白溶液、饱和 $(NH_4)_2SO_4$ 溶液、硫酸铵结晶粉末、药用酒精（$\varphi=0.95$）、浓硝酸、20g/L 醋酸铅溶液、0.2mol/L $AgNO_3$ 溶液、0.1%茚三酮溶液、2.5mol/L NaOH 溶液、0.1mol/L $CuSO_4$ 溶液。

四、实验内容

（一）蛋白质的分段盐析

在一支试管中，加入 2mL 鸡蛋白溶液和 2mL 饱和 $(NH_4)_2SO_4$ 溶液，摇匀静置，观察是否有沉淀析出，说明原因。

取上述浑浊液 10 滴于另一支试管中，加 2mL 水振荡，观察析出的沉淀是否重新溶解，并说明原因。

将剩余的浑浊液过滤，取 1mL 滤液于试管中，加硫酸铵粉末使达饱和，观察是否又有沉淀产生，说明原因。再加 2mL 水振荡，观察并解释现象。

（二）蛋白质的变性

1. 乙醇对蛋白质的作用

在一支试管中加入鸡蛋白溶液 0.5mL 和酒精 0.5mL，振荡，观察并解释现象。

2. 重金属盐对蛋白质的作用

取一支试管加鸡蛋白溶液 1mL，醋酸铅溶液 2 滴，摇匀，观察。加 2~3mL 水，振荡观察，说明原因。

取一支试管加鸡蛋白溶液 1mL，0.2mol/L $AgNO_3$ 溶液 5 滴，摇匀，观察。加 2~3mL 水，振荡观察，说明原因。

3. 加热对蛋白质的作用

取一支试管，加入鸡蛋白溶液 1mL，加热煮沸，观察现象。加 2～3mL 水，振荡，再观察现象并解释。

（三）氨基酸和蛋白质的颜色反应

1. 缩二脲反应

取 2 支试管，分别加入鸡蛋白溶液和 0.1% 甘氨酸溶液 1mL，再各加入 NaOH 溶液 1mL，混合后，再分别加入 0.1mol/L $CuSO_4$ 溶液 3 滴（勿过量），振荡，观察现象，比较结果，并说明原因。

2. 茚三酮反应

取 2 支试管，分别加入鸡蛋白溶液和 0.1% 甘氨酸溶液 1mL，再分别加入 0.1% 茚三酮溶液 2～3 滴，混匀，在沸水浴中加热 3～5min，观察比较两管变色时间及颜色深浅（由粉色色变紫红色最终变蓝紫色）。

3. 黄蛋白反应

取 2 支试管，分别加入 0.1% 酪氨酸溶液和鸡蛋白溶液 1mL，浓硝酸 4 滴，观察颜色变化并说明原因。

再将上面 2 支试管加热煮沸，观察，冷却后加 2.5mol/L NaOH 溶液至碱性，观察并解释现象。

五、思考题

1. 哪类盐可使蛋白质发生盐析？哪类盐可使蛋白质发生变性？蛋白质的盐析和变性有何根本的区别？
2. 临床上采用高温消毒，消毒酒精消毒是利用蛋白质的何种性质？
3. 通过本次实验，你掌握了几种氨基酸和蛋白质的鉴别方法？
4. 怎样用化学方法区别氨基酸和蛋白质溶液？

练习题答案

第二章　化学基本量及其计算

一、基本概念（略）

二、选择题

1C，2D，3C，4A，5B，6C，7D，8C

三、填空题

1. n、mol；M、g/mol；$V_{m,o}$、L/mol
2. g/mol、该物质的化学式量
3. 1mol、$6.02×10^{23}$、$2×6.02×10^{23}$、$6.02×10^{23}$、$4×6.02×10^{23}$
4. 1∶1、1∶1、2∶3、7∶11
5. 1、24.5

四、写出下列物质的摩尔质量

$M(Fe)=56$g/mol、$M(Mg)=24$g/mol、$M(Cl)=35.5$g/mol、$M(P)=31$g/mol、$M(HNO_3)=63$g/mol、$M[(NH_4)_2SO_4]=132$g/mol、$M[Ca(OH)_2]=74$g/mol、$M(KClO_3)=122.5$g/mol

五、求下列物质的物质的量

1. 0.1mol　2. 0.2mol　3. 0.5mol　4. 0.5mol

六、判断题

1. √　2. ×　3. ×　4. ×　5. ×

七、计算题

1. 0.5mol，80g
2. 11.2L，68g

第三章　溶　液

一、名词解释（略）

二、选择题

1B，2D，3C，4C，5D，6B，7B，8D，9A，10D，11D，12D，13B，14C，15D

三、填空题

1. 计算、称量、溶解、转移、定容、混匀、保存
2. 计算、量取、定容、混匀、保存
3. 分子或离子分散系、胶体分散系、粗分散系
4. c_B 或 $c(B)$、mol；ρ_B 或 $\rho(B)$、g/L；w_B 或 $w(B)$、φ_B 或 $\varphi(B)$
5. 溶质、溶液
6. 溶质

7. 有半透膜存在、半透膜两侧溶液的渗透浓度（毫渗量）不同
8. 胶粒带电、胶粒的溶剂化作用；加入少量电解质、加入带相反电荷的其他胶体、加热
9. 720～800、280～320

四、计算题

1. 250mL
2. 4.5g
3. 394.7mL
4. 0.278mol/L
5. 0.154mol/L
6. 14.8mol/L
7. 278mmol/L，716.9kPa
8. 154mmol/L，794.2kPa

第四章　物质结构和元素周期律

一、名词解释（略）
二、选择题
1A，2B，3B，4C，5D，6D，7B，8C，9A，10C，11C，12D，13D，14D，15A，16D，17C
三、填空题
1. 原子核、核外电子、质子、中子、质子、中子、电子、质子、电子
2. 电子层数；减弱；增强；最外层电子数；增强；减弱
3. 8个；8个
4. $NaCl$、KI、CaO、Na_2SO_4；CO_2、CH_4、H_2O；H_2O；Cl_2、CO_2、CH_4、N_2；CO_2、CH_4
5. $[Cu(NH_3)_4]^{2+}$、SO_4^{2-}、Cu^{2+}、NH_3、N、4
6. 金属；非金属；非金属；非金属

四、用电子式表示下列化合物（略）

$Na^+[\ddot{\underset{..}{Cl}}\,]^-$　　$H\overset{\times}{\underset{..}{\ddot{Cl}}}\,$

第五章　氧化还原反应和原电池

一、名词解释（略）
二、选择题
1B，2C，3D，4A，5C，6C，7B，8D
三、填空题
1. 电子的转移（得失或偏移）、失去、得到
2. SO_2 中的 S 元素、降低、SO_2；H_2S 中的 S 元素、升高、H_2S
3. 利用氧化还原反应产生电能的装置、Cu、还原；Zn、氧化

四、简答题
1. 是，$KMnO_4$ 是氧化剂，HCl 是还原剂。
2. 是，Cl_2 是氧化剂，KI 是还原剂。
3. 不是。
4. 是，$KClO_3$ 既是氧化剂又是还原剂。

5. 是，$FeCl_3$ 是氧化剂，HI 是还原剂。

五、配平下列氧化还原反应方程式

1. $3Cu + 8HNO_3$（稀）$\longrightarrow 3Cu(NO_3)_2 + 2NO\uparrow + 4H_2O$
2. $Cu + 2H_2SO_4$（浓）$\longrightarrow CuSO_4 + SO_2\uparrow + 2H_2O$
3. $2KI + H_2O_2 + H_2SO_4 \longrightarrow I_2 + K_2SO_4 + 2H_2O$
4. $K_2Cr_2O_7 + 14HCl \longrightarrow 2CrCl_3 + 2KCl + 3Cl_2\uparrow + 7H_2O$

第六章 常见的非金属元素及重要的化合物

一、选择题
1D，2C，3C，4A，5C，6A，7C，8B，9B，10A，11D，12C，13C，14C，15A

二、填空题
1. ⅦA、氟（F）、氯（Cl）、溴（Br）、碘（I）、砹（At）
2. 非金属性、减弱
3. 无、蓝、$Cl_2 + 2KI \longrightarrow 2KCl + I_2$
4. 9，NaCl，0.154，308
5. $Ca(ClO)_2$、HClO
6. ⅥA，ns^2np^4、RO_2、RO_3、H_2RO_3、H_2RO_4
7. 脱水性、吸水性、强氧化性；吸水性、脱水性、强氧化性
8. ⅤA、氮（N）、磷（P）、砷（As）、锑（Sb）、铋（Bi）、ns^2np^3、+5、-3
9. ⅣA、碳（C）、硅（Si）、锗（Ge）、锡（Sn）、铅（Pb）、ns^2np^2、共价键
10. 白色浑浊、浑浊变为澄清、变为浑浊

三、简答题（略）

第七章 常见的金属元素及其化合物

一、选择题
1D，2A，3C，4B，5A，6B，7C，8B，9B，10A，11A

二、填空题
1. ⅠA，锂、钠、钾、铷、铯、钫
2. ⅡA，铍、镁、钙、锶、钡、镭
3. 二氧化碳，变浑浊，碳酸钠
4. 氧气，氧化物，氧化

三、简答题
1. 答：因为漂白粉在潮湿的空气中能与空气中的水蒸气、二氧化碳发生反应生成次氯酸和碳酸钙，次氯酸不稳定易分解，从而导致漂白粉失效。

2. 答：实验室中所用的洗液，是重铬酸钾饱和溶液与浓硫酸的混合物，叫铬酸洗液，有强氧化性，用于洗涤玻璃仪器上的油脂。洗液经使用后，颜色由橙红色变成暗绿色，说明+6价铬转变成了+3价铬，洗液失效。

第八章 化学反应速率和化学平衡

一、选择题

1B，2C，3C，4D，5B，6C，7D，8C，9B，10D，11B，12B

二、填空题

1. 浓度、温度、压力、催化剂
2. 减小、增大、加快、增大、减小、减慢
3. 加快、减慢、2～4
4. 加快、减慢
5. 速率、性质、质量、加快、减慢
6. 浓度、温度、催化剂
7. 右（或正方向）、左（或逆方向）、右（或正方向）、左（或逆方向）、不
8. 正、逆（或左右）两个方向
9. 右、加深、左、变浅
10. 右、加深、左、变浅

三、简答题

答：① 把锌粒投入到 1mol/L 的 HCl 溶液中，产生氢气的速率快。因为根据影响反应速率的因素，反应物浓度越大，化学反应速率越快；固体物质的反应速率与表面积有关，表面积相同，速率也相同，所以，把锌粒投入到 1mol/L 的 HCl 溶液中比投入到 0.1mol/L 的 HCl 中产生氢气的速率快。

② 在热盐酸中，产生氢气的速率快。因为根据影响反应速率的因素，温度越高，反应速率越快。

四、答题提示

$$Hb + O_2 \xrightleftharpoons{\text{肺部组织}} HbO_2$$

$$HbO_2 + CO \rightleftharpoons HbCO + O_2$$

第九章 电解质溶液

一、名词解释（略）

二、选择题

1D，2D，3B，4D，5C，6D，7B，8C，9A，10C，11C，12D，13C，14B，15C，16A，17B，18C，19D，20C，21D，22A，23B，24C，25D

三、填空题

1. 水中的氢离子或氢氧根离子、弱电解质、水
2. 酸性、碱性、中性
3. $Al^{3+} + 3H_2O \rightleftharpoons Al(OH)_3 + 3H^+$；酸；使水解平衡向左移动，抑制 Al^{3+} 的水解
4. 碱性、红、小于、红
5. H_2CO_3-$NaHCO_3$、$NaHCO_3$、H_2CO_3
6. 弱酸及其对应的盐、多元酸的酸式盐及其对应的次级盐、弱碱及其对应的盐
7. $FeCl_3$ 和 NH_4NO_3、$NaHCO_3$、CH_3COONa、Na_2S、KCN、KCl、CH_3COONH_4
8. HNO_3、$Al_2(SO_4)_3$、$NaCl$、$NaHCO_3$、$NaOH$
9. 7.35～7.45、小于 7.35、酸、$NaHCO_3$ 或乳酸钠、大于 7.45、碱、NH_4Cl
10. $PbI_2(s) \rightleftharpoons Pb^{2+} + 2I^-$、$K_{sp} = [Pb^{2+}][I^-]^2$
11. 饱和、沉淀-溶解、不饱和、溶解、过饱和、生成
12. 氢离子、负对数、$pH = -\lg[H^+]$
13. 5、酸、10^{-9}、碱
14. 左、减少、发生。右、增加、不发生。左、增加、发生

15. 红、变浅、氢氧根离子浓度降低

四、简答题

1. 酸性的是：$CuSO_4$、$FeCl_3$、H_2S；碱性的是：$NH_3·H_2O$、KCN、$NaHCO_3$、Na_2CO_3；中性的是：$BaCl_2$、CH_3COONH_4

2. (略)

3. 人体中存在多种缓冲溶液，可抵抗外来酸和碱、用氯化铵可纠正碱中毒、碳酸氢钠或乳酸钠纠正酸中毒

4. $NH_3·H_2O \rightleftharpoons NH_4^+ + OH^-$、$H_2SO_4 \longrightarrow 2H^+ + SO_4^{2-}$
$H_2CO_3 \rightleftharpoons H^+ + HCO_3^-$、$HCO_3^- \rightleftharpoons H^+ + CO_3^{2-}$

5. (略)

6. 是酸的：HCl、CH_3COOH、$H_2C_2O_4$、H_3O^+；是碱的：NH_3；是两性的：H_2O、HS^-、HCO_3^-、$H_2PO_4^-$

五、计算题

1. (1) 1；(2) 13；(3) 2.88；(4) 11.12；(5) 5；(6) 4

2. 无沉淀生成、因为 $Q_i < K_{sp}$

3. Pb^{2+} 先沉淀析出、三种离子沉淀的先后顺序：Pb^{2+}、Ba^{2+}、Ag^+

4. 4

第十章 烃和卤代烃

一、选择题

1B，2D，3C，4B，5B，6D，7A，8D

二、填空题

1. 可燃性，熔点低，难溶于水，稳定性差，反应速率比较慢，反应产物复杂，同分异构现象

2. 4，4

3. 4，1，2

4. 1，2，3

5. 链，脂肪族化合物

6. 碳，脂环族，芳香族

7. 单，氢，C_nH_{2n+2}

8. 碳碳双，碳碳双键，C_nH_{2n}

9. 碳碳三，碳碳三键，C_nH_{2n-2}

10. 氢，R—

11. 氢，C_nH_{2n+1}—

12. 强酸，强碱，强氧化剂

13. 加成，聚合，氧化

14. 取代，加成

15. 卤代，磺化，硝化

16. 单环，多环，稠环

17. 氢，C_nH_{2n-6}

18. 排列顺序，结合方式，平面

19. 不饱和，环烷，环烯，环炔

20. 卤素，卤素

三、用系统命名法命名下列化合物

1. 丙烷　2. 十二烷　3. 3-乙基戊烷　4. 2,2-二甲基丙烷　5. 2-丁烯　6. 丙炔　7. 2-甲基-2-戊烯　8. 4-甲基-2-戊炔　9. 环丙烷　10. 环己烷　11. 氯苯　12. 硝基苯　13. 萘　14. 苯　15. 乙苯　16. 邻二甲苯　17. 1,3,5-三乙苯　18. 菲

四、写出下列化合物的构造式（略）

五、完成下列反应式

1. $CH_4 + Cl_2 \xrightarrow{\text{光照}} CH_3Cl + HCl$

2. $H_2C=CH_2 + H_2 \xrightarrow{Pt} CH_3-CH_3$

3. $H_2C=CH_2 + Br_2 \longrightarrow CH_2Br-CH_2Br$

4. $H_2C=CH-CH_3 + HBr \longrightarrow H_3C-\underset{Br}{CH}-CH_3$

5. $CH_4 + 2O_2 \xrightarrow{\text{点燃}} CO_2 + 2H_2O + Q$

6. $C_6H_6 + Cl_2 \xrightarrow[\triangle]{FeCl_3} C_6H_5Cl + HCl$

7. $C_6H_6 + HO-NO_2 \xrightarrow[50\sim60℃]{H_2SO_4(\text{浓})} C_6H_5NO_2 + H_2O$

8. $C_6H_6 + HO-SO_3H \xrightarrow{75\sim80℃} C_6H_5SO_3H + H_2O$

六、用化学方法鉴别下列各组化合物（略）

第十一章　醇、酚、醚

一、选择题

1D，2B，3C，4D，5B，6A，7B，8C，9C，10B，11D，12D，13A，14C，15D

二、填空题

1. α、α 氢原子、容易、难以

2. 乙醚、乙烯

3. 伯醇＜仲醇＜叔醇

4. 石炭酸、无色、氧化、红色、杀菌、消毒剂和防腐剂

5. 醛、酮、叔醇

6. 消除反应

7. 硝化甘油、冠状动脉、微血管、心脏病

8. 酯化反应

三、写出下列化合物的名称

1. 异丙醇　2. 1,3-丁二醇　3. 1-环己基乙醇　4. 对苯二酚　5. 邻甲酚　6. 均苯三酚　7. 2-苯基-1-丙醇　8. 苯甲醚

四、写出下列化合物的结构式

1. CH_3CH_2OH　2. $\underset{OH}{CH_2}-\underset{OH}{CH}-\underset{OH}{CH_2}$　3. $CH_3CH_2OCH_2CH_3$　4. $C_6H_5CH_2OH$

5. HOCH$_2$CH(CH$_3$)CH$_2$CH$_3$ ...（OH）

6. C$_6$H$_5$OH（苯酚）

7. 邻羟基苯磺酸（SO$_3$H, OH）

8. 1-萘酚

五、完成下列反应式

1. CH$_3$COOCH$_2$CH$_3$

2. CH$_3$CH$_2$OCH$_2$CH$_3$

3. 2,4,6-三溴苯酚

4. CH$_3$CH$_2$COCH$_3$

5. CH$_3$CH=CHCH$_3$

6. (CH$_3$)$_2$C(Cl)CH$_3$ （即 CH$_3$C(CH$_3$)(Cl)CH$_3$ 结构）

六、用化学方法鉴别下列各组化合物

1. 分别取适量试样，滴加氯化铁溶液，出现蓝色的为对甲苯酚。无变化的是苯甲醇。

2. 分别取适量试样，与卢卡斯试剂进行反应。立即出现浑浊的为叔丁醇；放置片刻才会出现浑浊或分层现象的为仲丁醇；放置长时间也无浑浊或分层现象发生的为正丁醇。

七、推断题

1. 答：A、B、C、D 的结构式如下

A. CH$_3$CH$_2$CH$_2$CH$_2$OH　　B. CH$_3$CH$_2$CH=CH$_2$

C. CH$_3$CH$_2$CH(Br)CH$_3$　　D. CH$_3$CH=CHCH$_3$

2. 答：A、B、C 的结构简式和名称如下

A. CH$_3$CH$_2$OCH$_3$　　B. CH$_3$CH$_2$CH$_2$OH　　C. CH$_3$CH(OH)CH$_3$

　甲乙醚　　　　　　正丙醇　　　　　　　异丙醇

第十二章　醛、酮

一、选择题

1A，2C，3A，4B，5D，6D，7B，8D，9A，10A，11B，12B

二、填空题

1. 烃基、醛、烃基、酮
2. 银镜反应、脂肪、芳香、酮
3. 亚硝酰铁氰化钠、氨水、鲜红
4. 40% 的甲醛水溶液、防腐、消毒

三、命名或写出结构式

1. 苯甲醛　2. 乙醛　3. 丙酮　4. 苯乙酮　5. 环己酮　6. 环己基甲醛

7. C$_6$H$_5$CH(CH$_3$)CH$_2$CHO

8. 邻甲基苯甲醛（CHO, CH$_3$）

9. C$_6$H$_5$COC$_6$H$_5$（二苯甲酮）

10. 环己基-CH(CH$_3$)CH$_2$CHO

11. 3-甲基环戊酮

四、完成下列反应式

1. 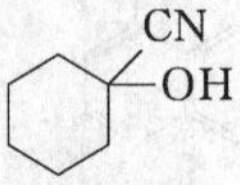 环己基-C(CN)(OH)-

2. $CHI_3\downarrow + HCOONa$

3. $CHI_3\downarrow + HCOONa$

4. 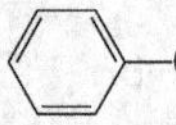 $C_6H_5\text{-}COONH_4 + 2Ag\downarrow + 2NH_3 + H_2O$

5. $HCOO^- + Cu\downarrow + H_2O$

五、用化学方法鉴别下列各组化合物

1. 乙醛/丙酮 —希夫试剂→ 红色 / —

2. 乙醛/甲醛 —斐林试剂→ 砖红色沉淀 / 铜镜

3. 乙醛/苯甲醛 —斐林试剂→ 砖红色沉淀 / —

4. 丙醛/2-丙醇 —I_2+NaOH→ — / 淡黄色沉淀

第十三章　羧酸、羟基酸、酮酸

一、选择题

1B，2D，3D，4A，5C，6D，7B，8A，9C

二、填空题

1. 氨基
2. 羧基、醛基
3. β-丁酮酸、β-羟基丁酸、丙酮；酸
4. 乙酸、乙醇
5. 羧基、羰基、羟基
6. 红色
7. 与4个各不相同的原子或基团相连接的碳原子

三、写出下列化合物的名称

1. α-羟基戊酸　2. 2,4-二甲基己酸　3. 2-羟基丁二酸　4. 丙酮酸　5. 乙酸乙酯　6. 2-甲基-4-羟基苯甲酸　7. (R)-2-氯丙酸　8. (R)-2-氯丁烷

四、写出下列化合物的结构简式

1. $CH_3\text{-}CH(OH)\text{-}COOH$　2. 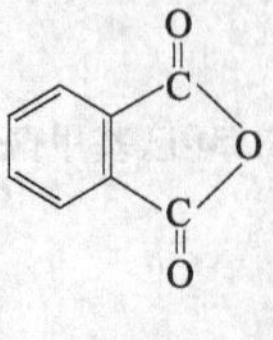 邻苯二甲酸酐　3. 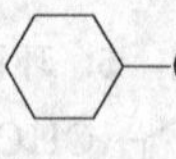 环己基-CH_2COOH　4. $CH_3\text{-}CO\text{-}CH_2\text{-}COOH$

5. $HCOOCH_3$　6. 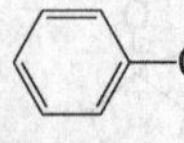 $C_6H_5\text{-}COOH$　7. $CH_3\text{-}CH=CH\text{-}COOH$　8. 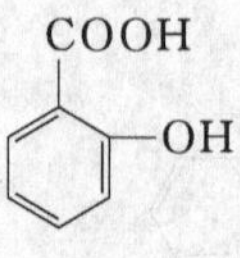 邻羟基苯甲酸（水杨酸）

五、完成下列反应式

1. 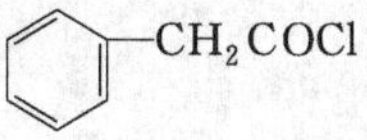 C₆H₅CH₂COCl   2. 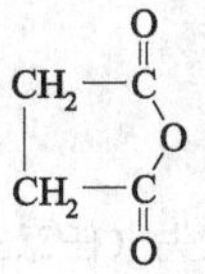 (CH₂CO)₂O (丙二酸酐结构)   3. $HCOOCH_3$

4. CH_3COONa 5. CH_3COONH_4 CH_3CONH_2

六、用化学方法鉴别下列各组化合物

1. 能使蓝色石蕊试纸变红色的为乙酸，无变化的为乙醇和乙醛；与托伦试剂共热，有银镜生成的是乙醛，无变化的为乙醇。

2. 与托伦试剂共热，有银镜生成的是甲酸，无变化的为乙酸。

七、推断题

答：(1) 羧酸类有机化合物

(2) 该物质的分子式为 $C_4H_8O_2$

(3) 可能的同分异构体如下：

$CH_3CH_2CH_2COOH$ 或 $CH_3CHCOOH$
$\qquad\qquad\qquad\qquad\qquad\quad |$
$\qquad\qquad\qquad\qquad\quad CH_3$

第十四章　含氮有机化合物

一、选择题

1A、2B、3B、4A、5A、6A、7D

二、命名下列化合物或写出结构式

1. 三甲胺　2. N-甲基苯胺　3. 氢氧化四乙铵　4. $CH_3CH_2NH_2$

5. $(CH_3)_4N^+I^-$　6. 苯胺 ($C_6H_5NH_2$)　7. 邻甲基苯胺

第十五章　杂环化合物和生物碱

一、选择题

1D，2D，3D，4A

二、填空题

1. 没有芳香性，芳香杂环化合物

2. 五元，六元

3. IUPAC（1979），音译法

4. (1) 杂原子，(2) 杂原子位次，O、S、NH、N

5. 橙色至紫色，红色至黄棕色

6. 显紫色，显绿色，不显色

第十六章　酯和脂类

一、选择题

1C，2D，3A，4C，5A，6B

二、填空题

1. 酰、烃氧、乙酰、乙氧
2. 油、脂肪
3. 醇、羧酸
4. 储能和供能、构成生物膜、保护脏器、防止热量散失（任意三项）

三、写出下列化合物的结构式或名称

1. $CH_3COOCH_2CH_3$　2. $RCOOR'$　3. 甲酸甲酯　4. 乙酸丙酯　5. 苯甲酸甲酯　6. 乙酸苯酯

四、完成下列反应式

1. $CH_3COONa + CH_3CH_2OH$

2. $RCOONa + R'COONa + R''COONa + \begin{matrix} CH_2OH \\ CHOH \\ CH_2OH \end{matrix}$

第十七章　糖类化合物

一、选择题

1C，2A，3B，4C，5B，6A，7A，8A，9A，10B，11D，12C，13C，14B，15D

二、填空题

1. 多羟基醛、多羟基酮及其脱水缩合物；C、H、O；单糖、低聚糖、多糖
2. 强心、利尿、解毒；人体血液中的葡萄糖、3.9~6.1mmol/L
3. 动物淀粉或肝糖、肝脏、骨骼肌、肝糖原、肌糖原
4. 半缩醛羟基；托伦试剂、斐林试剂、班氏试剂；糖、苷元
5. 不能水解、含有 3~6 个碳原子的多羟基醛或多羟基酮；丙糖、丁糖、戊糖、己糖等；醛糖、酮糖
6. 糖、非糖、糖苷基、苷元或配糖基、氧苷键

三、用化学方法鉴别下列各组化合物

1. 果糖 $\xrightarrow{\text{托伦试剂}}$ 银镜
   蔗糖 $\xrightarrow{\triangle}$ （—）

2. 葡萄糖 　　（—）　$\xrightarrow{\text{班氏试剂}}$ 砖红色沉淀
   蔗糖 $\xrightarrow{\text{碘水}}$ （—）$\xrightarrow{\triangle}$ （—）
   淀粉　　　显蓝色

3. 糖原 碘水 显红色
   淀粉　　　显蓝色

4. 蔗糖　　（—）
   果糖 $\xrightarrow{\text{班氏试剂}}$ 砖红色沉淀　$\xrightarrow{\text{塞利凡诺夫试剂}}$ 很快变红色
   葡萄糖　　　砖红色沉淀　　$\triangle$　　缓慢变淡红色

四、完成下列反应式

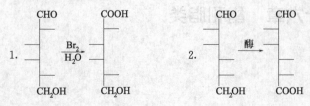

3. [反应式：葡萄糖 + CH₃CH₂OH →(干燥HCl) 乙基葡萄糖苷]

第十八章 氨基酸和蛋白质

一、选择题
1 A 2 B 3 A 4 A 5 B 6 C 7 C 8 D 9 D 10 A 11 B 12 D

二、填空题
1. 甘氨酸 2. 一级 3. α-氨基酸 4. 变性 5. 阴离子，K^+、Na^+、Ca^{2+}、Mg^{2+}，蛋白质 6. 核苷酸，磷酸，戊糖，含氮碱 7. RNA，DNA

三、判断题
1. × 2. √ 3. × 4. √ 5. √

四、用化学方法鉴别下列各组化合物

1. 淀粉 ——(I₂液)→ 变蓝
    纤维素 ——(I₂液)→ (—) ——(米伦试剂)→ (—)
    酪氨酸 ——(I₂液)→ (—) ——(米伦试剂)→ 暗红色

2. 甘氨酸 ——(浓HNO₃)→ (—)
    色氨酸 ——(浓HNO₃)→ 黄色 ——(NaOH, Cu(OH)₂)→ (—)
    蛋白质 ——(浓HNO₃)→ 黄色 ——(NaOH, Cu(OH)₂)→ 紫红色

五、简答题

1. (1) 此氨基酸溶液是酸性的，该氨基酸以阳离子状态存在。
   (2) 带正电荷，在电场中向阴极移动。
   (3) 若要使此氨基酸沉淀出来，必须将 pH 值调节到 9，加碱调节。

2. 蛋白质的变性作用在临床上有很多应用。例如采用加热、紫外线照射、酒精、消毒剂等进行杀菌消毒，其结果就是使细菌体内的蛋白质变性。在生产和保存激素、酶、抗体血清等具有生物活性的蛋白质（如酶、疫苗、免疫血清等）时，应防止其变性失活，其中在低温条件下生产与储存以上蛋白质就是这个道理。

附 录

一、国际单位制（SI）的7个基本单位

物理量及符号	单位名称	单位符号
长度(L)	米	m
质量(m)	千克	kg
时间(t)	秒	s
热力学温度(T)	开（尔文）	K
电流(I)	安（培）	A
发光强度（Iv）	坎（德拉）	cd
物质的量(n)	摩（尔）	mol

二、化学上常用法定计量单位

物理量及符号	单位名称	单位符号	单位之间的换算
长度(L)	米	m	
	厘米	cm	$1m=10^2cm$
	毫米	mm	$1m=10^3mm$
	微米	μm	$1m=10^6\mu m$
	纳米	nm	$1m=10^9nm$
质量(m)	千克	kg	
	克	g	$1kg=10^3g$
	毫克	mg	$1g=10^3mg$
时间(t)	小时	h	
	分	min	$1h=60min$
	秒	s	$1min=60s$
体积(V)	升	L	
	毫升	mL	$1L=10^3mL$
摄氏温度(t)	摄氏度	℃	
压力(p)	千帕	kPa	
	帕斯卡	Pa	
物质的量(n)	摩尔	mol	
	毫摩尔	mmol	$1mol=10^3mmol$
摩尔质量(M)	克每摩尔	g/mol	

续表

物理量及符号	单位名称	单位符号	单位之间的换算
摩尔体积(V_m)	升每摩尔	L/mol	
物质的量浓度(c_B)	摩尔每升 毫摩尔每升	mol/L mmol/L	$1mol/L = 10^3 mmol/L$
质量浓度(ρ_B)	克每升	g/L	
质量分数(w_B)			
体积分数(φ_B)			

参 考 文 献

[1] 王瑛.基础化学. 北京：高等教育出版社，2012.
[2] 刁凤兰.无机化学. 北京：人民卫生出版社，2004.
[3] 丁秋玲.无机化学. 北京：人民卫生出版社，2008.
[4] 杨艳杰.化学.北京：人民卫生出版社，2012.
[5] 陆光裕.有机化学. 北京：人民卫生出版社，1994.
[6] 曾崇理.有机化学. 北京：人民卫生出版社，2008.
[7] 李玮路.有机化学. 北京：生活·读书·三联书店，2006.
[8] 刘斌.有机化学.北京：人民卫生出版社，2005.